Künstliche Intelligenz in der Physiotherapie

Andrea Lübken · Matthias Wiemer

Künstliche Intelligenz in der Physiotherapie

Methoden, Anwendungen und Praxisbeispiele

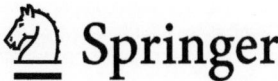

Andrea Lübken
Waldalgesheim, Deutschland

Matthias Wiemer
Waldalgesheim, Deutschland

ISBN 978-3-662-71486-7   ISBN 978-3-662-71487-4 (eBook)
https://doi.org/10.1007/978-3-662-71487-4

Die Deutsche Nationalbibliothek verzeichnet diese Publikation in der Deutschen Nationalbibliografie; detaillierte bibliografische Daten sind im Internet über https://portal.dnb.de abrufbar.

© Der/die Herausgeber bzw. der/die Autor(en), exklusiv lizenziert an Springer-Verlag GmbH, DE, ein Teil von Springer Nature 2025

Das Werk einschließlich aller seiner Teile ist urheberrechtlich geschützt. Jede Verwertung, die nicht ausdrücklich vom Urheberrechtsgesetz zugelassen ist, bedarf der vorherigen Zustimmung des Verlags. Das gilt insbesondere für Vervielfältigungen, Bearbeitungen, Übersetzungen, Mikroverfilmungen und die Einspeicherung und Verarbeitung in elektronischen Systemen.
Die Wiedergabe von allgemein beschreibenden Bezeichnungen, Marken, Unternehmensnamen etc. in diesem Werk bedeutet nicht, dass diese frei durch jede Person benutzt werden dürfen. Die Berechtigung zur Benutzung unterliegt, auch ohne gesonderten Hinweis hierzu, den Regeln des Markenrechts. Die Rechte des/der jeweiligen Zeicheninhaber*in sind zu beachten.
Der Verlag, die Autor*innen und die Herausgeber*innen gehen davon aus, dass die Angaben und Informationen in diesem Werk zum Zeitpunkt der Veröffentlichung vollständig und korrekt sind. Weder der Verlag noch die Autor*innen oder die Herausgeber*innen übernehmen, ausdrücklich oder implizit, Gewähr für den Inhalt des Werkes, etwaige Fehler oder Äußerungen. Der Verlag bleibt im Hinblick auf geografische Zuordnungen und Gebietsbezeichnungen in veröffentlichten Karten und Institutionsadressen neutral.

Planung/Lektorat: Kathrina Nißle
Springer ist ein Imprint der eingetragenen Gesellschaft Springer-Verlag GmbH, DE und ist ein Teil von Springer Nature.
Die Anschrift der Gesellschaft ist: Heidelberger Platz 3, 14197 Berlin, Germany

Wenn Sie dieses Produkt entsorgen, geben Sie das Papier bitte zum Recycling.

Die uns leitende Vision ist es, zu einer Welt beizutragen,

die durch gegenseitigen Respekt, aufrichtige Wertschätzung,
verantwortungsvolles Handel
– im Umgang miteinander und mit der Umwelt –
sowie eine tiefe Sinnhaftigkeit im Leben geprägt ist.

Andrea Lübken und Dr. Matthias Wiemer

Vorwort

Liebe Leserinnen und Leser,

Künstliche Intelligenz ist kein Zukunftsthema mehr – sie ist längst Teil unseres beruflichen und privaten Alltags geworden. Während wir noch vor wenigen Jahren darüber diskutierten, ob Anwendungen wie ChatGPT oder KI-gestützte Dokumentationssysteme überhaupt Relevanz für die therapeutische Praxis haben, stehen wir heute an einem anderen Punkt: Viele Physiotherapeut*innen nutzen KI bereits – bewusst oder unbewusst, sporadisch oder systematisch.

Mit diesem Buch möchten wir eine Brücke schlagen: Zwischen den neuen Möglichkeiten, die KI heute bietet, und den Anforderungen und Werten der physiotherapeutischen Arbeit. Zwischen dem wachsenden Wunsch nach Entlastung im Arbeitsalltag – und der Verantwortung, Entscheidungen weiterhin am Menschen und nicht nur an Daten auszurichten. Zwischen Begeisterung über technische Innovation – und berechtigter Skepsis gegenüber Überautomatisierung.

Was Sie in diesem Buch erwartet

In unserem ersten Buch „Gesundheit trifft Technologie – Einsatz von künstlicher Intelligenz in der Physiotherapie" haben wir die Grundlagen gelegt. Wir haben erläutert, was KI ist, welche gesellschaftliche Bedeutung sie hat und wie erste Anwendungen im physiotherapeutischen Kontext aussehen können. Dieses zweite Buch knüpft daran an – und geht gezielt in die Tiefe: Es ist ein praxisorientierter Leitfaden, der zeigt, wie KI konkret im physiotherapeutischen Alltag eingesetzt werden kann – in der Anamnese, in der Zieldefinition, in der Übungsauswahl, in der Praxisorganisation oder in der Patientenkommunikation.

Dazu stellen wir 5 zentrale Werkzeuge vor, die bereits heute ohne große Einstiegshürden genutzt werden können:

- ChatGPT für textbasierte Aufgaben wie Befundauswertung oder Zielplanung.
- NotebookLM zur Analyse vorhandener Dokumente.
- Microsoft Copilot für organisatorische Abläufe und Automatisierung.
- Whisper zur Transkription von Gesprächen oder Behandlungsnotizen.
- DALL·E zur Visualisierung von Inhalten für Aufklärung, Übungen oder Patientenmaterialien.

Jedes Kapitel verbindet diese Werkzeuge mit konkreten Aufgaben im Alltag: Wie kann KI beim Clinical Reasoning unterstützen, ohne Denken abzunehmen? Wie kann sie dabei helfen, Zeit bei der Dokumentation zu sparen – ohne Qualität zu verlieren? Wie verändert sich die therapeutische Rolle, wenn digitale Assistenzsysteme mitdenken?

Zahlreiche Übungen, Reflexionsfragen und Schritt-für-Schritt-Anleitungen helfen Ihnen dabei, das Gelernte direkt auszuprobieren und in Ihre Praxis zu integrieren.

Für wen wir dieses Buch geschrieben haben

Das Buch richtet sich an alle, die im physiotherapeutischen Feld arbeiten oder ausbilden – unabhängig von ihrer digitalen Vorbildung. Es ist geschrieben für Praktiker*innen, die ihren Alltag effizienter und strukturierter gestalten möchten, für Praxisinhaber*innen, die neue Organisationsformen entwickeln, ebenso wie für Lehrende und Lernende, die sich mit den Veränderungen in Ausbildung und Versorgung aktiv auseinandersetzen wollen.

Wir möchten Sie nicht überreden, KI einzusetzen – aber wir möchten Sie in die Lage versetzen, fundierte Entscheidungen zu treffen: Wo, wann und wie der Einsatz für Sie sinnvoll ist – und wo bewusst darauf verzichtet werden sollte.

Ein Buch, das Fragen stellen darf

KI verändert nicht nur Abläufe, sondern auch Denkweisen. Deshalb verstehen wir dieses Buch nicht als Anleitung im klassischen Sinne, sondern als Einladung zum Reflektieren, Ausprobieren und Diskutieren. Sie werden in den Kapiteln immer wieder auf Fallbeispiele, Übungen und Reflexionsfragen stoßen. Wir zeigen Anwendungsmöglichkeiten – aber wir verschweigen auch nicht die Grenzen. Denn je breiter KI eingesetzt wird, desto wichtiger wird die Frage: Wie sichern wir Qualität, Transparenz und Verantwortung im digitalen Wandel?

Der Mensch bleibt zentral

So leistungsfähig KI auch ist – sie bleibt ein Werkzeug. Sie kann Daten analysieren, Text generieren und Zusammenhänge aufzeigen. Aber sie kennt keine Empathie. Sie versteht keine Biografie. Und sie kann keine therapeutische Beziehung aufbauen. Das bleibt Aufgabe des Menschen – und das ist gut so.

Die zentrale Frage lautet daher nicht: „Wie ersetzt KI die Therapeutin?" Sondern: „Wie kann die Therapeutin KI gezielt einsetzen, um ihre Arbeit besser, sicherer und wirksamer zu machen?"

Sprache, die einlädt

In diesem Buch verwenden wir verschiedene Formen der Ansprache, um unsere Inhalte möglichst zugänglich und verständlich zu gestalten. Dabei möchten wir ausdrücklich klarstellen, dass sich alle Formulierungen an alle Menschen richten – unabhängig von Geschlecht, Identität oder individuellen Merkmalen. Unser Ziel ist es, eine Sprache zu verwenden, die alle einbezieht. Daher bitten wir, jegliche Ansprachen im Sinne einer offenen und wertschätzenden Kommunikation zu verstehen.

Zukunft beginnt jetzt

Am Ende dieses Buchs blicken wir nach vorn: Was bedeuten KI-gestützte Systeme für die Ausbildung? Wie verändern sie die Zusammenarbeit in Teams? Welche neuen Rollen und Versorgungsmodelle entstehen möglicherweise? Und wie können Berufsverbände, Fortbildungsanbieter und Führungskräfte diesen Wandel konstruktiv gestalten?

Dabei bleiben wir dem Anspruch treu, sachlich, anwendbar und klar zu schreiben. Ohne Superlative. Ohne Spekulation. Und mit dem Wissen, dass nicht alle Leser*innen dieselbe Ausgangslage haben. Deshalb kann das Buch modular gelesen werden – Sie können bei den Grundlagen einsteigen oder direkt zu den Kapiteln springen, die für Ihre Praxis relevant sind.

Wir hoffen, dass dieses Buch Sie inspiriert, mit KI zu arbeiten – nicht trotz, sondern gerade wegen Ihrer therapeutischen Erfahrung. Denn wer weiß, wie Menschen denken, fühlen und handeln, ist der beste Partner für intelligente Systeme

Herzlichst,

Waldalgesheim, Deutschland

Andrea Lübken
Dr. Matthias Wiemer

Inhaltsverzeichnis

1 Warum künstliche Intelligenz? 1
   1.1   Herausforderungen in der Physiotherapie 1
          1.1.1   Fachkräftemangel und steigende Arbeitsbelastung 2
          1.1.2   Komplexere Therapieanforderungen 4
          1.1.3   Der Wunsch nach effizienteren Prozessen 6
          1.1.4   Wachsende Erwartungen der Patient*innen.......... 9
   1.2   Was kann KI für Physiotherapeut*innen leisten? 13
          1.2.1   Mehr Zeit für die Patient*innen.................... 14
          1.2.2   Präzisere Diagnosen und objektive Analysen 16
          1.2.3   Personalisierte Therapiepläne – KI als digitale
                 Unterstützung.................................. 18
          1.2.4   KI als Begleiter für eine effizientere
                 Patientenbetreuung.............................. 21
   1.3   KI verstehen – eine kompakte Einführung................... 24
          1.3.1   Was ist Künstliche Intelligenz? 24
          1.3.2   Maschinelles Lernen – Das Herzstück der KI 27
          1.3.3   Warum KI keine „echte Intelligenz" ist.............. 30
          1.3.4   Risiken und Grenzen: KI als Hilfsmittel, nicht als
                 Ersatz.. 32
   1.4   Die Entwicklung der KI 35
          1.4.1   Meilensteine der KI-Entwicklung 35
          1.4.2   Von den ersten Expertsystemen zu modernen
                 Sprachmodellen................................ 38
          1.4.3   KI in der Physiotherapie: Erste Anwendungen und
                 aktuelle Trends................................. 41
   1.5   Warum jetzt der richtige Zeitpunkt ist 45
   1.6   Reflexion: Bin ich bereit für KI in meiner Praxis? 46
   1.7   Zusammenfassung für die Praxis........................... 47
   Literatur.. 48

2 Die Kunst der richtigen Fragen für die KI 53
   2.1   Die richtige Frage – Schlüssel zur intelligenten KI-Nutzung 53
   2.2   Wie kann ChatGPT unterstützen? 56

		2.2.1	Sprachmodelle und die Wahl von ChatGPT	57
		2.2.2	Warum Sprachmodelle in der Physiotherapie nützlich sind.................................	68
		2.2.3	Fehlinterpretationen und Missverständnisse bei Eingaben	71
		2.2.4	Warum KI falsche Informationen erzeugen kann	74
		2.2.5	Kritische Bewertung und sichere Nutzung von KI-generierten Antworten	77
	2.3	Grundlagen eines hilfreichen Prompts.....................		81
		2.3.1	Warum sind präzise Prompts wichtig?...............	82
		2.3.2	Struktur und Prinzipien effektiver Prompts	88
		2.3.3	Präzision, Kontext und Rollenvergabe für bessere Antworten	91
		2.3.4	Iterative Verbesserung: Wie sich Prompts optimieren lassen	97
		2.3.5	Mehrstufige Prompts für detaillierte Analysen	104
		2.3.6	Wenn-Dann-Bedingungen und alternative Antwortvorschläge.............................	108
		2.3.7	Vergleichende und kontrastierende Prompts für differenzierte Antworten	112
		2.3.8	30 Tipps und Tricks für gute Prompts	115
		2.3.9	Übungen zur Optimierung von Prompts	118
	2.4	Fortgeschrittene Prompt-Techniken für die Praxis.............		122
		2.4.1	Was macht einen guten Prompt noch besser?	123
		2.4.2	Entscheidungsfindung mit ChatGPT	125
		2.4.3	Wie ChatGPT eine Rolle übernehmen kann	128
		2.4.4	Feinschliff für Prompts: Wie Sie Antworten gezielt verbessern	130
		2.4.5	Automatische Optimierung von Prompts mit Prompt-Improvern	135
		2.4.6	Mega-Prompts für die Praxis.....................	138
		2.4.7	Übungen für fortgeschrittene Prompt-Techniken.......	140
	2.5	Erstellung eines digitalen KI-Assistenten		144
		2.5.1	Was ist ein digitaler KI-Assistent?..................	144
		2.5.2	Anforderungen an einen personalisierten KI-Assistenten	146
		2.5.3	Wissen und Daten für einen KI-Assistenten	148
		2.5.4	Die Bausteine eines KI-Assistenten.................	152
		2.5.5	Erstellung eines eigenen KI-Assistenten	159
		2.5.6	Praxisbeispiel: KI-Assistent für die Physiotherapie	162
		2.5.7	KI-Assistenten richtig nutzen: Die große Praxis-Checkliste..............................	165
	2.6	Reflexion: Wie gezielt nutze ich Prompts in der Praxis?.........		168
	2.7	Zusammenfassung für die Praxis...........................		168
	Weiterführende Literatur...			170

3 KI-Werkzeuge für den physiotherapeutischen Alltag ... 173
- 3.1 Warum es mehr als ein Sprachmodell braucht ... 173
- 3.2 NotebookLM – KI mit Dokumentengedächtnis ... 175
  - 3.2.1 Was ist NotebookLM – und wie funktioniert es? ... 176
  - 3.2.2 Einsatzmöglichkeiten in der physiotherapeutischen Praxis ... 177
  - 3.2.3 Praktische Anwendungsschritte ... 179
  - 3.2.4 Stärken und Begrenzungen ... 180
  - 3.2.5 Empfehlungen für die Praxis ... 181
- 3.3 Microsoft Copilot – KI in Word, Excel und Outlook ... 182
  - 3.3.1 Was ist Microsoft Copilot – und wie funktioniert es? ... 182
  - 3.3.2 Einsatzmöglichkeiten in der physiotherapeutischen Praxis ... 184
  - 3.3.3 Praktische Anwendungsschritte ... 186
  - 3.3.4 Stärken und Begrenzungen ... 188
  - 3.3.5 Empfehlungen für die Praxis ... 189
- 3.4 DALL·E – KI für visuelle Unterstützung in der Physiotherapie ... 190
  - 3.4.1 Was ist DALL·E – und wie funktioniert es? ... 191
  - 3.4.2 Einsatzmöglichkeiten in der physiotherapeutischen Praxis ... 192
  - 3.4.3 Praktische Anwendungsschritte ... 194
  - 3.4.4 Stärken und Begrenzungen ... 197
  - 3.4.5 Empfehlungen für die Praxis ... 198
  - 3.4.6 Lexica.art – Inspiration und Zeitersparnis bei der Bildgenerierung ... 199
- 3.5 Whisper – Sprache in Text verwandeln ... 203
  - 3.5.1 Was ist Whisper – und wie funktioniert es? ... 203
  - 3.5.2 Einsatzmöglichkeiten in der physiotherapeutischen Praxis ... 204
  - 3.5.3 Praktische Anwendungsschritte ... 206
  - 3.5.4 Stärken und Begrenzungen ... 207
  - 3.5.5 Empfehlungen für die Praxis ... 208
- 3.6 Wann eignet sich welches Tool? ... 209
  - 3.6.1 Aufgabenfelder und Werkzeuge im Vergleich ... 210
  - 3.6.2 Passung nach Teamgröße und digitalem Reifegrad ... 210
  - 3.6.3 Technische Unterschiede und Einsatzgrenzen ... 212
  - 3.6.4 Kombination und Zusammenspiel der Tools ... 213
  - 3.6.5 Empfehlungen für Auswahl und Einführung ... 215
- 3.7 Reflexion: Welches KI-Tool passt zu meiner Praxis? ... 216
- 3.8 Zusammenfassung für die Praxis ... 217
- Weiterführende Literatur ... 219

4 Technische Voraussetzungen für die Anwendung von KI ... 221
- 4.1 Warum Technik wichtig ist ... 221
- 4.2 Grundausstattung für den Einstieg ... 223

4.3		Ausstattung – für KI-gestützte Anwendungen und Spezialisierungen....................................	225
	4.3.1	Hardware für fortgeschrittene Anwendungen.........	226
	4.3.2	Lokale KI-Systeme – unabhängig von der Cloud......	227
4.4		Integrierte vs. modulare Systeme.........................	228
4.5		Technik aufbauen in Stufen – vom Einstieg zur Automatisierung.......................................	231
4.6		Zukunftsgerichtete Systeme: Sensorik, Robotik, Echtzeitfeedback......................................	233
4.7		Zusammenfassung für die Praxis...........................	235
Weiterführende Literatur...			237

5 Clinical Reasoning mit KI................................... 239
   5.1   Grundlagen des Clinical Reasoning....................... 239
        5.1.1   Begriff und Bedeutung im physiotherapeutischen Kontext....................................... 240
        5.1.2   Ablauf des Clinical Reasoning in der Praxis.......... 240
        5.1.3   Kernschritte des Clinical Reasoning................ 241
        5.1.4   Denkmodelle zur Strukturierung klinischer Entscheidungen..................................... 242
        5.1.5   Grenzen, Einflussfaktoren und typische Herausforderungen..................................... 244
   5.2   Rolle von KI im Clinical Reasoning....................... 245
        5.2.1   Einordnung und Zielsetzung von KI im Entscheidungsprozess............................. 246
        5.2.2   Funktionen von KI entlang des Reasoning-Prozesses... 247
        5.2.3   Übersicht: KI-Einsatz in Denkmodellen............. 248
        5.2.4   Tool-bezogene Anwendungsmöglichkeiten........... 248
        5.2.5   Voraussetzungen für sichere und reflektierte Anwendung..................................... 251
   5.3   Ein Fall aus der Praxis.................................. 252
        5.3.1   Ausgangslage und Patientenprofil.................. 252
        5.3.2   Strukturierte Vorbereitung mit KI-Unterstützung...... 253
        5.3.3   Anamnese und Informationsaufnahme............... 255
        5.3.4   Hypothesenbildung und Relevanzprüfung............ 256
        5.3.5   Zieldefinition und Therapieplanung................. 258
        5.3.6   Edukation und Motivation....................... 259
        5.3.7   Dokumentation und Verlaufskontrolle............... 261
        5.3.8   Fallreflexion: Chancen, Grenzen, offene Fragen....... 262
   5.4   Fachspezifische Anwendungsszenarien..................... 263
        5.4.1   Orthopädie – Knie-TEP: Verlaufserfassung und automatisierte Berichtserstellung................... 264
        5.4.2   Neurologie – Parkinson: SMART-Zielsetzung und visuelle Bewegungspläne........................ 266

		5.4.3	Pädiatrie – Elternkommunikation und kindgerechte Darstellung.	269
		5.4.4	Onkologie – Fatigue-Syndrom: evidenzbasierte Strukturierung mit NotebookLM und ChatGPT	271
		5.4.5	Arbeitsmedizin – Büroarbeitsplatzanalyse mit DALL·E und ChatGPT	273
	5.5	Didaktik und Übungen.	276
		5.5.1	Übungen zur praktischen Anwendung.	276
	5.6	Reflexion: Verantwortungsvoll entscheiden mit KI.	280
	5.7	Zusammenfassung für die Praxis.	280
	Weiterführende Literatur.	282
6	Praxismanagement mit KI	285
	6.1	Herausforderungen im Praxisalltag	285
		6.1.1	Verwaltungsaufwand und Zeitknappheit	287
		6.1.2	Medienbrüche und Informationsverluste.	287
		6.1.3	Qualitätsmanagement und interne Standards.	288
		6.1.4	Kommunikation und Außendarstellung.	289
	6.2	Terminplanung und Organisation.	290
		6.2.1	Einsatz von Copilot für Schicht- und Einsatzplanung.	291
		6.2.2	ChatGPT für interne Kommunikation und Patientenbenachrichtigung.	292
		6.2.3	KI-basierte Terminkoordination mit Erinnerungsfunktion	295
	6.3	Dokumentation und Abrechnung.	296
		6.3.1	Sprachgestützte Dokumentation mit Whisper	296
		6.3.2	Textstrukturierung und Formulierung mit ChatGPT	297
		6.3.3	Workflow-Kombination: Whisper – ChatGPT – Copilot	299
		6.3.4	Standardisierung und Formatübertragung mit Copilot	300
	6.4	Qualitätsmanagement.	301
		6.4.1	Einsatz von NotebookLM zur Analyse interner Dokumente.	302
		6.4.2	Praxisnahe Anwendung für interne Rückfragen und Standards	303
		6.4.3	Unterstützung bei Auditvorbereitung und Nachweisen	304
	6.5	Kommunikation und Öffentlichkeitsarbeit.	305
		6.5.1	Visuelle Unterstützung durch DALL·E	306
		6.5.2	Textgestaltung mit ChatGPT für externe Kommunikation	307
		6.5.3	Kampagnen zur Patientenbindung und Gesundheitsbildung	308

6.6	Einstieg und Training im Team		310
	6.6.1	Tool-Matrix: Welche KI bei welcher Aufgabe?	310
	6.6.2	Selbstanalyse: Engpässe und Chancen identifizieren	311
	6.6.3	Gestufter Einstieg: Technisch klein, praktisch wirksam	312
	6.6.4	Schulungsmodell für die Teamentwicklung	313
	6.6.5	Übung: Einstiegsszenario für Teamschulung	314
6.7	Reflexion: Wie gezielt setze ich KI im Praxismanagement ein?		316
6.8	Zusammenfassung für die Praxis		317
Weiterführende Literatur			317

7 Der Mensch und die Verantwortung ... 319

7.1	Warum ist Ethik beim Einsatz von KI in der Physiotherapie relevant?		319
	7.1.1	Bedeutung ethischer Grundsätze in der Physiotherapie	320
	7.1.2	KI als Unterstützung, nicht als Ersatz	321
	7.1.3	Ethische Leitlinien für den Einsatz von KI im Gesundheitswesen	323
7.2	Welche Faktoren beeinflussen das Vertrauen in KI?		324
	7.2.1	Warum Vertrauen eine zentrale Rolle bei der Einführung von KI spielt	324
	7.2.2	Prinzipien von vertrauenswürdiger KI	325
	7.2.3	Erfolgreiche Strategien zur Förderung von Akzeptanz	327
7.3	Was geschieht mit den eingegebenen Daten		328
	7.3.1	Verarbeitung von Patientendaten in KI-Systemen	329
	7.3.2	Rechtliche Vorgaben und Datenschutzmaßnahmen	330
	7.3.3	Haftungsfragen und Verantwortlichkeiten	331
	7.3.4	Praktische Empfehlungen für den sicheren Einsatz von KI	333
	7.3.5	Neue Sicherheitsfragen durch agentenbasierte Systeme	334
7.4	Fit für den KI-Alltag		335
	7.4.1	Warum Schulung und Weiterbildung im Bereich KI notwendig sind	336
	7.4.2	Schulungsansätze für die sichere Anwendung von KI	337
	7.4.3	Schrittweise Integration von KI in den Praxisalltag	338
7.5	KI als Werkzeug zur Selbstschulung		338
	7.5.1	KI-gestützte Lernmethoden für Physiotherapeut*innen	339
	7.5.2	Empfehlungen für den effektiven Einsatz von KI in der Selbstschulung	339

7.6		Ethische Fragen beim Einsatz von ChatGPT................	340
	7.6.1	Ethische Herausforderungen.....................	340
	7.6.2	Datenschutz und Datensicherheit bei der Nutzung von ChatGPT..........................	341
	7.6.3	Wer trägt die Verantwortung?....................	342
	7.6.4	Wo stößt ChatGPT in der Physiotherapie an seine Grenzen?......................................	344
	7.6.5	Handlungsempfehlungen für den ethischen Einsatz von ChatGPT....................................	344
7.7		Checkliste für den verantwortungsvollen KI-Einsatz...........	345
7.8		Reflexion: Verantwortung, Vertrauen und Haltung im Umgang mit KI...	348
7.9		Zusammenfassung für die Praxis..........................	349
	Literatur..		350

8 Perspektiven für Physiotherapie, Ausbildung und Praxisentwicklung................................... 355

8.1	Zwischen Bilanz und Aufbruch: Wo stehen wir?...............	355
8.2	Die nächste Generation KI im Praxisalltag..................	357
8.3	Wandel der therapeutischen Rolle........................	359
8.4	KI in Ausbildung, Lehre und Fortbildung....................	361
8.5	Neue Versorgungsmodelle und Praxisstrukturen...............	365
8.6	Chancen und Herausforderungen im Überblick................	368
8.7	Handlungsimpulse für die eigene Praxisentwicklung...........	369
8.8	Reflexion: Wie gestalte ich meine Rolle im Wandel?...........	371
8.9	Zusammenfassung für die Praxis..........................	372
Literatur..		373

Glossar.. 375

Über die Autoren

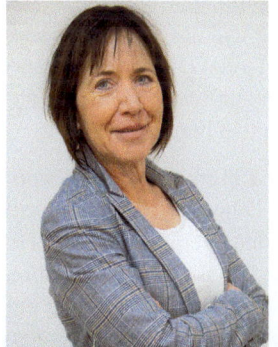

Andrea Lübken hat über 25 Jahre Erfahrung im Gesundheits- und Sozialwesen und ist eine anerkannte Expertin in der Fort- und Weiterbildung von Fachkräften. Sie plant und organisiert Schulungen in den Bereichen Gesundheit und Soziales, die sowohl Teilnehmende mit als auch ohne Seh- oder Hörbeeinträchtigung adressieren. Dabei verbindet sie wirtschaftliches Denken mit praxisnaher Wissensvermittlung.

Als Senior-Lehrtherapeutin leitet Andrea Lübken ein Kurszentrum für die Bobath-Therapie im Bereich der Kindertherapie. Ihre umfangreiche Erfahrung in Neurologie und Pädiatrie fließt in ihre Arbeit ein, insbesondere in der Anwendung und Weiterentwicklung des Bobath-Konzepts. Zusätzlich hat sie eine moderne Kinderpraxis aufgebaut, in der innovative Therapiekonzepte umgesetzt werden.

Ihre akademische Laufbahn umfasst ein Bachelorstudium in Pädagogik und einen Masterabschluss im Gesundheitsmanagement. Seit über 14 Jahren ist sie als Dozentin tätig und vermittelt nicht nur fachliches Know-how, sondern auch ihre Begeisterung für die Arbeit mit Menschen.

Angesichts neuer Technologien wie der KI und der Unterstützten Kommunikation (UK) sieht Andrea Lübken große Chancen für Menschen mit Behinderung. Sie ist überzeugt, dass moderne Hilfsmittelversorgung und innovative Diagnostik das Bildungs- und Gesundheitswesen nachhaltig verändern können.

Mit ihrer einzigartigen Kombination aus Erfahrung, fundiertem Fachwissen und Offenheit für technologische Entwicklungen hebt Andrea Lübken die Qualität von Therapie und Weiterbildung auf ein neues Niveau.

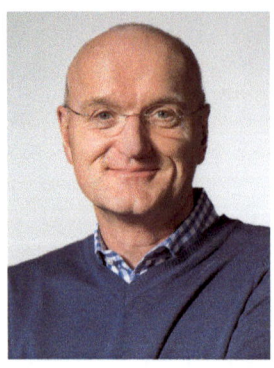

Dr. Matthias Wiemer hat einen beeindruckenden Weg vom Ingenieur zum Vorstand einer Aktiengesellschaft durchlaufen. In über 30 Jahren Führungsarbeit in mittelständischen Industrieunternehmen und Konzernen konnte er umfassende Erfahrungen in verschiedenen Unternehmensstrukturen sammeln. Dabei hat er zahlreiche Erfolge gefeiert und wertvolle Lektionen aus eigenen Fehlern gelernt.

Im Mittelpunkt seiner Tätigkeit standen stets die Menschen und der gesunde Menschenverstand, was ihn dazu bewegte, sich intensiv mit den Methoden der hypno-systemischen Beratung und des Coachings auseinanderzusetzen. Heute unterstützt Dr. Wiemer Unternehmen bei strategischen Fragen und begleitet Menschen auf ihrem persönlichen und beruflichen Weg.

Mit dem Aufkommen von KI und neuen Technologien wie dem Internet der Dinge (IoT) steht unsere Arbeitswelt vor tiefgreifenden Veränderungen. Dr. Wiemer hilft Unternehmen, diese Transformation technologisch und kulturell zu gestalten, indem er auf lösungsorientiertes Handeln und echten Dialog setzt. Neue Arbeitskulturen, Kommunikationsformen und Führungsstile sind entscheidend, um die Potenziale dieser Technologien erfolgreich zu nutzen und gleichzeitig die Menschen mitzunehmen.

Warum künstliche Intelligenz? 1

> **Zusammenfassung**
>
> Physiotherapie steht unter Druck: Fachkräftemangel, komplexe Krankheitsbilder und steigende Patientenerwartungen belasten den Alltag. Gleichzeitig eröffnet Künstliche Intelligenz neue Wege – von der Entlastung bei Dokumentation und Terminplanung bis zur Unterstützung bei Diagnostik und Therapieanpassung. Dieses Kapitel zeigt, wo KI heute in der Physiotherapie sinnvoll eingesetzt werden kann – und wo ihre Grenzen liegen. Es analysiert die aktuellen Herausforderungen, beleuchtet zentrale Trends der KI-Entwicklung und erklärt praxisnah, wie digitale Systeme Therapeut*innen im Alltag entlasten können. Dabei bleibt eines klar: KI ist kein Ersatz für Erfahrung, Intuition und Empathie, sondern ein Werkzeug, das gezielt eingesetzt werden muss. Für alle, die wissen wollen, warum jetzt der richtige Zeitpunkt ist, sich mit KI auseinanderzusetzen – und wie der Einstieg sicher und wirkungsvoll gelingt.

1.1 Herausforderungen in der Physiotherapie

Die Physiotherapie spielt eine entscheidende Rolle in der Gesundheitsversorgung. Sie hilft Patient*innen, Schmerzen zu lindern, Mobilität wiederherzustellen und langfristig eine bessere Lebensqualität zu erreichen. Doch der Berufsalltag wird zunehmend komplexer. Der Fachkräftemangel belastet Praxen und Kliniken, die steigenden bürokratischen Anforderungen erschweren die tägliche Arbeit, und Patient*innen erwarten individuell angepasste, wissenschaftlich fundierte Therapiekonzepte. Gleichzeitig stehen Praxisinhaber vor der Herausforderung, wirtschaftlich zu arbeiten und moderne Technologien sinnvoll zu integrieren.

Die Digitalisierung bietet Chancen, doch viele physiotherapeutische Einrichtungen kämpfen mit der Umsetzung. Während andere medizinische Fachbereiche

---

© Der/die Autor(en), exklusiv lizenziert an Springer-Verlag GmbH, DE, ein Teil von Springer Nature 2025
A. Lübken und M. Wiemer, *Künstliche Intelligenz in der Physiotherapie*,
https://doi.org/10.1007/978-3-662-71487-4_1

zunehmend auf digitale Lösungen setzen, hinkt die Physiotherapie oft hinterher. Dabei könnten intelligente Systeme helfen, den Arbeitsalltag zu erleichtern, Dokumentationsprozesse zu beschleunigen und eine effizientere Patientenbetreuung zu ermöglichen.

Dieses Kapitel beleuchtet die zentralen Herausforderungen, die den Praxisalltag bestimmen. Es zeigt, welche strukturellen Probleme die Arbeit erschweren und wie digitale Werkzeuge – insbesondere KI – dazu beitragen können, die Qualität der Patientenversorgung zu verbessern. Bevor KI als Lösung betrachtet wird, ist es wichtig zu verstehen, wo die größten Schwierigkeiten liegen und warum neue Ansätze dringend erforderlich sind.

1.1.1 Fachkräftemangel und steigende Arbeitsbelastung

Die Physiotherapie steht vor einer massiven Herausforderung: Es gibt zu wenige Fachkräfte, um den wachsenden Bedarf an therapeutischer Versorgung zu decken. Immer mehr Menschen sind auf physiotherapeutische Behandlungen angewiesen, doch gleichzeitig sinkt die Zahl der verfügbaren Therapeut*innen. Diese Entwicklung führt nicht nur zu längeren Wartezeiten für Patient*innen, sondern auch zu einer stetig steigenden Arbeitsbelastung für Physiotherapeut*innen.

Der Fachkräftemangel ist kein neues Problem, aber er hat sich in den letzten Jahren weiter verschärft. Besonders betroffen sind ambulante Praxen und ländliche Regionen, wo offene Stellen oft monatelang unbesetzt bleiben. Laut aktuellen Erhebungen dauert es durchschnittlich mehr als 6 Monate, eine freie Physiotherapiestelle zu besetzen – in manchen Fällen sogar länger. Die Gründe dafür sind vielfältig: zu wenige Absolventen, eine hohe Abbruchquote in der Ausbildung und ein steigender Bedarf durch eine alternde Bevölkerung.

Ein zentrales Problem ist die geringe Attraktivität des Berufs für junge Menschen. Obwohl Physiotherapeut*innen eine essenzielle Rolle in der Gesundheitsversorgung spielen, sind die Arbeitsbedingungen oft wenig einladend. Das Gehalt bleibt im Vergleich zu anderen medizinischen Berufen niedrig, während die körperliche Belastung hoch ist. Viele Therapeut*innen wechseln nach einigen Jahren in andere Tätigkeitsfelder oder reduzieren ihre Arbeitszeit, um gesundheitliche Schäden zu vermeiden.

Hohe physische und psychische Belastung
Der Alltag in der Physiotherapie ist anspruchsvoll. Therapeut*innen arbeiten mit Patient*innen, die unter Schmerzen leiden, oft eine eingeschränkte Mobilität haben oder intensive Betreuung benötigen. Dabei erfordert jede Behandlung nicht nur Fachwissen, sondern auch körperlichen Einsatz. Wiederholte manuelle Techniken, das ständige Arbeiten in belastenden Körperhaltungen und der Zeitdruck in vielen Einrichtungen führen langfristig zu einer hohen Beanspruchung des Bewegungsapparats.

Neben der physischen Belastung kommt die emotionale und kognitive Herausforderung hinzu. Physiotherapeut*innen müssen individuell auf alle Patient*innen eingehen, Therapiepläne anpassen, Dokumentationen führen und gleichzeitig Zeitmanagement und Praxisabläufe im Blick behalten. Die zunehmende Arbeitsverdichtung macht es schwer, jedem Patienten und jeder Patientin die volle Aufmerksamkeit zu schenken. Das führt nicht selten zu Frustration und dem Gefühl, nicht so sorgfältig arbeiten zu können, wie es eigentlich notwendig wäre.

Steigende Patientenzahlen – mehr Arbeit bei gleicher Personaldecke
Die Nachfrage nach physiotherapeutischen Behandlungen steigt kontinuierlich. Chronische Erkrankungen nehmen zu, orthopädische und neurologische Krankheitsbilder erfordern langfristige Therapien, und immer mehr Patient*innen wünschen sich eine präventive Betreuung. Gleichzeitig bleibt die Anzahl der ausgebildeten Therapeut*innen nahezu konstant. Diese Diskrepanz führt dazu, dass Praxen und Kliniken zunehmend an ihre Kapazitätsgrenzen stoßen.

Viele Therapeut*innen berichten von immer kürzeren Behandlungszeiten pro Patient*in und einer steigenden Zahl von Terminen pro Tag. Während in der Vergangenheit Zeit für eine ausführliche Anamnese und Beratung blieb, sind viele heute gezwungen, innerhalb weniger Minuten eine Behandlung durchzuführen und parallel die Dokumentation zu erledigen. Diese Verdichtung führt zu Stress und beeinträchtigt langfristig die Qualität der Versorgung.

Wachsende bürokratische Hürden als zusätzliche Belastung
Neben der eigentlichen Therapie nimmt der administrative Aufwand stetig zu. Die Dokumentationspflichten sind umfangreich, Abrechnungen mit Krankenkassen erfordern detaillierte Nachweise, und gesetzliche Vorgaben wie Datenschutzregelungen machen zusätzliche Arbeit notwendig. Studien zeigen, dass Physiotherapeut*innen bis zu 30 % ihrer Arbeitszeit mit administrativen Aufgaben verbringen – Zeit, die für die Patientenbehandlung verloren geht.

Der Fachkräftemangel verstärkt dieses Problem zusätzlich. Weil es weniger Therapeut*innen gibt, müssen diejenigen, die noch im Beruf sind, mehr Aufgaben übernehmen. In vielen Praxen und Kliniken bleibt kaum Raum für Weiterbildung oder fachliche Spezialisierung, weil der Arbeitsalltag bereits stark ausgelastet ist.

Lösungsansätze und die Rolle der Digitalisierung
Um die Belastung der Therapeut*innen zu reduzieren und die Versorgung aufrechtzuerhalten, braucht es neue Strategien. Neben politischen Maßnahmen wie besseren Arbeitsbedingungen und attraktiveren Gehältern kann vor allem die Digitalisierung einen wichtigen Beitrag leisten.

Digitale Tools und KI-gestützte Systeme könnten repetitive administrative Tätigkeiten automatisieren, Dokumentationen erleichtern und Prozesse effizienter gestalten. So könnten beispielsweise KI-gestützte Spracherkennungssysteme den Dokumentationsaufwand deutlich reduzieren, indem sie Patienteninformationen automatisch erfassen und strukturieren. Terminplanungstools mit KI-Optimierung könnten helfen, Leerzeiten zu minimieren und Abläufe besser zu organisieren.

Darüber hinaus kann KI zur Unterstützung in der Therapie selbst eingesetzt werden. Automatisierte Bewegungsanalysen könnten Therapeut*innen dabei helfen, Patient*innen präziser zu diagnostizieren, ohne dass jede Messung manuell durchgeführt werden muss. Digitale Assistenzsysteme könnten Patient*innen zwischen den Sitzungen begleiten, indem sie Erinnerungen an Übungen senden oder per Video Feedback zu Bewegungen geben.

Der Fachkräftemangel in der Physiotherapie wird sich nicht von heute auf morgen lösen lassen. Doch gezielte Maßnahmen und die sinnvolle Nutzung digitaler Unterstützungssysteme können dazu beitragen, die Arbeitsbelastung zu senken und die Qualität der Versorgung langfristig zu sichern. KI kann dabei als Werkzeug dienen, um Therapeut*innen zu entlasten – nicht als Ersatz, sondern als Unterstützung im Praxisalltag.

1.1.2 Komplexere Therapieanforderungen

Die Anforderungen an physiotherapeutische Behandlungen haben sich in den letzten Jahren deutlich verändert. Während klassische Therapieansätze oft auf standardisierten Behandlungsschemata basierten, erfordern moderne Konzepte eine stärkere Individualisierung. Patient*innen bringen zunehmend komplexe Erkrankungsbilder mit, die eine differenzierte Herangehensweise und eine stetige Anpassung der Therapie erfordern. Gleichzeitig steigen die Erwartungen an den Behandlungserfolg, da Patient*innen immer informierter sind und eine individuelle Betreuung fordern.

Besonders der demografische Wandel trägt dazu bei, dass Physiotherapeut*innen heute häufiger mit multimorbiden Patient*innen arbeiten. Chronische Schmerzen, neurologische und orthopädische Erkrankungen sowie postchirurgische Rehabilitationen sind keine isolierten Probleme mehr, sondern treten in Kombination auf. Dies erfordert nicht nur ein umfassendes klinisches Wissen, sondern auch die Fähigkeit, individuelle Therapiepläne zu erstellen, die auf die spezifischen Bedürfnisse jedes Patienten und jeder Patientin zugeschnitten sind.

Der Einfluss des demografischen Wandels
Neben den bereits genannten Auswirkungen des demografischen Wandels gibt es weitere Herausforderungen für das Gesundheitssystem und die Physiotherapie, die mit dem steigenden Anteil älterer Menschen in der Bevölkerung einher gehen. Der Rückgang der erwerbsfähigen Bevölkerung führt zu einem zunehmenden Mangel an qualifizierten Fachkräften, auch in der Physiotherapie. Diese Entwicklung kann die Versorgungssituation beeinflussen und macht gezielte Maßnahmen zur Personalgewinnung, Ausbildung und langfristigen Bindung von Mitarbeitern erforderlich.

Die wachsende Zahl älterer Patient*innen, häufig mit mehreren chronischen Erkrankungen, stellt erweiterte Anforderungen an die Qualifikation des therapeutischen Personals. Neben spezifischem Wissen über altersassoziierte Krankheitsbilder

1.1 Herausforderungen in der Physiotherapie

gewinnen Kompetenzen im Umgang mit multimorbiden Personen sowie Fähigkeiten zur interprofessionellen Zusammenarbeit zunehmend an Bedeutung.

Zusätzlich ist eine Weiterentwicklung der Versorgungsstrukturen notwendig. Um eine bedarfsgerechte und koordinierte Betreuung zu ermöglichen, sollte Physiotherapie stärker in sektorenübergreifende und integrierte Versorgungsmodelle eingebunden werden. Die enge Abstimmung zwischen medizinischen, therapeutischen und pflegerischen Akteur*innen ist entscheidend, um älteren Menschen eine ganzheitliche und wirksame Unterstützung anbieten zu können.

Neue wissenschaftliche Erkenntnisse und evidenzbasierte Therapieansätze
Der wissenschaftliche Fortschritt in der Physiotherapie führt kontinuierlich zu neuen Erkenntnissen, die bestehende Behandlungsmethoden weiterentwickeln oder infrage stellen. Moderne Konzepte, wie die Neuroplastizität in der Rehabilitation, individualisierte Trainingsansätze oder gezielte Schmerztherapien, zeigen deutlich, dass traditionelle Herangehensweisen zunehmend angepasst und erweitert werden müssen.

Dieser Wandel stellt aber auch eine große Herausforderung dar: Physiotherapeut*innen sind gefordert, sich regelmäßig fortzubilden, um mit aktuellen Entwicklungen Schritt zu halten. Im oft dicht getakteten Berufsalltag bleibt dafür jedoch nur wenig Zeit. Hinzu kommt, dass in vielen Einrichtungen strukturierte Konzepte zur kontinuierlichen Wissensvermittlung fehlen. Dadurch gelangen neue wissenschaftliche Erkenntnisse häufig nur verzögert in die praktische Anwendung.

Die steigende Komplexität der Therapie erfordert zudem neue Diagnostik- und Behandlungsinstrumente. Digitale Bewegungsanalysen, vernetzte Wearables und KI-gestützte Bewertungssysteme bieten innovative Möglichkeiten, um Therapieentscheidungen auf einer objektiven Datenbasis zu treffen. Die eigentliche Aufgabe besteht für Therapeut*innen darin, diese neuen Technologien sinnvoll in den Behandlungsprozess zu integrieren und gegenüber den Patient*innen transparent zu kommunizieren.

Individualisierte Therapieplanung und steigende Anforderungen an die Dokumentation
Mit der zunehmenden Komplexität der Behandlung wächst auch der Bedarf an einer detaillierten Dokumentation. Patientenakten enthalten heute nicht mehr nur einfache Verlaufsberichte, sondern müssen differenzierte Informationen zu Therapieverläufen, individuellen Anpassungen und evidenzbasierten Entscheidungen beinhalten.

Die Erwartung an die Dokumentation steigt nicht nur seitens der Krankenkassen und medizinischen Fachgesellschaften, sondern auch von Patient*innen selbst. Immer mehr Menschen möchten zu Recht genau nachvollziehen, welche Maßnahmen ergriffen werden und warum bestimmte Therapieentscheidungen getroffen wurden. Der Wunsch nach Transparenz erfordert von Therapeut*innen eine strukturierte und verständliche Kommunikation ihrer Behandlungsansätze.

Gleichzeitig wird für die Therapieplanung eine ständige Anpassung der Behandlungsstrategien gefordert. Patient*innen reagieren unterschiedlich auf therapeutische Maßnahmen, und der individuelle Fortschritt kann stark variieren. Während einige Patient*innen schnelle Verbesserungen zeigen, benötigen andere eine intensivere Betreuung über einen längeren Zeitraum.

Diese Flexibilität in der Therapiegestaltung ist wichtig, stellt aber gleichzeitige hohe Anforderungen an Therapeut*innen. In einer Umgebung, in der Zeitressourcen knapp sind und hohe Patientenzahlen bewältigt werden müssen, bleibt oft nur wenig Raum für eine ausführliche Anpassung und deren Kommunikation. Eine bessere Unterstützung durch digitale Systeme könnte hier helfen, indem sie Verlaufsdaten analysieren, Therapeut*innen gezielte Vorschläge für Therapieanpassungen machen und strukturierte Begründungshilfen anbieten.

Technologische Unterstützung als Antwort auf die steigende Komplexität
Die Digitalisierung bietet der Physiotherapie wertvolle Chancen, um den steigenden Anforderungen im Versorgungsalltag besser zu begegnen. KI-gestützte Technologien ermöglichen die Analyse von Bewegungsmustern, die personalisierte Anpassung von Therapieplänen und eine Entlastung bei administrativen Abläufen.

Automatisierte Bewegungsanalysen ermöglichen eine präzisere Diagnostik und helfen, Therapieerfolge objektiv zu messen. Wearables und Sensoren liefern Echtzeitdaten zur Patientenaktivität und ermöglichen eine kontinuierliche Anpassung von Übungsprogrammen. Digitale Plattformen können Therapeut*innen dabei unterstützen, wissenschaftliche Erkenntnisse schneller in den Therapiealltag zu integrieren, indem sie automatisierte Empfehlungen auf Basis aktueller Forschungsergebnisse geben.

Eine ausgewogene Nutzung von KI-gestützten Systemen als Ergänzung zur menschlichen Expertise kann dabei helfen, repetitive Aufgaben zu automatisieren, komplexe Datenmengen zu analysieren und evidenzbasierte Entscheidungshilfen bereitzustellen. All diese Möglichkeiten sind hilfreich und unterstützend, sie können jedoch nicht die individuelle Einschätzung und das klinische Urteilsvermögen eines erfahrenen Physiotherapeut*innen ersetzen.

1.1.3 Der Wunsch nach effizienteren Prozessen

Die Arbeitsrealität in physiotherapeutischen Praxen ist von einem stetigen Spagat zwischen Patientenversorgung und administrativen Aufgaben geprägt. Jeder Therapeut und jede Therapeutin sollte den Hauptfokus auf die therapeutische Arbeit richten können, tatsächlich nehmen aber organisatorische und bürokratische Prozesse einen immer größeren Teil des Arbeitstages ein. Terminplanung, Dokumentation, Abrechnung und Qualitätssicherung sind essenziell, führen jedoch dazu, dass weniger Zeit für den eigentlichen therapeutischen Kernprozess bleibt.

1.1 Herausforderungen in der Physiotherapie

Die Notwendigkeit, Arbeitsabläufe effizienter zu gestalten, ergibt sich nicht nur aus dem zunehmenden Fachkräftemangel, sondern auch aus einer wachsenden Patientennachfrage. Das bedeutet, neben den fachlichen Herausforderungen haben sich auch die Anforderungen an die Strukturierung des gesamten Praxisablaufs verändert.

Steigende bürokratische Anforderungen und Dokumentationspflichten
Ein wesentlicher Faktor, der den Wunsch nach effizienteren Prozessen verstärkt, ist die zunehmende Bürokratisierung im Gesundheitswesen. Die gesetzlichen Vorgaben zur Dokumentation von Behandlungsverläufen sind in den letzten Jahren strikter geworden, um Qualitätssicherung und Abrechnung zu gewährleisten.

Während eine strukturierte Dokumentation medizinisch und rechtlich notwendig ist, stellt sie Therapeut*innen vor erhebliche Herausforderungen. Viele Praxen arbeiten weiterhin mit papierbasierten Systemen oder ineffizienten digitalen Lösungen, die eine doppelte oder gar dreifache Dateneingabe erfordern. Dies führt nicht nur zu einem hohen Zeitaufwand, sondern auch zu Frustration, da wertvolle Ressourcen für administrative Tätigkeiten gebunden werden, anstatt für die Patientenversorgung zur Verfügung zu stehen.

Die Herausforderung der Dokumentation zeigt sich insbesondere in folgenden Bereichen:

- **Behandlungsverläufe und Therapieberichte** Jede Therapieeinheit muss detailliert dokumentiert werden, um den Fortschritt nachzuverfolgen und eine transparente Abrechnung zu ermöglichen.
- **Qualitätssicherung und rechtliche Anforderungen** Prüfungen durch Krankenkassen oder Berufsverbände erfordern eine lückenlose Dokumentation, um die therapeutischen Maßnahmen nachvollziehbar zu machen.
- **Kommunikation mit anderen Gesundheitsdienstleistern** Zusammenarbeit mit Ärzt*innen, Kliniken oder Rehabilitationszentren setzt eine strukturierte und zeitnahe Übermittlung von Berichten voraus.

In der Praxis führt dies dazu, dass Therapeut*innen oft erst nach ihren eigentlichen Behandlungen Zeit finden, Dokumentationen nachzutragen, was zu zusätzlichen Überstunden oder einer Einschränkung der verfügbaren Behandlungszeit führt.

Terminplanung und Patientenkoordination als Effizienzfaktor
Ein weiterer Belastungsfaktor für physiotherapeutische Praxen ist eine effiziente Terminverwaltung. Viele Praxen kämpfen mit kurzfristigen Absagen, Doppelbuchungen oder ineffizient genutzten Zeitfenstern.

Klassische Terminvergabesysteme stoßen hier oft an ihre Grenzen, da sie starre Zeitfenster vorgeben, die wenig Flexibilität zulassen. Patient*innen erwarten

jedoch zunehmend digitale Buchungsmöglichkeiten, automatische Erinnerungen und eine kurzfristige Anpassung ihrer Termine.
Probleme, die in vielen Praxen auftreten:

- **Häufige Terminabsagen und Ausfälle:** Viele Praxen haben eine hohe No-Show-Rate, die sich negativ auf den Praxisablauf auswirkt.
- **Mangelnde Transparenz bei Terminoptionen:** Patient*innen müssen sich oft telefonisch durchfragen, um verfügbare Termine zu finden, was sowohl für sie als auch für das Praxispersonal zeitaufwendig ist.
- **Doppelbuchungen oder ineffiziente Terminlücken:** Fehlende intelligente Systeme zur optimalen Auslastung führen dazu, dass manche Therapeut*innen überlastet sind, während andere Zeitfenster nicht optimal genutzt werden.

Digitale Lösungen können hier helfen, indem sie eine automatisierte Terminvergabe ermöglichen, Erinnerungen per E-Mail oder SMS senden und freie Zeitfenster effizient an Patient*innen vergeben. Einige Praxen setzen bereits auf KI-gestützte Terminverwaltungssoftware, die auf Basis von Patientenhistorien und Verfügbarkeiten intelligente Buchungsvorschläge macht.

Ineffiziente Verwaltungsstrukturen und Medienbrüche

Ein weiteres Hindernis für effiziente Prozesse ist die fehlende Integration unterschiedlicher Systeme. Viele Praxen nutzen eine Kombination aus Papierakten, Excel-Tabellen und separaten Softwarelösungen, die nicht miteinander kompatibel sind.

- **Medienbrüche zwischen analogen und digitalen Systemen:** Informationen werden aus Papierdokumenten händisch in digitale Systeme übertragen, was fehleranfällig und zeitaufwendig ist.
- **Mangelnde Interoperabilität zwischen Softwarelösungen:** Terminverwaltung, Dokumentation und Abrechnung laufen oft auf separaten Plattformen, sodass doppelte Eingaben notwendig sind.
- **Fehlende zentrale Datenbank für Patienteninformationen:** Viele Praxen haben keinen einheitlichen digitalen Zugriff auf alle relevanten Patientendaten, sodass Therapeut*innen erst mühsam Informationen zusammensuchen müssen.

Ein zentralisiertes, gut integriertes System könnte hier Abhilfe schaffen, indem es alle relevanten Daten in einer digitalen Plattform bündelt und redundante Arbeitsschritte eliminiert.

Wie KI und digitale Lösungen Prozesse effizienter machen können

Der Einsatz von Künstlicher Intelligenz und digitaler Technologien kann dazu beitragen, die Effizienz in physiotherapeutischen Praxen zu steigern und administrative Abläufe zu optimieren.

- **Automatisierte Dokumentation:** KI-gestützte Spracherkennungssysteme ermöglichen eine schnelle Erfassung von Therapieverläufen, sodass Therapeut*innen ihre Berichte direkt diktieren können.
- **Intelligente Terminplanung:** KI-gestützte Systeme analysieren Patientenverläufe und erstellen optimierte Terminpläne, die kurzfristige Absagen und Verfügbarkeiten automatisch berücksichtigen.
- **Automatisierte Patientenkommunikation:** Digitale Assistenten oder Chatbots können Terminbestätigungen versenden, häufige Patientenfragen beantworten und an Therapiepläne erinnern.
- **Vernetzte Systeme für eine nahtlose Verwaltung:** Eine zentrale Plattform, die Terminvergabe, Dokumentation und Abrechnung integriert, reduziert Medienbrüche und vermeidet doppelte Arbeitsschritte.

Erste Erfahrungen mit KI-gestützten Praxisverwaltungsprogrammen zeigen, dass diese Lösungen nicht nur Zeit einsparen, sondern auch die Fehlerquote in der Dokumentation und Abrechnung reduzieren können.

Mehr Zeit für Patient*innen durch effiziente Prozesse
Der Wunsch nach effizienteren Abläufen in der Physiotherapie ist nicht nur eine Frage der wirtschaftlichen Optimierung, sondern vor allem eine Notwendigkeit für die Patientenversorgung in Deutschland. Jede Minute, die durch manuelle Dokumentation, ineffiziente Terminplanung oder redundante Verwaltungsaufgaben verloren geht, fehlt für die eigentliche Therapie.

Moderne Technologien bieten Möglichkeiten, diesen Anforderungen zu begegnen. Der gezielte Einsatz von KI-gestützten Assistenzsystemen kann dazu beitragen, administrative Lasten zu reduzieren und gleichzeitig eine höhere Qualität der Patientenbetreuung zu gewährleisten.

Doch Technologie allein ist nicht die Lösung. Entscheidend ist, dass digitale Lösungen in den Praxisalltag sinnvoll integriert werden, ohne die persönliche Interaktion zwischen Therapeut*in und Patient*in zu beeinträchtigen. Die Zukunft liegt in einem intelligenten Zusammenspiel von menschlicher Expertise und technischer Unterstützung – mit dem Ziel, mehr Zeit für eine patientenzentrierte Versorgung zu schaffen bei gleichzeitiger Entlastung der Therapeut*innen durch ein stressfreieres Arbeitsumfeld.

1.1.4 Wachsende Erwartungen der Patient*innen

Die Rolle der Patient*innen in der Physiotherapie hat sich in den letzten Jahren grundlegend verändert. Während früher Therapeut*innen die Behandlung weitgehend vorgaben und die Patient*innen die empfohlenen Maßnahmen befolgte, erwarten viele heute eine aktive Einbindung in ihren Therapieprozess. Patient*innen sind informierter als je zuvor, vergleichen Behandlungsansätze und suchen gezielt nach evidenzbasierten und für sie bestmöglich geeigneten Therapiekonzepten.

Diese Veränderungen sind nicht nur auf eine wachsende Gesundheitskompetenz zurückzuführen, sondern auch auf den Einfluss digitaler Technologien. Gesundheitsinformationen sind jederzeit abrufbar, Online-Bewertungen beeinflussen die Wahl der Therapeut*innen, und Fitness-Apps machen Fortschritte aber auch Stillstand messbar. Die Folge ist eine veränderte Erwartungshaltung, die nicht nur physiotherapeutische Praxen vor neue Herausforderungen stellt. Patient*innen wünschen sich nicht nur eine fachkundige Behandlung, sondern auch eine transparente Kommunikation, flexible Therapieoptionen und oft auch eine Betreuung, die über den direkten Praxisbesuch hinausgeht.

Mehr Transparenz und Mitbestimmung in der Therapie
Die Zeiten, in denen die Therapeut*innen eine Behandlungsmethode auswählten und die Patient*innen sie stillschweigend akzeptierten, sind vorbei. Moderne Patient*innen möchten verstehen, warum bestimmte Maßnahmen ergriffen werden, welche Alternativen es gibt und welche wissenschaftliche Evidenz hinter einer Therapie steht.

Ein entscheidender Faktor ist die Kommunikation. Studien zeigen, dass Patient*innen, die über ihre Behandlung gut informiert sind, eine höhere Therapieadhärenz aufweisen und langfristig bessere Ergebnisse erzielen. In der Praxis bedeutet das, dass Therapeut*innen ihr Vorgehen transparent darlegen und gemeinsam mit dem Patienten abstimmen sollten:

- Warum wurde eine bestimmte Technik gewählt?
- Welche Alternativen gibt es?
- Wie kann der Patient selbst aktiv zur Genesung beitragen?

Diese Entwicklung hat auch Auswirkungen auf die Dokumentation und Kommunikation in der Praxis. Patient*innen erwarten zunehmend, dass sie Zugriff auf ihre Behandlungspläne haben, Übungen nachvollziehen können und aktiv in den Entscheidungsprozess einbezogen werden. Dies erfordert eine Anpassung der Praxisabläufe, beispielsweise durch digitale Patientenakten, die Therapiefortschritte visuell darstellen, oder durch KI-gestützte Systeme, die individuelle Therapieempfehlungen personalisiert erläutern.

Individualisierte Therapiepläne statt Standardlösungen
Die steigende Nachfrage nach maßgeschneiderten Therapieansätzen ist eine weitere zentrale Herausforderung. Patient*innen möchten keine pauschalen Behandlungspläne, sondern individuell abgestimmte Programme, die ihre spezifischen Bedürfnisse, Beschwerden und Ziele berücksichtigen.

Diese Entwicklung ist in mehreren Bereichen spürbar:

- **Sport- und Rehabilitationsphysiotherapie:** Athleten erwarten eine Therapie, die nicht nur auf die Heilung einer Verletzung, sondern auch auf die Optimierung der sportlichen Leistung in ihrem individuellen Kontext abzielt.

- **Chronische Erkrankungen:** Patient*innen mit langanhaltenden Beschwerden, etwa bei Rückenschmerzen oder Arthrose, wünschen sich eine Behandlung, die sich flexibel an ihren individuellen Verlauf anpasst und gleichzeitig eine therapeutische Begleitung, die auch den psychischen Belastungen durch die chronische Symptomatik gerecht wird und einfühlsam, aber professionell damit umgeht.
- **Präventive Physiotherapie:** Immer mehr Menschen nutzen physiotherapeutische Maßnahmen präventiv, etwa zur Vermeidung von Haltungsproblemen oder zur Leistungssteigerung im Alltag. Anders als bei akuten Beschwerden suchen diese Patient*innen häufig eine langfristige, kontinuierliche Betreuung – über viele Monate oder Jahre hinweg.

Digitale Tools und KI können hier unterstützen, indem sie Therapiepläne auf Basis individueller Patientendaten anpassen. Systeme, die Bewegungsmuster analysieren und automatisch personalisierte Übungsempfehlungen geben, könnten langfristig dazu beitragen, dass Patient*innen sich besser betreut fühlen und aktiv in ihren Heilungsprozess eingebunden werden.

Erwartung an digitale Unterstützung und moderne Technologien
Die wachsende Bedeutung digitaler Gesundheitslösungen spiegelt sich auch in der Physiotherapie wider. Patient*innen sind es zunehmend gewohnt, ihre Gesundheit mithilfe digitaler Tools zu überwachen und zu verwalten, sei es durch Fitness-Apps oder Online-Terminbuchungen.

Besonders in folgenden Bereichen wird eine stärkere digitale Unterstützung erwartet:

- **Online-Terminbuchung:** Viele Patient*innen bevorzugen digitale Buchungssysteme, die eine flexible und einfache Terminvergabe ermöglichen.
- **Digitale Therapiepläne:** Anleitungen und Übungsvideos, die über eine App oder eine Online-Plattform abrufbar sind, können die Therapietreue unterstützen.
- **Automatisierte Erinnerungen:** KI-gestützte Benachrichtigungen, die Patient*innen an ihre Übungen erinnern oder Feedback zur Durchführung geben, könnten dazu beitragen, Therapieabbrüche oder No-Shows zu vermeiden.
- **Teletherapie:** Besonders für Patient*innen mit eingeschränkter Mobilität oder langen Anfahrtswegen wird die Möglichkeit, bestimmte Behandlungselemente per Videokonferenz durchzuführen, zunehmend relevant.

Höhere Ansprüche an Evidenzbasierung und Therapiequalität
Mit dem wachsenden Zugang zu Gesundheitsinformationen steigt auch die Erwartung an die Qualität und Wissenschaftlichkeit der Therapie. Patient*innen hinterfragen Methoden kritischer und erwarten, dass Behandlungsempfehlungen auf evidenzbasierten Erkenntnissen beruhen.

Dies stellt Therapeut*innen vor die Herausforderung, aktuelle wissenschaftliche Entwicklungen zu verfolgen und in ihre Arbeit zu integrieren. Gleichzeitig müssen sie in der Lage sein, ihre Entscheidungen gegenüber den Patient*innen verständlich zu erklären. Eine fundierte, aber leicht verständliche Darstellung von Studienergebnissen oder Therapieansätzen kann hier Vertrauen schaffen und die Patientenbindung stärken.

Ein Bereich, in dem KI bereits Anwendung findet, ist die automatisierte Auswertung von Studien und Leitlinien. Systeme wie NotebookLM oder spezialisierte medizinische Datenbanken ermöglichen es, schnell aktuelle Forschungsergebnisse zu analysieren und in die Behandlungsstrategie zu integrieren.

Neue Kommunikationswege zwischen Patient*in und Praxis
Mit den veränderten Erwartungen der Patient*innen entstehen auch neue Anforderungen an die Kommunikation zwischen Praxis und Patient*in. Die klassischen Wege – telefonische Terminvereinbarung, persönliche Beratung und gedruckte Therapiepläne – sind nicht mehr für alle Patient*innen ausreichend.

Viele erwarten eine direktere, flexiblere Kommunikation, sei es über digitale Plattformen, Apps oder automatisierte Systeme. Hier könnten Chatbots oder digitale Assistenten eine Rolle spielen, die häufige Fragen beantworten, an Termine erinnern oder individuell zugeschnittene Informationen zur Therapie bereitstellen.

Dennoch bleibt der persönliche Kontakt entscheidend. Digitale Lösungen sollten Therapeut*innen unterstützen, aber nicht ersetzen. Der Schlüssel liegt in einer sinnvollen Balance zwischen persönlicher Betreuung und technologischer Unterstützung.

Patient*innen als aktive Partner im Therapieprozess
Die Erwartungen der Patient*innen an eine moderne physiotherapeutische Behandlung sind vielfältig:

- **Mehr Transparenz und Mitbestimmung:** Patient*innen möchten in Therapieentscheidungen einbezogen werden und den Behandlungsprozess besser verstehen.
- **Individualisierte Therapieansätze:** Standardisierte Behandlungspläne reichen nicht aus, um den individuellen Bedürfnissen gerecht zu werden.
- **Digitale Unterstützung:** Online-Terminbuchungen, Therapie-Apps und automatisierte Erinnerungen werden zunehmend als Selbstverständlichkeit angesehen.
- **Evidenzbasierte Therapie:** Patient*innen erwarten, dass ihre Behandlung auf aktuellen wissenschaftlichen Erkenntnissen basiert.
- **Flexiblere Kommunikation** Digitale Plattformen, Chatbots oder KI-gestützte Systeme könnten die Interaktion zwischen Patient*in und Praxis verbessern.

Für Physiotherapeut*innen bedeutet dies, dass sie sich nicht nur fachlich weiterentwickeln, sondern auch zunehmend digitale Kompetenzen aufbauen müssen. Die erfolgreiche Integration moderner Technologien kann dabei helfen, den gestiegenen Anforderungen gerecht zu werden, ohne dass der persönliche Kontakt zu den Patient*innen darunter leidet. Aber der Einsatz unterschiedlicher KI-Modelle erfordert auch die Fähigkeit, flexibel zwischen Systemen zu wechseln und die Ergebnisse patientenverständlich zu kommunizieren.

Langfristig wird es darum gehen, ein Gleichgewicht zu finden: zwischen bewährten therapeutischen Methoden und neuen digitalen Möglichkeiten, zwischen persönlicher Betreuung und technologischer Unterstützung. Denn trotz aller berechtigten Erwartungen sollten digitale Systeme – und insbesondere KI-Anwendungen – nicht überschätzt werden. Gerade bei neuen Technologien besteht die Gefahr, dass Hoffnungen entstehen, die weder technisch noch menschlich erfüllbar sind. Ein Chatbot ersetzt kein therapeutisches Gespräch. Eine automatisch generierte Information ist nicht automatisch richtig. Und auch das beste Tool bleibt fehleranfällig, wenn es ohne Kontext, Fachwissen oder kritisches Nachdenken eingesetzt wird.

Deshalb ist es entscheidend, bei aller Offenheit für neue Technologien einen realistischen Blick zu behalten. KI kann Prozesse unterstützen, aber sie ist kein Ersatz für therapeutische Erfahrung, Empathie und Entscheidungskompetenz.

Doch welche konkreten Möglichkeiten bietet KI in der Physiotherapie? Das folgende Kapitel zeigt, wie moderne KI-Technologien den Praxisalltag unterstützen können.

1.2 Was kann KI für Physiotherapeut*innen leisten?

Die physiotherapeutische Versorgung steht unter hohem Druck: Fachkräftemangel, steigender administrativer Aufwand und komplexere Therapieanforderungen fordern Praxis und Klinikpersonal täglich heraus. Gleichzeitig steigt das Datenvolumen – von Bewegungsanalysen über Verlaufsdokumentationen bis hin zu Patientenfeedback. Diese Informationen manuell zu erfassen und auszuwerten ist zeitintensiv und fehleranfällig. KI kann helfen, diesen Herausforderungen gezielt zu begegnen.

Die zentralen Potenziale von KI in der Physiotherapie lassen sich vier Bereichen zuordnen:

- **Mehr Zeit für die Patient*innen:** KI kann zeitaufwendige Routinetätigkeiten wie Dokumentation oder Terminplanung übernehmen und dadurch mehr Raum für die therapeutische Arbeit schaffen.
- **Präzisere Diagnosen und objektive Analysen:** Durch automatisierte Bewegungsanalysen oder Bildauswertungen ermöglicht KI eine standardisierte und detailreiche Diagnostik – ergänzend zur klinischen Einschätzung.
- **Personalisierte Therapiepläne:** Auf Basis individueller Patientendaten unterstützt KI die Erstellung angepasster Behandlungsverläufe, die auf Fortschritte oder Belastungsgrenzen reagieren.

- **Digitale Begleitung zwischen den Therapiesitzungen:** KI-gestützte Systeme wie Trainings-Apps oder Erinnerungsfunktionen fördern Therapietreue und ermöglichen eine kontinuierliche Betreuung, auch außerhalb der Praxis.

KI ist kein Ersatz für klinische Erfahrung, aber ein Werkzeug, das Fachpersonal gezielt entlasten kann. Ihr Nutzen liegt nicht im Automatisieren um jeden Preis, sondern im Ermöglichen besserer Entscheidungen und effizienter Arbeitsabläufe. Für den sinnvollen Einsatz braucht es jedoch geeignete Systeme, kritisches Fachwissen – und die Bereitschaft, Verantwortung trotz digitaler Assistenz nicht abzugeben.

Die folgenden Abschnitte zeigen im Detail, welche Chancen sich durch KI ergeben – und wo ihre Grenzen liegen.

1.2.1 Mehr Zeit für die Patient*innen

Die Arbeit in einer physiotherapeutischen Praxis besteht nicht nur aus der direkten Behandlung von Patient*innen. Ein erheblicher Teil der Arbeitszeit entfällt auf administrative und organisatorische Aufgaben. Dazu gehören das Dokumentieren von Behandlungsverläufen, das Erstellen von Berichten, das Planen und Koordinieren von Terminen sowie die Abrechnung mit Kostenträgern. Diese Tätigkeiten sind notwendig, sie nehmen jedoch wertvolle Zeit in Anspruch, die für die eigentliche Therapie genutzt werden könnte.

Künstliche Intelligenz bietet hier eine Möglichkeit, Routineaufgaben zu automatisieren und Therapeut*innen gezielt zu entlasten. Durch KI-gestützte Systeme können Prozesse effizienter gestaltet werden, sodass administrative Tätigkeiten weniger Zeit beanspruchen. Dadurch entsteht ein unmittelbarer Vorteil für Therapeuten, aber auch für Patient*innen, die von einer intensiveren und individuelleren Betreuung profitieren.

Dokumentation und Berichtserstellung optimieren
Die Dokumentation ist ein fester Bestandteil des physiotherapeutischen Alltags. Jede Behandlung muss ausführlich festgehalten werden, sei es für die Patientenakte, für die Abrechnung mit Krankenkassen oder für interne Qualitätssicherungsmaßnahmen. Viele Therapeut*innen empfinden diesen Prozess als zeitaufwendig und wenig effizient.

KI-gestützte Spracherkennungssysteme ermöglichen eine automatische Transkription gesprochener Sprache in strukturierten Text. Therapeut*innen können ihre Notizen während oder unmittelbar nach der Behandlung diktieren, anstatt sie manuell einzutippen. Die KI wandelt das Gesprochene in Echtzeit in eine formatierte Dokumentation um, die direkt in das Praxisverwaltungssystem integriert werden kann.

Zusätzlich können KI-Systeme Muster in Verlaufsdokumentationen erkennen und automatische Vorschläge für Berichte generieren. Basierend auf den bisherigen Einträgen kann die KI Textbausteine vorschlagen, um den Zeitaufwand für die Erstellung von Therapieberichten zu minimieren. Besonders bei standardisierten Befunden oder wiederkehrenden Behandlungsabläufen kann dies eine erhebliche Zeitersparnis bedeuten, ohne dass die fachlichen Qualitätsansprüche darunter leiden.

Effizientere Terminplanung und Patientenkoordination
Die Terminverwaltung stellt eine organisatorische Herausforderung dar. Terminverschiebungen, kurzfristige Absagen und Ausfälle führen oft zu ineffizienten Zeitplänen und ungenutzten Kapazitäten. KI-gestützte Terminplaner können hier unterstützen, indem sie automatische Optimierungen vornehmen.

Ein intelligentes Terminbuchungssystem kann freie Zeiten automatisch füllen, indem es Patient*innen mit flexiblen Zeitfenstern gezielt anspricht. Erkennt die KI beispielsweise, dass ein Patient oder eine Patientin häufig seine Termine verpasst oder kurzfristig absagt, kann das System frühzeitig alternative Buchungen vorschlagen. Ebenso können Erinnerungen automatisiert per E-Mail oder SMS versendet werden, um Ausfälle zu reduzieren.

Darüber hinaus können KI-Systeme Priorisierungen vornehmen. Patient*innen mit akuten Beschwerden können automatisiert früher eingeplant werden, während langfristige Rehabilitationspatient*innen auf verfügbare Zeitfenster verteilt werden. Dadurch wird eine optimale Nutzung der Ressourcen sichergestellt, ohne dass ein manuelles Eingreifen erforderlich ist.

Automatisierung der Abrechnung und Verwaltung
Ein weiterer Bereich, in dem KI für Entlastung sorgt, ist die Abrechnung mit Krankenkassen und privaten Kostenträgern. Die manuelle Bearbeitung von Rechnungen, Leistungsnachweisen und Erstattungsanträgen ist zeitintensiv und fehleranfällig. KI-gestützte Abrechnungssysteme können hier unterstützen, indem sie automatisch die erbrachten Leistungen erfassen und abrechnungsfähige Positionen generieren.

Die KI kann zudem prüfen, ob alle notwendigen Dokumente vorliegen und ob die erfassten Leistungen den abrechnungsrelevanten Vorgaben entsprechen. Dadurch lassen sich Fehler vermeiden, die sonst zu Rückfragen oder Verzögerungen bei der Kostenerstattung führen könnten. Einige Systeme sind bereits in der Lage, Rechnungen direkt an Krankenkassen zu übermitteln und Zahlungseingänge zu überwachen.

Verbesserte Patientenkommunikation durch KI-Assistenzsysteme
Neben der Therapie erwarten viele Patient*innen eine schnelle und unkomplizierte Kommunikation mit ihrer Physiotherapiepraxis. Anfragen zu Terminverfügbarkeiten, Behandlungsabläufen oder Dokumentationsanforderungen, die von Therapeut*innen mit erledigt werden müssen, nehmen oft viel Zeit in Anspruch, die vom eigentlichen Therapiealltag abgeht.

Auch hier gibt es Unterstützungsmöglichkeiten durch digitale Assistenten. KI-gestützte Chatbots können einfache Fragen automatisiert beantworten, ohne dass

Mitarbeiter*innen oder Therapeut*innen direkt eingreifen müssen. Dies entlastet das Praxispersonal und sorgt gleichzeitig für eine schnelle Reaktion auf Patientenanfragen.

Neben der Terminverwaltung können solche Systeme auch Patient*innen an anstehende Behandlungen oder notwendige Übungseinheiten erinnern. Eine KI-gestützte App könnte beispielsweise tägliche Erinnerungen an besprochene Übungen senden und dabei personalisierte Hinweise zur korrekten Durchführung geben.

Automatisierung von Routineaufgaben
Durch die gezielte Automatisierung von Routineaufgaben können durch KI der Verwaltungsaufwand reduziert und Prozesse effizienter gestalten werden.

Es ist jedoch die Aufgabe derjenigen, die mit Künstlicher Intelligenz arbeiten möchten, diese gezielt dort einzusetzen, wo sie einen echten Mehrwert bietet. Nicht jede Aufgabe lässt sich sinnvoll automatisieren, und die Einführung neuer Technologien erfordert eine Anpassung der Arbeitsprozesse. Doch der Nutzen ist klar: Weniger Zeitaufwand für Bürokratie bedeutet mehr Zeit für individuelle Therapie, intensivere Betreuung und eine höhere Qualität in der Behandlung.

Die nächsten Abschnitte zeigen weitere Potenziale auf, insbesondere in den Bereichen Diagnostik, Therapieplanung und Patientenbetreuung.

1.2.2 Präzisere Diagnosen und objektive Analysen

Eine präzise Befundaufnahme ist die Grundlage für eine erfolgreiche physiotherapeutische Behandlung. Sie bildet die Basis für Therapieentscheidungen, beeinflusst die Auswahl geeigneter Übungen und bestimmt die langfristige Behandlungsstrategie. Bisher beruhen viele diagnostische Verfahren auf manuellen Tests, visuellen Einschätzungen und subjektiven Beobachtungen. Diese bewährten Methoden erfordern viel Erfahrung, sind jedoch nicht immer objektiv und können von Therapeut*in zu Therapeut*in variieren.

Künstliche Intelligenz bietet neue Möglichkeiten, um diagnostische Verfahren zu verbessern und zu standardisieren. KI-gestützte Analysesysteme können Bewegungsmuster automatisch erfassen, objektive Messwerte liefern und Zusammenhänge erkennen, die mit bloßem Auge schwer zu identifizieren sind. Dies trägt dazu bei, Behandlungsentscheidungen auf eine fundiertere Basis zu stellen und Therapieansätze noch gezielter auf die individuellen Patient*innen abzustimmen.

Automatisierte Bewegungsanalysen
Bewegungsanalysen spielen eine zentrale Rolle in der Physiotherapie. Sie helfen, Einschränkungen zu identifizieren, Fehlbelastungen aufzudecken und die Fortschritte einer Therapie zu überwachen. Klassische Verfahren basieren häufig auf der Beobachtung durch die Therapeut*innen oder auf der Nutzung einfacher Messinstrumente wie Goniometern oder Kraftmessgeräten.

1.2 Was kann KI für Physiotherapeut*innen leisten?

Moderne KI-Systeme ermöglichen eine automatisierte Bewegungsanalyse mit hoher Präzision. Sie nutzen Kameras, Sensoren oder Wearables, um Bewegungsabläufe aufzuzeichnen und mit Referenzdaten zu vergleichen. Dabei analysiert die KI Faktoren wie Gelenkwinkel, Geschwindigkeit und Belastungsverteilung. Dies eröffnet neue Möglichkeiten zur genauen Beurteilung von Bewegungsstörungen.

Ein Beispiel ist die Analyse des Gangbildes. Während erfahrene Therapeut*innen auf Basis seiner Beobachtung Rückschlüsse auf muskuläre Dysbalancen oder neurologische Störungen ziehen kann, ermöglicht eine KI-gestützte Analyse eine exakte numerische Bewertung jedes einzelnen Schritts im Gangzyklus. Dadurch können selbst kleinste Abweichungen identifiziert werden, die mit bloßem Auge kaum wahrnehmbar sind.

Bilderkennung und KI-gestützte Diagnostik
Neben der Bewegungsanalyse kann KI auch in der bildgebenden Diagnostik eine wertvolle Unterstützung bieten. Besonders in Bereichen wie der orthopädischen Physiotherapie oder der Sportmedizin sind Röntgenbilder, MRT- und Ultraschalluntersuchungen wichtige Diagnoseinstrumente.

KI-gestützte Bildanalysesysteme sind in der Lage, große Mengen medizinischer Bilddaten zu analysieren und Muster zu erkennen. Sie können beispielsweise degenerative Veränderungen an Gelenken frühzeitig identifizieren oder Unterschiede zwischen gesunden und pathologischen Strukturen hervorheben. Während der finale Diagnoseentscheid immer durch Ärzt*innen oder Therapeut*innen, idealerweise im interprofessionellen Team erfolgt, kann die KI helfen, Auffälligkeiten schneller und genauer zu erkennen.

Auch in der manuellen Therapie kann KI eine unterstützende Rolle spielen. Systeme zur Oberflächenelektromyographie (EMG) oder zur Muskelspannungsmessung nutzen KI-Algorithmen, um muskuläre Dysbalancen zu analysieren. Dadurch lassen sich Hyper- oder Hypotonus von Muskelgruppen erkennen. Informationen, die gezielt in die Therapieplanung einfließen können.

Vergleich mit Referenzdatenbanken für evidenzbasierte Entscheidungen
Eine der größten Stärken von KI liegt in ihrer Fähigkeit, große Datenmengen systematisch auszuwerten. Dies ist besonders wertvoll für eine evidenzbasierte Entscheidungsfindung in der Physiotherapie.

Durch den Abgleich mit umfangreichen Referenzdatenbanken kann eine KI-gestützte Analyse zeigen, wie bestimmte Patient*innen im Vergleich zu anderen mit ähnlichen Beschwerden abschneidet. Dadurch wird eine objektivere Einschätzung von Therapieprognosen ermöglicht und die individuelle Anpassung von Behandlungsplänen erleichtert.

Beispielsweise kann eine KI in der Sportphysiotherapie dabei helfen, das Verletzungsrisiko eines Athleten zu bewerten. Basierend auf Bewegungsanalysen und historischen Daten ähnlicher Sportler kann sie Muster erkennen, die auf eine erhöhte Gefahr für Überlastungsschäden hindeuten.

Fortschrittskontrolle und prädiktive Analysen
Ein weiterer Vorteil von KI-gestützten Diagnosesystemen ist die Möglichkeit, Therapieerfolge über einen längeren Zeitraum objektiv zu messen. Anstatt sich auf subjektive Einschätzungen zu verlassen, können digitale Systeme Bewegungsmuster, Kraftwerte oder Gelenkwinkel im Verlauf der Behandlung erfassen und analysieren.

Die KI kann nicht nur aktuelle Daten auswerten, sondern auch vorausschauende Analysen durchführen. Basierend auf den bisherigen Fortschritten kann sie prognostizieren, wie sich der Zustand der Patient*innen in den nächsten Wochen entwickeln kann. Dies erlaubt eine präzisere Anpassung des Trainings und kann helfen, Abweichungen vom Therapieziel frühzeitig zu erkennen.

Solche prädiktiven Modelle sind besonders nützlich bei neurologischen und geriatrischen Patient*innen. Dabei verarbeitet die KI nicht nur Daten zur Haltungskontrolle, sondern auch Ergebnisse weiterer funktioneller Tests – etwa zur Mobilität, Reaktionsfähigkeit oder Gangstabilität. Auf dieser Basis kann sie das individuelle Sturzrisiko berechnen. Die daraus gewonnenen Erkenntnisse ermöglichen eine gezielte Anpassung von Therapie und Hilfsmittelversorgung, um potenzielle Risiken frühzeitig zu erkennen und zu minimieren.

KI als Ergänzung, nicht als Ersatz
Trotz aller Fortschritte bleibt die Rolle der Therapeut*innen unersetzlich. KI kann Bewegungsmuster analysieren, Bilder auswerten und Muster in großen Datenmengen erkennen, aber sie trifft keine Therapieentscheidungen und kann keine klinische Erfahrung ersetzen.

Die Stärke von KI liegt in ihrer Fähigkeit, Therapeut*innen mit objektiven Daten zu unterstützen. Sie ermöglicht präzisere Diagnosen, erleichtert die Verlaufskontrolle und kann helfen, evidenzbasierte Therapieentscheidungen zu treffen. Doch letztlich bleibt der Mensch der entscheidende Faktor in der Behandlung. Die Kombination aus KI-gestützter Analyse und therapeutischer Expertise führt zu einer besseren Versorgung der Patient*innen und einer höheren Qualität in der Physiotherapie.

Im nächsten Abschnitt wird gezeigt, wie KI nicht nur bei der Befundaufnahme unterstützen, sondern auch Therapiepläne personalisieren kann, um individuelle Bedürfnisse noch gezielter zu berücksichtigen.

1.2.3 Personalisierte Therapiepläne – KI als digitale Unterstützung

Jeder Patient und jede Patientin bringt individuelle Voraussetzungen mit, sei es in Bezug auf die Beschwerden, die körperliche Verfassung oder die Reaktion auf eine Therapiemaßnahme. Ein standardisierter Therapieansatz kann diesen Unterschieden oft nicht ausreichend gerecht werden. In der modernen Physiotherapie gewinnt daher die personalisierte Therapieplanung zunehmend an Bedeutung.

1.2 Was kann KI für Physiotherapeut*innen leisten?

Durch die Analyse von Patientendaten und die Nutzung von maschinellem Lernen kann KI individuelle Muster erkennen und Therapiepläne dynamisch anpassen. Anstatt sich an starre Vorgaben zu halten, ermöglicht sie eine flexible, evidenzbasierte und datengetriebene Behandlungsplanung.

KI-gestützte Individualisierung von Therapieplänen
Die Anpassung einer Therapie an die individuellen Bedürfnisse eines Patienten ist eine anspruchsvolle Aufgabe. Bisher beruhte sie hauptsächlich auf der klinischen Erfahrung der Therapeut*innen, kombiniert mit standardisierten Leitlinien und Verlaufsbeobachtungen. KI erweitert diese Möglichkeiten, indem sie:

- **Große Mengen an Patientendaten analysiert** und daraus individuelle Therapieempfehlungen ableitet.
- **Veränderungen im Behandlungsverlauf erkennt** und Therapiepläne in Echtzeit anpassen kann.
- **Vergleichsdaten von anderen Patient*innen nutzt**, um die besten Behandlungsstrategien zu identifizieren.

Ein Beispiel ist die KI-gestützte Bewegungsanalyse, die nicht nur objektive Messwerte liefert, sondern auch basierend auf historischen Daten voraussagen kann, welche Übungen für bestimmte Patient*innen am effektivsten sein könnten.

Dynamische Therapieanpassung in Echtzeit
Bisherige Therapiepläne werden in regelmäßigen Abständen überprüft und angepasst, oft in wöchentlichen oder monatlichen Intervallen. KI ermöglicht eine kontinuierliche Analyse der Fortschritte und kann frühzeitig Empfehlungen für Anpassungen geben.

- **Automatische Anpassung von Übungsintensität und -umfang:** Eine KI kann messen, ob Patient*innen eine Übung zu leicht oder zu schwer findet und eine entsprechende Modifikation vorschlagen.
- **Erkennung von Überlastung oder Unterforderung:** Durch die kontinuierliche Analyse von Bewegungsdaten kann die KI erkennen, ob sich Patient*innen überanstrengen oder ob die Therapie nicht intensiv genug ist, Gerade bei Personen mit eingeschränktem Körpergefühl oder einem stark leistungsorientierten Selbstbild kann dies helfen, Über- oder Unterforderungen zu vermeiden und den Therapieverlauf individuell anzupassen.
- **Integration von Feedback-Daten:** Viele moderne Therapie-Apps nutzen bereits KI-gestützte Systeme, um das Feedback der Patient*innen in Echtzeit auszuwerten und Therapiepläne dynamisch zu optimieren.

Patient*innen mit chronischen Rückenschmerzen könnten beispielsweise von einer KI-gestützten App begleitet werden, die anhand der Schmerzangaben und Bewegungsdaten tagesaktuelle Empfehlungen zur Belastungssteuerung gibt.

Moderne KI-Systeme sind zunehmend in der Lage, psychosoziale Informationen wie Motivation, Compliance-Historie oder kognitive Einschränkungen zu berücksichtigen. Dadurch lassen sich Rehabilitationsprogramme nicht nur funktionell, sondern auch im Hinblick auf die psychosoziale Belastbarkeit und das Verhalten der Patient*innen anpassen – etwa durch eine gezielte Dosierung von Trainingsintensität oder durch ergänzende Edukationsinhalte.

Kombination von KI mit Wearables und Sensoren
Die Nutzung von tragbaren Sensoren oder mobilen Endgeräten eröffnet neue Möglichkeiten zur Individualisierung der Therapie. Wearables wie Smartwatches, Bewegungssensoren oder smarte Orthesen können in Kombination mit KI genutzt werden, um:

- **Die Bewegungsqualität zu analysieren** und Abweichungen in der Übungsausführung zu erkennen.
- **Echtzeit-Feedback zu geben,** indem beispielsweise eine App den Patient*innen während einer Übung Hinweise zur korrekten Ausführung gibt.
- **Therapiepläne auf Basis objektiver Daten anzupassen,** um sie noch gezielter auf den Therapieverlauf abzustimmen.

Beispielsweise können in der Rehabilitation nach Knieoperationen tragbare Sensoren genutzt werden, um die Beweglichkeit der Gelenke zu überwachen. Die KI kann die erfassten Bewegungsdaten analysieren und auf dieser Grundlage evidenzbasierte Empfehlungen zur Weiterführung der Therapie ableiten – etwa hinsichtlich Belastungsintensität, Übungsauswahl oder Trainingsfrequenz.

KI-gestützte prädiktive Analysen für bessere Therapieentscheidungen
Neben der laufenden Anpassung von Therapieplänen kann KI auch prädiktive Analysen durchführen, um Therapieerfolge vorherzusagen und individuelle Risiken frühzeitig zu erkennen.

- **Prognose der Heilungsdauer:** Basierend auf ähnlichen Patientenverläufen kann die KI berechnen, wie lange eine bestimmte Therapie voraussichtlich dauern wird.
- **Früherkennung von Risikofaktoren:** KI kann Muster identifizieren, die auf ein erhöhtes Risiko für Rückfälle oder Komplikationen hinweisen.
- **Optimierung von Therapieabfolgen:** Durch die Analyse großer Datenmengen kann die KI vorschlagen, in welcher Reihenfolge bestimmte Maßnahmen am wirksamsten sind.

Ein Beispiel ist die postoperative Rehabilitation nach Kreuzbandrissen. KI kann anhand der erfassten Bewegungsdaten berechnen, mit welcher Wahrscheinlichkeit Patient*innen nach der Operation wieder volle Belastungsfähigkeit erreichen und welche spezifischen Therapieanpassungen dafür erforderlich sind.

Die Therapeut*innen bleiben unverzichtbar
Auch wenn KI viele Vorteile in der Therapieplanung bietet, bleibt die Rolle der Therapeut*innen unverzichtbar. KI liefert Daten und Empfehlungen, die eine evidenzbasierte Entscheidung erleichtern können, doch die individuelle klinische Beurteilung und das persönliche Einfühlungsvermögen der Therapeut*innen bleiben unerlässlich.

Die Zukunft der Physiotherapie wird zunehmend von hybriden Ansätzen geprägt sein, in denen KI als unterstützendes Werkzeug dient, während der Mensch weiterhin die zentrale Rolle in der Behandlung übernimmt.

Der nächste Abschnitt zeigt, wie KI nicht nur Therapiepläne personalisieren, sondern auch die gesamte Patientenbetreuung effizienter gestalten kann.

1.2.4 KI als Begleiter für eine effizientere Patientenbetreuung

Die Betreuung der Patient*innen endet nicht mit der Therapieeinheit in der Praxis. Eine erfolgreiche physiotherapeutische Behandlung erfordert eine kontinuierliche Begleitung, sei es durch gezielte Übungen für zuhause, durch regelmäßige Verlaufskontrollen oder durch eine enge Kommunikation zwischen Therapeut*in und Patient*in. In der Realität stoßen Therapeut*innen hier jedoch oft an Grenzen: Zeitmangel, Therapeutenwechsel, hoher administrativer Aufwand und organisatorische Herausforderungen erschweren eine lückenlose Betreuung.

Künstliche Intelligenz kann dabei helfen, diese Prozesse effizienter zu gestalten. Durch intelligente Systeme zur Patientenkommunikation, automatisierte Termine für Verlaufskontrollen und interaktive digitale Assistenten kann die Betreuung über die Behandlungseinheit hinaus verbessert werden. KI kann dabei unterstützen, die Patient*innen durch den Therapieprozess zu begleiten, sie zu motivieren und ihnen gezielte Hilfestellungen zu geben – sie kann jedoch die Therapeut*innen nicht ersetzen.

KI-gestützte Patientenkommunikation
Viele Patient*innen haben zwischen den Therapieeinheiten Fragen zu ihrer Behandlung. Sie möchten wissen, ob sie eine Übung richtig ausführen, ob sie etwas anpassen sollten oder wie sie mit bestimmten Beschwerden umgehen sollen. Diese Fragen sind berechtigt, lassen sich jedoch oft nicht sofort beantworten, weil Therapeut*innen zeitlich eingebunden sind oder keine standardisierten Kommunikationskanäle für eine schnelle Rückmeldung existieren.

KI-gestützte Systeme können hier eine sinnvolle Ergänzung sein:

- **Digitale Assistenten beantworten häufige Fragen,** indem sie auf evidenzbasierte Informationen zugreifen und individuell zugeschnittene Hinweise geben.
- **Chatbots oder intelligente Nachrichtenmodule** können einfache organisatorische Anfragen klären, etwa zur Terminplanung oder zu Therapieanpassungen.
- **Automatisierte Übungsanleitungen** helfen Patient*innen dabei, ihre Therapiepläne eigenständig umzusetzen.

Ein Beispiel ist der Einsatz von KI-gestützten Chatbots in physiotherapeutischen Praxen. Diese können Patient*innen beispielsweise daran erinnern, bestimmte Übungen durchzuführen, und ihnen auf Basis ihrer Angaben alternative Varianten vorschlagen.

Automatische Verlaufskontrolle durch KI
Die regelmäßige Überprüfung von Fortschritten ist ein wichtiger Bestandteil jeder physiotherapeutischen Behandlung. Doch die klassische Verlaufskontrolle ist zeitaufwendig und basiert oft auf subjektiven Einschätzungen oder sporadischen Messungen. KI kann hier eine kontinuierliche, datenbasierte Unterstützung bieten.

- **Erfassung und Analyse von Patientendaten:** Mithilfe von Sensoren oder digitalen Fragebögen kann KI Bewegungsdaten und subjektive Einschätzungen der Patient*innen auswerten.
- **Vergleich mit Referenzwerten:** KI kann Fortschritte objektiv bewerten, indem sie die aktuellen Werte mit historischen Daten oder Vergleichsgruppen abgleicht.
- **Automatische Warnhinweise bei unerwarteten Entwicklungen:** Wenn Patient*innen beispielsweise trotz Therapie keine Verbesserung zeigen, kann die KI dies erkennen und eine Anpassung der Behandlung vorschlagen.

Eine Möglichkeit ist der Einsatz von Wearables, die Bewegungsdaten erfassen und in eine KI-gestützte Analyseplattform einspeisen. Patient*innen mit Schulterproblemen können so durch eine smarte App begleitet werden, die ihre Bewegungsreichweite dokumentiert und ihnen Rückmeldungen zu den Fortschritten gibt.

KI-gestützte Motivation und Therapieadhärenz
Ein häufiges Problem in der Physiotherapie ist die mangelnde Therapietreue. Viele Patient*innen führen empfohlene Übungen nicht regelmäßig durch oder brechen ihre Behandlung vorzeitig ab. Ein häufiger Grund dafür ist das Gefühl, im engen zeitlichen Rahmen der Behandlung nicht ausreichend wahrgenommen oder unterstützt zu werden. KI-gestützte Systeme können hier einen wertvollen Beitrag leisten, indem sie dazu beitragen die Motivation zu steigern und Patienten stärker in den Therapieprozess einzubinden.

- **Individuelle Erinnerungen und Feedback-Systeme:** KI kann personalisierte Nachrichten versenden, die Patienten an ihre Übungen erinnern oder sie für erreichte Fortschritte loben.
- **Gamification-Ansätze:** Durch spielerische Elemente wie Punktesysteme oder virtuelle Herausforderungen kann KI die Motivation zur Therapie steigern.
- **Personalisierte Anpassung der Therapie:** Wenn ein Patient angibt, dass eine Übung zu schwer oder zu leicht ist, kann die KI eine alternative Variante vorschlagen.

1.2 Was kann KI für Physiotherapeut*innen leisten?

Studien zeigen, dass Patient*innen, die regelmäßiges Feedback zu ihren Fortschritten erhalten, motivierter bleiben und eine höhere Therapietreue aufweisen. Eine KI-gestützte App könnte beispielsweise tägliche Check-ins durchführen, um den Patienten zu fragen, wie er sich fühlt, und ihm basierend darauf individuelle Empfehlungen geben.

Teletherapie und digitale Begleitung

Mit dem zunehmenden Einsatz digitaler Lösungen gewinnt auch die Teletherapie an Bedeutung. KI kann die Therapeut*innen dabei unterstützen, dass Patient*innen auch außerhalb der Praxis effektiv betreut werden.

- **Digitale Übungsplattformen** ermöglichen es, Therapiepläne zuhause umzusetzen, während KI-basierte Systeme die korrekte Ausführung überwachen.
- **Videobasierte Bewegungsanalyse** kann durch KI verbessert werden, indem das System Haltungsfehler erkennt und automatisch Korrekturen vorschlägt.
- **Individuelle Therapieanpassungen in Echtzeit:** KI kann erkennen, welche Übungen für den Patienten effektiv sind, und den Plan dynamisch anpassen.

Ein Beispiel ist der Einsatz von KI-gestützten Bewegungssensoren in der Teletherapie. Patient*innen können ihre Übungen zuhause durchführen, während eine App mithilfe von Kameraerfassung oder Bewegungssensoren überprüft, ob sie korrekt ausgeführt werden. Wenn die KI Abweichungen erkennt, gibt sie direktes Feedback oder schlägt alternative Übungen vor.

KI als Brücke zwischen Patient*in und Therapeut*in

Trotz aller technologischen Fortschritte bleibt der persönliche Kontakt zwischen Therapeut*in und Patient*in essenziell. KI kann jedoch eine wichtige Brücke bilden, indem sie:

- **Therapeut*innen entlastet,** indem sie administrative Aufgaben übernimmt und Routineanfragen beantwortet.
- **Eine kontinuierliche Begleitung von Therapieprozessen unterstützt** – beispielsweise durch digitale Rückmeldungen auch außerhalb der regulären Therapietermine.
- **Therapieentscheidungen auf Basis objektiver Daten vereinfachen,** sodass Anpassungen gezielter erfolgen können.

Die Frage ist also nicht, ob KI einen Beitrag zur Patientenbetreuung leisten kann, sondern wie sie konkret eingesetzt werden sollte, um sowohl die Versorgungsqualität als auch die Arbeitsbedingungen der Therapeut*innen zu verbessern.

Der nächste Abschnitt beschäftigt sich mit den grundlegenden Mechanismen, die KI ermöglichen, und erklärt, warum diese Technologie trotz ihrer Fähigkeiten keine echte Intelligenz besitzt.

1.3 KI verstehen – eine kompakte Einführung

Künstliche Intelligenz (KI) ist längst Teil des Alltags. Sie hilft, Suchanfragen zu verfeinern, Sprache zu übersetzen oder in der medizinischen Diagnostik. Auch in der Physiotherapie eröffnet sie neue Möglichkeiten: KI kann Prozesse vereinfachen, Therapiepläne personalisieren und die Kommunikation mit Patient*innen verbessern. Damit diese Potenziale gezielt genutzt werden können, ist ein grundlegendes Verständnis ihrer Funktionsweise entscheidend.

Dieser Abschnitt bietet eine kompakte Einführung in die zentralen Begriffe und Technologien. Er zeigt, wie sich KI von klassischer Software unterscheidet, warum maschinelles Lernen und neuronale Netze als Fundament moderner Anwendungen gelten und wo die Grenzen dieser Technologie liegen.

1.3.1 Was ist Künstliche Intelligenz?

Der Begriff Künstliche Intelligenz wird oft verwendet, aber selten genau definiert. Viele Menschen verbinden mit KI eine menschenähnliche Maschine, die eigenständig denken und Entscheidungen treffen kann. In der Realität handelt es sich jedoch um eine Technologie, die Muster erkennt, Daten analysiert und auf Basis dessen Vorhersagen oder Handlungsempfehlungen gibt. KI kann Bilder interpretieren, Sprache verarbeiten und komplexe Berechnungen durchführen – aber sie „denkt" nicht im menschlichen Sinne.

Der Ursprung des Begriffs geht auf das Jahr 1956 zurück, als der Informatiker John McCarthy während einer Konferenz an der Dartmouth University eine Disziplin vorschlug, die Maschinen dazu befähigen sollte, Aufgaben zu übernehmen, die normalerweise menschliche Intelligenz erfordern. Seitdem hat sich das Forschungsfeld rasant weiterentwickelt. Während frühe KI-Systeme noch stark regelbasiert waren und wenig flexibel agierten, ermöglichen moderne Methoden wie maschinelles Lernen und neuronale Netze deutlich leistungsfähigere Anwendungen.

Grundprinzipien künstlicher Intelligenz
Künstliche Intelligenz ist ein Teilgebiet der Informatik, das darauf abzielt, Computern die Fähigkeit zu verleihen, aus Daten zu lernen, Muster zu erkennen und auf Basis dieser Informationen Entscheidungen zu treffen. Dabei lassen sich verschiedene Funktionsweisen unterscheiden:

- **Datenbasierte Entscheidungsfindung:** KI-Systeme analysieren große Datenmengen und ziehen daraus Schlüsse. In der Physiotherapie könnten beispielsweise Bewegungsanalysen genutzt werden, um Muster von Fehlhaltungen zu erkennen.
- **Automatisierung von Prozessen:** KI kann sich wiederholende Aufgaben übernehmen und Abläufe optimieren, etwa bei der Dokumentation oder Terminplanung.
- **Mustererkennung und Vorhersagen:** Ein KI-System kann anhand großer Mengen an Patientendaten berechnen, wie wahrscheinlich ein bestimmter Therapieansatz erfolgreich sein wird.

1.3 KI verstehen – eine kompakte Einführung

Die Grundidee ist, dass KI nicht einfach programmiert wird, um feste Regeln auszuführen, sondern durch Trainingsdaten eigenständig lernt, Zusammenhänge zu erkennen und Aufgaben besser zu bewältigen.

Arten der Künstlichen Intelligenz
Nicht jede KI ist gleich. Je nach Funktionsweise und Anwendungsgebiet lassen sich unterschiedliche Kategorien von KI unterscheiden.

- **Schwache KI (Weak AI)**
  Die sogenannte schwache *KI* ist auf ein enges Aufgabengebiet spezialisiert. Sie kann keine allgemeinen Problemlösungen entwickeln, sondern arbeitet innerhalb eines vorgegebenen Rahmens. Beispiele hierfür sind Spracherkennungssoftware wie Siri oder ChatGPT, aber auch medizinische Diagnosesysteme, die bildgebende Verfahren auswerten.
- **Starke KI (Strong AI)**
  Die starke KI ist eine Vision aus der Forschung und existiert bislang nicht. Sie würde in der Lage sein, flexibel zu denken, kreative Lösungen zu entwickeln und ein Bewusstsein für sich selbst und ihre Umgebung zu haben. Ein solches System könnte eigenständig lernen, sich weiterentwickeln und Entscheidungen auf Basis von komplexem Weltwissen treffen – so wie es Menschen tun.
- **Spezialisierte KI in der Physiotherapie**
  Innerhalb der Physiotherapie werden gezielt entwickelte KI-Systeme genutzt, die spezifische Aufgaben übernehmen. Dazu gehören:
  – Bewegungsanalysen mit KI-gestützten Kamerasystemen,
  – automatisierte Spracherkennung zur Dokumentation,
  – intelligente Terminplaner und Verwaltungssysteme,
  – KI-basierte Therapieempfehlungen auf Basis von Verlaufsdaten.

Jede dieser Anwendungen fällt in den Bereich der schwachen KI, da sie nur auf bestimmte Aufgaben beschränkt ist und nicht eigenständig über ihren Anwendungsbereich hinausdenken kann.

Die Kreise der KI – ein hierarchisches Orientierungsmodell
Zur besseren Einordnung der verschiedenen Begriffe rund um KI hilft eine bildhafte Darstellung nach Jurgen Appelo in „Human Robot Agent" (2025), die zeigt, wie die technischen Konzepte aufeinander aufbauen. Diese sogenannte „Circle-of-AI"-Struktur visualisiert sechs Ebenen (siehe Abb. 1.1):

- **Künstliche Intelligenz (KI)** bildet den äußeren Rahmen: Sie umfasst alle Systeme, die kognitive Aufgaben übernehmen – vom Navigationssystem bis zur Spracherkennung.
- **Maschinelles Lernen (ML)** ist eine Teilmenge, die es Systemen erlaubt, aus Daten zu lernen, anstatt feste Regeln zu befolgen.
- **Neuronale Netze (NN)** bilden die architektonische Grundlage vieler ML-Systeme. Sie simulieren in vereinfachter Form das menschliche Gehirn.

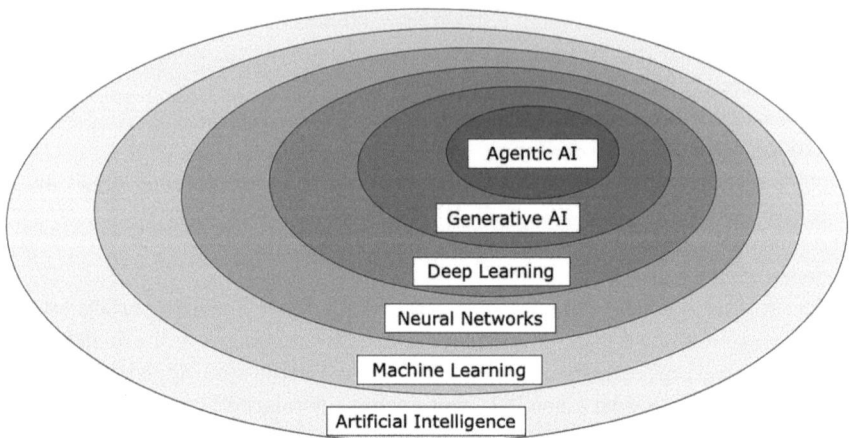

Abb. 1.1 Die Kreise der KI – ein hierarchisches Orientierungsmodell (Appelo, 2025)

- **Deep Learning (DL)** nutzt tief verschachtelte neuronale Netze, um komplexe Muster zu erkennen, etwa in der Bild- oder Sprachanalyse.
- **Generative KI (GenAI)** kann nicht nur analysieren, sondern selbst neue Inhalte erzeugen – zum Beispiel personalisierte Therapiepläne oder Übungsbeschreibungen.
- **Agentische KI (Agentic AI)** geht noch einen Schritt weiter: Sie trifft innerhalb vorgegebener Rahmenbedingungen eigenständig Entscheidungen und übernimmt Aufgaben aktiv.

Diese Schichtung ist besonders hilfreich, um die Funktionsweise KI-basierter Tools in der Physiotherapie besser einzuordnen. Während einfache KI-Anwendungen wie Spracherkennung auf ML basieren, arbeiten interaktive Therapieassistenten oft mit Komponenten aus dem Bereich der generativen oder agentischen KI.

Wie unterscheidet sich KI von klassischer Software?
Ein wesentlicher Unterschied zwischen KI-Systemen und traditioneller Software liegt in ihrer Funktionsweise. Klassische Programme folgen strikt vorgegebenen Regeln und Algorithmen. Ein Abrechnungsprogramm beispielsweise verarbeitet Eingaben nach einer festen Logik und gibt immer das gleiche Ergebnis aus.

KI hingegen arbeitet mit Wahrscheinlichkeiten und lernt aus Erfahrungen. Ein KI-basiertes System zur Bewegungsanalyse würde nicht mit festen Regeln arbeiten, sondern Millionen von Bewegungsmustern auswerten und daraus typische Fehler ableiten. Die KI trifft dann eine Wahrscheinlichkeitsaussage darüber, ob eine Bewegung korrekt oder fehlerhaft ist.

KI als Werkzeug, nicht als Ersatz
Obwohl KI beeindruckende Fähigkeiten besitzt, bleibt sie ein Werkzeug, das den Menschen unterstützt, aber nicht ersetzt. In der Physiotherapie kann sie

Therapeut*innen dabei helfen, objektivere Diagnosen zu stellen, Dokumentationen zu erleichtern und administrative Prozesse effizienter zu gestalten. Sie kann jedoch keine menschliche Intuition, Erfahrung und Empathie ersetzen.

Daher sollte der Einsatz von KI immer als Ergänzung betrachtet werden – als ein Hilfsmittel, das den Arbeitsalltag erleichtert, aber nicht die Rolle der Therapeut*innen infrage stellt.

Im nächsten Abschnitt wird erläutert, wie maschinelles Lernen als technologische Grundlage der KI funktioniert und warum es den entscheidenden Unterschied zur herkömmlichen Softwareentwicklung macht.

1.3.2 Maschinelles Lernen – Das Herzstück der KI

Künstliche Intelligenz (KI) kann Daten analysieren, Muster erkennen und eigenständig lernen – doch wie funktioniert das genau? Die Grundlage vieler moderner KI-Anwendungen ist das maschinelle Lernen. Dieser Teilbereich der KI ermöglicht es Systemen, aus Erfahrungen zu lernen und sich an neue Gegebenheiten anzupassen, ohne dass jeder Schritt explizit programmiert werden muss.

Maschinelles Lernen unterscheidet sich grundlegend von klassischen Softwareprogrammen, die feste Regeln befolgen. Während traditionelle Programme nach einem vordefinierten Schema arbeiten, entwickelt eine KI mit maschinellem Lernen ihre eigenen Lösungswege auf Basis der zur Verfügung gestellten Daten. Das macht sie besonders leistungsfähig für Anwendungen, die große Mengen an Informationen verarbeiten und daraus relevante Erkenntnisse ableiten müssen – etwa in der Physiotherapie, wo Bewegungsanalysen, Therapiepläne und Patientenverläufe ausgewertet werden.

Wie lernt eine KI? Die drei Hauptarten des maschinellen Lernens
Maschinelles Lernen basiert auf Algorithmen, die aus Daten Muster extrahieren und darauf aufbauend Vorhersagen oder Entscheidungen treffen. Je nach Lernmethode unterscheidet man drei Hauptarten:

1. **Überwachtes Lernen – KI lernt aus Beispielen**
   Beim überwachten Lernen wird die KI mit einem großen Datensatz trainiert, der bereits mit den richtigen Antworten oder Klassifikationen versehen ist. Sie lernt, Zusammenhänge zwischen Eingaben und den erwarteten Ergebnissen herzustellen.
   Beispiel in der Physiotherapie:
   - Eine KI wird mit Umfangreichen Datensätzen aus Bewegungsanalysen trainiert, die zuvor von Experten als physiologisch „korrekt" oder „fehlerhaft" klassifiziert wurden.
   - Nach dem Training können diese Modelle, neue Bewegungsdaten automatisiert analysieren und Abweichungen identifizieren.
   Solche Systeme werden bereits für Gangbildanalysen und in der Qualitätssicherung bei therapeutischen Übungen eingesetzt.

2. **Unüberwachtes Lernen – KI erkennt Muster selbstständig**
   Beim unüberwachten Lernen erhält die KI keine vordefinierten Antworten. Stattdessen analysiert sie Daten und versucht selbst, Muster oder Gruppen zu identifizieren.
   Beispiel in der Physiotherapie:
   - Eine KI wertet Bewegungsabläufe von Hunderten Patient*innen aus, ohne vorher festgelegte Kategorien.
   - Sie erkennt selbstständig Cluster von Patient*innen mit ähnlichen motorischen Einschränkungen oder identifiziert neue Bewegungsmuster, die mit bestimmten Erkrankungen korrelieren.

   Diese Methode eignet sich besonders für die Forschung und für die Entdeckung bisher unbekannter Zusammenhänge zwischen Bewegungsbesonderheiten und Krankheitsbildern.

3. **Bestärkendes Lernen – KI verbessert sich durch Belohnungen**
   Beim bestärkenden Lernen (Reinforcement Learning) interagiert die KI aktiv mit ihrer Umgebung und optimiert ihr Verhalten durch ein Belohnungssystem. Sie erhält positive oder negative Rückmeldungen und passt ihre Strategien entsprechend an.
   Beispiel in der Physiotherapie:
   - Eine KI testet verschiedene Therapieansätze in einer Simulation und berechnet, welche Methode für eine schnellere Rehabilitation am besten funktioniert.
   - Basierend auf Rückmeldungen lernt die KI, optimale Übungen für individuelle Patient*innen vorzuschlagen.

   Diese Technik wird unter anderem für die Entwicklung von Robotikanwendungen in der Rehabilitation genutzt.

Neuronale Netze – wie KI komplexe Zusammenhänge erkennt

Ein besonders leistungsfähiges Modell des maschinellen Lernens sind künstliche neuronale Netze (Artificial Neural Networks [ANN]). Sie sind von der Struktur des menschlichen Gehirns inspiriert und bestehen aus mehreren Schichten von künstlichen Neuronen, die Informationen verarbeiten.

Ein neuronales Netz besteht aus drei Hauptbestandteilen

1. **Eingabeschicht (Input Layer):** Enthält die Eingangsdaten, die analysiert werden sollen, zum Beispiel eine Videoaufnahme einer Bewegung oder eine Spracherkennung.
2. **Verborgene Schichten (Hidden Layers):** In diesen Schichten werden Berechnungen durchgeführt. Je mehr Schichten ein Netz hat, desto komplexere Muster kann es erkennen.
3. **Ausgabeschicht (Output Layer):** Gibt das endgültige Ergebnis aus, etwa eine Klassifikation einer Bewegung als „korrekt" oder „fehlerhaft".

Neuronale Netze ermöglichen es KI, hochkomplexe Daten wie Bewegungsmuster oder Sprache zu verarbeiten und daraus sinnvolle Schlüsse zu ziehen. In der Physiotherapie können solche Modelle beispielsweise genutzt werden, um Bewegungsanalysen objektiv und präzise durchzuführen.

Entwicklungsstufen von KI – ein Blick nach vorn
Neben der technischen Einordnung hilft auch eine funktionale Sichtweise, um das Entwicklungspotenzial künstlicher Intelligenz zu verstehen. OpenAI beschreibt fünf aufeinander aufbauende Stufen von KI-Systemen – von einfachen Assistenten bis zu vollautonomen Organisationseinheiten:

- **Chatbots:** Systeme, die auf einfache Anfragen reagieren – etwa zur Terminvergabe oder Übungsanleitung.
- **Reasoner:** Analysieren Daten, ziehen Rückschlüsse und unterstützen bei der Entscheidungsfindung – z. B. in der Bewegungsanalyse.
- **Agenten:** Treffen Entscheidungen eigenständig und führen Aufgaben aktiv aus – etwa bei der Therapieanpassung oder Koordination von Übungsplänen.
- **Innovatoren:** Erzeugen neue Inhalte, z. B. durch kreative Kombination von Therapievorschlägen, Bildern oder Textbausteinen.
- **Organisationen:** (Zukünftig) Steuern ganze Abläufe und Systeme – beispielsweise das Management komplexer Reha-Prozesse mit interprofessionellen Teams.

Auch wenn nicht alle dieser Stufen heute in der physiotherapeutischen Praxis umgesetzt werden, verdeutlicht diese Einteilung das Potenzial zukünftiger Entwicklungen und hilft, heutige Systeme realistisch einzuordnen.

Woher bekommt KI ihre Daten? Die Bedeutung von Training und Qualität
Die Leistungsfähigkeit einer KI hängt entscheidend von der Qualität der verwendeten Daten ab. Damit ein KI-Modell zuverlässige Ergebnisse liefert, muss es mit einer großen Menge an repräsentativen Daten trainiert werden.
Beispielhafte Datenquellen für KI in der Physiotherapie:

- Bewegungsanalysen aus Wearables und Kamerasystemen,
- klinische Verlaufsdaten von Patient*innen,
- manuelle Bewertungen von Therapeut*innen als Trainingsgrundlage,
- elektronische Patientenakten zur Analyse von Therapieverläufen.

Ein Problem, das dabei auftreten kann, ist die *Datenverzerrung* (Bias). Wenn eine KI beispielsweise nur mit Daten von jungen Patient*innen trainiert wurde, kann sie möglicherweise keine guten Therapieempfehlungen für ältere Menschen geben. Daher ist es essenziell, dass Trainingsdaten divers und repräsentativ für die gesamte Patientengruppe sind.

Wie genau ist maschinelles Lernen heute?
Moderne KI-Systeme haben bereits beeindruckende Genauigkeiten erreicht:

- In der medizinischen Bildanalyse können KI-Modelle mit über 90 % Genauigkeit Muster erkennen.
- In der Bewegungsanalyse sind neuronale Netze in der Lage, kleinste Abweichungen in Gangbildern zu erfassen.
- KI-gestützte Spracherkennungssysteme haben sich so weit verbessert, dass sie Dokumentationen fast fehlerfrei erstellen können.

Trotz dieser Fortschritte gibt es klare Grenzen:

- KI erkennt nur Muster, die in den Trainingsdaten vorhanden sind. Unbekannte Krankheitsbilder oder Bewegungsmuster kann sie nicht interpretieren.
- Sie benötigt immer eine menschliche Überprüfung und Interpretation der Ergebnisse.

Warum maschinelles Lernen die Grundlage für KI in der Physiotherapie ist
Maschinelles Lernen ermöglicht viele der aktuellen Fortschritte im Bereich der Physiotherapie:

- **Bewegungsanalysen** werden objektiver und präziser.
- **Therapieempfehlungen** können individueller auf Patient*innen zugeschnitten werden.
- **Dokumentationsprozesse** werden durch Spracherkennung und automatisierte Berichte vereinfacht.

Durch den gezielten Einsatz von maschinellem Lernen kann KI den Arbeitsalltag von Physiotherapeut*innen erheblich erleichtern. Sie hilft dabei, Zusammenhänge besser zu erkennen, effizientere Therapiepläne zu erstellen und die Patientenversorgung insgesamt zu verbessern.

Im nächsten Abschnitt wird erklärt, wie neuronale Netze und Sprachmodelle funktionieren und warum sie eine Schlüsseltechnologie für die KI-gestützte Physiotherapie sind.

1.3.3 Warum KI keine „echte Intelligenz" ist

Künstliche Intelligenz beeindruckt durch ihre Fähigkeit, große Datenmengen zu analysieren, Muster zu erkennen und in Sekundenbruchteilen Entscheidungen zu treffen. Moderne KI-Systeme können komplexe Berechnungen durchführen, natürliche Sprache verarbeiten und in manchen Bereichen sogar menschliche Experten übertreffen. Doch trotz dieser Fortschritte bleibt eine grundlegende

1.3 KI verstehen – eine kompakte Einführung

Tatsache bestehen: KI ist keine „echte" Intelligenz. Sie denkt nicht, sie versteht nicht und sie besitzt kein Bewusstsein oder Eigeninitiative. Der Unterschied zwischen künstlicher und menschlicher Intelligenz ist essenziell, um den richtigen Einsatz von KI in der Physiotherapie zu verstehen.

KI als Mustererkenner statt als denkendes Wesen
Der wohl größte Unterschied zwischen menschlichem Denken und künstlicher Intelligenz liegt in der Art und Weise, wie Informationen verarbeitet werden. KI-Systeme basieren auf mathematischen Modellen und statistischen Wahrscheinlichkeiten. Sie analysieren Daten, identifizieren Muster und erzeugen Vorhersagen auf Basis dessen, was sie aus bestehenden Datensätzen gelernt haben. Das bedeutet, dass eine KI keine kreativen, spontanen oder selbstreflektierenden Gedanken entwickeln kann. Sie trifft keine bewussten Entscheidungen, sondern berechnet lediglich, welche Antwort mit der höchsten Wahrscheinlichkeit richtig ist.

Ein Beispiel aus der Physiotherapie: Eine KI-gestützte Bewegungsanalyse kann erkennen, dass ein Patient sein Knie nicht vollständig streckt. Sie kann dies mit Tausenden anderen Bewegungsmustern vergleichen und eine mögliche Ursache vorschlagen – etwa eine Verkürzung der ischiokruralen Muskulatur. Aber sie versteht nicht, was es bedeutet, eine eingeschränkte Beweglichkeit zu haben. Sie spürt keine Schmerzen und kann nicht intuitiv auf eine Situation reagieren, die sie nicht bereits aus ihren Trainingsdaten kennt.

Menschliche Intuition und Erfahrung versus KI-Logik
Erfahrene Physiotherapeut*innen erkennen Bewegungseinschränkungen nicht nur durch objektive Messwerte, sondern auch durch Erfahrung, Intuition und das individuelle Gespräch mit den Patient*innen. Er beobachtet den Gesichtsausdruck, hört auf feine Nuancen in der Stimme, stellt gezielte Fragen und passt seine Therapie situativ an. Diese Fähigkeit, komplexe Informationen zu kombinieren, auf unerwartete Ereignisse zu reagieren und spontane, kreative Lösungen zu finden, ist eine der größten Stärken des menschlichen Geistes – und eine fundamentale Grenze der KI.

Ein KI-System kann nur auf Basis der Daten arbeiten, mit denen es trainiert wurde. Wenn eine völlig neue Situation auftritt, für die keine passenden Daten existieren, kann die KI nicht eigenständig „nachdenken" oder eine neue Lösung entwickeln. Sie wird entweder eine fehlerhafte Prognose abgeben oder keine Antwort generieren können.

KI fehlt Bewusstsein und Eigeninitiative
Ein weiterer zentraler Unterschied zwischen KI und menschlicher Intelligenz ist das Bewusstsein. Menschen denken nicht nur rational über Probleme nach, sondern reflektieren ihr eigenes Denken, stellen sich Fragen zur eigenen Existenz und besitzen Emotionen. Physiotherapeut*innen können Mitgefühl für ihre Patient*innen empfinden, auf Ängste eingehen und eine zwischenmenschliche Beziehung aufbauen. KI-Systeme hingegen haben kein Empfinden, kein Selbstbild und keine Motivation.

Das bedeutet, dass eine KI zwar Empfehlungen für eine Therapie geben kann, aber keine ganzheitliche Betreuung übernimmt. Patient*innen, die entmutigt sind oder sich Sorgen über ihre Fortschritte machen, benötigen nicht nur eine rationale Anpassung des Therapieplans, sondern auch emotionale Unterstützung – eine Fähigkeit, die eine KI nicht besitzt.

Warum KI trotzdem ein wertvolles Werkzeug ist
Trotz dieser Unterschiede kann KI eine wertvolle Unterstützung im physiotherapeutischen Alltag sein. Entscheidend ist jedoch, dass KI als Werkzeug betrachtet wird – als eine Ergänzung zum menschlichen Wissen, nicht als Ersatz für klinische Erfahrung und Intuition.

Die größte Stärke der Physiotherapie liegt im Zusammenspiel von wissenschaftlicher Fundierung, manuellen Techniken, individueller Anpassung und empathischer Betreuung. KI kann hier als assistierendes System genutzt werden, um objektive Daten bereitzustellen und repetitive Aufgaben zu übernehmen. Die endgültige Entscheidung bleibt jedoch immer in den Händen der Therapeut*innen.

Dieser Unterschied zwischen menschlicher und künstlicher Intelligenz ist essenziell für den sicheren und sinnvollen Einsatz von KI im gesamten Gesundheitswesen. Der nächste Abschnitt zeigt, wo die Grenzen der Technologie liegen und welche Risiken beachtet werden müssen.

Grenzen agentischer KI in der Praxis
Auch wenn agentische KI-Systeme – also Systeme, die Aufgaben aktiv übernehmen – wie eine „smarte Assistenz" wirken, dürfen sie nicht überschätzt werden. Sie entscheiden nicht im eigentlichen Sinne, sondern folgen komplexen, aber regelbasierten Mustern. Sie haben keine Intuition, keine emotionale Intelligenz und kein echtes Verständnis für den therapeutischen Kontext.

Gerade in der Physiotherapie, wo Empathie, klinische Erfahrung und nonverbale Kommunikation eine zentrale Rolle spielen, ist es wichtig, solche Systeme als Werkzeuge einzuordnen – nicht als Ersatz für menschliches Handeln. Die besten Ergebnisse entstehen dort, wo KI und Therapeut*in sich ergänzen: Die KI liefert strukturierte Daten, der Mensch trifft die Entscheidung im Sinne der Patient*innen.

1.3.4 Risiken und Grenzen: KI als Hilfsmittel, nicht als Ersatz

Künstliche Intelligenz bietet große Chancen für die Physiotherapie, doch sie ist kein Allheilmittel. Trotz beeindruckender Fortschritte gibt es klare Grenzen, die bei der Nutzung von KI beachtet werden müssen. Einer der größten Fehler wäre es, KI als Ersatz für menschliche Expertise zu betrachten, denn sie kann keine eigenständigen, kreativen oder ethischen Entscheidungen treffen.

Fehlende klinische Erfahrung und individuelle Anpassung
Erfahrene Physiotherapeut*innen erkennen nicht nur Bewegungseinschränkungen, sondern berücksichtigen auch individuelle Faktoren wie die persönliche

Motivation, den emotionalen Zustand der Patient*innen oder soziale Rahmenbedingungen. Patient*innen mit chronischen Rückenschmerzen benötigt möglicherweise nicht nur eine biomechanische Analyse ihres Bewegungsverhaltens, sondern auch eine psychosoziale Einschätzung. Ist Stress ein Verstärker der Beschwerden? Liegt eine Angstvermeidungshaltung vor? All diese Aspekte kann eine KI nicht erfassen, weil sie keine persönliche Erfahrung und kein tiefgehendes Verständnis für menschliches Verhalten besitzt.

KI arbeitet ausschließlich mit vorhandenen Daten und mathematischen Wahrscheinlichkeiten. Sie kann nicht „fühlen" oder intuitiv erkennen, welche Faktoren im individuellen Fall entscheidend sind. Deshalb ist es essenziell, dass Therapeut*innen weiterhin die Verantwortung für Therapieentscheidungen übernehmen und die Empfehlungen der KI kritisch hinterfragen.

Halluzinationen und fehlerhafte Schlussfolgerungen

Ein großes Problem vieler KI-Systeme, insbesondere von Sprachmodellen wie ChatGPT, sind sogenannte Halluzinationen. Das bedeutet, dass die KI mit großer Überzeugung falsche oder irreführende Informationen generiert. Diese Fehlinformationen entstehen, wenn das System versucht, Lücken in den Trainingsdaten zu füllen oder ungenaue Muster zu verallgemeinern.

In der Medizin und Physiotherapie können solche Fehler gravierende Folgen haben. Wenn eine KI beispielsweise auf Basis fehlerhafter Daten eine falsche Bewegungsempfehlung gibt oder eine ungenaue Diagnose vorschlägt, könnte dies den Therapieerfolg gefährden. Daher ist es unerlässlich, dass alle KI-generierten Empfehlungen sorgfältig überprüft und mit klinischer Erfahrung abgeglichen werden.

Ethische und datenschutzrechtliche Herausforderungen

Die Nutzung von KI in der Physiotherapie wirft auch ethische und datenschutzrechtliche Fragen auf. Patientenakten enthalten hochsensible Gesundheitsdaten, die strengen gesetzlichen Regelungen unterliegen. Der Einsatz von KI-Systemen erfordert daher ein hohes Maß an Datensicherheit und Transparenz.

Ein weiterer kritischer Aspekt ist die sogenannte algorithmische Verzerrung *(Bias)*. KI-Systeme lernen auf Basis der Daten, mit denen sie trainiert wurden. Wenn diese Daten bestimmte Bevölkerungsgruppen unterrepräsentieren – etwa ältere oder multimorbide Patient*innen – können daraus verzerrte Therapieempfehlungen entstehen. Solche systematischen Ungleichheiten sind schwer zu erkennen und können unbeabsichtigt zu Benachteiligungen führen.

Hinzu kommt, dass viele KI-Anwendungen als „Black-Box-Systeme" arbeiten: Ihre Entscheidungswege sind für Anwender nicht transparent nachvollziehbar. Das erschwert die Einschätzung, wie Empfehlungen zustande kommen – ein Problem insbesondere bei haftungsrelevanten Entscheidungen.

Auch die rechtliche Verantwortung ist ungeklärt: Wenn eine KI gestützte Empfehlung zu einem Schaden führt, stellt sich die Frage, wer haftet – Entwickler, Betreiber oder Therapeut*innen, die sie umgesetzt haben?

Einige der wichtigsten Fragestellungen in diesem Bereich sind:

- Wie werden Patientendaten verarbeitet und gespeichert? Werden sie anonymisiert oder könnten sie zu bestimmten Personen zurückverfolgt werden?
- Wer trägt die Verantwortung für eine KI-gestützte Therapieentscheidung? Wenn eine KI eine fehlerhafte Empfehlung gibt, wer haftet für mögliche Schäden?
- Wie wird sichergestellt, dass KI-Modelle nicht diskriminierend arbeiten? Wenn eine KI hauptsächlich mit Daten von jungen, sportlichen Patient*innen trainiert wurde, kann sie dann auch für ältere oder multimorbide Patient*innen zuverlässige Therapieempfehlungen geben?

Diese im Buch an späterer Stelle intensiver diskutierten Fragen zeigen, dass KI nicht einfach bedenkenlos in die Praxis eingeführt werden kann. Es bedarf klarer Richtlinien für den sicheren Umgang mit sensiblen Daten und für die ethische Nutzung dieser Technologie.

Menschliche Interaktion bleibt unersetzlich
Ein weiterer kritischer Punkt ist die zwischenmenschliche Interaktion. Physiotherapie ist weit mehr als eine rein mechanische Anpassung von Bewegungsmustern – sie lebt vom direkten Austausch zwischen Therapeut*in und Patient*in. Vertrauen, Empathie und Motivation sind entscheidende Faktoren für den Therapieerfolg.

Patient*innen, die unter Schmerzen leiden oder eine langwierige Rehabilitation durchlaufen, benötigen nicht nur biomechanische Analysen, sondern auch emotionale Unterstützung. Eine KI kann Informationen bereitstellen, aber sie kann keinen echten menschlichen Kontakt ersetzen.

Viele Studien zeigen, dass der Therapieerfolg maßgeblich von der Qualität der Patient*innen-Therapeut*innen-Beziehung abhängt (Hall et al. 2010). Eine zu starke Abhängigkeit von digitalen Systemen könnte dazu führen, dass diese persönliche Betreuung leidet. Deshalb sollte KI gezielt als Unterstützung eingesetzt werden – die Therapeut*innen ersetzen kann sie nicht.

KI als Werkzeug, nicht als Entscheidungsträger
Die bisherigen Abschnitte haben verdeutlicht, dass Künstliche Intelligenz nicht als Ersatz für menschliche Expertise betrachtet werden darf. Sie ist ein leistungsstarkes Werkzeug, das die Physiotherapie effizienter und datengestützter machen kann, aber sie bleibt immer ein Hilfsmittel. Therapeut*innen sollten KI dort einsetzen, wo sie eine sinnvolle Unterstützung bietet – etwa bei der Dokumentation, der Bewegungsanalyse oder der Terminplanung. Aber sie sollten niemals blind auf KI-basierte Entscheidungen vertrauen, sondern immer ihre eigene Erfahrung und klinische Einschätzung einbringen.

Der richtige Umgang mit KI erfordert kritisches Denken, fundiertes Wissen und ein bewusstes Abwägen der Möglichkeiten und Risiken. Nur wenn KI als ergänzendes Werkzeug verstanden wird, kann sie ihr volles Potenzial entfalten – zum Wohl der Patient*innen und zur Entlastung der Therapeut*innen.

Wie KI zu dem wurde, was sie heute ist
Um zu verstehen, wie Künstliche Intelligenz ihren heutigen Entwicklungsstand erreicht hat, lohnt sich ein Blick zurück. Die Grundlagen der KI wurden bereits vor Jahrzehnten gelegt, und über viele Entwicklungsphasen hinweg hat sie sich zu einem leistungsfähigen Instrument in der Medizin und Physiotherapie entwickelt. Doch welche Meilensteine waren entscheidend? Wie hat sich KI im Gesundheitswesen etabliert? Und welche Entwicklungen haben den Weg für ihren heutigen Einsatz geebnet? Der nächste Abschnitt zeigt, wie aus den ersten theoretischen Ansätzen eine Technologie wurde, die zunehmend den therapeutischen Alltag prägt.

1.4 Die Entwicklung der KI

Künstliche Intelligenz ist heute in vielen Bereichen allgegenwärtig, doch ihre Wurzeln reichen weit zurück. Die Vorstellung von Maschinen, die eigenständig lernen und Probleme lösen, ist keine Erfindung der jüngsten Vergangenheit, sondern hat eine lange wissenschaftliche Tradition. Von den ersten theoretischen Überlegungen über regelbasierte Systeme bis hin zu modernen neuronalen Netzen war es ein langer Weg, der von technologischen Durchbrüchen, aber auch von Rückschlägen geprägt war.

Die Medizin hat von diesen Entwicklungen in besonderem Maße profitiert. Bereits in den 1970er-Jahren kamen erste Expertensysteme zur Diagnoseunterstützung zum Einsatz. Seither haben Fortschritte in der Rechenleistung, neue Algorithmen und die Verfügbarkeit großer Datenmengen die Entwicklung vorangetrieben. Heute finden sich KI-Technologien in der Radiologie, der Bildverarbeitung, der Spracherkennung und zunehmend auch in der Physiotherapie.

Doch wie hat alles begonnen? Welche Meilensteine haben den Weg für die heutige KI geebnet? Und welche Rolle spielte die Medizin und insbesondere die Physiotherapie in dieser Entwicklung? Dieses Kapitel gibt einen kompakten Überblick über die wichtigsten Stationen der KI-Geschichte und zeigt, wie diese Technologie nach und nach ihren Platz in der Gesundheitsversorgung gefunden hat.

1.4.1 Meilensteine der KI-Entwicklung

Die Geschichte der Künstlichen Intelligenz ist geprägt von bahnbrechenden Entdeckungen, technologischen Fortschritten und immer neuen Herausforderungen. Während der Begriff „Künstliche Intelligenz" erst in den 1950er-Jahren geprägt wurde, reichen die Ideen hinter der Automatisierung menschlichen Denkens viel weiter zurück. Philosophische Überlegungen zur Mechanisierung des Denkens finden sich bereits in der Antike, doch erst mit der Entwicklung moderner Computer wurde die Umsetzung konkreter KI-Anwendungen möglich.

Die Anfänge: Von der Mathematik zur ersten KI-Vision

Bereits im 18. Jahrhundert entwickelte der britische Mathematiker Thomas Bayes ein Wahrscheinlichkeitsmodell, das später unter dem Begriff Bayessche Wahrscheinlichkeit bekannt wurde. Dieses Konzept bildet die Grundlage vieler heutiger Lernalgorithmen, da es erlaubt, Annahmen durch neue Daten systematisch zu verbessern – ein zentrales Prinzip im maschinellen Lernen.

Im 19. Jahrhundert legte der Mathematiker George Boole mit der nach ihm benannten Booleschen Algebra eine weitere wichtige Basis. Sie ermöglichte es erstmals, logische Operationen mathematisch zu beschreiben – ein Grundbaustein für spätere KI-Systeme.

Im frühen 20. Jahrhundert griff der englische Logiker Alan Turing diese Ideen auf und entwickelte das Konzept der „Turing-Maschine", ein Modell für algorithmische Berechnungen. Es gilt bis heute als Fundament der Informatik.

Turing stellte in den 1940er-Jahren die Frage, ob Maschinen in der Lage sein könnten, intelligentes Verhalten zu zeigen. Seine Arbeit mündete in den berühmten „Turing-Test", der bis heute als Maßstab dafür dient, ob eine Maschine menschliche Intelligenz nachahmen kann. Diese frühen theoretischen Arbeiten bereiteten den Boden für die ersten praktischen Entwicklungen.

1956: Die Geburtsstunde der Künstlichen Intelligenz

Als offizieller Startpunkt der KI-Forschung gilt das Jahr 1956, als John McCarthy, Marvin Minsky, Claude Shannon und weitere Forscher auf der „Dartmouth Conference" erstmals den Begriff „Artificial Intelligence" prägten. Ihr Ziel war es, Maschinen zu entwickeln, die Probleme lösen und lernen können – eine Vision, die damals als revolutionär galt.

In den folgenden Jahren entstanden die ersten regelbasierten KI-Systeme, die einfache logische Schlussfolgerungen ziehen konnten. Ein Beispiel war das Programm „Logic Theorist", das mathematische Beweise automatisierte. Die Forscher waren optimistisch, dass Maschinen bald in der Lage sein würden, komplexe Probleme zu lösen.

1960er- bis 1980er-Jahre: Erste Anwendungen und Rückschläge

Die Euphorie der frühen Jahre führte zu ambitionierten Forschungsprojekten. Expertensysteme wie „Dendral" (zur chemischen Analyse) und „MYCIN" (zur medizinischen Diagnose) zeigten erstmals, dass KI konkrete Aufgaben lösen konnte. Doch die Technologie hatte große Schwächen: Rechner waren langsam, Algorithmen ineffizient und das manuelle Programmieren von Regeln war extrem aufwendig.

In den 1970er- und 1980er-Jahren geriet die KI-Forschung in eine Krise, die als „KI-Winter" bekannt wurde. Die Erwartungen waren hoch, doch die Technologie konnte die Versprechen nicht einlösen. Viele Projekte wurden eingestellt, und die Finanzierung der KI-Forschung sank drastisch.

1.4 Die Entwicklung der KI

1990er-Jahre: Neue Ansätze und erste Durchbrüche
Mit dem Aufkommen leistungsfähigerer Computer und neuer Algorithmen erlebte die KI-Forschung in den 1990er-Jahren einen Aufschwung. Maschinelles Lernen wurde zunehmend erforscht, und erste Anwendungen fanden ihren Weg in den Alltag.

Ein bedeutender Meilenstein war der Schachcomputer Deep Blue, der 1997 den damaligen Weltmeister Garri Kasparow besiegte. Dieses Ereignis zeigte, dass Maschinen mit enormer Rechenleistung selbst hochkomplexe Probleme lösen konnten – ein Wendepunkt in der Wahrnehmung der KI.

2000er- und 2010er-Jahre: Der Aufstieg von neuronalen Netzen
In den frühen 2000er-Jahren rückte das Konzept der neuronalen Netze erneut in den Fokus. Während erste Ansätze bereits in den 1950er-Jahren entwickelt worden waren, fehlte lange Zeit die notwendige Rechenleistung, um sie effizient zu nutzen. Doch mit dem Aufkommen moderner Grafikprozessoren (GPU) konnten nun deutlich leistungsfähigere Netzwerke trainiert werden.

Im Jahr 2012 sorgte ein Durchbruch in der Bildverarbeitung für weltweites Aufsehen: Ein neuronales Netz namens „AlexNet" gewann den ImageNet-Wettbewerb zur Bilderkennung mit einer bisher unerreichten Genauigkeit. Dies markierte den Beginn der modernen KI-Ära, in der neuronale Netze und Deep Learning die zentrale Technologie wurden.

Parallel dazu entwickelten Unternehmen wie Google, Facebook und OpenAI leistungsfähige Sprachmodelle. Digitale Assistenten wie Siri (Apple), Alexa (Amazon) oder Google Assistant nutzten zunehmend KI, um Sprache zu verstehen und in natürlicher Weise mit Menschen zu interagieren.

2020er-Jahre: KI im Alltag und in der Medizin
Heute ist KI in vielen Lebensbereichen angekommen – von selbstfahrenden Autos über automatische Übersetzungen bis hin zu medizinischen Diagnoseverfahren. Besonders im Gesundheitswesen zeigt sich das Potenzial der Technologie:

- **Bildgebende Verfahren:** KI hilft, Röntgenbilder und MRT-Scans zu analysieren.
- **Spracherkennung:** Systeme wie Whisper ermöglichen eine präzise Transkription medizinischer Berichte.
- **Personalisierte Therapieempfehlungen:** KI analysiert Patientendaten und schlägt gezielt Therapiepläne vor.

Auch in der Physiotherapie gewinnen KI-gestützte Anwendungen an Bedeutung. Automatisierte Bewegungsanalysen, digitale Therapieassistenten und prädiktive Algorithmen zur Rehabilitation sind erste Beispiele für den Einfluss der KI auf diesen Bereich.

Von der Idee zur Realität – Die kontinuierliche Entwicklung der KI
Die Geschichte der Künstlichen Intelligenz zeigt, dass technologische Fortschritte nicht linear verlaufen. Phasen des Hypes wurden von Rückschlägen gefolgt, doch mit jeder neuen Generation von Algorithmen und leistungsfähigeren Computern kam die Technologie dem Ziel einer leistungsfähigen, alltagstauglichen KI näher.

Heute steht die KI an einem Punkt, an dem sie nicht mehr nur in Forschungslaboren existiert, sondern aktiv unseren Alltag mitgestaltet.

Im nächsten Abschnitt wird genauer betrachtet, wie sich KI speziell im Gesundheitswesen entwickelt hat – von den ersten Expertensystemen bis zu modernen Anwendungen in der medizinischen Diagnostik und Therapie.

1.4.2 Von den ersten Expertensystemen zu modernen Sprachmodellen

Die Einführung künstlicher Intelligenz in das Gesundheitswesen hat in den letzten Jahrzehnten zahlreiche Fortschritte ermöglicht. Während frühe KI-Systeme auf regelbasierten Expertensystemen beruhten, nutzen moderne Anwendungen leistungsfähige neuronale Netze und maschinelles Lernen, um komplexe Zusammenhänge in medizinischen Daten zu erkennen. Diese Entwicklung hat die Art und Weise verändert, wie Diagnosen gestellt, Behandlungen geplant und administrative Prozesse organisiert werden.

Die Anfänge: Expertensysteme als erste KI-Anwendungen
Die ersten KI-Systeme im Gesundheitswesen, die wie bereits erwähnt in den 1970er- und 1980er-Jahren in Form sogenannter Expertensysteme entstanden, waren darauf ausgelegt, medizinisches Wissen in strukturierter Form abzubilden und Ärzt*inne bei der Diagnosestellung zu unterstützen.

Ein bekanntes Beispiel war MYCIN, ein System, das in den 1970er-Jahren an der Stanford University entwickelt wurde. MYCIN wurde speziell zur Diagnose von bakteriellen Infektionen und zur Empfehlung geeigneter Antibiotika konzipiert. Es basierte auf einer umfangreichen Wissensdatenbank und traf Entscheidungen anhand fester, von Experten definierter Regeln. Obwohl MYCIN in klinischen Tests teilweise bessere Ergebnisse erzielte als erfahrene Ärzt*inne, wurde es nie flächendeckend eingesetzt – unter anderem, weil die damaligen Computer nicht leistungsfähig genug waren, um solche Systeme in den medizinischen Alltag zu integrieren.

Ein weiteres wichtiges System war Dendral, das in der Chemie zur Analyse molekularer Strukturen eingesetzt wurde. Es unterstützte Entscheidungsprozesse, die zuvor ausschließlich von erfahrenen Chemikern durchgeführt wurden und gilt als eines der ersten erfolgreichen Beispiele für wissensbasierte KI. Diese frühen KI-Ansätze zeigten bereits das Potenzial intelligenter Systeme im Gesundheitswesen, waren jedoch stark von menschlichen Vorgaben abhängig und konnten keine neuen Muster selbstständig erlernen.

1.4 Die Entwicklung der KI

Die 1990er- und 2000er-Jahre: Fortschritte in der Datenverarbeitung
Mit der zunehmenden Digitalisierung des Gesundheitswesens in den 1990er- und 2000er-Jahren wurden KI-Technologien erstmals auf breiterer Basis erprobt. Elektronische Patientenakten und große medizinische Datenbanken ermöglichten es, KI-Systeme mit umfangreicheren Datenmengen zu trainieren. Gleichzeitig verbesserten sich die Algorithmen zur Datenanalyse.

Ein wichtiger Meilenstein war die Einführung von IBM Watson Health. Watson nutzte maschinelles Lernen und natürliche Sprachverarbeitung, um medizinische Fachliteratur zu analysieren und Ärzt*inne bei Diagnosen und Therapieentscheidungen zu unterstützen. Das System konnte Millionen von wissenschaftlichen Artikeln durchsuchen und auf dieser Basis gezielte Empfehlungen aussprechen.

Ebenfalls in dieser Zeit gewannen bildgebende Verfahren zunehmend an Bedeutung. Radiolog*innen begannen, KI-gestützte Algorithmen zur Analyse von Röntgen- und MRT-Bildern einzusetzen. Erste Systeme konnten Auffälligkeiten in medizinischen Scans erkennen und Ärzt*inne auf potenzielle Problemstellen hinweisen.

Die 2010er-Jahre: Maschinelles Lernen gewinnt in Medizin zunehmend an Bedeutung
Mit der Weiterentwicklung neuronaler Netze in den 2010er-Jahren erlebte die medizinische KI einen deutlichen Entwicklungsschub. Besonders in der Diagnostik und Bildanalyse wurden Algorithmen entwickelt, die mit hoher Genauigkeit Krebszellen auf Röntgenbildern oder Hautveränderungen auf Fotos erkennen konnten.

Ein Beispiel ist das von Google entwickelte DeepMind Health, das Algorithmen zur Augenheilkunde entwickelte. Die KI war in der Lage, Netzhauterkrankungen auf Basis von Augenaufnahmen mit einer Genauigkeit zu diagnostizieren, die mit der eines erfahrenen Augenarztes vergleichbar war.

Auch in der personalisierten Medizin zeigte sich der Einfluss der KI: Genomanalysesysteme nutzten maschinelles Lernen, um auf Basis genetischer Daten das Risiko für bestimmte Erkrankungen zu bestimmen. Dadurch konnten Ärzt*innen frühzeitig personalisierte Behandlungspläne entwickeln.

Ein weiteres bahnbrechendes KI-gestütztes System war AlphaFold, das von DeepMind entwickelt wurde, um die dreidimensionale Struktur von Proteinen vorherzusagen. Dies hatte enorme Auswirkungen auf die Medikamentenentwicklung und die Forschung zu neurodegenerativen Erkrankungen wie Alzheimer.

Parallel dazu entstanden zunehmend KI-gestützte Sprachmodelle, die in der medizinischen Dokumentation und Patientenkommunikation eingesetzt wurden. Systeme wie Nuance Dragon Medical ermöglichten Ärzt*innen, Sprachnotizen in strukturierte Berichte umzuwandeln, wodurch der Dokumentationsaufwand erheblich reduziert wurde.

Die 2020er-Jahre: KI als fester Bestandteil des Gesundheitswesens
Heute ist Künstliche Intelligenz aus vielen Bereichen der Medizin nicht mehr wegzudenken. Die Fortschritte in der natürlichen Sprachverarbeitung und die Entwicklung großer Sprachmodelle wie ChatGPT oder BERT, ein von Google entwickeltes Modell, haben die Interaktion zwischen Mensch und Maschine erheblich verbessert.

In der Radiologie sind KI-Algorithmen inzwischen so leistungsfähig, dass sie Radiologen in der Erkennung bestimmter Tumorarten unterstützen. Systeme wie Qure.ai analysieren Röntgenaufnahmen und helfen Ärzt*innen, Diagnosen schneller und präziser zu stellen.

Auch in der Notfallmedizin kommen KI-Systeme zum Einsatz. Ein Beispiel ist das Projekt Corti, das Telefonanrufe im Rettungsdienst analysiert und dabei akustische Merkmale wie Atemmuster, Tonfall und Sprachpausen auswertet. Corti unterstützt Rettungskräfte dabei, kritische Herz-Kreislauf-Situationen frühzeitig zu identifizieren und schneller handlungsfähig zu sein.

In der klinischen Entscheidungsunterstützung nutzt man heute sogenannte prädiktive KI-Systeme, die auf Basis großer Datenmengen Therapieerfolge vorhersagen und individuell angepasste Behandlungsempfehlungen geben können.

Ein weiteres Anwendungsfeld sind KI-gestützte Chatbots für die Patientenkommunikation. Plattformen wie Ada Health oder Babylon Health ermöglichen es Patient*innen, erste Symptome einzugeben und auf Basis von KI-Analysen medizinische Empfehlungen zu erhalten.

Die Rolle von KI in der Physiotherapie
Während KI in der Medizin bereits weit verbreitet ist, beginnt sie gerade erst, in der Physiotherapie eine größere Rolle zu spielen. Einige vielversprechende Anwendungen sind:

- **KI-gestützte Bewegungsanalysen:** Systeme wie OpenCap analysieren Bewegungsabläufe anhand von Kameradaten und helfen Therapeut*innen, präzisere Diagnosen zu stellen.
- **Spracherkennung zur Dokumentation:** KI-Systeme wie Whisper können die Dokumentation automatisieren, indem sie gesprochene Berichte direkt in Text umwandeln.
- **Prädiktive Analysen zur Therapieplanung:** KI-Modelle helfen dabei, den optimalen Therapieplan für Patient*innen basierend auf individuellen Gesundheitsdaten zu erstellen.
- **Digitale Therapieassistenz:** KI-gestützte Apps begleiten Patient*innen zwischen den Sitzungen, erinnern an Übungen und geben direktes Feedback zur Bewegungsausführung.

KI als Gamechanger für das Gesundheitswesen
Die Entwicklung der Künstlichen Intelligenz hat das Gesundheitswesen tiefgreifend verändert. Von den ersten regelbasierten Expertsystemen bis hin zu

modernen Sprachmodellen hat sich KI zu einem unverzichtbaren Werkzeug für Ärzt*innen, Therapeut*innen und medizinische Fachkräfte entwickelt.

Während in der Medizin bereits viele KI-gestützte Anwendungen etabliert sind, beginnt die Physiotherapie gerade erst, diese Technologie für sich zu entdecken. Die Automatisierung von Dokumentationen, die Unterstützung durch Bewegungsanalysen und personalisierte Therapieempfehlungen zeigen, dass KI großes Potenzial hat, die Qualität und Effizienz physiotherapeutischer Behandlungen zu verbessern.

Im nächsten Abschnitt wird betrachtet, welche spezifischen Anwendungen bereits in der Physiotherapie existieren und welche neuen Technologien diesen Bereich in Zukunft prägen könnten.

1.4.3 KI in der Physiotherapie: Erste Anwendungen und aktuelle Trends

Die Physiotherapie hat sich in den letzten Jahren kontinuierlich weiterentwickelt, doch der Einsatz von Künstlicher Intelligenz steckt in diesem Bereich noch in den Anfängen. Während in der Medizin bereits zahlreiche KI-gestützte Systeme für Diagnosen, Therapievorschläge und die Automatisierung administrativer Prozesse etabliert sind, beginnt die Physiotherapie erst, das Potenzial dieser Technologien zu nutzen. Dennoch gibt es bereits vielversprechende Entwicklungen, die zeigen, wie KI den Praxisalltag von Physiotherapeut*innen erleichtern und die Patientenversorgung verbessern kann.

Die ersten Schritte: KI-gestützte Bewegungsanalysen und Automatisierung
Eine der frühesten und vielversprechendsten Anwendungen der Künstlichen Intelligenz in der Physiotherapie ist die Bewegungsanalyse. Schon seit einigen Jahren werden kamerabasierte Systeme und tragbare Sensoren genutzt, um Bewegungsmuster von Patient*innen objektiv zu erfassen. KI-gestützte Algorithmen haben diese Technologie weiterentwickelt und ermöglichen es heute, mit hoher Präzision Bewegungsfehler zu erkennen, Therapieerfolge zu messen und personalisierte Übungsempfehlungen zu geben.

Automatisierte Bewegungsanalysen: Mehr Präzision und Objektivität
Traditionell beruhte die Beurteilung von Bewegungsmustern auf der visuellen Einschätzung durch die Therapeut*innen. Während erfahrene Fachkräfte sehr genaue Analysen vornehmen können, sind diese Bewertungen dennoch subjektiv und von verschiedenen Faktoren beeinflusst. KI-gestützte Systeme bieten hier eine standardisierte und objektivere Alternative.

Ein Beispiel ist die KI-gestützte Ganganalyse: Kameras oder Wearables erfassen die Bewegung einer Patientin, während ein Algorithmus die Daten auswertet und mit bekannten Mustern vergleicht. Dadurch lassen sich selbst kleinste Abweichungen identifizieren, die für das Auge schwer erkennbar wären. Solche

Systeme werden bereits in der neurologischen Rehabilitation eingesetzt, um Bewegungsmuster bei Patient*innen mit Schlaganfall oder Parkinson zu analysieren.

Ähnliches gilt für Bewegungskorrektur-Apps, die Patient*innen bei ihren Heimübungen unterstützen. Durch KI-gestützte Videoanalyse kann eine App die korrekte Ausführung einer Übung überprüfen und in Echtzeit Feedback geben. Dies erhöht die Therapietreue und hilft Patient*innen, Bewegungsfehler zu vermeiden.

KI-gestützte Dokumentation: Effiziente Entlastung für Therapeut*innen

Ein weiteres großes Anwendungsgebiet für Künstliche Intelligenz ist die Automatisierung administrativer Prozesse. Die Dokumentation von Behandlungen gehört zu den zeitaufwendigsten Aufgaben in der Physiotherapie und wird von vielen Therapeut*innen als zusätzliche Belastung empfunden.

Hier kommen KI-gestützte Spracherkennungssysteme wie Dragon Medical One oder Whisper zum Einsatz. Diese Programme ermöglichen es, Therapieberichte einfach zu diktieren, anstatt sie manuell einzutippen. Die KI wandelt gesprochene Sprache in strukturierten Text um und kann sogar automatisch relevante Informationen extrahieren, um den Dokumentationsprozess weiter zu vereinfachen.

Virtuelle Assistenzsysteme für die Patientenbetreuung

KI kann nicht nur Therapeut*innen entlasten, sondern auch Patient*innen in ihrem Heilungsprozess begleiten. Digitale Therapieassistenten nutzen Künstliche Intelligenz, um Patienten individuell abgestimmte Übungsprogramme bereitzustellen, Erinnerungen zu senden und motivierendes Feedback zu geben.

Ein Beispiel ist das KI-gestützte System Kaia Health, das speziell für Patient*innen mit chronischen Rückenschmerzen entwickelt wurde. Die App kombiniert personalisierte Bewegungstherapie mit psychologischen Coaching-Techniken und nutzt eine KI, um die Übungsdurchführung in Echtzeit zu analysieren.

In der Praxis bedeutet dies:

- Patient*innen erhalten gezielte Empfehlungen, die auf ihrer individuellen Bewegungshistorie basieren.
- Die App gibt direktes Feedback zur korrekten Ausführung von Übungen.
- KI-Systeme passen das Übungsprogramm dynamisch an die Fortschritte der Patient*innen an.

Aktuelle Trends: KI als Entscheidungsunterstützung und Therapieoptimierung

Neben der Automatisierung von Bewegungsanalysen und administrativen Prozessen gibt es immer mehr KI-Systeme, die Therapeut*innen aktiv bei Therapieentscheidungen unterstützen.

KI-gesteuerte Robotik und immersive Technologien in der Rehabilitation

Ein weiterer aufkommender Trend ist der Einsatz KI-gesteuerter Robotik und immersiver Systeme in der physiotherapeutischen Rehabilitation. Roboterassistierte Therapiegeräte unterstützen Patient*innen bei gezielten Bewegungsübungen und sorgen durch exakte Bewegungsführung für eine gleichmäßige Belastung. Gleichzeitig erfassen sie kontinuierlich Leistungsdaten, die von KI-Systemen ausgewertet werden können, um den Trainingsfortschritt objektiv zu bewerten und Programme anzupassen.

Auch Virtual-Reality- (VR) und Augmented-Reality-Anwendungen (AR) gewinnen an Bedeutung. Sie ermöglichen es, therapeutische Übungen in interaktive, motivierende Umgebungen zu integrieren – etwa für Schlaganfallpatient*innen oder Kinder mit motorischen Entwicklungsstörungen. KI kann hier Bewegungsdaten analysieren und das Schwierigkeitsniveau dynamisch anpassen. Erste Studien zeigen, dass solche Systeme die Übungsintensität und -frequenz steigern und dadurch die Therapietreue verbessern können.

Clinical Decision Support: KI als Helfer in der Therapieplanung

KI kann große Mengen an medizinischen Daten analysieren und Muster in den Therapieerfolgen erkennen. In der Praxis könnte dies bedeuten, dass ein System anhand der Verlaufsdaten der Patient*innen voraussagt, welche Übungen am effektivsten sind oder ob bestimmte Risiken für Rückfälle bestehen.

Ein Beispiel ist die Nutzung von prädiktiven Algorithmen zur Vermeidung von Überlastungsschäden. Bei Sportler*innen oder Rehabilitationspatient*innen kann eine KI kontinuierlich Bewegungsmuster und Belastungsdaten analysieren, um frühzeitig zu erkennen, wenn eine Überbelastung droht. Auf dieser Basis kann das System Empfehlungen für angepasste Trainings- oder Therapiepläne aussprechen.

KI in der Teletherapie: Physiotherapie ohne physische Anwesenheit

Die Pandemie hat gezeigt, dass digitale Angebote in der Physiotherapie eine sinnvolle Ergänzung zur klassischen Behandlung sein können. KI-gestützte Teletherapieplattformen ermöglichen es, Patient*innen aus der Ferne zu betreuen und die Therapiequalität dennoch hochzuhalten.

Moderne Teletherapielösungen nutzen KI, um:

- Bewegungsanalysen per Video durchzuführen und Patient*innen personalisierte Korrekturen zu geben.
- Therapiepläne auf Basis der Patientendaten kontinuierlich anzupassen.
- Automatisierte Erinnerungen und Feedbackmechanismen zu integrieren, um die Therapietreue zu erhöhen.

Herausforderungen und Grenzen der KI in der Physiotherapie
Trotz dieser Fortschritte gibt es noch einige Herausforderungen, die bei der Integration von KI in den physiotherapeutischen Alltag berücksichtigt werden müssen.

- **Datenqualität und Trainingsgrundlage:** KI-Modelle sind nur so gut wie die Daten, mit denen sie trainiert werden. Viele Systeme wurden auf Basis großer Datensätze entwickelt, die nicht immer repräsentativ für die gesamte Patientenpopulation sind. Besonders in der Physiotherapie, wo individuelle Faktoren wie Alter, Vorerkrankungen und Bewegungseinschränkungen eine große Rolle spielen, ist eine sorgfältige Datenvalidierung essenziell.
- **Akzeptanz bei Therapeut*innen und Patient*innen:** Viele Physiotherapeut*innen stehen dem Einsatz von KI noch skeptisch gegenüber. Die Befürchtung, dass Maschinen den persönlichen Kontakt ersetzen könnten, ist weit verbreitet. Tatsächlich liegt die Stärke der KI aber nicht im Ersetzen, sondern in der Unterstützung der Therapeut*innen, indem sie repetitive Aufgaben automatisiert und fundierte Empfehlungen liefert.
- **Technologische Infrastruktur:** Viele physiotherapeutische Praxen arbeiten noch mit veralteten IT-Systemen oder papierbasierten Dokumentationen. Die Integration KI-gestützter Systeme erfordert eine moderne Infrastruktur und Investitionen in digitale Technologien.

Die Zukunft der KI in der Physiotherapie
Die Entwicklung von KI in der Physiotherapie steht erst am Anfang, aber die Potenziale sind enorm. In den kommenden Jahren könnten folgende Technologien die Praxislandschaft nachhaltig verändern:

- Noch genauere Bewegungsanalysen durch verbesserte Sensorik und Deep-Learning-Modelle.
- Adaptive Therapieprogramme, die sich in Echtzeit an den Fortschritt der Patient*innen anpassen.
- Erweiterte Spracherkennungssysteme, die automatisch Behandlungsberichte und Abrechnungen erstellen.
- KI-gestützte Assistenzsysteme, die Therapeut*innen bei komplexen Entscheidungsprozessen unterstützen.

Während die Medizin bereits viele KI-gestützte Innovationen etabliert hat, beginnt die Physiotherapie gerade erst, diese Möglichkeiten zu entdecken. Der Schlüssel zum erfolgreichen Einsatz dieser Technologien liegt in der sinnvollen Integration in den Praxisalltag – als Unterstützung für Therapeut*innen, nicht als Ersatz.

Im nächsten Abschnitt wird untersucht, warum jetzt der richtige Zeitpunkt ist, sich mit KI in der Physiotherapie auseinanderzusetzen. Welche technologischen Fortschritte haben den Weg für diese Entwicklung geebnet? Welche Rahmenbedingungen begünstigen den Einsatz von KI? Und wie kann sie helfen, aktuelle Herausforderungen in der Physiotherapie zu bewältigen?

1.5 Warum jetzt der richtige Zeitpunkt ist

Angesichts steigender struktureller Belastungen – von Personalengpässen bis hin zu wachsendem Verwaltungsaufwand – rückt der Einsatz neuer Technologien zunehmend in den Fokus. KI-basierte Systeme versprechen Effizienzgewinne und Entlastung im Praxisalltag. Doch weshalb ist der Zeitpunkt für die Integration solcher Lösungen ausgerechnet jetzt besonders günstig?

Technologische Reife und bessere Verfügbarkeit
KI-Technologien haben in den letzten Jahren enorme Fortschritte gemacht. Systeme zur Sprachverarbeitung, Bewegungsanalyse und automatisierten Dokumentation sind nicht mehr bloße Zukunftsvisionen, sondern bereits heute nutzbar. Was früher komplexe, teure Speziallösungen waren, ist inzwischen als leicht zugängliche Software oder App verfügbar.

Besonders im Gesundheitswesen gab es erhebliche Verbesserungen bei der Anwendbarkeit und Integration von KI-Systemen. Moderne Sprachmodelle wie ChatGPT ermöglichen eine effiziente Unterstützung im Praxisalltag, sei es für Fachfragen, die Dokumentation oder die Patientenkommunikation. KI-gestützte Bewegungsanalysen liefern objektive Daten zur Therapieplanung und Wearables erlauben eine kontinuierliche Therapiebegleitung. Die Hürden für den Einsatz dieser Technologien sinken, da sie zunehmend intuitiver bedienbar und kostengünstiger werden.

Rechtliche Rahmenbedingungen und zunehmende Akzeptanz
Noch vor wenigen Jahren war der Einsatz von KI im Gesundheitswesen mit vielen Unsicherheiten verbunden – sowohl technologisch als auch rechtlich. Inzwischen haben sich regulatorische Vorgaben weiterentwickelt, insbesondere durch den EU AI Act, der klare Regeln für den sicheren Einsatz von KI im Gesundheitssektor definiert. Gleichzeitig wächst das Bewusstsein für Datenschutz und Ethik, sodass KI-Systeme mit besseren Sicherheitsstandards entwickelt werden.

Auch unter Therapeut*innen nimmt die Akzeptanz für digitale Unterstützung zu. Während anfangs oft Skepsis herrschte, zeigen erfolgreiche Pilotprojekte, dass KI nicht als Bedrohung, sondern als hilfreiches Werkzeug betrachtet werden kann. Die Bereitschaft zur Nutzung steigt, vor allem wenn die Implementierung praxisnah und alltagstauglich gestaltet wird.

Digitalisierung als notwendiger Schritt für die Zukunft
Die Digitalisierung im Gesundheitswesen schreitet voran – ob mit oder ohne KI. Elektronische Patientenakten, Telemedizin und digitale Therapieplattformen sind auf dem Vormarsch. Wer sich jetzt mit KI auseinandersetzt, kann von diesen Entwicklungen profitieren, anstatt später unter Zugzwang zu stehen.

Gerade in der Physiotherapie bestehen noch große digitale Defizite. Viele Prozesse laufen nach wie vor papierbasiert oder ineffizient ab. KI kann helfen, den Sprung in die digitale Zukunft zu erleichtern und Praxen auf die kommenden Veränderungen vorzubereiten.

Der richtige Zeitpunkt für den Einstieg
Die Frage ist nicht mehr, ob KI in der Physiotherapie eine Rolle spielen wird, sondern wann und wie sie sinnvoll eingesetzt werden kann. Die Technologien sind verfügbar, die Akzeptanz steigt und die Notwendigkeit ist gegeben. Wer sich jetzt mit den Möglichkeiten von KI auseinandersetzt, hat die Chance, die Entwicklung aktiv mitzugestalten, anstatt später von äußeren Zwängen dazu gedrängt zu werden.

Parallel zur technischen Entwicklung investieren zunehmend auch Regierungen und Hochschulen in die Erforschung von KI-Anwendungen in der Physiotherapie – durch Studiengänge, Förderprogramme und interdisziplinäre Forschungsprojekte. Gleichzeitig konkretisieren sich regulatorische Rahmenbedingungen für KI-Systeme im Gesundheitswesen. Diese Entwicklungen schaffen Sicherheit für Anwender und eröffnen neue Möglichkeiten, evidenzbasierte KI-Lösungen auch in der Breite der Versorgung zu erproben.

Das folgende Kap. 2 widmet sich der Frage, wie KI-Systeme optimal genutzt werden können. Denn nicht die Technologie allein entscheidet über den Erfolg – sondern die Art und Weise, wie sie eingesetzt wird. Ein zentraler Aspekt dabei ist die Fähigkeit, präzise und zielgerichtete Anfragen zu stellen. KI ist nur so gut wie die Fragen, die ihr gestellt werden. Deshalb geht es nun um die Kunst der richtigen Fragen – den Schlüssel zu einer effektiven Nutzung von KI im physiotherapeutischen Alltag.

1.6 Reflexion: Bin ich bereit für KI in meiner Praxis?

Der Einsatz Künstlicher Intelligenz in der Physiotherapie ist kein Selbstzweck, sondern muss zu den tatsächlichen Anforderungen und Rahmenbedingungen einer Praxis passen. Diese Reflexion unterstützt Therapeut*innen dabei, ihre eigene Ausgangslage realistisch einzuschätzen. Sie hilft, typische Herausforderungen zu erkennen, Erwartungen zu klären und erste Anknüpfungspunkte für den KI-Einsatz zu identifizieren. Die in Tab. 1.1 aufgeführten Fragen eignen sich auch zur Diskussion im Team oder als Grundlage für eine Fortbildung.

Diese Reflexion dient der persönlichen Standortbestimmung. Sie ersetzt keine technische Beratung, kann aber eine fundierte Auseinandersetzung mit den Chancen und Grenzen des KI-Einsatzes im Praxisalltag anstoßen.

Tab. 1.1 Reflexion: Fragen zur Standortbestimmung und Selbsteinschätzung

Bereich	Fragen zur Selbsteinschätzung	☐
Eigene Herausforderungen	Welche Aufgaben kosten mich im Praxisalltag besonders viel Zeit (z. B. Dokumentation, Planung)?	
	Welche organisatorischen Abläufe empfinde ich als wiederkehrend und wenig effizient?	
	Gibt es Belastungen durch Fachkräftemangel oder hohe Patientenanzahl?	
Erwartungen an KI	Was erwarte ich vom Einsatz digitaler Systeme?	
	Welche Aufgaben könnte ich mir vorstellen, an KI zu delegieren – und welche auf keinen Fall?	
Technisches Verständnis	Verstehe ich grundlegende Begriffe wie „Sprachmodell" oder „automatisierte Analyse"?	
	Kenne ich die Grenzen von KI – insbesondere in Bezug auf Empathie und Entscheidungskompetenz?	
Praxisbezug herstellen	Wo sehe ich mögliche Einsatzfelder für KI in meiner Praxis?	
	Welche digitalen Werkzeuge oder KI-Anwendungen kenne oder nutze ich bereits?	
Bereitschaft zur Integration	Bin ich offen für digitale Veränderungen in der therapeutischen Arbeit?	
	Gibt es im Team Gesprächsbedarf oder Vorbehalte, die geklärt werden sollten?	
	Welche Fortbildung oder Schulung würde mir helfen, KI sicherer und gezielter zu nutzen?	

1.7 Zusammenfassung für die Praxis

Die physiotherapeutische Versorgung steht vor tiefgreifenden strukturellen Herausforderungen. Der Fachkräftemangel, zunehmende administrative Anforderungen und komplexere Krankheitsbilder erschweren den Praxisalltag. Gleichzeitig wachsen die Erwartungen der Patient*innen an eine individualisierte, transparente und evidenzbasierte Betreuung. Künstliche Intelligenz (KI) bietet konkrete Ansätze, um diesen Entwicklungen zu begegnen – nicht als Ersatz, sondern als gezielte Ergänzung zur fachlichen Kompetenz.

Im Zentrum steht die Frage: Wo kann KI sinnvoll entlasten? KI-gestützte Systeme können administrative Prozesse wie Dokumentation, Terminorganisation oder Abrechnung automatisieren und standardisieren. Dies schafft mehr Zeit für die direkte Patientenarbeit. In der Therapie unterstützt KI z. B. durch Bewegungsanalysen, personalisierte Trainingspläne oder prädiktive Auswertungen von Verlaufsdaten. Auch zwischen den Behandlungseinheiten kann KI helfen – etwa durch Erinnerungsfunktionen oder Feedback-Module für Heimübungen.

Für eine fundierte Nutzung ist es jedoch unerlässlich, die technischen Grundlagen zu verstehen und die Grenzen der Systeme zu kennen. KI trifft keine eigenen Entscheidungen, sondern verarbeitet vorhandene Daten. Eine kritische Reflexion der Ergebnisse und eine fachlich begründete Einordnung bleiben daher zentrale Aufgaben des therapeutischen Personals.

Physiotherapeut*innen profitieren dann von KI, wenn sie deren Einsatz gezielt planen, kontextgerecht bewerten und als Werkzeug im Sinne einer besseren Versorgung einsetzen. Die in diesem Kapitel skizzierten Entwicklungen und Einsatzfelder zeigen, dass ein kompetenter und verantwortungsvoller Umgang mit KI heute Teil der beruflichen Weiterentwicklung ist – unabhängig vom digitalen Vorwissen.

Literatur

Appelo J, Conticello JC (2025) Human robot agent: New fundamentals for AI-driven leadership with algorithmic management. Jojo Ventures, New York City. Kindle Edition. ISBN 9083423646

Hall AM, Ferreira PH, Maher CG, Latimer J, Ferreira ML (2010) The influence of the therapist–patient relationship on treatment outcome in physical rehabilitation: a systematic review. Physiotherapy 96(3):179–189. https://doi.org/10.1016/j.physio.2010.02.002

Weiterführende Literatur

Ahirwal P, Londhe N, Kumar A (2022) Artificial intelligence applications for health care. CRC Press, Boca Raton, FL

Ahmidi N (2022) Frauenhofer IKS: KI in der Medizin – Unsicherheiten in den Griff bekommen. https://safe-intelligence.fraunhofer.de/artikel/ki-in-der-medizin-unsicherheiten-in-den-griff-bekommen. Zugegriffen: 5.Mai 2025

AllianzCare (2024) Das Potenzial von künstlicher Intelligenz im Gesundheitswesen. https://www.allianzcare.com/de/ueber-uns/blog/das-potenzial-von-KI-im-gesundheitswesen.html. Zugegriffen: 5.Mai 2025

Alsobhi M et al. (2022) Physical therapists' knowledge and attitudes regarding artificial intelligence applications in health care and rehabilitation: Cross-sectional study. J Med Int Res 24(10):e39565

Arulkumaran K et al. (2017) A brief survey of deep reinforcement learning. arXiv. https://arxiv.org/pdf/1708.05866.pdf. Zugegriffen: 5. Mai 2025

Baierl R, Nitzsche B (2021) Künstliche Intelligenz im Dienstleistungsmanagement. In: Kreutzer RT et al (Hrsg) KI im deutschen Mittelstand. Springer Gabler, Wiesbaden, S 314–329

Literatur

Bajwa J et al. (2021) Artificial intelligence in healthcare: transforming the practice of medicine. Future Healthc J 8(2):188–194

Begleitforschung Mittelstand-Digital (2019) Künstliche Intelligenz im Mittelstand. BWH Verlag, Bad Honnef

Bhasker S et al. (2023) Tackling healthcare's biggest burdens with generative AI. McKinsey & Company. https://www.mckinsey.com/. Zugegriffen: 5. Mai 2025

Bitkom (2023) Future Computing: Overview of Technological Landscape. Bitkom, Berlin. https://www.bitkom.org/. Zugegriffen: 5. Mai 2025

Bridle J (2019) New Dark Age: Technology and the End of the Future. Hanser, München

Brinker T et al (2019) Deep learning outperformed 136 of 157 dermatologists in a head-to-head dermoscopic melanoma image classification task. Eur J Cancer 113:47–54

Brynjolfsson E, McAfee A (2014) The second machine age – Wie die nächste digitale Revolution unser Leben verändert. Kulmbach

Carepatron (2023) Artificial intelligence in physical therapy. https://www.carepatron.com/. Zugegriffen: 5. Mai 2025

Chen M et al. (2014) Big data: a survey. Mob Netw Appl 19(2):171–209

Clemens S, Kruse N, Krowski B, Rodriguez L, Tran J, Vela M (2017) Telehealth and patient satisfaction: a systematic review and narrative analysis. BMJ Open 7(8):e016242. https://doi.org/10.1136/bmjopen-2017-016242

Ciora O (2024) Frauenhofer IKS: Maschinelles Lernen in der Medizin – Diagnostik verbessert Gesundheit von Frühgeborenen. https://safe-intelligence.fraunhofer.de/. Zugegriffen: 5. Mai 2025

Costa S (2023) KI im Gesundheitswesen: Die Zukunft der medizinischen Versorgung verändern. Springer

Davids J et al (2021) Artificial Intelligence for Physiotherapy and Rehabilitation. AI in Medicine. Springer, Cham, S 339–341

Demir U et al. (2016) human impedance parameter estimation using artificial neural network for modelling physiotherapist motion. Biocybernetics and Biomedical Engineering 36(1):318–326

Domingos P (2015) The master algorithm: how the quest for the ultimate learning machine will remake our world. Basic Books, New York

Ebell H (2017) Hypno-therapeutische kommunikation: kernelement einer auf resonanz basierten medizin (Resonance Based Medicine). In: Hypnose-ZHH, 12(1+2), S 173–202. München: MEG-Stiftung

Geissler F (2024) Frauenhofer IKS: Generative AI – eine Revolution für das Gesundheitswesen? https://safe-intelligence.fraunhofer.de/artikel/generative-ai-revolution-fuer-gesundheitswesen. Zugegriffen: 5. Mai 2025

Giggins OM, Sweeney KT, Caulfield B (2014) Rehabilitation exercise assessment using inertial sensors: a cross-sectional analytical study. J Neuroeng Rehabil 11, 158. https://jneuroengrehab.biomedcentral.com/articles/https://doi.org/10.1186/1743-0003-11-158. Zugegriffen: 5. Mai 2025

Goodfellow I, Bengio Y, Courville A (2016) Deep learning. MIT Press, Cambridge, MA

Goodfellow I et al (2014) Generative Adversarial Networks. Advances in Neural Information Processing Systems (NIPS) 27:2672–2680

Görz G, Schneeberger J, Schmid U (Hrsg) (2013) Handbuch der Künstlichen Intelligenz, 5. Aufl. Oldenbourg Wissenschaftsverlag, München

Grabmal P (2023) Künstliche Intelligenz im Mittelstand: Erfolgsfaktor für die digitale Transformation. Springer Gabler, Wiesbaden

Hatzius J et al. (2023) The Potentially Large Effects of Artificial Intelligence on Economic Growth. Goldman Sachs Global Investment Research. https://www.gspublishing.com/. Zugegriffen: 5. Mai 2025

Hwang UJ, Kim JS, Kim KY, Chung KS (2024) Machine learning models for predicting return to sports after anterior cruciate ligament reconstruction. Digit Health 10:20552076241299065. https://doi.org/10.1177/20552076241299065

Hengl HT (2023) Frauenhofer IKS: AI.BAY 2023 – Safe Intelligence: So wird KI sicher. https://safe-intelligence.fraunhofer.de/. Zugegriffen: 5. Mai 2025

Hochreiter S, Schmidhuber J (1997) Long Short-Term Memory. Neural Comput 9(8):1735–1780

IBM (2023) Benefits of artificial intelligence in healthcare. https://www.ibm.com. Zugegriffen: 5. Mai 2025

Ipsos (2021) Baustelle Gesundheitssystem: Fachkräftemangel mit Abstand größtes Problem. https://safe-intelligence.fraunhofer.de/. Zugegriffen: 5. Mai 2025

Jungmann S, Lindemann T (2024) Wie gesund wollen wir sein? Mosaik Verlag, München, Warum KI und Digitalisierung das Gesundheitssystem menschlicher machen

Kaul A, Schieler M, Hans C (2019) Künstliche Intelligenz im europäischen Mittelstand – Status Quo, Perspektiven und was jetzt zu tun ist. Saarbrücken: Autorengruppe

Kelnar D, Kostadinov A (2019) MMC Ventures – The State of AI: Divergence 2019. https://www.state-ofai2019.com/. Zugegriffen: 5. Mai 2025

Kemtai (2024) Revolutionizing Physiotherapy through AI. https://www.kemtai.com. Zugegriffen: 5. Mai 2025

Kemtai (2024) Transformation der Physiotherapie durch künstliche Intelligenz. https://www.kemtai.com. Zugegriffen: 5. Mai 2025

Klösch M (2023) Digitalisierung im Pflege- und Gesundheitswesen: Grundlagen, Erfahrungen und Praxisbeispiele. Springer, Berlin

KOFA Kompakt (2024) Wirtschaftszweige und Fachkräftelücke: Eine Analyse zur Fachkräftesituation 2023/2024. Kompetenzzentrum Fachkräftesicherung. https://www.iwkoeln.de/. Zugegriffen: 5. Mai 2025

Kranz-Opgen-Rhein B, Laschet R (2024) Digitalisierung in der Physiotherapie. Springer, Berlin

Kreutzer R, Sirrenberg. (2019) Künstliche Intelligenz verstehen – Grundlagen, Use Cases, unternehmenseigene KI-Journey. Springer Gabler, Wiesbaden

Lapuschkin S, Wäldchen S, Binder A et al. (2019) Unmasking Clever Hans predictors and assessing what machines really learn. In: Nature Communications, 10. https://doi.org/10.1038/s41467-019-08987-4

LeCun Y, Bengio Y, Hinton G (2015) Deep Learning. Nature 521:436–444

Lee KF (2019) AI Superpowers. China, Silicon Valley und die neue Weltordnung. Aus dem Englischen von Jan W. Haas. Campus Verlag, Frankfurt a. M

Lenzen M (2024) Künstliche Intelligenz: Fakten, Chancen, Risiken. Beck'sche Reihe. C.H. Beck, München

Lübken A, Wiemer M (2025) Gesundheit trifft Technologie: Einsatz von künstlicher Intelligenz in der Physiotherapie. Springer, Berlin

McKinney SM, Sieniek M, Godbole V et al (2020) International Evaluation of an AI System for Breast Cancer Screening. Nature 577:89–94

Minsky M (1961) Matter, Mind, and Models. Proceedings of the International Federation for Information Processing Congress 1:45–49

Minsky M (1963) Steps Toward Artificial Intelligence. Proceedings of the IRE 49(1):8–30

Minsky M (1975) A Framework for Representing Knowledge. In: Winston P (Hrsg) The Psychology of Computer Vision. McGraw-Hill, New York, S 211–277

Minsky M, Papert S (1969) Perceptrons: An Introduction to Computational Geometry. MIT Press, Cambridge, MA

Minsky M (1986) The Society of Mind. Simon & Schuster, New York

Monnet M (2023) Frauenhofer IKS: Quantencomputing – Fortschritte in der medizinischen Diagnostik mit quantengestützter KI. https://safe-intelligence.fraunhofer.de/. Zugegriffen: 5. Mai 2025

Nilsson NJ (2010) The quest for artificial intelligence: a history of ideas and achievements. Cambridge University Press, Cambridge

Nitherapy (2023) How artificial intelligence is used in physical therapy. https://nitherapy.com. Zugegriffen: 5. Mai 2025

Pfannstiel MA (Hrsg.) (2023) Künstliche Intelligenz im Gesundheitswesen: Entwicklungen, Beispiele und Perspektiven. Springer, Berlin

Physiospot (2023) Will artificial intelligence and machine learning revolutionise physiotherapy? https://www.physiospot.com/. Zugegriffen: 5. Mai 2025

Raghupathi W, Raghupathi V (2014) Big data analytics in healthcare: promise and potential. Health Inf Sci Syst 2(1):3

Ramanandi VH (2021) Role and scope of artificial intelligence in physiotherapy: A scientific review of literature. Int J Adv Sci Res 6(1):11–14

Rowe M, Nicholls DA, Shaw J (2022) How to replace a physiotherapist: artificial intelligence and the redistribution of expertise. Physiother Theory Pract 38(13):2275–2283

von Rueden L, Mayer S et al. (2019) Informed machine learning – toward a taxonomy of explicit integration of knowledge into machine learning. https://arxiv.org/pdf/1903.12394. Zugegriffen: 22. Dez. 2024

Russell S, Norvig P (2020) Artificial intelligence: a modern approach. 4., revised ed. Pearson, Hoboken, NJ

Scheuer S, Holzki L (2024) Inside KI: Wie Künstliche Intelligenz und ihre Pioniere unser Leben und Arbeiten revolutionieren. C.H. Beck, München

Sharma A, Devi P, Kumar G (2024) KI im Gesundheitswesen: ein vereinfachter Überblick. Verlag Unser Wissen, Riga

Siekmann P (2023) Innovative Wege für die Physiotherapiepraxis der Zukunft. In: BODYMEDIA Fachmagazin, 15. November 2023. https://www.bodymedia.de/themen/physiotherapie/innovative-wege-fuer-die-physiotherapiepraxis-der-zukunft.html. Zugegriffen: 22. Dez. 2024

Tiku R, Tiku B (2023) The emerging role of artificial intelligence in physiotherapy: editorial. J Res Publ Rev 4(7):2532–2533

Topol E (2019) Deep Medicine: Künstliche Intelligenz in der Medizin. Wie KI das Gesundheitswesen menschlicher macht. mitp Verlag, Frechen

Universität Heidelberg (2024) Mit KI von motorischen Beeinträchtigungen auf neurologische Erkrankungen schließen. Pressemitteilung. https://www.uni-heidelberg.de/. Zugegriffen: 05. Mai 2025

Die Kunst der richtigen Fragen für die KI

Zusammenfassung

Künstliche Intelligenz liefert keine besseren Antworten – sondern Antworten auf bessere Fragen. Dieses Kapitel zeigt, wie Physiotherapeut*innen mit klar strukturierten Eingaben das volle Potenzial von ChatGPT und Co. ausschöpfen können. Denn Sprachmodelle funktionieren nicht über Menüs oder Voreinstellungen, sondern über Sprache. Wer vage formuliert, erhält vage Antworten. Wer gezielt fragt, bekommt präzise Unterstützung – etwa für Dokumentation, Therapieplanung oder Patientenkommunikation. Das Kapitel führt Schritt für Schritt durch die Kunst des Promptings – von einfachen Eingaben bis hin zu mehrstufigen, rollenspezifischen oder bedingungsbasierten Abfragen. Es erklärt, warum die Qualität der Frage über die Nützlichkeit der Antwort entscheidet und wie sich KI als Assistenzsystem im Praxisalltag etablieren lässt. Eine klare Anleitung für alle, die lernen wollen, mit KI so zu kommunizieren, dass echte Hilfe entsteht – und keine Missverständnisse.

2.1 Die richtige Frage – Schlüssel zur intelligenten KI-Nutzung

Die Nutzung generativer KI ist keine rein technische Herausforderung – sondern vor allem eine Frage der Kommunikation. Sprachmodelle wie ChatGPT, Claude oder Gemini funktionieren nicht über klassische Menüführung oder Voreinstellungen, sondern über Sprache: Wer klare, strukturierte und zielgerichtete Eingaben macht, erhält Ergebnisse, die im Berufsalltag hilfreich sind. Wer vage, zu knapp oder unpräzise fragt, bekommt unbrauchbare, missverständliche oder sogar falsche Ausgaben.

Das gilt nicht nur für ChatGPT, sondern für nahezu alle textbasierten KI-Anwendungen, die in der Praxis zur Verfügung stehen – sei es für Dokumentation, Patientenkommunikation, Befundberichte, Recherchen oder Schulungsunterlagen. Prompting, also die Technik, mit Sprache das Verhalten der KI gezielt zu steuern, ist damit eine Schlüsselkompetenz für den sinnvollen Einsatz künstlicher Intelligenz im Gesundheitswesen.

Deshalb nimmt dieses Kapitel eine besondere Rolle im Buch ein: Es ist das einzige Kapitel, das mit einer strukturierten Übersicht beginnt – nicht, weil es komplexer ist als andere, sondern weil es das Werkzeug erklärt, das für alle weiteren Kapitel entscheidend ist. Ohne ein solides Verständnis für die richtige Art der Fragestellung kann auch ein guter KI-Assistent nicht sinnvoll genutzt werden.

Wie ein gutes therapeutisches Gespräch steht und fällt auch die KI-Nutzung mit der Qualität der gestellten Fragen. Das folgende Prompt-Stufenmodell für die Praxis (siehe Abb. 2.1) macht deutlich, wie sich einfache Eingaben systematisch verbessern lassen – beginnend mit der klaren Zielsetzung über Struktur und Kontext bis hin zu Rollenvergabe, Perspektivwechsel und komplexen Bedingungsszenarien. Jede Stufe beschreibt eine Technik, die die Verständlichkeit und Relevanz der KI-Antwort erhöht. Die Darstellung dient im weiteren Verlauf des Kapitels als roter Faden und Orientierungshilfe: Sie zeigt auf einen Blick, welche Elemente ein wirksamer Prompt enthalten kann und wie sich die eigene Kompetenz im Umgang mit KI schrittweise aufbauen lässt.

In der täglichen Arbeit von Physiotherapeut*innen spielt die Qualität der Kommunikation eine zentrale Rolle – mit Patient*innen, im Team, in der Dokumentation und in der Weitergabe von Wissen. Die Einführung von KI-gestützten Sprachmodellen verändert Kommunikationsprozesse nicht grundsätzlich, aber sie verschiebt den Fokus: Plötzlich stellt sich nicht mehr nur die Frage, was gesagt oder

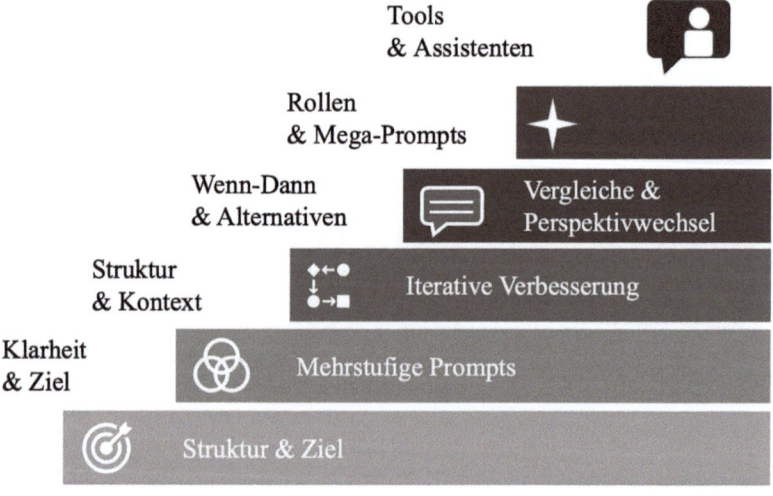

Abb. 2.1 Stufenmodell zur Gestaltung wirksamer Prompts im KI-gestützten Arbeitsalltag

2.1 Die richtige Frage – Schlüssel zur intelligenten KI-Nutzung

dokumentiert wird, sondern auch, wie man mit einer Maschine so spricht, dass sie brauchbare, nachvollziehbare und sichere Antworten liefert.

Für den therapeutischen Alltag bedeutet das: Wer mit einem KI-Tool arbeitet, muss lernen, seine Fragen klarer zu formulieren, gedanklich zu strukturieren und das eigene Ziel präziser im Blick zu behalten. Nicht die KI gibt die Richtung vor, sondern der Mensch. Die Fähigkeit, eine gute Frage zu stellen, wird damit zu einer neuen Kernkompetenz im digitalen Praxisalltag – ähnlich wie das klinische Beobachten oder das therapeutische Entscheiden. Wer die richtigen Fragen stellt, erhält die besseren Antworten – auch von der KI.

Die folgende Tab. 2.1 bietet einen praxisnahen Fahrplan für das gesamte Kapitel. Sie zeigt, welche Leitfragen die einzelnen Abschnitte strukturieren – und welchen konkreten Nutzen diese für die physiotherapeutische Praxis haben.

Der Umgang mit KI ähnelt einem Gespräch mit einem neuen Kollegen oder einer neuen Mitarbeiterin in der Praxis: Je klarer die Aufgaben formuliert sind, desto besser kann sich die Person einbringen. Wer nur sagt „Mach mal!", bekommt vage oder unbrauchbare Ergebnisse. Wer hingegen erklärt, was gebraucht wird, für wen, in welchem Format und mit welchem Ziel, schafft die Grundlage für eine gute Zusammenarbeit.

Tab 2.1 Übersicht: Mit der hilfreichen Frage zur richtigen Antwort

Abschnitt	Überschrift	Leitfrage	Was Sie hier lernen
2.1	Die richtige Frage – Schlüssel zur intelligenten KI-Nutzung	Warum ist die Art der Frage entscheidend für die Qualität der Antwort?	Einstieg in das Thema: Warum KI-Nutzung keine Technikfrage ist, sondern von Sprache und Struktur abhängt
2.2	Wie kann ChatGPT unterstützen?	Was ist ChatGPT – und warum ist es für die Physiotherapie relevant?	Funktionsweise, Potenzial, Grenzen und kritischer Umgang mit KI im Praxisalltag
2.3	Grundlagen eines hilfreichen Prompts	Wie formuliere ich Fragen so, dass die Antwort direkt nutzbar ist?	Aufbau und Prinzipien guter Prompts, Rollenvergabe, Struktur und iterative Verbesserung
2.4	Fortgeschrittene Prompt-Techniken für die Praxis	Wie hole ich noch mehr aus einem Prompt heraus?	Methoden zur Feindifferenzierung, Entscheidungsfindung, Rollenverhalten und Formatsteuerung
2.5	Erstellung eines digitalen KI-Assistenten	Wie entsteht ein zuverlässiger, praxistauglicher Assistent?	Schritt-für-Schritt-Aufbau mit Mega-Prompt, Rollenprofil, Datenbasis und Nutzungskontrolle
2.6	Zusammenfassung für die Praxis	Was ist für den Alltag wirklich wichtig?	Kernaussagen, Praxisregeln und Empfehlungen für den konkreten Einsatz im physiotherapeutischen Umfeld

Genau so funktioniert auch die Kommunikation mit einem KI-System: Die Qualität der Antwort hängt davon ab, wie eindeutig die Frage ist. Nicht weil die KI intelligent im menschlichen Sinne wäre – sondern weil sie Sprache nur nach Wahrscheinlichkeiten verarbeitet.

Die folgenden Abschnitte zeigen, wie Sie mit klaren, strukturierten Eingaben dieselbe Verständlichkeit erreichen wie im guten Teamgespräch – und wie daraus ein verlässliches digitales Werkzeug entsteht. Bevor es jedoch darum geht, wie gute Fragen konkret formuliert werden, lohnt ein kurzer Blick auf die Funktionsweise der Systeme, mit denen wir es zu tun haben. Denn wer versteht, wie Sprachmodelle wie ChatGPT „denken" – oder vielmehr: wie sie Texte erzeugen – kann seine Fragen deutlich gezielter stellen und die Antworten besser einordnen.

2.2 Wie kann ChatGPT unterstützen?

Die Digitalisierung verändert den physiotherapeutischen Alltag. Besonders Sprachmodelle wie ChatGPT eröffnen neue Wege, um Wissen bereitzustellen und in den Arbeitsprozessen zu entlasten.

Doch der Einsatz von KI in der Physiotherapie erfordert nicht nur ein grundlegendes Verständnis dieser Technologien, sondern auch eine kritische Auseinandersetzung mit ihren Möglichkeiten und Grenzen. Ein Sprachmodell arbeitet auf Basis der Daten, mit denen es trainiert wurde. Seine Qualität hängt stark davon ab, wie es eingesetzt wird. Wer KI gezielt in der Praxis nutzen möchte, sollte sich daher mit drei zentralen Faktoren auseinandersetzen:

- Mit dem gewählte KI-Modell,
- mit einem hilfreichen und guten Prompting und
- dem Kontext, in dem Fragen bearbeitet werden.

Das Zusammenspiel aus KI-Modellwahl, präzisem Prompting und klarem Kontext bildet die Grundlage für den erfolgreichen Einsatz von Sprachmodellen in der Physiotherapie – siehe Abb. 2.2.

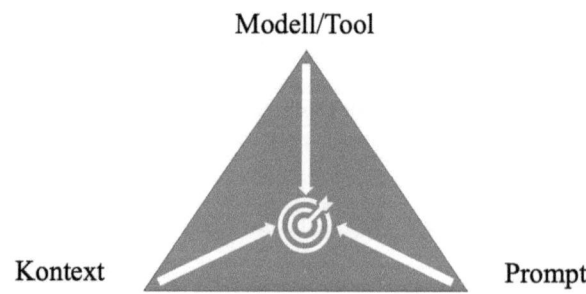

Abb. 2.2 Zusammenspiel Modell – Kontext – Promt

2.2 Wie kann ChatGPT unterstützen?

Warum Sprachmodelle im physiotherapeutischen Alltag relevant sind

Sprachmodelle bieten zahlreiche Anwendungsmöglichkeiten für Physiotherapeut*innen, Praxisinhaber*innen, Studierende und Wissenschaftler*innen. Sie können über die effizientere Gestaltung von Routineaufgaben hinaus den Zugang zu Fachwissen erleichtern, indem sie komplexe Fachtexte analysieren oder evidenzbasierte Informationen für therapeutische Entscheidungen bereitstellen.

Sie können die Patientenkommunikation verbessern, indem sie Fachbegriffe verständlich erklären, oder dabei unterstützen sprachliche Barrieren zu überwinden.

Doch so groß die Vorteile auch sind – der kritische Umgang mit KI bleibt unerlässlich und es ist es essenziell, generierte Inhalte stets zu überprüfen, insbesondere wenn es um medizinische oder therapeutische Empfehlungen geht.

Das Ziel dieses Kapitels ist es, eine fundierte Grundlage für den Einsatz von Sprachmodellen in der Physiotherapie zu schaffen. Bevor wir uns mit den konkreten Anwendungsmöglichkeiten und der Optimierung von Prompts befassen, ist es wichtig, die verschiedenen verfügbaren Sprachmodelle und ihre spezifischen Eigenschaften zu verstehen. Jedes Modell bringt individuelle Stärken und Einschränkungen mit sich, die je nach Einsatzgebiet eine Rolle spielen. Daher betrachten wir im nächsten Abschnitt die wichtigsten Sprachmodelle und erläutern, warum ChatGPT für die weiteren Ausführungen in diesem Buch als besonders geeignet angesehen wird.

2.2.1 Sprachmodelle und die Wahl von ChatGPT

Sprachmodelle haben sich in den letzten Jahren rasant weiterentwickelt. Während frühe Systeme lediglich einfache Textbausteine verarbeiten konnten, sind moderne KI-Modelle in der Lage, umfangreiche Kontexte zu erfassen, Texte zu analysieren und sogar eigenständig Inhalte zu generieren. Dies macht sie zu leistungsfähigen Werkzeugen für zahlreiche Anwendungsbereiche – auch in der Physiotherapie.

Damit ein Sprachmodell möglichst präzise Antworten liefert, sind, wie bereits erwähnt, drei zentrale Faktoren entscheidend:

- **Modellwahl:** Jedes KI-Modell hat spezifische Stärken. ChatGPT eignet sich besonders für dialogbasierte Interaktionen, während NotebookLM auf die strukturierte Analyse von Dokumenten spezialisiert ist. Gemini kann aktuelle Webinhalte berücksichtigen, während Microsoft Copilot direkt in Office-Anwendungen integriert ist.
- **Prompting:** Die Qualität der Antworten hängt maßgeblich davon ab, wie eine Frage gestellt wird. Vage oder unspezifische Prompts führen zu allgemeinen Antworten, während detaillierte und präzise Anfragen gezielte, evidenzbasierte Ergebnisse liefern können.
- **Kontext:** Sprachmodelle können nur mit den Informationen arbeiten, die sie erhalten. Wer relevante Details in den Prompt integriert, erhält präzisere und individuellere Antworten.

Dieses Modell-Prompt-Kontext-Dreieck bildet die Grundlage für den effektiven Einsatz von KI in der Physiotherapie. Es gilt unabhängig davon, ob man mit ChatGPT, Microsoft Copilot oder anderen Systemen arbeitet.

Das Zusammenspiel von Kontext, Prompt und Modell

Damit KI in der Physiotherapie einen Mehrwert bietet, kommt es darauf an, in welchem Rahmen, mit welchen Fragestellungen und unter Nutzung welcher technologischen Grundlage sie eingesetzt wird. Kontext, Prompt und Modell – diese Bedingungen entscheiden maßgeblich darüber, wie nützlich und präzise die Antworten eines Sprachmodells wie ChatGPT ausfallen. Eine gute Analogie ist ein physiotherapeutisches Erstgespräch mit einem Patienten – siehe Tab. 2.2.

Bevor wir in den folgenden Kapiteln auf den optimalen Einsatz von Prompts eingehen, stellt sich eine grundlegende Frage: Welches KI-Modell ist für den physiotherapeutischen Alltag am besten geeignet? Bevor wir auf spezifische Modelle eingehen, lohnt sich ein Blick darauf, wie sich Sprachmodelle in den letzten Jahrzehnten entwickelt haben und warum aktuelle Modelle wie ChatGPT so leistungsfähig sind.

Künstliche Intelligenz in der Sprachverarbeitung

Künstliche Intelligenz (KI) hat in den letzten Jahren beachtliche Fortschritte gemacht, insbesondere im Bereich der Sprachverarbeitung. Während frühe KI-Systeme nur einfache Befehle ausführen konnten, sind moderne Sprachmodelle mittlerweile in der Lage, umfangreiche Texteingaben nicht nur zu analysieren, sondern auch komplexe, kontextbezogene Antworten zu generieren. Diese Modelle können Fachwissen strukturieren, Entscheidungsprozesse unterstützen und sogar spezifische Aufgaben automatisieren.

Durch die Fähigkeit, Sprache auf einem hohen Niveau zu verarbeiten, eröffnen sich völlig neue Möglichkeiten in zahlreichen Berufsfeldern – darunter auch in der Physiotherapie. Denn eine effiziente, präzise und verständliche Kommunikation ist für die Patientenversorgung essenziell. Sprachmodelle bieten vielfältige Einsatzmöglichkeiten in der Physiotherapie – von der Dokumentation bis

Tab 2.2 Kontext, Prompt und Modell

Begriff	Physiotherapieanalogie	KI-Definition
Kontext	Die Informationen, die Patient*innen über ihre Beschwerden geben (z. B. Art der Schmerzen, Vorerkrankungen, bisherige Behandlungen)	Der Hintergrund, in dem die KI-Anfrage gestellt wird – dazu gehören alle relevanten Details, die die Antwort präziser machen
Prompt	Die gezielten Fragen, die Therapeut*innen stellen, um die richtigen Informationen für eine Diagnose zu erhalten	Die Eingaben, die die Nutzer*innen in das Sprachmodell schreiben. Ein gut formulierter Prompt liefert präzisere Antworten
Modell	Das Fachwissen und die Erfahrung der Therapeut*innen, die sie nutzen, um die richtige Behandlung auszuwählen	Die zugrunde liegende KI-Architektur (z. B. ChatGPT), die die Anfrage verarbeitet und eine Antwort generiert

zur Therapieplanung. Eine detaillierte Betrachtung der konkreten Anwendungsbereiche folgt in Abschn. 2.1.2.

Wie können Sprachmodelle in der Physiotherapie unterstützen?
Sprachmodelle wie ChatGPT bieten zahlreiche Anwendungsbereiche für Physiotherapeut*innen, Praxisinhaber*innen und Studierende. Sie können Routineaufgaben erleichtern, die Dokumentation optimieren und helfen, Informationen schneller und präziser bereitzustellen.

Die Einsatzmöglichkeiten von Sprachmodellen in der Physiotherapie gehen weit über die reine Dokumentation oder Patientenkommunikation hinaus. Von der Automatisierung administrativer Prozesse über Bewegungsanalysen bis hin zu individualisierten Übungsprogrammen – KI kann in vielen Bereichen unterstützen und dazu beitragen, die Therapie effizienter und patientenzentrierter zu gestalten. Auch in Kombination mit Teletherapieansätzen und Sensortechnologien ergeben sich innovative Möglichkeiten für eine noch präzisere und individuellere physiotherapeutische Betreuung.

Diese neuen Möglichkeiten bedeuten nicht, dass KI die menschlichen Therapeut*innen ersetzt – sie stellt vielmehr ein intelligentes Assistenzsystem dar, das repetitive Aufgaben übernimmt und so wertvolle Zeit für die eigentliche Behandlung freisetzt.

Die Entwicklung von Sprachmodellen – von regelbasierten Systemen zur neuronalen KI
Die Entwicklung der Sprachverarbeitung begann in den 1950er-Jahren mit ersten regelbasierten Systemen, die einfache grammatikalische Regeln anwendeten. Diese Modelle waren allerdings stark eingeschränkt, da sie lediglich vorgegebene Satzstrukturen verarbeiten konnten.

Ein bedeutender Fortschritt kam mit der Einführung künstlicher neuronaler Netze in den 1990er-Jahren. Diese Netzwerke basieren auf biologischen Prinzipien des menschlichen Gehirns und ermöglichen eine dynamische Verarbeitung von Sprache, anstatt nur vorprogrammierte Muster zu erkennen.

Doch erst mit der Einführung der Transformerarchitektur im Jahr 2017 wurde ein echter Durchbruch in der Sprachverarbeitung erzielt. Diese Technologie, die in Modellen wie ChatGPT, Gemini und Claude verwendet wird, ermöglicht eine deutlich präzisere und kontextbezogene Analyse von Sprache. Im Gegensatz zu früheren Modellen analysieren Transformermodelle nicht nur einzelne Wörter isoliert, sondern erfassen deren Bedeutung im Gesamtzusammenhang, was zu einem deutlich verbesserten Sprachverständnis führt. Zudem optimieren sich diese Modelle kontinuierlich durch wiederholtes Training mit riesigen Textmengen, sodass sie ihre Fähigkeit zur Sprachverarbeitung und Mustererkennung stetig verbessern. Ein weiterer entscheidender Fortschritt liegt in der dynamischen Antwortgenerierung: Anstatt lediglich vorgefertigte Antworten auszugeben, sind diese KI-Modelle in der Lage, neue Inhalte zu generieren, die exakt auf die jeweilige Anfrage zugeschnitten sind. Dadurch können sie nicht nur präzisere, sondern auch flexiblere und individuell angepasste Antworten liefern.

Datenbasis moderner Sprachmodelle
Moderne Sprachmodelle basieren auf umfangreichen und heterogenen Datensätzen, die aus verschiedenen Quellen zusammengestellt werden. Dazu gehören wissenschaftliche Artikel, Studien und medizinische Leitlinien, die eine fundierte Basis für fachliche Informationen liefern. Ergänzt werden diese durch Fachbücher und anerkannte Lexika, die detailliertes Wissen aus unterschiedlichen Fachbereichen bereitstellen. Auch Online-Wissensplattformen wie Wikipedia spielen eine Rolle, da sie einen breit gefächerten Überblick über verschiedenste Themen bieten. Darüber hinaus fließen Nachrichtenartikel sowie allgemein verfügbare Texte in das Training der Modelle ein, wodurch sie nicht nur Fachwissen, sondern auch aktuelle und alltagssprachliche Kontexte besser erfassen können. Die Analyse dieser Daten erfolgt durch komplexe statistische Methoden, die es den Sprachmodellen ermöglichen, Muster zu erkennen, Informationen sinnvoll zu verknüpfen und kohärente Antworten auf Anfragen zu generieren.

Sprachmodelle
Sprachmodelle haben sich in den letzten Jahren rasant weiterentwickelt und sind mittlerweile in verschiedenen Varianten verfügbar, die je nach Zielsetzung und technischer Umsetzung unterschiedliche Stärken aufweisen. Zu den international bekanntesten Sprachmodellen gehören ChatGPT, Gemini, Claude und LLaMA, die von unterschiedlichen Unternehmen entwickelt wurden und spezifische Einsatzbereiche abdecken.

- **ChatGPT,** entwickelt von OpenAI, ist eines der vielseitigsten Sprachmodelle und zeichnet sich durch eine besonders hohe Nutzerfreundlichkeit aus. Es bietet eine ausgeprägte Fähigkeit zur natürlichen Sprachverarbeitung und ermöglicht eine flexible Anpassung durch gezieltes Prompting. Dadurch eignet es sich sowohl für alltägliche Anfragen als auch für komplexe fachliche Anwendungen in der Physiotherapie.
- **Gemini,** ehemals Bard, stammt von Google und hebt sich insbesondere durch den direkten Zugriff auf das Internet hervor. Während viele andere Modelle mit einem begrenzten Datensatz trainiert wurden und keine Echtzeitinformationen abrufen können, ist Gemini in der Lage, aktuelle Inhalte aus dem Web zu beziehen. Dies macht es besonders nützlich für Anwendungen, die auf stets aktuelle Daten angewiesen sind, etwa bei der Recherche nach neuen wissenschaftlichen Studien oder therapeutischen Leitlinien.
- **Claude,** entwickelt von Anthropic, wurde speziell für eine besonders lange Kontextverarbeitung optimiert. Während viele Sprachmodelle nur eine begrenzte Anzahl an Zeichen oder Wörtern im Gesprächsverlauf erfassen können, ist Claude in der Lage, umfangreiche Dokumente oder lange Gespräche zu analysieren und kohärent darauf zu reagieren. Dadurch eignet es sich besonders für strukturierte Antworten, beispielsweise in der Erstellung detaillierter Therapiepläne oder der automatisierten Dokumentation von Patientengesprächen.
- **LLaMA,** ein Open-Source-Modell von Meta, unterscheidet sich grundlegend von den anderen genannten Modellen, da es individuell trainiert und angepasst

2.2 Wie kann ChatGPT unterstützen?

werden kann. Im Gegensatz zu kommerziellen Modellen, die eine vorgegebene Wissensbasis besitzen, können Entwickler LLaMA für spezifische Anwendungen weiterentwickeln. Dies eröffnet vielfältige Möglichkeiten, etwa für den Einsatz in spezialisierten medizinischen Bereichen. Allerdings erfordert die Nutzung technisches Know-how, da das Modell nicht direkt als benutzerfreundliche Chat-Anwendung zur Verfügung steht. Neben LLaMA gibt es weitere Open-Source-Sprachmodelle, darunter DeepSeek AI, ein leistungsstarkes Modell mit Fokus auf mathematische und analytische Aufgaben. Es ist jedoch – wie auch LLaMA – kein direkt nutzbares Chat-System, sondern muss technisch aufwendig gehostet werden. Für Physiotherapeut*innen oder medizinische Fachkräfte hat es daher aktuell keine praktische Relevanz.

Neben diesen global verbreiteten Modellen gibt es auch spezialisierte KI-Modelle, die für bestimmte Märkte oder Sprachräume entwickelt wurden. Besonders in China haben Unternehmen wie Baidu und Alibaba eigene Modelle etabliert, die auf die spezifischen Anforderungen des chinesischen Marktes zugeschnitten sind. Ernie Bot, entwickelt von Baidu, wurde primär für den chinesischen Markt optimiert und unterstützt Mandarin in einer Weise, die westliche Modelle nicht leisten können. Es wird vorrangig in unternehmensinternen Anwendungen und behördlichen Prozessen eingesetzt. Tongyi Qianwen, ein Produkt von Alibaba, wurde speziell für den Bereich E-Commerce und Kundenservice entwickelt, während Wenxin Yiyan, ebenfalls von Baidu, einen starken Fokus auf Forschung und Entwicklung im chinesischen Technologiesektor legt.

Während westliche Sprachmodelle wie ChatGPT, Gemini oder Claude meist frei zugänglich sind, unterliegen chinesische Modelle strengen regulatorischen Vorgaben und staatlicher Kontrolle. Sie sind oft tief in die wirtschaftlichen und politischen Strukturen des jeweiligen Landes eingebunden und dienen primär unternehmerischen oder administrativen Zwecken. Diese Unterschiede zeigen, dass die Entwicklung von Sprachmodellen nicht nur von technologischen Faktoren, sondern auch von politischen und wirtschaftlichen Rahmenbedingungen beeinflusst wird.

Insgesamt zeigt sich, dass moderne Sprachmodelle trotz gemeinsamer Grundlagen erhebliche Unterschiede in ihrer Architektur, ihren Einsatzmöglichkeiten und ihrer regionalen Verbreitung aufweisen. Während sich ChatGPT durch seine breite Anwendbarkeit und Nutzerfreundlichkeit auszeichnet, bietet Gemini den Vorteil der Echtzeit-Internetrecherche. Claude punktet mit einer außergewöhnlich langen Kontextverarbeitung, während LLaMA als Open-Source-Alternative maximale Anpassungsfreiheit bietet. Die chinesischen Modelle wiederum sind stark auf lokale Bedürfnisse und regulatorische Anforderungen ausgerichtet. Je nach Anwendungsszenario kann somit das jeweils passendste Modell ausgewählt werden, um optimale Ergebnisse zu erzielen.

Technologische Unterschiede zwischen Sprachmodellen
Obwohl alle modernen KI-Modelle auf transformatorbasierten neuronalen Netzwerken (Transformermodellen) basieren, gibt es erhebliche Unterschiede in ihrer

Architektur, der Datenverarbeitung und den zugrunde liegenden Trainingsdaten. Diese technologischen Differenzen wirken sich direkt darauf aus, für welche Anwendungsbereiche ein bestimmtes Modell besonders geeignet ist.

Kontextlänge und Verarbeitungsgeschwindigkeit
Ein wesentliches Unterscheidungsmerkmal zwischen Sprachmodellen ist die Fähigkeit, lange Texteingaben zu verarbeiten. Modelle wie Claude von Anthropic sind speziell darauf optimiert, besonders lange Texte oder umfangreiche Konversationen in einem einzigen Verarbeitungsschritt zu analysieren. Dies macht sie besonders nützlich für komplexe Dokumentationen oder zusammenhängende Behandlungsverläufe, bei denen Informationen aus vielen Absätzen oder Seiten berücksichtigt werden müssen.

ChatGPT hingegen bietet eine ausgewogene Balance zwischen Geschwindigkeit und Kontextverarbeitung. Während es eine hohe Verarbeitungsleistung besitzt, ist die maximale Kontextlänge im Vergleich zu Claude geringer, sodass es weniger gut für extrem lange, zusammenhängende Texte geeignet ist. Dafür bleibt es jedoch effizient und reaktionsschnell, was es für interaktive Anwendungen, wie die Beantwortung von Patientenfragen oder das Erstellen von Therapieempfehlungen, besonders wertvoll macht.

Modelle mit kürzeren Kontextfenstern, wie frühere Versionen von ChatGPT oder Gemini, können manchmal relevante Informationen aus früheren Abschnitten einer Konversation „vergessen". Dies kann dazu führen, dass sich die KI wiederholt oder frühere Aussagen nicht mehr vollständig einbezieht.

Datenzugriff und Aktualität
Ein weiteres Unterscheidungsmerkmal ist die Art des Datenzugriffs und die Aktualität der bereitgestellten Informationen. Modelle wie Gemini von Google besitzen direkten Zugriff auf das Internet, was bedeutet, dass sie in Echtzeit auf aktuelle Inhalte zugreifen und auf Basis neuester Entwicklungen antworten können. Dies ist besonders hilfreich für Themen, die regelmäßige Aktualisierungen erfordern, etwa bei der Recherche nach neuen physiotherapeutischen Leitlinien oder aktuellen Studien.

Andere Modelle, wie ChatGPT-4 oder Claude, sind in ihrer Wissensbasis auf einen festgelegten Trainingszeitpunkt beschränkt. Das bedeutet, dass sie keine Echtzeitinformationen aus dem Internet abrufen können und nur über das Wissen verfügen, das sie während des letzten Trainingszeitraums aufgenommen haben. Dadurch eignen sie sich weniger für tagesaktuelle Fragestellungen, bieten jedoch eine stabilere und konsistente Antwortqualität, da sie nicht auf ungeprüfte Informationen aus dem Internet angewiesen sind.

LLaMA und andere Open-Source-Modelle erlauben es Entwicklern, ihre eigene Wissensbasis durch zusätzliches Training zu erweitern. Das bedeutet, dass sie individuell mit aktuellen wissenschaftlichen Publikationen oder praxisrelevanten Dokumentationen trainiert werden können, was für spezialisierte Anwendungen von Vorteil ist.

Anpassbarkeit und Personalisierung

Proprietäre Modelle wie ChatGPT oder Claude bieten eine optimierte Nutzerführung und können sofort ohne technische Vorkenntnisse genutzt werden. Im Vergleich dazu, zeichnen sich Open-Source-Modelle wie LLaMA durch eine hohe Anpassbarkeit aus.

LLaMA und ähnliche Modelle bieten Entwicklern die Möglichkeit, sie durch zusätzliches Training und Feintuning individuell auf spezifische Anwendungen anzupassen. So könnten beispielsweise Physiotherapiepraxen oder medizinische Forschungseinrichtungen grundsätzlich ein LLaMA-Modell speziell für therapeutische Fragestellungen trainieren, indem sie es mit umfangreichen Fachartikeln, Patientenleitlinien und Behandlungsprotokollen speisen.

Im Gegensatz dazu können kommerzielle Modelle wie ChatGPT und Claude zwar durch gezieltes Prompting und Benutzeranpassungen individualisiert werden, erlauben jedoch keine tiefgreifenden Änderungen in ihrer Architektur oder Trainingsbasis. Dadurch sind sie einfacher zu nutzen, bieten aber weniger Möglichkeiten für eine maßgeschneiderte Anpassung an spezielle Anwendungsbereiche.

Sprachoptimierung und regionale Anpassung

Ein entscheidender Faktor bei der Auswahl eines Sprachmodells ist die sprachliche Optimierung. Während Modelle wie ChatGPT, Claude und Gemini primär auf Englisch und andere westliche Sprachen ausgerichtet sind, wurden chinesische KI-Modelle wie Ernie Bot von Baidu oder Tongyi Qianwen von Alibaba gezielt für Mandarin und regionale Anwendungen optimiert.

Chinesische Sprachmodelle sind nicht nur auf die sprachlichen Strukturen von Mandarin abgestimmt, sondern berücksichtigen auch kulturelle und wirtschaftliche Besonderheiten des chinesischen Marktes. Sie sind beispielsweise in E-Commerce-, Finanz- und Behördensysteme integriert, die spezifische regulatorische Anforderungen erfüllen müssen.

Westliche KI-Modelle sind oft breit zugänglich und vielseitig anwendbar, demgegenüber unterliegen chinesische Modelle häufig starken regulatorischen Einschränkungen und werden verstärkt zur internen Nutzung in Unternehmen oder Institutionen entwickelt.

Einfluss auf den praktischen Einsatz

Diese technologischen Unterschiede beeinflussen maßgeblich, welches Modell sich für welche Anwendung am besten eignet:

- **Für schnelle und vielseitige Interaktion** eignet sich ChatGPT, da es eine hohe Nutzerfreundlichkeit mit flexibler Spracherzeugung kombiniert.
- **Für Echtzeitanfragen und aktuelle Informationen** ist Gemini die beste Wahl, da es direkten Internetzugriff besitzt und sich für Recherchen zu neuen medizinischen Entwicklungen eignet.

- **Für komplexe und strukturierte Texteingaben** ist Claude ideal, da es eine besonders lange Kontextverarbeitung bietet und umfangreiche Dokumente besser analysieren kann.
- **Für spezialisierte Anwendungen mit hohem Anpassungsbedarf** sind Open-Source-Modelle wie LLaMA besonders geeignet, da sie individuell trainiert und für spezifische Fachgebiete optimiert werden können.

Je nach Anwendungsfall kann die Wahl des richtigen Sprachmodells einen erheblichen Unterschied in der Effizienz und Qualität der generierten Inhalte machen. In der Physiotherapie bedeutet dies, dass beispielsweise ChatGPT für die Patientenkommunikation, Claude für die automatische Dokumentation von Behandlungsverläufen und Gemini für die Echtzeitrecherche nach aktuellen Leitlinien genutzt werden könnte.

Obwohl alle modernen Sprachmodelle auf der Transformertechnologie basieren, zeigen sich erhebliche Unterschiede in ihrer Kontextverarbeitung, Datenaktualität, Anpassbarkeit und Sprachoptimierung. Einige Modelle sind besonders gut für schnelle, dialogbasierte Anwendungen geeignet und andere bieten eine tiefere Analysefähigkeit oder spezialisierte Anpassungsmöglichkeiten.

Diese technologischen Unterschiede bestimmen, wie gut ein Modell für bestimmte Anforderungen geeignet ist. Für die Anwendung in der physiotherapeutischen Praxis bedeutet dies, dass die Auswahl des richtigen Sprachmodells jeweils davon abhängt, ob schnelle Interaktionen, strukturierte Dokumentationen oder spezialisierte Recherchen im Vordergrund stehen.

Warum wurde ChatGPT für dieses Buch gewählt?
Trotz der Vielzahl an verfügbaren Sprachmodellen wurde ChatGPT als bevorzugtes Werkzeug für dieses Buch gewählt. Dies liegt vor allem an seiner breiten Verfügbarkeit, da es weltweit von Millionen Nutzern eingesetzt wird und dadurch eine stabile und etablierte Plattform darstellt. Ein weiterer Vorteil ist die hohe Nutzerfreundlichkeit, denn die Interaktion mit dem Modell erfolgt intuitiv und erfordert keine technischen Vorkenntnisse. Dadurch eignet sich ChatGPT besonders gut für den Einsatz in der Physiotherapie, wo einfache und effiziente Lösungen gefragt sind.

Ein wesentliches Merkmal von ChatGPT ist seine flexible Anpassungsfähigkeit. Durch gezieltes Prompting und individuelle Eingaben lassen sich Lösungen für unterschiedliche Aufgaben in der Praxis entwickeln. Ob bei der Erstellung von Dokumentationen, der Optimierung der Patientenkommunikation oder der Organisation von Praxisabläufen – ChatGPT kann in vielen Bereichen eine wertvolle Unterstützung bieten.

Ein weiterer entscheidender Faktor ist die Praxiserfahrung des Modells. Es wird bereits in zahlreichen medizinischen und therapeutischen Anwendungsbereichen genutzt und hat sich als hilfreiches Instrument erwiesen, um Wissen effizient zu strukturieren und Arbeitsabläufe zu unterstützen.

Obwohl sich die Grundprinzipien der KI-gestützten Sprachverarbeitung auch auf andere Modelle übertragen lassen, erfolgt die weitere Betrachtung in diesem

Buch speziell anhand von ChatGPT. Dies gewährleistet eine praxisnahe und verständliche Anleitung, die sich auf ein weit verbreitetes und leicht nutzbares Werkzeug konzentriert, das ohne tiefgehende technische Kenntnisse direkt im physiotherapeutischen Alltag eingesetzt werden kann.

Internetsuche versus KI-gestützte Sprachmodelle
Sowohl die klassische Internetsuche als auch KI-gestützte Sprachmodelle sind wertvolle Werkzeuge für die Informationsbeschaffung, beide Methoden haben aber auch spezifische Grenzen. Ein fundiertes Verständnis dieser Einschränkungen ist essenziell, um die jeweiligen Stärken gezielt zu nutzen und gleichzeitig Fehlinterpretationen oder Fehlinformationen vorzubeugen.

Die Internetsuche: Aktuell, aber unzuverlässig
Eine der größten Stärken der Internetsuche liegt in ihrer Aktualität. Suchmaschinen wie Google, Bing oder DuckDuckGo greifen auf eine riesige Menge an Webseiten zu, die kontinuierlich aktualisiert werden. Dadurch können sie tagesaktuelle Nachrichten, neue wissenschaftliche Studien oder geänderte Leitlinien sofort in den Ergebnissen berücksichtigen. Diese Echtzeitaktualität ist ein entscheidender Vorteil, insbesondere wenn es um Entwicklungen im Gesundheitswesen oder sich ändernde gesetzliche Rahmenbedingungen geht.

Allerdings bringt die Internetsuche auch erhebliche Risiken mit sich. Die größte Herausforderung liegt in der Qualität und Verlässlichkeit der gefundenen Quellen. Nicht alle Webseiten basieren auf evidenzbasierten Informationen oder wissenschaftlich fundierten Erkenntnissen. Besonders in der Medizin und Physiotherapie gibt es zahlreiche Blogs, Foren oder Social-Media-Beiträge, die subjektive Meinungen, Halbwahrheiten oder sogar Fehlinformationen verbreiten. Zudem sind viele Webseiten kommerziell ausgerichtet und verfolgen wirtschaftliche Interessen, was zu verzerrten Darstellungen führen kann.

Ein weiteres Problem der Internetsuche ist, dass sie keine inhaltliche Einordnung der gefundenen Informationen vornimmt. Die angezeigten Suchergebnisse basieren auf Algorithmen, die Faktoren wie SEO-Optimierung, Klickzahlen und personalisierte Nutzerhistorien berücksichtigen. Dadurch kann es passieren, dass qualitativ hochwertige Fachartikel hinter weniger seriösen, aber suchmaschinenoptimierten Webseiten zurückfallen. Das bedeutet, dass Nutzer die gefundenen Informationen eigenständig bewerten, einordnen und auf ihre wissenschaftliche Evidenz überprüfen müssen.

Zusätzlich erfordert die klassische Internetsuche oft eine zeitintensive Recherche. Nutzer müssen sich durch zahlreiche Treffer klicken, Inhalte vergleichen und bewerten. Gerade im Berufsalltag kann sich die Informationssuche dadurch als wenig effizient erweisen.

KI-Modelle: Schnell, aber begrenzt durch Trainingsdaten
Im Gegensatz zur Internetsuche liefern KI-gestützte Sprachmodelle wie ChatGPT innerhalb weniger Sekunden eine direkt formulierte, oft gut strukturierte Antwort. Diese Fähigkeit zur schnellen Informationsaufbereitung kann die Arbeit in

der Physiotherapie erheblich erleichtern, sei es bei der Erstellung von Patientenberichten, Therapieplänen oder der Zusammenfassung wissenschaftlicher Erkenntnisse.

Allerdings hat auch diese Methode klare Grenzen. Die größte Einschränkung besteht darin, dass Sprachmodelle ausschließlich auf Basis ihres Trainingsdatensatzes arbeiten. Das bedeutet, dass sie keine Echtzeitdaten abrufen können und nicht auf aktuelle wissenschaftliche Entwicklungen oder geänderte medizinische Leitlinien reagieren, sofern sie nicht durch Plug-ins oder externe Datenquellen ergänzt werden.

Eine weitere Unsicherheit beruht darauf, dass KI-Modelle Informationen nicht eigenständig auf Korrektheit überprüfen können. Sie generieren Antworten basierend auf Wahrscheinlichkeiten, nicht auf echtem Verständnis oder logischer Analyse. Das kann dazu führen, dass sie falsche oder veraltete Informationen mit derselben sprachlichen Überzeugungskraft präsentieren wie gesicherte Erkenntnisse. Besonders problematisch ist dies, wenn Sprachmodelle sogenannte „Halluzinationen" erzeugen – also scheinbar plausible, aber inhaltlich falsche Aussagen.

KI-Modelle unterscheiden nicht zwischen wissenschaftlich fundierten Quellen und weniger zuverlässigen Daten, es sei denn, sie werden ausdrücklich dazu aufgefordert, evidenzbasierte Informationen zu liefern. Nutzer müssen daher besonders kritisch mit den generierten Inhalten umgehen und gegebenenfalls zusätzliche Überprüfungen durchführen.

Zudem können KI-Modelle, die auf Wahrscheinlichkeiten basieren, unterschiedliche Antworten auf ein und dieselbe Frage liefern. Abhängig von der Formulierung des Prompts, der vorausgegangenen Konversation und den zugrunde liegenden Datenquellen kann es zu Variationen in den Ergebnissen kommen. Gerade für weniger erfahrene Nutzer kann dies zu Verunsicherung führen, insbesondere wenn widersprüchliche Empfehlungen erzeugt werden.

Ein weiterer kritischer Aspekt liegt im mangelnden Zugang zu spezifischem Fachwissen, insbesondere wenn das Modell nicht explizit auf medizinische oder physiotherapeutische Inhalte trainiert wurde. Während ein Sprachmodell allgemeine Informationen zu orthopädischen Krankheitsbildern oder Behandlungsmethoden liefern kann, fehlt ihm oft die Fähigkeit, auf detaillierte, aktuelle Studien oder spezialisierte therapeutische Verfahren einzugehen.

Die folgende Tab. 2.3 fasst die wesentlichen Unterschiede zwischen Internetsuche und KI-Sprachmodellen zusammen und ergänzt weitere relevante Aspekte.

Warum eine Kombination beider Methoden sinnvoll ist
Weder die klassische Internetsuche noch KI-Modelle sind allein ausreichend, um fundierte, aktuelle und evidenzbasierte Entscheidungen in der Physiotherapie zu treffen. Daher bietet sich eine Kombination beider Methoden an, um die jeweiligen Stärken optimal zu nutzen und die Schwächen zu minimieren.

Ein sinnvoller Ansatz könnte wie folgt aussehen:

1. **Gezielte Nutzung der KI für eine erste Strukturierung der Informationen:** Sprachmodelle können dazu genutzt werden, um eine schnelle, gut lesbare Zusammenfassung eines Themas zu erstellen oder eine Orientierung über

2.2 Wie kann ChatGPT unterstützen?

Tab 2.3 Internetsuche versus Sprachmodelle

Aspekt	Internetsuche	KI-gestützte Sprachmodelle
Datenquelle	Webseiten aus dem gesamten Internet	Trainingsdaten, keine Echtzeitrecherche
Ergebnis	Liste mit Links zu externen Seiten	Direkte, ausformulierte Antwort
Aktualität	Ständige Aktualisierung, neue Inhalte täglich	Wissen beschränkt auf das letzte Trainingsdatum
Individualisierung	Keine direkte Anpassung an den Nutzer	Antwort kann personalisiert werden
Bewertung nötig?	Ja, Nutzer muss Quelle prüfen	Antwort direkt verwertbar, aber Faktencheck nötig
Rechercheaufwand	Hoch, da viele Quellen geprüft werden müssen	Gering, da Antworten direkt formuliert werden
Verlässlichkeit	Hängt von den gefundenen Webseiten ab	Hängt von der Qualität des Trainingsdatensatzes ab
Wissenschaftliche Evidenz	Erfordert gezielte Suche nach validen Studien	Muss explizit im Prompt angefordert werden
Unabhängigkeit von wirtschaftlichen Interessen	Variabel, viele Ergebnisse sind gesponsert	Modellabhängig, Trainingsdaten können beeinflusst sein
Verfügbarkeit spezifischer Fachinformationen	Sehr hoch bei gezielter Suche	Begrenzt auf die Inhalte des Trainingsmaterials
Verarbeitung natürlicher Sprache	Eingeschränkt, basiert auf Schlagworten	Hoch, ermöglicht detaillierte Dialoge
Potenzielle Fehlinformationen	Hohe Gefahr durch nicht überprüfte Inhalte	Gefahr durch Halluzinationen oder veraltete Daten

mögliche Therapieansätze zu bieten. Dabei sollte jedoch stets bedacht werden, dass die generierten Inhalte kritisch hinterfragt werden müssen.
2. **Prüfung und Vertiefung durch die Internetsuche:** Sobald ein Sprachmodell eine erste Antwort geliefert hat, kann die Internetsuche gezielt eingesetzt werden, um aktuelle wissenschaftliche Studien, offizielle Leitlinien oder Expertenmeinungen zu prüfen. So lassen sich Aussagen verifizieren und mögliche Wissenslücken schließen.
3. **Evidenzbasierte Entscheidungen treffen:** Die Kombination aus KI-gestützten Zusammenfassungen und verifizierten Quellen ermöglicht eine fundierte Entscheidungsfindung. Besonders in der Physiotherapie, wo evidenzbasierte Praxis essenziell ist, kann diese Vorgehensweise helfen, qualitativ hochwertige und für die Patient*innen hilfreiche Lösungen zu entwickeln.

Die intelligente Kombination beider Methoden bietet somit die Möglichkeit, das Beste aus beiden Welten zu nutzen: die Schnelligkeit und Strukturierung der KI sowie die Aktualität und Verifizierbarkeit der Internetsuche.

Die Wahl des passenden Sprachmodells ist eine wichtige Grundlage. Doch wie genau lassen sich diese Modelle im physiotherapeutischen Alltag einsetzen? Der nächste Abschnitt zeigt konkrete Anwendungsbereiche und verdeutlicht, welche Vorteile sich durch den gezielten Einsatz von KI ergeben.

Dabei steht ChatGPT im Mittelpunkt, da es als zugängliches Sprachmodell mit vielseitigem Funktionsumfang einen besonders praxisnahen Einstieg bietet. Weitere spezialisierte KI-Werkzeuge – etwa zur Verarbeitung von Dokumenten, zur Visualisierung oder zur automatischen Transkription – werden in Kap. 3 vorgestellt. Die dort gezeigten Systeme bauen funktional auf denselben Prinzipien auf wie ChatGPT. Die in diesem Kapitel dargestellten Techniken des Promptings und der Kontextgestaltung gelten daher modellübergreifend und bilden auch für den Einsatz dieser zusätzlichen Tools eine solide Grundlage.

2.2.2 Warum Sprachmodelle in der Physiotherapie nützlich sind

Wie können Sprachmodelle in der Physiotherapie unterstützen?
Sprachmodelle wie ChatGPT können im Praxisalltag auf ganz unterschiedliche Weise unterstützen. Um einen guten Überblick zu behalten, lassen sich die Einsatzmöglichkeiten in vier Hauptbereiche einteilen:

1. **Dokumentation und Verwaltung:** Unterstützung bei Berichten, Terminplanung und administrativen Aufgaben
2. **Klinische Entscheidungsfindung und Forschung:** Erleichterung der Informationsverarbeitung und Analyse von Patientendaten
3. **Patientenbetreuung und Kommunikation:** Verbesserung der Patientenaufklärung und Interaktion
4. **Schulung und Weiterbildung:** Bereitstellung von Fachwissen und Unterstützung bei der beruflichen Fortbildung

1. **Dokumentation und Verwaltung**
   - **Effizientere Dokumentation:** Sprachmodelle wie ChatGPT können bei der Erstellung von Befundberichten, Anamnesen und Behandlungsplänen unterstützen. Auch standardisierte Verlaufsdokumentationen lassen sich effizienter gestalten, indem die KI strukturierte und nachvollziehbare Texte vorschlägt. Darüber hinaus kann sie Patientengespräche analysieren und die wichtigsten Informationen kompakt und übersichtlich aufbereiten. So lassen sich relevante Details schneller erfassen und gezielt für die weitere Behandlung nutzen.
   - **Automatisierung administrativer Aufgaben:** KI kann die Terminvergaben erleichtern, indem sie freie Kapazitäten analysiert und Patient*innen unter Berücksichtigung von Dringlichkeit und Therapiebedarf vorschlägt. Zudem kann sie automatisierte Terminerinnerungen per E-Mail oder SMS versenden, um die Anzahl von Absagen zu reduzieren. Auch im Bereich der Abrechnung und Dokumentation von Heilmittelverordnungen kann die KI unterstützen, indem sie sicherstellt, dass alle erforderlichen Angaben vollständig und korrekt hinterlegt sind.

2.2 Wie kann ChatGPT unterstützen?

- **Praxisorganisation und Marketing:** Neben der reinen Verwaltungsarbeit bietet KI auch Potenzial zur Verbesserung der Praxisorganisation und Außenwirkung. Viele organisatorische Aufgaben – wie das Verfassen von E-Mails oder die Bearbeitung von Patientenanfragen – lassen sich mithilfe von ChatGPT deutlich effizienter gestalten. Besonders im Bereich des Marketings kann ChatGPT wertvolle Unterstützung leisten: Social-Media-Beiträge können auf Knopfdruck **erstellt** und informative Newsletter gezielt für Patient*innen oder Kolleg*innen verfasst werden. Durch die flexible Anpassung an verschiedene Kommunikationsstile lassen sich Inhalte so gestalten, dass sie jede Zielgruppe direkt ansprechend und verständlich bleiben.

2. **Unterstützung in der Entscheidungsfindung**
   - **Schnellere Informationsverarbeitung:** Moderne Sprachmodelle ermöglichen eine effizientere Durchführung fachlicher Recherchen, da sie relevante Informationen aus großen Textmengen extrahieren und strukturiert aufbereiten können. Dies erleichtert den Zugriff auf wissenschaftliche Erkenntnisse und spart wertvolle Zeit bei der Suche nach fundierten Inhalten. Zudem lassen sich Fachartikel und therapeutische Leitlinien mithilfe von KI schnell zusammenfassen, sodass wesentliche Kernaussagen auf einen Blick erkennbar sind. Dies unterstützt eine schnellere Entscheidungsfindung und hilft dabei, aktuelle wissenschaftliche Erkenntnisse gezielt in die Therapieplanung zu integrieren. Darüber hinaus können verschiedene therapeutische Methoden auf Basis evidenzbasierter Quellen verglichen werden, was die Auswahl der bestmöglichen Behandlungsstrategie für individuelle Patient*innen erleichtert.
   - **Analyse und Auswertung von Patientendaten:** Sprachmodelle können dazu beitragen, Behandlungsverläufe systematisch auszuwerten und Veränderungen im Therapieerfolg frühzeitig zu erkennen. Sie ermöglichen die automatische Erstellung von Verlaufsberichten, indem sie Verlaufsdokumentationen auswerten und relevante Muster identifizieren. Zudem kann die KI dazu verwendet werden, Bewegungsanalysen durchzuführen und potenzielle Risikofaktoren für Verletzungen oder ungünstige Bewegungsmuster zu erkennen. Dies erlaubt eine gezielte Anpassung der Therapie auf Grundlage objektiver Daten.
   - **Unterstützung bei klinischen Entscheidungen:** KI kann durch strukturierte Abfragen dabei helfen, verschiedene Behandlungsoptionen systematisch zu vergleichen und ihre Vor- und Nachteile übersichtlich darzustellen. So wird die Entscheidungsfindung erleichtert: Therapeut*innen können gezielt die passende Vorgehensweise wählen – basierend auf strukturierten Therapieplänen und evidenzbasierten Empfehlungen. Zusätzlich kann die KI Symptome und Diagnosen mit klinischen Leitlinien abgleichen. Das unterstützt Fachkräfte dabei, fundierte Entscheidungen zu treffen und sicherzustellen, dass therapeutische Maßnahmen auf wissenschaftlichen Erkenntnissen beruhen.
3. **Patientenbetreuung und Kommunikation**
   - **Optimierung der Patientenkommunikation:** Komplexe medizinische Sachverhalte können mithilfe von KI in eine einfach verständliche Sprache übersetzt werden, sodass Patient*innen besser nachvollziehen können, wie

ihre Therapie funktioniert und welche Maßnahmen für sie wichtig sind. Entsprechend dazu lassen sich individuelle Therapieanleitungen erstellen, die gezielt auf die spezifischen Bedürfnisse von Patient*innen abgestimmt sind, beispielsweise unter Berücksichtigung seines Gesundheitszustands, seiner motorischen Einschränkungen oder seiner Alltagsanforderungen. Auch häufige Patientenfragen können mittels KI automatisch beantwortet und standardisiert werden, aber dennoch personalisierte Erklärungen liefern.

- **KI-gestützte Teletherapie und digitale Patientenbetreuung:** Der verstärkte Einsatz digitaler Technologien ermöglicht es, auch für die virtuelle Betreuung von Patient*innen KI zu nutzen. Sie kann personalisierte Übungsvideos und Trainingsanleitungen generieren, die den Patient*innen helfen, ihre Therapie zu Hause konsequent durchzuführen. Zudem lassen sich Chatbots einsetzen, die Patient*innen bei Fragen zur Therapie unterstützen und ihnen direktes Feedback zu ihren Übungen geben. Eine wertvolle Ergänzung zur Präsenztherapie.

- **Psychosoziale Unterstützung für Patient*innen:** Neben der physischen Rehabilitation ist auch die psychosoziale Unterstützung ein wichtiger Bestandteil der Therapie. KI kann dabei helfen, motivierende Nachrichten zu formulieren, die Patient*innen ermutigen, ihre Übungen regelmäßig und eigenverantwortlich durchzuführen. Außerdem lassen sich Inhalte zur Schmerzbewältigung bereitstellen – etwa durch Elemente aus der kognitiven Verhaltenstherapie oder durch Anleitungen zu Atem- und Entspannungstechniken. Eine individuell angepasste Ansprache trägt dazu bei, die Therapie nachhaltiger zu gestalten und die Selbstwirksamkeit der Patient*innen zu stärken.

- **Übersetzungs- und Barrierefreiheitsfunktionen für die Patientenkommunikation:** In der Physiotherapie wird häufig mit Menschen unterschiedlicher Herkunft und Sprachkenntnissen gearbeitet. KI kann dabei helfen, die Verständigung zu erleichtern – zum Beispiel, indem sie Therapieanweisungen automatisch in verschiedene Sprachen übersetzt. Auch barrierefreie Inhalte lassen sich erstellen: etwa durch den Einsatz einfacher Sprache für Menschen mit kognitiven Einschränkungen oder sprachgesteuerter Anleitungen für Patient*innen mit Sehbehinderung.

4. **Schulung und Weiterbildung**
   - **Interaktive Schulungen und Weiterbildung für Physiotherapeut*innen:** Sprachmodelle bieten vielfältige Einsatzmöglichkeiten in der Fort- und Weiterbildung von Physiotherapeut*innen. Sie können interaktive Lernmodule bereitstellen, die gezielt Fragen beantworten und Fachwissen verständlich vermitteln. Zudem lassen sich mit KI realitätsnahe Fallbeispiele simulieren, die es ermöglichen, Behandlungsentscheidungen in einem sicheren Umfeld zu üben. Durch die automatische Generierung von Quizfragen und Prüfungsinhalten kann die KI außerdem dazu beitragen, Schulungen effektiver zu gestalten.

2.2 Wie kann ChatGPT unterstützen?

- **Unterstützung bei der Bewegungsanalyse und Trainingsplanung:** Durch die Kombination mit Sensordaten oder Videosystemen kann KI Bewegungsprofile analysieren und dazu beitragen Trainingsempfehlungen anzupassen. So lassen sich individuelle Übungsprogramme erstellen. Fehlhaltungen oder ungünstige Bewegungsmuster können durch den Abgleich von Patientendaten mit Referenzwerten noch präziser erfasst und in die Trainingsprogramme integriert werden.

Sprachmodelle bieten ein enormes Potenzial, um Versorgungsqualität und Effizienz in der Physiotherapie zu optimieren.

Die Nutzung bietet zahlreiche Chancen, bringt jedoch auch gewisse Risiken und Begrenzungen mit sich, die nicht unterschätzt werden dürfen. Dazu zählen mögliche Fehlinterpretationen von Eingaben, das Phänomen sogenannter Halluzinationen, die begrenzte Aktualität der zugrunde liegenden Daten sowie ethische und datenschutzrechtliche Fragestellungen. Diese Faktoren können die Qualität der generierten Antworten beeinflussen.

Um Sprachmodelle gezielt und verantwortungsvoll einzusetzen, ist es daher unerlässlich, sich dieser potenziellen Schwächen bewusst zu sein und Strategien zur Fehlervermeidung zu entwickeln. Die folgenden Abschnitte beleuchten diese Aspekte im Detail und zeigen erste Ansätze zur Lösung auf.

2.2.3 Fehlinterpretationen und Missverständnisse bei Eingaben

Die Qualität der Antworten von ChatGPT hängt unmittelbar von der Klarheit und Präzision der Eingaben ab. Vage oder mehrdeutige Anfragen führen oft zu ungenauen oder irreführenden Ergebnissen, da das Modell Wahrscheinlichkeiten berechnet und versucht, aus unzureichenden Informationen sinnvolle Antworten zu generieren. Besonders im medizinischen Kontext kann dies problematisch sein, da unklare Formulierungen dazu führen, dass die KI unspezifische oder unpassende Empfehlungen gibt.

Ein häufiges Problem besteht darin, dass Sprachmodelle auf allgemeine Muster trainiert sind und nicht automatisch den spezifischen Kontext eines Nutzers erkennen. Wenn beispielsweise eine allgemeine Anfrage wie „Welche Übungen helfen bei Rückenschmerzen?" gestellt wird, fehlen wesentliche Informationen über die Patient*innen. Die KI kann in diesem Fall nur eine generische Antwort liefern, die möglicherweise nicht den individuellen Bedürfnissen entspricht. Faktoren wie eine genaue Diagnose, das Schmerzlevel, eventuelle Vorerkrankungen oder Bewegungseinschränkungen werden nicht berücksichtigt, wenn sie nicht explizit in der Anfrage enthalten sind. Das führt dazu, dass Antworten oft zu allgemein oder im schlimmsten Fall sogar kontraindiziert sein können.

Unterschiede zwischen Sprachmodellen und deren Einfluss auf Fehlinterpretationen

Nicht alle Sprachmodelle arbeiten nach demselben Prinzip oder haben denselben Fokus. Während ChatGPT auf dialogorientierte Interaktion optimiert ist, sind Modelle wie Microsoft Copilot speziell für die Integration in Office-Anwendungen entwickelt worden und unterstützen eher strukturierte Arbeitsprozesse. NotebookLM hingegen eignet sich besonders für die strukturierte Analyse von Dokumenten und weniger für offene, kreative Texteingaben. Gemini von Google kann aktuelle Webinhalte einbeziehen, was dazu führt, dass Antworten auf Echtzeitinformationen basieren können – allerdings mit der Gefahr, dass ungefilterte oder nicht überprüfte Inhalte aus dem Internet in die Antwort einfließen.

Diese Unterschiede sind entscheidend, wenn es darum geht, Missverständnisse zu vermeiden. Wer beispielsweise strukturiert medizinische Dokumente auswerten möchte, sollte ein darauf spezialisiertes Modell nutzen, während für interaktive Fragestellungen ein dialogorientiertes Modell wie ChatGPT besser geeignet ist. Werden falsche Erwartungen an das gewählte Modell gestellt, kann dies ebenfalls zu Fehlinterpretationen führen.

Auswirkungen auf den physiotherapeutischen Alltag

Fehlinterpretationen können in der Physiotherapie weitreichende Konsequenzen haben. Eine fehlerhafte Empfehlung zur Übungsauswahl könnte beispielsweise dazu führen, dass Patient*innen Bewegungen durchführen, die die Beschwerden verstärken, anstatt sie zu lindern. Insbesondere bei schwerwiegenden Erkrankungen wie Bandscheibenvorfällen, neurologischen Erkrankungen oder postoperativen Rehabilitationen kann eine ungenaue oder fehlerhafte KI-Antwort das Risiko von Fehlbelastungen oder erneuten Verletzungen erhöhen.

Ein weiteres Problem entsteht, wenn ChatGPT eine Übung oder Therapieform empfiehlt, die für eine spezifische Patientengruppe ungeeignet ist. So kann eine KI-generierte Empfehlung für eine Kräftigungsübung zwar für junge, sportliche Patient*innen mit Rückenschmerzen sinnvoll sein, für ältere Personen mit Osteoporose jedoch ein erhebliches Verletzungsrisiko darstellen.

Therapeut*innen sollten daher niemals eine KI-Empfehlung ungeprüft übernehmen, sondern stets mit ihrer eigenen Fachkompetenz abgleichen und gegebenenfalls mit weiteren Informationen anreichern.

Missverständnisse durch ungenaue Sprache und Vermischung von Konzepten

Missverständnisse entstehen nicht nur durch unklare Formulierungen, sondern auch durch die Vermischung mehrerer Konzepte. Wenn beispielsweise in einer einzigen Anfrage unterschiedliche Therapieansätze, Altersgruppen oder widersprüchliche Behandlungsstrategien erwähnt werden, kann die KI die Zusammenhänge falsch interpretieren und eine verzerrte Antwort generieren.

Ein Beispiel wäre die Anfrage:

2.2 Wie kann ChatGPT unterstützen?

> **Prompt**
>
> „Welche physiotherapeutischen Maßnahmen helfen bei Knieschmerzen? Sollte man eher dehnen oder kräftigen?"

Diese Frage lässt offen, welche Art von Knieschmerzen gemeint ist – eine degenerative Erkrankung wie Arthrose, eine akute Entzündung oder eine traumatische Verletzung? Zudem vermischt sie zwei unterschiedliche therapeutische Ansätze: Dehnen und Kräftigen. Je nach Ursache der Beschwerden kann eine der beiden Strategien sinnvoll sein oder sogar kontraproduktiv wirken. Die KI kann in solchen Fällen keine klare Empfehlung aussprechen, da wesentliche Kontextinformationen fehlen.

Besser wäre eine präzisere Anfrage wie:

> **Prompt**
>
> „Welche evidenzbasierten physiotherapeutischen Maßnahmen verbessern die Beweglichkeit und Stabilität bei einem Patienten mit Gonarthrose im Stadium II?"

Dadurch erhält man eine genauere Antwort, die auf eine spezifische Diagnose abgestimmt ist.

Warum der Kontext entscheidend ist
Wenn Sprachmodelle keine exakten Informationen zu einer Frage haben, greifen sie auf ähnliche, aber möglicherweise nicht relevante Daten zurück. Dies kann zu ungewollten Fehlschlüssen führen.

Ein Beispiel aus der Praxis: Ein Therapeut fragt ChatGPT:

> **Prompt**
>
> „Welche Mobilisationstechniken helfen bei eingeschränkter Schulterbeweglichkeit?"

Die KI könnte daraufhin eine Liste allgemeiner Mobilisationstechniken liefern, ohne zu berücksichtigen, ob es sich um eine postoperative Bewegungseinschränkung nach einer Rotatorenmanschettenruptur oder um eine Verkürzung der Muskulatur durch langjährige Fehlhaltung handelt.

Der gleiche Begriff „eingeschränkte Schulterbeweglichkeit" kann also sehr unterschiedliche Ursachen haben – und je nach Ursache sind andere therapeutische Maßnahmen erforderlich. Wenn der Nutzer dies nicht explizit in der Anfrage angibt, kann es passieren, dass die Antwort unpassend oder sogar kontraindiziert ist.

Um ungenaue oder unpassende Antworten zu vermeiden, sollten gezielt relevante Details in den Prompt integriert werden. So kann beispielsweise anstelle einer allgemeinen Anfrage eine präzisere Formulierung gewählt werden:

> **Prompt**
>
> *„Ein Patient leidet unter einer postoperativen Schultersteife nach einer arthroskopischen Rotatorenmanschettenrekonstruktion. Sein Hauptproblem besteht in einer eingeschränkten Außenrotation, die durch deutliche Verklebungen der Gelenkkapsel verursacht wird. Das Ziel der Behandlung ist eine schmerzarme Verbesserung der Gelenkbeweglichkeit."*

Durch diese zusätzlichen Informationen kann das Sprachmodell eine individuellere und präzisere Antwort liefern, die besser auf die spezifischen Bedürfnisse der Patient*innen abgestimmt ist.

Um Fehlinterpretationen zu vermeiden, sollten Anwender von KI-Systemen folgende Maßnahmen ergreifen:

- **Präzise Formulierungen wählen:** Statt allgemeiner Fragen wie „Welche Übungen helfen?" lieber spezifische Kontexte angeben.
- **Den gewählten Kontext detailliert beschreiben:** Welche Diagnose liegt vor? Gibt es Bewegungseinschränkungen oder Schmerzprobleme?
- **Passendes Sprachmodell nutzen:** Je nach Anwendungsfall kann ein anderes Modell sinnvoller sein. Beispielsweise eignet sich NotebookLM besser für die Analyse längerer Dokumente, während ChatGPT für dialogbasierte Interaktionen optimiert ist.
- **KI-Antworten mit Fachwissen abgleichen:** Nie eine Antwort ungeprüft übernehmen, sondern immer mit etablierten Quellen und therapeutischem Wissen abgleichen.

Wenn diese Faktoren berücksichtigt werden, kann KI als wertvolles Werkzeug genutzt werden – ohne das Risiko von Fehlinterpretationen und Missverständnissen. Die Qualität der KI-Antworten hängt maßgeblich von der Klarheit der Eingaben ab. Unpräzise oder mehrdeutige Formulierungen können zu falschen oder unspezifischen Ergebnissen führen. Daher sollten Nutzer gezielt relevante Informationen bereitstellen, um genauere und sinnvollere Antworten zu erhalten.

2.2.4 Warum KI falsche Informationen erzeugen kann

Ein besonderes Problem von Sprachmodellen wie ChatGPT ist das Phänomen der Halluzinationen. Dabei generiert die KI Antworten, die auf den ersten Blick überzeugend klingen, inhaltlich jedoch falsch oder ungenau sind. Gerade im medizinischen und physiotherapeutischen Bereich kann dies schwerwiegende Folgen haben, da falsche oder nicht evidenzbasierte Empfehlungen Fehlinformationen verbreiten und in der Praxis potenziell negative Auswirkungen haben können.

2.2 Wie kann ChatGPT unterstützen?

Warum entstehen Halluzinationen?
Die Ursache für diese Halluzinationen liegt in der Funktionsweise der Modelle. Sprach-KI basiert nicht auf einer festen Wissensdatenbank, sondern berechnet Wahrscheinlichkeiten für die nächste sinnvolle Wortkombination basierend auf ihrem Training. Das bedeutet, dass sie Informationen nicht speichert oder verifiziert, sondern aus vorhandenen Mustern Ableitungen trifft.

Daraus können sich folgende typische Schwächen ergeben:

- **Lückenhafte Datenbasis und Wahrscheinlichkeitsberechnungen:** Wenn eine KI auf eine Frage keine gesicherten Informationen hat, füllt sie diese Lücke nicht mit „Ich weiß es nicht", sondern mit einer Wahrscheinlichkeitsberechnung. Sie generiert eine Antwort basierend auf den ihr bekannten Textmustern – auch wenn diese nicht korrekt sind.
- **Vermischung unterschiedlicher Konzepte:** KI-Modelle können Konzepte, die in ähnlichen Zusammenhängen vorkommen, fälschlicherweise miteinander verbinden. So könnte eine KI beispielsweise eine bekannte Technik der manuellen Therapie mit einer völlig anderen Methode verknüpfen und dadurch eine neue, nichtexistierende Behandlungsstrategie „erfinden".
- **Fehlinterpretation von Sprache und Kontext:** Ähnlich klingende oder thematisch nahe Inhalte können fälschlich kombiniert oder falsch zugeordnet werden, was zu erfundenen Methoden oder Begriffen führt. Beispielsweise könnte eine KI in einem physiotherapeutischen Kontext das Wort „Mobilisation" fälschlicherweise auf eine allgemeine Bewegungstherapie beziehen, obwohl damit in der manuellen Therapie eine spezifische Technik gemeint ist.
- **Fehlende Echtzeitaktualität:** Ohne Anbindung an aktuelle Datenquellen bleiben Modelle auf dem Stand ihrer letzten Trainingsdaten – medizinische Neuerungen werden möglicherweise nicht berücksichtigt.

Problematische Halluzinationen in der Physiotherapie
Gerade im medizinischen und therapeutischen Bereich sind KI-Halluzinationen besonders kritisch. Falsche oder ungenaue Antworten können dazu führen, dass Therapeut*innen fehlerhafte Annahmen treffen oder falsche Behandlungsansätze diskutiert werden. Einige typische Beispiele für problematische KI-Halluzinationen in der Physiotherapie sind:

- **Erfundene Behandlungsmethoden:** Kombinationen realer Techniken zu nichtexistierenden Verfahren. Beispielsweise die Verbindung einer speziellen Übung mit einer nichtexistierenden Grifftechnik der manuellen Therapie.
- **Falsche wissenschaftliche Quellen:** Die KI kann Studien oder Literaturhinweise erfinden, die es in Wirklichkeit nicht gibt.
- **Missverständnisse bei der Diagnose:** Eine allgemeine Beschreibung eines Symptoms könnte dazu führen, dass die KI eine ungeeignete Behandlung empfiehlt, weil sie die individuellen Unterschiede der Patient*innen nicht berücksichtigen kann.

Ein Beispiel: Ein Therapeut fragt die KI

> **Prompt**
>
> „Welche Techniken helfen bei einer postoperativen Kniegelenksteife nach einer Totalendoprothese?"

Die KI antwortet mit einer Liste von Maßnahmen, darunter auch tiefe Kniebeugen zur Verbesserung der Beweglichkeit. Dies wäre jedoch in der Frühphase der Rehabilitation kontraindiziert und könnte den Patient*innen schaden.

Ein zusätzlicher Risikofaktor besteht in sogenannten Bias, also Verzerrungen in den Trainingsdaten. Diese können dazu führen, dass bestimmte Krankheitsbilder oder Patientengruppen bevorzugt oder benachteiligt dargestellt werden – unabhängig von wissenschaftlicher Evidenz.

Wie kann man das Risiko von Halluzinationen minimieren?
Für den praktischen Einsatz gibt es verschiedene Strategien, um das Risiko von Halluzinationen zu minimieren:

- **Präzise Fragen stellen:** Unklare oder zu breit gefasste Anfragen geben der KI viel Spielraum für Spekulationen und erhöhen die Wahrscheinlichkeit falscher Antworten. Beispiel:
  - Ungenaue Anfrage:

> **Prompt**
>
> „Welche Übungen helfen bei Rückenschmerzen?"

> **Präzisierter Prompt**
>
> „Welche evidenzbasierten Übungen verbessern die Lendenwirbelstabilität bei einem 45-jährigen Patienten mit chronischer unspezifischer Lumbalgie?"

- **Gezielt nach wissenschaftlichen Quellen fragen:** Eine der besten Methoden zur Überprüfung von KI-Antworten ist die Nachfrage nach Quellen. Beispiel:

> **Prompt**
>
> „Gibt es eine aktuelle Metaanalyse zur Wirksamkeit von propriozeptivem Training bei Kniearthrose?"

Falls die KI keine konkrete Studie nennt oder allgemeine Aussagen trifft, sollte die Antwort kritisch hinterfragt werden.

- **Antworten mit unabhängigen Quellen abgleichen:** Da Sprachmodelle keine echten Literaturdatenbanken wie PubMed oder Cochrane durchsuchen, sollten Antworten immer durch eine klassische wissenschaftliche Recherche überprüft werden.
- **Skeptisch bleiben, wenn eine Antwort zu „glatt" klingt:** Oft erkennt man Halluzinationen daran, dass Antworten extrem detailliert, aber ohne Belege formuliert sind. Klingen Aussagen ungewöhnlich, sollten sie besonders kritisch geprüft werden.
- **Spezialisierte Modelle für bestimmte Aufgaben nutzen:** Falls wissenschaftliche Recherche benötigt wird, könnte ein Modell wie NotebookLM hilfreicher sein, da es sich auf die Analyse von Dokumenten spezialisiert. Für allgemeine Anfragen bietet sich hingegen ChatGPT an.
- **Vermeidung von voreiligen Schlussfolgerungen:** Therapeut*innen sollten sich bewusst sein, dass KI-generierte Antworten als Ergänzung, nicht als Ersatz für medizinische Expertise dienen. Eine fundierte physiotherapeutische Beurteilung kann durch KI unterstützt, aber niemals ersetzt werden.

Halluzinationen in Sprachmodellen sind ein ernstzunehmendes Problem, besonders im medizinischen Kontext. Sie entstehen, weil KI-Systeme auf Wahrscheinlichkeitsberechnungen basieren und keine feste Wissensdatenbank haben. Besonders gefährlich sind erfundene Quellen, die Vermischung unterschiedlicher Konzepte und die Verwendung überholter Informationen.

Durch gezieltes Prompting, kritische Überprüfung und die Kombination mit anderen Recherchemethoden lassen sich diese Risiken minimieren. Sprachmodelle sollten als unterstützende Werkzeuge betrachtet werden, die die menschlichen Therapeut*innen ergänzen, aber niemals ersetzen können. Wer sich dieser Grenzen bewusst ist, kann KI-gestützte Systeme sicher und effektiv in der Physiotherapie einsetzen.

Sprachmodelle können überzeugend klingende, aber inhaltlich falsche Antworten generieren. Diese Halluzinationen entstehen, weil die KI Wahrscheinlichkeiten berechnet und Wissenslücken durch Mustervervollständigung füllt. Nutzer sollten daher immer kritisch hinterfragen, ob eine Antwort logisch und durch nachweisbare Quellen belegt ist.

2.2.5 Kritische Bewertung und sichere Nutzung von KI-generierten Antworten

Um Fehlinformationen zu minimieren, sollten Sprachmodelle gezielt und kritisch eingesetzt werden. Obwohl sie eine wertvolle Unterstützung bieten, ist es essenziell, sich der Grenzen und potenziellen Fehlerquellen bewusst zu sein. Besonders im medizinischen Kontext kann eine unkritische Übernahme von KI-generierten Antworten zu falschen Entscheidungen führen. Daher sind verschiedene Strategien notwendig, um die Qualität und Verlässlichkeit der Informationen sicherzustellen.

Präzise und spezifische Fragen stellen

Eine wesentliche Voraussetzung für verlässliche KI-Antworten ist die Qualität der Eingabe. Offene oder ungenaue Anfragen lassen der KI zu viel Interpretationsspielraum, was die Wahrscheinlichkeit fehlerhafter Aussagen erhöht. Konkrete, kontextbezogene Fragen führen hingegen zu deutlich zielgerichteteren Ergebnissen. Je weniger konkrete Informationen zur Verfügung stehen, desto mehr spekulieren sie. Eine ungenaue Anfrage wie „Welche Übungen helfen bei Knieschmerzen?" liefert lediglich allgemeine Empfehlungen, die möglicherweise nicht auf den individuellen Fall zutreffen. Eine spezifischere Formulierung wie „Welche evidenzbasierten Übungen verbessern die Kniegelenkstabilität bei einem 60-jährigen Patienten mit Gonarthrose im Frühstadium?" führt hingegen zu gezielteren Antworten, die besser auf die jeweiligen Patient*innen zugeschnitten sind.

Zusätzliche Angaben wie Vorerkrankungen, Kontraindikationen oder Phase der Rehabilitation erhöhen die Relevanz und Individualisierbarkeit der Antwort.

Antworten kritisch hinterfragen

Eine erste Antwort sollte nie ungeprüft übernommen werden. Stattdessen ist es sinnvoll, gezielte Nachfragen zu stellen oder alternative Formulierungen zu testen, um Widersprüche oder Ungenauigkeiten aufzudecken. Besonders wenn die Antwort auf medizinischen oder therapeutischen Annahmen basiert, sollte sie mit etablierten Quellen oder Expertenwissen abgeglichen werden.

Ein bewährter Ansatz ist es, die gleiche Frage in leicht abgewandelter Form erneut zu stellen. Wenn die Antworten dabei stark variieren, kann dies ein Hinweis darauf sein, dass die generierten Inhalte unsicher oder spekulativ sind. Ebenso kann es hilfreich sein, die KI zu bitten, ihre eigene Antwort kritisch zu bewerten, etwa mit einer Frage wie:

> **Prompt**
>
> „Welche Unsicherheiten bestehen bei deiner Antwort?" oder „Gibt es wissenschaftliche Belege für diese Empfehlung?"

Evidenzbasierte Quellen verlangen

Da Sprachmodelle keine Echtzeitverbindung zu wissenschaftlichen Datenbanken haben, können sie keine eigenständige Quellenprüfung durchführen. Sie generieren Antworten auf Basis ihrer Trainingsdaten, die möglicherweise nicht die neuesten Forschungsergebnisse enthalten. Deshalb ist es sinnvoll, gezielt nach evidenzbasierten Informationen zu fragen.

Eine Möglichkeit besteht darin, in der Anfrage explizit darauf hinzuweisen, dass nur auf wissenschaftlich fundierte Erkenntnisse zurückgegriffen werden soll. Beispielsweise kann die Anfrage lauten:

2.2 Wie kann ChatGPT unterstützen?

> **Prompt**
>
> *„Nenne evidenzbasierte Studien zur Effektivität der manuellen Therapie bei chronischen Rückenschmerzen."*

Falls keine belastbaren Quellen genannt werden oder die Antwort ungenau bleibt, sollte die Information kritisch hinterfragt und mit vertrauenswürdigen Fachquellen abgeglichen werden.

Datenschutz beachten

Der Schutz personenbezogener Daten ist beim Einsatz von KI im Gesundheitsbereich besonders wichtig. ChatGPT und vergleichbare Modelle sind nicht für die Verarbeitung sensibler Patientendaten geeignet, da sie den Datenschutzanforderungen der DSGVO oder des HIPAA (Health Insurance Portability and Accountability Act) nicht entsprechen.

Informationen wie Name, Geburtsdatum oder Diagnosedaten dürfen daher nicht in KI-Systeme eingegeben werden. Stattdessen empfiehlt es sich, anonymisierte oder fiktive Fallbeispiele zu nutzen. So kann man beispielsweise anstelle von

> **Prompt**
>
> *„Mein Patient, Herr Müller, 45 Jahre, leidet unter starken Rückenschmerzen nach einer Bandscheiben-OP"* eine neutralere Formulierung wählen wie: *„Ein 45-jähriger Patient mit chronischen lumbalen Schmerzen nach einer Bandscheiben-Operation."*

Regelmäßige Aktualisierung des Wissens nutzen

Da Sprachmodelle nur bis zu einem bestimmten Zeitpunkt trainiert werden, besteht die Gefahr, dass sie veraltete medizinische Empfehlungen wiedergeben. Besonders in einem dynamischen Fachgebiet wie der Medizin ist deshalb eine sorgfältige Gegenprüfung unerlässlich. Aktuelle Leitlinien, Fachartikel oder vertrauenswürdige Datenbanken sollten stets zum Abgleich herangezogen werden. Ergänzend kann eine gezielte Internetsuche oder der direkte Zugriff auf wissenschaftliche Plattformen wie PubMed oder Cochrane zusätzliche Sicherheit bieten.

Um die oben genannten Aspekte noch einmal zusammenzufassen und zu verdeutlichen, zeigt die folgende Tab. 2.4 die wesentlichen Unterschiede zwischen einer unkritischen und einer reflektierten Nutzung von Sprachmodellen in der Physiotherapie.

Chancen nutzen, Risiken minimieren

Sprachmodelle wie ChatGPT können den Arbeitsalltag in der Physiotherapie erheblich erleichtern, wenn sie bewusst und kritisch eingesetzt werden, ersetzen jedoch nicht die fachliche Expertise der Therapeut*innen.

Tab 2.4 Unterschiede zwischen unkritischer und reflektierter Nutzung

Aspekt	Unkritische Nutzung	Reflektierte Nutzung
Fragestellung	Allgemein und unspezifisch („Was hilft bei Knieschmerzen?")	Präzise und evidenzbasiert („Welche Übungen sind nachweislich wirksam für Kniegelenkstabilität bei Gonarthrose im Frühstadium?")
Überprüfung der Antwort	Direkte Übernahme ohne Gegenprüfung	Kritische Reflexion, Abgleich mit Fachliteratur
Quellenlage	Keine Überprüfung oder Nachfrage nach Studien	Aktive Anforderung evidenzbasierter Studien und Quellen
Datenschutz	Patientenspezifische Daten werden eingegeben	Anonymisierte oder generalisierte Fallbeispiele werden genutzt
Aktualität der Informationen	Annahme, dass die KI immer aktuelles Wissen hat	Abgleich mit aktuellen medizinischen Leitlinien
Kontextverarbeitung	Keine zusätzlichen Hintergrundinformationen	Detaillierte Angaben zu Patientendaten, Kontraindikationen etc.
Anpassung der KI-Antwort	Akzeptanz der Erstantwort ohne Nachbesserung	Nachfragen zur Präzisierung der Antwort

Die bewusste Nutzung bedeutet, Anfragen präzise zu formulieren, Antworten systematisch zu überprüfen und keine ungeprüften Therapieempfehlungen zu übernehmen. Fehlinformationen lassen sich durch evidenzbasierte Fragen und gezieltes Nachfragen reduzieren, während der Datenschutz jederzeit oberste Priorität behalten muss.

Wenn ChatGPT gezielt als unterstützendes Werkzeug genutzt wird, kann es die physiotherapeutische Praxis bereichern, ohne die Sicherheit oder Qualität der Therapie zu gefährden. Letztlich bleibt die Verantwortung jedoch stets bei den Therapeut*innen, die die KI-generierten Inhalte kritisch hinterfragen und durch eigenes Fachwissen ergänzen sollten.

Damit aus der kritischen Haltung eine praktische Arbeitsweise wird, hilft ein kurzer Kriterienkatalog für die Bewertung von KI-Antworten im therapeutischen Kontext.

Checkliste: Woran kann man erkennen, dass eine KI-Antwort kritisch geprüft werden sollte?
- Die Antwort klingt sehr sicher, enthält aber keine Quelle.
- Fachbegriffe werden ungewöhnlich verwendet oder falsch erklärt.
- Es werden Therapieformen empfohlen, die nicht evidenzbasiert sind.
- Die KI behauptet, Studien zu kennen, liefert aber keine konkreten Titel.
- Es erscheinen erfundene Quellen oder Autorennamen („Halluzination").
- Aussagen widersprechen der eigenen beruflichen Erfahrung oder Leitlinien.

Hierzu nun noch ein Beispiel aus der Praxis
Ein Physiotherapeut fragt ChatGPT

> **Prompt**
>
> *„Welche Übungen eignen sich bei akutem Bandscheibenvorfall L5/S1?"*

Die KI schlägt unter anderem „Hyperextension der LWS in Bauchlage" vor – ohne den Hinweis, dass diese Übung im akuten Stadium kontraindiziert sein kann. Erfahrene Therapeut*innen erkennen das sofort – ein Einsteiger möglicherweise nicht
 Je größer das potenzielle Risiko einer Fehlinformation ist, desto wichtiger ist es, Antworten gegenzuprüfen – z. B. mit eigenen Erfahrungen, Fachliteratur oder Kolleg*innen
 Mit diesem Wissen über Chancen und Risiken ist es nun an der Zeit, sich mit der praktischen Umsetzung zu befassen. Im nächsten Kapitel geht es darum, wie durch gezieltes Prompting die besten Ergebnisse mit ChatGPT erzielt werden können – von klaren Fragen bis hin zur Erstellung eines KI-gestützten Assistenten.

2.3 Grundlagen eines hilfreichen Prompts

Die Qualität der Antworten, die ein Sprachmodell wie ChatGPT liefert, hängt maßgeblich von der Formulierung der Anfragen, den sogenannten Prompts, ab. Eine präzise und strukturierte Fragestellung kann dazu beitragen, gezielte und verwertbare Informationen zu erhalten, während eine unklare oder unvollständige Anfrage häufig zu unspezifischen oder sogar irreführenden Antworten führt.
 Um den Nutzen von ChatGPT optimal auszuschöpfen, müssen bestimmte Grundsätze für die Gestaltung effektiver Prompts beachtet werden.
 In diesem Kapitel werden die wesentlichen Prinzipien für den Aufbau guter Prompts erläutert. Es wird gezeigt, welche Struktur und Formulierungen zu besonders präzisen und praxistauglichen Antworten führen und wie sich die Qualität der generierten Inhalte durch iterative Optimierung verbessern lässt.
 Ein besonderer Fokus liegt auf praxisnahen Beispielen aus der Physiotherapie, die veranschaulichen, wie die Qualität von Prompts gezielt verbessert werden kann. Wer die hier vermittelten Techniken beherrscht, kann Fragen stellen, die nicht nur präzisere Antworten liefern, sondern auch die Interaktion mit KI-gestützten Assistenzsystemen erleichtern.
 Zusätzlich werden Strategien zur Fehlervermeidung vorgestellt. Ein gut formulierter Prompt ist entscheidend für den effektiven Einsatz von KI im Praxisalltag. Die hier vermittelten Grundlagen bilden die Basis für spezialisierte Prompts, die im nächsten Kapitel vorgestellt werden. Während in diesem Abschnitt die allgemeinen Regeln und Techniken behandelt werden, liegt der Fokus im nächsten Kapitel auf fertigen, direkt anwendbaren Prompts für die Praxisnutzung.

2.3.1 Warum sind präzise Prompts wichtig?

Die Qualität der Antworten wird durch die Klarheit und Struktur des Prompts bestimmt. Eine unklare oder unpräzise Anfrage führt oft zu allgemeinen oder wenig hilfreichen Antworten. Eine gezielte, detaillierte Fragestellung hingegen ermöglicht eine passgenaue, praxisnahe Antwort, die direkt im therapeutischen Alltag genutzt werden kann.

Ein sinnvoller Vergleich lässt sich zur Anamnese in der Physiotherapie ziehen: Eine allgemein gehaltene Frage wie „Haben Sie Schmerzen?" liefert lediglich eine knappe, wenig verwertbare Information. Erst durch gezielte Nachfragen zur Schmerzlokalisation, -qualität, -dauer und möglichen Auslösern entsteht ein differenziertes Bild, das eine fundierte Therapieentscheidung ermöglicht.

Genauso verhält es sich beim Prompting. Eine unspezifische Frage wie „Welche Übungen helfen bei Rückenschmerzen?" führt zu einer allgemeinen Liste ohne individuellen Bezug. Erst durch die Einbindung relevanter Informationen wie Diagnose, Einschränkungen und Therapieziel wird die KI zu einer gezielten, hilfreichen Antwort befähigt.

Damit Sprachmodelle wie ChatGPT optimal genutzt werden können, sollte die Eingabe nach drei zentralen Prinzipien aufgebaut sein: Präzision, Struktur und Kontext (siehe Abb. 2.3). Das Vorgehen wir in folgenden Beispielen praxisnah veranschaulicht wird:

> **Unpräziser Prompt**
>
> „Erstelle einen Therapieplan für einen Patienten mit Rückenschmerzen."

> **Antwort**
>
> „Ein allgemeiner Therapieplan für Rückenschmerzen kann Dehnübungen, Kräftigungsübungen und Haltungsverbesserung umfassen. Wichtige Maßnahmen sind regelmäßige Bewegung, Vermeidung von Fehlhaltungen und gegebenenfalls Wärmebehandlungen."

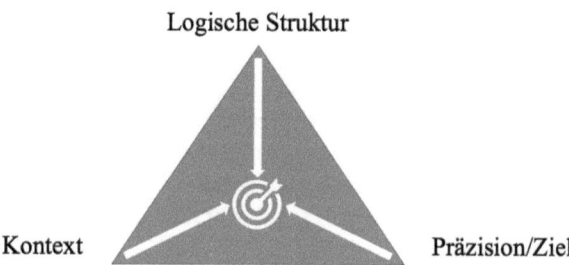

Abb. 2.3 Grundprinzipien eines hilfreichen Prompts

2.3 Grundlagen eines hilfreichen Prompts

Präzisierter Prompt

„Erstelle einen strukturierten Therapieplan für einen 45-jährigen Patienten mit chronischen lumbalen Rückenschmerzen (seit 6 Monaten), geringer Rumpfstabilität und Bewegungseinschränkung bei Rotation. Berücksichtige, dass der Patient bisher keine physiotherapeutische Behandlung erhalten hat. Die Übungen sollen alltagstauglich sein und eine schrittweise Belastungssteigerung ermöglichen."

Antwort

„Woche 1–2:
- *Einführung in die Grundlagen der Körperhaltung und ergonomische Anpassungen im Alltag*
- *Sanfte Mobilisationsübungen für die Lendenwirbelsäule (z. B. Beckenkippen im Liegen)*
- *Aktivierung der tiefen Rumpfmuskulatur durch isometrische Halteübungen*

Woche 3–4:
- *Steigerung der Beweglichkeit durch Rotationsübungen (z. B. sanfte Oberkörperrotation im Sitzen)*
- *Erste dynamische Kräftigungsübungen für den Rumpf (z. B. Bridging mit Progression)*
- *Schulung der Eigenwahrnehmung zur Verbesserung der Körperhaltung*

Woche 5–6:
- *Integration funktioneller Übungen für den Alltag (z. B. Aufstehen aus dem Sitz mit aktivierter Rumpfmuskulatur)*
- *Steigerung der Belastungsintensität durch koordinativ anspruchsvollere Übungen*
- *Evaluierung des Fortschritts und Anpassung der Übungen basierend auf Patientenfeedback"*

Schlechte vs. gute Prompts: Der direkte Vergleich

Die Nützlichkeit einer generierten Antwort wird durch die Art und Weise der Fragestellung bestimmt. Ein schlecht formulierter Prompt führt zu generischen oder unpassenden Ergebnissen, während ein gut durchdachter Prompt die KI genau steuert – siehe Tab. 2.5.

Die präzisere Frage ermöglicht eine individuell angepasste und umsetzbare Antwort, während die unpräzise Frage nur eine allgemeine, wenig hilfreiche Empfehlung erzeugt.

Praxisbeispiel für schlechte und verbesserte Anfrage

Ein weiteres Beispiel zeigt, wie die Qualität der KI-Antwort durch präzisere Eingaben verbessert werden kann.

Tab 2.5 Schlechte und verbesserte Anfragen

Schlechte Anfrage	Verbesserte Anfrage
„Wie mache ich eine Dokumentation?"	„Erstelle eine strukturierte Patientenverlaufsdokumentation für eine 60-jährige Patientin mit postoperativer Knie-TEP nach zwei Wochen. Der Schwerpunkt liegt auf Schmerzverlauf, Bewegungsumfang, Schwellungszustand und Funktionsverbesserung."
„Welche Übungen helfen bei Nackenschmerzen?"	„Welche evidenzbasierten Übungen verbessern die Beweglichkeit der Halswirbelsäule und reduzieren muskuläre Dysbalancen bei chronischen Nackenschmerzen (ohne neurologische Ausfälle)?"
„Was ist eine gute Therapie für einen Patienten nach Schlaganfall?"	„Erstelle einen individuellen Rehabilitationsplan für einen 65-jährigen Patienten nach ischämischem Schlaganfall (rechter MCA-Verschluss, linksseitige Hemiparese, Fazialisparese Grad 2, eingeschränkte Handfunktion). Ziel: Verbesserung der Feinmotorik und Gehfähigkeit."

Standard-Prompt (ungenau und zu allgemein)

Ungenauer Prompt

„Welche Übungen helfen nach einer Kreuzband-OP?"

Antwort

„Nach einer Kreuzbandoperation ist es wichtig, die Muskulatur zu kräftigen und die Beweglichkeit wiederherzustellen. Übungen wie Fahrradfahren, Beinpressen und Gleichgewichtstraining können hilfreich sein."

Das Problem bei dieser Frage: Die Antwort ist zu allgemein und berücksichtigt weder die Rehabilitationsphase noch individuelle Patientenfaktoren.

Verbesserter Prompt (praxisnah und individualisiert)

Praxisnaher Prompt

„Ein 28-jähriger Sportler (Fußballspieler) befindet sich in Woche 6 nach einer vorderen Kreuzbandplastik (autologe Sehnentransplantation). Die passive Beweglichkeit des Knies ist fast vollständig wiederhergestellt, die aktive Kontrolle jedoch noch eingeschränkt. Er möchte sicher in den Sport zurückkehren. Welche evidenzbasierten Übungen sind für diese Reha-Phase geeignet?"

Antwort

„Für die Rehabilitationsphase ab Woche 6 sind folgende Übungen sinnvoll: Propriozeptives Training:

- *Einbeinstand auf instabilem Untergrund:* Verbesserung der neuromuskulären Kontrolle (3-mal 20 s).
- *Seitliches Bandlaufen:* Aktivierung der Hüft- und Beinmuskulatur zur Gelenkstabilisierung (3-mal 10 Schritte pro Seite).

Funktionelles Krafttraining:

- *Step-Ups auf eine 20 cm hohe Stufe:* Verbesserung der aktiven Kniestreckung unter Belastung (3-mal 12 Wdh.).
- *Exzentrisches Training der Oberschenkelmuskulatur:* z. B. Nordic Hamstring Exercise (3-mal 8 Wdh.).

Beweglichkeitsverbesserung und Sportintegration:

- *Dynamische Dehnungen der hinteren Oberschenkelmuskulatur:* Optimierung der Kniestreckung (3 × 30 s).
- *Erste sportartspezifische Übungen (z. B. leichtes Ballhandling ohne Belastung auf das Knie).*

Wichtig: Kein Sprungtraining oder schnelles Richtungswechseltraining in dieser Phase. Eine Rückkehr zum Sport sollte erst nach Abschluss der Reha-Phasen 3 und 4 erfolgen.

Warum ist dieser Prompt besser?

- **Individuelle Angaben:** Patientendetails (Alter, Sportart, Phase der Reha).
- **Gezielter Fokus:** Spezifische Anforderungen für einen Fußballspieler.
- **Phasengerechte Übungen:** Keine Überforderung, aber auch kein zu langsamer Fortschritt.

Die Rolle von Kontext und Zielsetzung

Je mehr relevante Informationen in den Prompt eingebaut werden, desto nützlicher sind die Antworten. Dies gilt besonders für den medizinischen Bereich, in dem individuelle Unterschiede zwischen Patient*innen eine große Rolle spielen.

Wichtige Aspekte eines guten Prompts

Durch eine strukturierte Fragestellung kann sichergestellt werden, dass ChatGPT gezielt relevante Informationen liefert.

- **Wer?** Wer sind die Patient*innen? Welche relevanten Informationen gibt es zu Diagnose, Alter, Beschwerden?
- **Was genau wird benötigt?** Soll eine Liste von Übungen, eine Zusammenfassung oder eine Entscheidungshilfe erstellt werden?
- **Welches Ziel soll erreicht werden?** Soll ein Behandlungsplan entwickelt, eine Vergleichsanalyse erstellt oder eine evidenzbasierte Entscheidung getroffen werden?

Follow-up-Prompts

Oft genügt eine erste Antwort nicht, um alle relevanten Aspekte abzudecken. Durch gezielte Nachfragen („Follow-up-Prompts") kann die Qualität der Antworten weiter verbessert werden.

Hierzu wieder ein Beispiel

Erster Prompt

„Erstelle einen Trainingsplan für eine 50-jährige Patientin mit Schulter-Impingement-Syndrom."

Antwort

„Ein effektiver Trainingsplan für eine 50-jährige Patientin mit Schulter-Impingement-Syndrom umfasst gezielte Übungen zur Verbesserung der Schulterbeweglichkeit, zur Kräftigung der stabilisierenden Muskulatur und zur Schmerzreduktion. Vorschlag für einen Trainingsplan:

- ***Pendeln mit dem Arm*** *– 3-mal 30 s, um die Schulter sanft zu mobilisieren.*
- ***Wandkletterübung*** *– 3-mal 10 Wiederholungen zur Verbesserung der aktiven Beweglichkeit.*
- ***Exzentrisches Training der Rotatorenmanschette*** *mit einem leichten Theraband – 3-mal 12 Wiederholungen.*
- ***Kräftigung der Schulterblattmuskulatur*** *durch „face pulls" mit einem elastischen Band – 3-mal 12 Wiederholungen.*
- ***Stretching der Brustmuskulatur*** *– 3-mal 30 s pro Seite."*

Ergänzender Prompt

„Berücksichtige in der Übungsauswahl, dass die Patientin als Büroangestellte überwiegend sitzende Tätigkeiten ausführt und bereits seit mehreren Monaten Bewegungseinschränkungen hat."

Antwort

„Da die Patientin eine sitzende Tätigkeit ausübt, sollte der Trainingsplan zusätzlich Übungen enthalten, die Dysbalancen durch langes Sitzen ausgleichen und die Haltung verbessern:

- ***Aktive Haltungskorrektur mit Theraband*** *– 3-mal 10 Wiederholungen, um die aufrechte Haltung zu fördern.*
- ***Mobilisation der Brustwirbelsäule mit Faszienrolle*** *– 2-mal 30 s, um die Beweglichkeit der BWS zu verbessern.*
- ***Isometrisches Training für die unteren Schulterblattstabilisatoren*** *– 3-mal 10 s Haltezeit, um die muskuläre Kontrolle zu erhöhen.*
- ***Dehnung des oberen Trapezmuskels*** *– 3-mal 30 s pro Seite zur Entlastung der Schulter-Nacken-Region."*

2.3 Grundlagen eines hilfreichen Prompts

Weiterführender Prompt

„Gib konkrete Dosierungsempfehlungen für die Übungen an (Sätze, Wiederholungen, Belastungssteigerung über 6 Wochen)."

Antwort

„Für eine effektive Progression über 6 Wochen sollte der Trainingsplan schrittweise angepasst werden:

Woche 1–2:
- *Pendeln mit dem Arm: 3-mal 30 s*
- *Wandkletterübung: 3-mal 10 Wiederholungen*
- *Kräftigung der Schulterblattmuskulatur: 3-mal 12 Wiederholungen*
- *Dehnung des Brustmuskels: 3-mal 30 s*

Woche 3–4:
- *Pendeln mit dem Arm entfällt, stattdessen **isometrisches Halten bei 90° Armhebung (3-mal 10 s)***
- *Wandkletterübung: 3-mal 15 Wiederholungen*
- *Kräftigung der Schulterblattmuskulatur mit einem stärkeren Band: 3-mal 15 Wiederholungen*
- *Exzentrisches Training der Rotatorenmanschette: 3-mal 12 Wiederholungen mit leichter Progression*

Woche 5–6:
- *Einführung von **Theraband-Seitheben mit exzentrischer Kontrolle (3-mal 10 Wiederholungen)***
- *Kräftigung der Schulterblattmuskulatur mit höherem Widerstand*
- *Dehnung des Brustmuskels intensivieren (mit Unterstützung an der Wand, 3-mal 45 s)*
- ***Erweiterung der Mobilisation der Brustwirbelsäule** durch aktive Drehbewegungen mit Widerstand*

Diese Progression sorgt für eine schrittweise Steigerung der Belastung, verbessert die Funktionalität der Schulter und minimiert Schmerzen durch gezieltes Kraft- und Bewegungstraining."

Durch diese iterative Verbesserung wird sichergestellt, dass das Ergebnis möglichst praxisnah und umsetzbar ist.

2.3.2 Struktur und Prinzipien effektiver Prompts

Damit ChatGPT präzise, verwertbare und praxisnahe Antworten liefern kann, kommt es entscheidend auf die Formulierung des Prompts an. Gut aufgebaute Eingaben erleichtern der KI das Verständnis und führen zu hochwertigeren Ergebnissen – insbesondere im medizinisch-therapeutischen Kontext. Die folgenden drei Prinzipien zeigen, worauf es beim Erstellen effektiver Prompts ankommt (siehe Abb. 2.3).

Grundprinzipien eines guten Prompts
Ein effektiver Prompt sollte stets drei zentrale Elemente enthalten (siehe auch Abb. 2.3):

1. **Präzision:** Ein präziser Prompt enthält klare Angaben zum gewünschten Ergebnis. ChatGPT arbeitet probabilistisch und interpretiert unklare Fragen oft sehr allgemein. Durch die genaue Formulierung – z. B. unter Angabe der Diagnose, des Patientenprofils oder des konkreten Ziels, kann die Relevanz der Antwort erheblich gesteigert werden.
2. **Struktur:** Die Reihenfolge und Klarheit der übermittelten Informationen beeinflussen die Qualität der Antwort. Eine logische Struktur erleichtert es der KI, den Inhalt sinnvoll zu verarbeiten. Ein unstrukturierter Prompt kann zu einer zusammenhangslosen oder schwer verständlichen Antwort führen. Gut strukturierte Anfragen enthalten klare Vorgaben, etwa eine Einleitung, eine detaillierte Fragestellung und – falls nötig – eine gewünschte Formatierung. ChatGPT reagiert besonders empfindlich auf die Reihenfolge und Gewichtung der im Prompt enthaltenen Informationen. Die wichtigsten Anweisungen sollten möglichst weit vorn im Prompt platziert werden, da die ersten Zeilen den größten Einfluss auf die Antwortstruktur haben. Bei längeren oder komplexeren Prompts hat sich zusätzlich bewährt, wesentliche Punkte am Ende noch einmal zusammenfassend zu formulieren – insbesondere dann, wenn mehrere Unteraufgaben gestellt oder Formatvorgaben gemacht werden. Dadurch lässt sich das Modell zuverlässig auf den gewünschten Fokus lenken.
3. **Kontext:** Je mehr relevante Details ein Prompt enthält, desto besser kann ChatGPT den spezifischen Anwendungsfall verstehen. Ein Prompt, der Alter, Diagnose, Symptome, funktionelle Einschränkungen oder Therapieziele enthält, führt zu einer viel präziseren Antwort als eine allgemeine Frage. Das Modell kann umfangreiche Kontexte sehr gut verarbeiten – auch solche, die mehrere Absätze oder eine vollständige Fallbeschreibung umfassen. Voraussetzung dafür ist, dass die Informationen klar gegliedert und sinnvoll miteinander verknüpft sind. In der Praxis hat sich bewährt, Kontextinformationen thematisch zu bündeln (z. B. „Patientenprofil", „Therapieziel", „bisheriger Verlauf"), um Missverständnisse zu vermeiden. Besonders hilfreich sind kleine Zwischenüberschriften oder Einleitungen im Prompt, z. B. „Zur Orientierung: Der Patient hat …" oder „Wichtige Rahmendaten: …". Je nachvollziehbarer die Darstellung des Kontexts, desto besser gelingt es dem Modell, den Fall korrekt zu interpretieren und relevante Inhalte zu priorisieren.

2.3 Grundlagen eines hilfreichen Prompts

Beispiel für einen unstrukturierten und unpräzisen Prompt

> **Prompt**
>
> „Welche Übungen sind gut für Patienten mit Knieschmerzen?"

> **Antwort**
>
> „Es gibt verschiedene Übungen für Knieschmerzen, darunter Dehnungen, Kräftigungsübungen und Mobilisationstechniken. Beispielsweise sind Quadrizepstraining und Wadenheben hilfreich."

Problem: Die Antwort bleibt sehr vage, da wichtige Details zur Schmerzursache, zum Alter oder zur funktionellen Einschränkung der Patient*innen fehlen.

Beispiel für einen präzisen, gut strukturierten Prompt mit Kontext

> **Prompt**
>
> „Erstelle einen evidenzbasierten Übungsplan für einen 65-jährigen Patienten mit medialer Gonarthrose im Stadium II, der Schwierigkeiten beim Treppensteigen hat. Berücksichtige gelenkschonende Bewegungen, ein progressives Belastungsschema und eine alltagsnahe Übungsstruktur."

> **Antwort**
>
> „Hier ist ein spezifischer Übungsplan für den genannten Patienten:
>
> *Woche 1–2:*
> - Isometrische Quadrizepsaktivierung im Sitzen (3-mal 10 s)
> - Gelenkschonende Kniebeugen mit Stuhlunterstützung (3-mal 12 Wiederholungen)
> - Mobilisation der Kniegelenkskapsel durch geführte Pendelbewegungen (3-mal 30 s)
>
> *Woche 3–4:*
> - Steigerung der isometrischen Belastung (5-mal 15 s)
> - Einführung von Step-Ups mit niedriger Stufenhöhe (3-mal 10 pro Bein)
> - Ergänzung funktioneller Alltagsübungen (z. B. kontrolliertes Hinsetzen und Aufstehen)"

Die Antwort ist wesentlich spezifischer, da der Prompt das Alter, die Diagnose und die funktionelle Einschränkung der Patient*innen klar definiert.

Schrittweise Optimierung eines Prompts
Effektive Prompts lassen sich durch schrittweise Verbesserung optimieren. Ein erster Versuch kann zu einer groben Antwort führen, die durch gezielte Ergänzungen weiter verfeinert wird.

> **Erster Prompt**
>
> *„Gib mir eine Liste mit Übungen für einen Patienten mit chronischen Rückenschmerzen."*

> **Antwort**
>
> *„Es gibt verschiedene Übungen für chronische Rückenschmerzen, darunter Dehnungen, Kräftigungsübungen und Haltungskorrekturen."*

> **Optimierter Prompt**
>
> *„Erstelle eine evidenzbasierte Übungsempfehlung für einen 45-jährigen Patienten mit chronischen lumbalen Rückenschmerzen und eingeschränkter Rumpfstabilität. Berücksichtige eine schrittweise Progression sowie Übungen für den Alltag."*

Die optimierte Version führt zu einer zielgerichteten und praxisnahen Antwort mit relevanten Details.

Strukturierte Anleitung zur Formulierung von Prompts
Ein effektiver Prompt sollte nach folgendem Schema aufgebaut sein:

1. **Ziel der Anfrage definieren:** Was genau soll ChatGPT tun? (z. B. „Erstelle einen Übungsplan …")
2. **Kontext hinzufügen:** Welche spezifischen Informationen sind wichtig? (z. B. Alter, Diagnose, Einschränkungen, Therapieziele)
3. **Format oder Besonderheiten festlegen:** Sollen die Antworten in Listenform, als Fließtext oder mit Untergliederungen formuliert sein?

Gut strukturierter Prompt

> **Prompt**
>
> *„Erstelle eine Zusammenfassung der aktuellen evidenzbasierten Erkenntnisse zur postoperativen Rehabilitation nach Knie-TEP für eine Fachfortbildung. Strukturiere den Text in Einleitung, Therapiephasen, spezifische Übungen und abschließende Empfehlungen. Nutze eine verständliche, aber wissenschaftlich fundierte Sprache."*

Hinweis zur Modellsensitivität
Das aktuell Sprachmodell folgt Eingaben besonders genau und interpretiert sie wörtlicher als seine Vorgänger. Deshalb sollten unklare oder mehrdeutige Formulierungen vermieden werden. Schon kleine Änderungen in der Reihenfolge oder Wortwahl können das Antwortverhalten beeinflussen. Wenn das Modell beispielsweise eine Frage nicht wie gewünscht beantwortet, reicht oft ein einziger klarer Hinweis im Prompt aus, um das Verhalten zu korrigieren. Auch die Platzierung der Anweisungen spielt eine Rolle: Bei längeren Prompts hat sich gezeigt, dass es hilfreich ist, zentrale Instruktionen sowohl am Anfang als auch am Ende zu wiederholen.

Durch die konsequente Anwendung der Prinzipien Präzision, Struktur und Kontext lässt sich die Qualität KI-generierter Antworten erheblich steigern. In den folgenden Abschnitten wird gezeigt, wie diese Grundlagen durch zusätzliche Techniken wie Rollenvergabe und iterative Optimierung weiter verfeinert werden können.

2.3.3 Präzision, Kontext und Rollenvergabe für bessere Antworten

Die Qualität einer KI-generierten Antwort lässt sich nicht nur durch einen gut strukturierten Prompt beeinflussen, sondern auch durch gezielte inhaltliche Steuerung. Neben Präzision und Kontext – die bereits als Grundprinzipien eingeführt wurden – stellt die Rollenvergabe eine besonders wirksame Technik dar, um ChatGPT zu einer differenzierten, fachlich relevanten Perspektive zu führen.

In diesem Abschnitt wird die Kombination der drei Techniken vorgestellt, um die Qualität der generierten Antworten zu maximieren:

1. **Präzision:** Die Kunst, klare und unmissverständliche Fragen zu stellen.
2. **Kontext:** Das Bereitstellen relevanter Informationen, um die Genauigkeit der Antwort zu erhöhen.
3. **Rollenvergabe:** Die Strategie, die KI in eine bestimmte Fachperspektive zu versetzen, um spezialisierte Antworten zu erhalten.

Präzision: Klare und eindeutige Formulierungen
Ein präziser Prompt enthält exakte Informationen zu dem gewünschten Ergebnis. Vage oder zu allgemeine Fragen führen oft zu generischen Antworten, die keine echte Hilfestellung bieten.

Unpräziser Prompt

„Welche Übungen sind gut für den Rücken?"

Problem des Prompts:
- Die KI weiß nicht, für wen diese Übungen gedacht sind (jung, alt, trainiert, untrainiert, mit oder ohne Beschwerden).
- Es bleibt unklar, ob der Fokus auf Beweglichkeit, Kräftigung oder Schmerzlinderung liegt.

> **Verbesserter Prompt**
>
> *„Welche evidenzbasierten Übungen zur Kräftigung der Lendenwirbelsäule sind für einen 45-jährigen Patienten mit chronischen lumbalen Rückenschmerzen (L4/L5-Problematik) geeignet, wenn er bisher keine physiotherapeutische Vorbehandlung hatte?"*

Vorteile
- Klare Definition der Patientengruppe, Diagnose und Therapieerfahrung.
- Die KI kann sich an evidenzbasierten Empfehlungen orientieren und gezielte Vorschläge liefern.
- Fehlinterpretationen werden minimiert, da die Frage keine offenen Interpretationsspielräume lässt.

Kontext: Hintergrundinformationen für gezieltere Antworten
Ein weiterer entscheidender Faktor für die Qualität der generierten Antwort ist der Kontext, also die Bereitstellung zusätzlicher Hintergrundinformationen. Je mehr relevante Details in den Prompt einfließen, desto gezielter kann ChatGPT darauf reagieren.

Problem des kontextlosen Prompts
- Es fehlen entscheidende Parameter wie das postoperative Stadium, das Aktivitätsniveau oder bestehende Einschränkungen.
- Die KI wird eine allgemeine Standardantwort liefern, die nicht differenziert genug ist.

> **Verbesserter Prompt**
>
> *„Erstelle einen detaillierten Rehabilitationsplan für eine 70-jährige Patientin 6 Wochen nach Knie-TEP links. Die Patientin hat leichte Bewegungseinschränkungen in der Streckung, aber keine starken Schmerzen. Das Ziel ist eine verbesserte Gehfähigkeit für längere Distanzen mit reduzierter Gehhilfe. Berücksichtige aktuelle Leitlinien für Knie-TEP-Rehabilitation."*

Vorteile
- Die KI kann realistische Übungen vorschlagen, die zur aktuellen Phase der Rehabilitation passen.
- Der Fokus wird auf das relevante Therapieziel gelegt.
- Durch die Bezugnahme auf aktuelle Leitlinien wird die Antwort qualitativ hochwertiger.

Rollenvergabe: Die KI in eine spezifische Fachperspektive versetzen
Indem man der KI eine bestimmte Rolle zuweist, z. B. „erfahrener Physiotherapeut", „Orthopäde mit Schwerpunkt Sportmedizin" oder „Dozent für manuelle

2.3 Grundlagen eines hilfreichen Prompts

Therapie", lässt sich die inhaltliche Tiefe und fachliche Einordnung der Antwort deutlich verbessern. Die KI verarbeitet dann nicht nur den Inhalt, sondern auch den Ton und die Perspektive entsprechend der vorgegebenen Rolle und ist somit eine der effektivsten Techniken.

Prompt ohne Rollenvergabe:

> **Prompt**
>
> „Erkläre die Bedeutung von propriozeptivem Training."

Problem des Prompts ohne Rollenvergabe
- Die Antwort wird vermutlich eine allgemeine Definition sein, die wenig praxisrelevant ist.

> **Verbesserter Prompt**
>
> „Du bist ein erfahrener Physiotherapeut mit Spezialisierung auf Sportrehabilitation. Erkläre die Bedeutung von propriozeptivem Training in der postoperativen Reha nach einer Kreuzband-OP und stelle 5 geeignete Übungen für ambitionierte Freizeitsportler vor."

Vorteile
- Die Antwort ist spezifischer auf die Zielgruppe zugeschnitten.
- Die KI berücksichtigt den Praxisbezug und formuliert die Antwort aus der Perspektive eines Experten.
- Das Ergebnis ist relevanter für Physiotherapeut*innen, die mit Sportler*innen arbeiten.

Praxisbeispiele für präzise, kontextreiche Prompts mit Rollenvergabe – Schrittweise Verbesserung eines Prompts anhand eines physiotherapeutischen Beispiels

> **Unpräziser Prompt**
>
> „Welche Muskeln sind bei einer Schulterelevation aktiv?"

> **Antwort**
>
> „An der Schulterelevation sind unter anderem der M. deltoideus und der M. supraspinatus beteiligt."

> **Verbesserter Prompt**
>
> „Nenne die wichtigsten Muskeln, die bei einer Schulterelevation aktiv sind, und erkläre ihre jeweilige Funktion in der Bewegungskette."

Antwort

„Bei der Schulterelevation sind primär der M. deltoideus (Pars acromialis), der M. supraspinatus sowie die Serratus-Anteile beteiligt. Diese Muskeln arbeiten synergistisch, um eine reibungslose Elevation zu ermöglichen."

Noch besser mit Kontext:

Weiter verbesserter Prompt

„Beschreibe die muskuläre Aktivität bei einer Schulterelevation im Alltag und im Sport. Erkläre, welche Unterschiede zwischen alltagsnahen Bewegungen und sportartspezifischen Anforderungen bestehen."

Antwort

„Während die Schulterelevation im Alltag meist bei funktionellen Aktivitäten wie dem Greifen nach einem Gegenstand über Kopf genutzt wird, sind im Sport häufig dynamischere Bewegungen mit höheren Lasten erforderlich. Besonders bei Wurfsportarten oder Gewichtheben treten veränderte Belastungsmuster auf."

Optimiert mit Rollenvergabe:

Optimierter Prompt

„Du bist ein erfahrener Orthopäde mit Schwerpunkt Sportmedizin. Erkläre die biomechanischen Unterschiede zwischen einer Schulterelevation bei einem Schwimmer und einem Gewichtheber, inklusive muskulärer Beteiligung und Verletzungsrisiken."

Antwort

„Als erfahrener Orthopäde mit Schwerpunkt Sportmedizin betrachte ich die Schulterelevation bei Schwimmern und Gewichthebern unter biomechanischen und funktionellen Gesichtspunkten:

Bei Schwimmern erfolgt die Elevation primär als kontinuierliche, zyklische Bewegung, insbesondere beim Kraul- und Delphinschwimmen. Die muskuläre Aktivität ist hier durch eine intensive Beanspruchung des M. supraspinatus, der Pars acromialis des M. deltoideus und des M. serratus anterior gekennzeichnet. Diese Muskeln gewährleisten eine stabile Führung des Schultergelenks und eine reibungslose, widerstandsarme Elevation unter gleichmäßiger Belastung. Die größten Verletzungsrisiken liegen hierbei in einer Überlastung der Rotatorenmanschette, vor allem des M. supraspinatus, was zur Schulter-Impingement-Problematik führen kann.

Beim Gewichtheben hingegen ist die Schulterelevation typischerweise explosiv und mit hohen externen Lasten verbunden, insbesondere bei Übungen

2.3 Grundlagen eines hilfreichen Prompts

wie dem Reißen oder Stoßen. Dabei dominieren neben den genannten Muskeln auch stark die Pars clavicularis des M. deltoideus sowie der M. trapezius (insbesondere Pars ascendens) zur Stabilisierung und Fixierung der Schulterblätter. Das hohe externe Gewicht erfordert eine maximale koordinierte Kontraktion dieser Muskeln und erhöht das Risiko für akute Verletzungen wie Muskelzerrungen, Labrumverletzungen oder Instabilitäten durch unkontrollierte Bewegungen.

Der biomechanische Unterschied besteht also darin, dass Schwimmer eine repetitiv-stabile Elevationsbewegung mit moderater Belastung ausführen, während Gewichtheber auf maximale, kurzzeitige Kraftspitzen und Stabilisation fokussieren müssen. Daraus ergeben sich unterschiedliche muskuläre Anforderungen und spezifische Verletzungsmuster, auf die sowohl Physiotherapeuten als auch Sportmediziner bei der Prävention und Rehabilitation achten sollten."

Als Ergebnis dieser Vorgehensweise wird die Antwort deutlich differenzierter, praxisnäher und liefert hochrelevante Informationen für Fachleute.

Durch die gezielte Kombination von Präzision, Kontext und Rollenvergabe können Physiotherapeut*innen wesentlich bessere Antworten von ChatGPT erhalten:

- **Präzision** sorgt für konkrete, zielgerichtete Antworten.
- **Kontext** liefert wichtige Hintergrundinformationen für eine fundierte Einschätzung.
- **Rollenvergabe** ermöglicht eine spezialisierte Sichtweise auf das Thema.

Indem diese Techniken bewusst angewendet werden, kann ChatGPT optimal als unterstützendes Werkzeug für die Physiotherapie genutzt werden.

Die Qualität einer KI-generierten Antwort hängt nicht nur von der Präzision und Struktur des Prompts ab, sondern auch davon, wie die Abfrage gestaltet und weiterentwickelt wird. Dabei lassen sich zwei wesentliche Strategien unterscheiden: die iterative Verbesserung und der mehrstufige Aufbau von Prompts.

Die iterative Verbesserung ist ein dynamischer Prozess, bei dem eine erste Antwort analysiert und durch gezielte Nachfragen oder Anpassungen präzisiert wird. Dieser Ansatz eignet sich besonders dann, wenn eine erste Antwort nicht spezifisch genug ist oder zusätzliche Details erforderlich sind. Durch schrittweise Verfeinerungen wird die KI dazu angeleitet, genauere, kontextbezogenere und fundiertere Antworten zu liefern.

Mehrstufige Prompts hingegen folgen einem vordefinierten strukturierten Ansatz. Statt eine allgemeine Frage zu stellen und die Antwort iterativ zu verbessern, wird die Anfrage von Beginn an in einzelne, aufeinander aufbauende Schritte unterteilt. Dies ermöglicht eine tiefgehende Analyse komplexer Sachverhalte und sorgt dafür, dass die KI ihre Antwort systematisch entwickelt. Mehrstufige Prompts eignen sich besonders für Fragestellungen, die eine strukturierte, umfassende Betrachtung erfordern, wie z. B. die schrittweise Therapieplanung oder die differenzierte Bewertung von Behandlungsoptionen.

Tab 2.6 Wann benutzt man welchen Ansatz?

Kriterium	Iterative Prompts	Mehrstufige Prompts
Ziel	Präzisierung und Verfeinerung einer ersten Antwort	Strukturierte, detaillierte Antwort von Anfang an
Anwendungsfälle	Fehlende Details ergänzen, ungenaue Antworten verbessern	Komplexe Fragestellungen mit mehreren Aspekten
Vorgehensweise	Schrittweises Nachfragen nach einer ersten Antwort	Direktes Aufteilen der Frage in mehrere Stufen
Vorteil	Dynamische Anpassung an unvollständige oder falsche KI-Antworten	Strukturierte, tiefgehende Analyse ohne nachträgliche Korrekturen
Beispiel	Verbesserung einer Antwort zu Übungen für Kniearthrose	Planung eines kompletten Reha-Prozesses für Kniearthrose

Während iterative Prompts vor allem zur Feinabstimmung und Optimierung genutzt werden, sind mehrstufige Prompts darauf ausgelegt, von Anfang an eine fundierte, differenzierte Antwort zu erhalten. Beide Methoden ergänzen sich und können je nach Anwendungsfall kombiniert werden, um präzise, praxisrelevante und wissenschaftlich fundierte Informationen zu generieren – siehe auch Tab. 2.6.

Ein konkretes Beispiel aus dem physiotherapeutischen Alltag zeigt, wie ein gut strukturierter Prompt für eine indikationsbezogene Übungsauswahl aussehen kann.

Praxisbeispiel: Prompt für eine indikationsbezogene Übungsauswahl
Ein Therapeut möchte passende Übungen für eine Patientin mit chronischen Nackenschmerzen entwickeln. Er nutzt folgenden Prompt:

Prompt

„Du bist ein erfahrener Physiotherapeut. Gib mir bitte 3 konkrete Übungen für eine Patientin mit chronischen Nackenschmerzen (HWS-Syndrom, subakut), die gut im häuslichen Setting durchgeführt werden können. Die Übungen sollten ohne Hilfsmittel umsetzbar sein und die Mobilität verbessern."

Eine mögliche Antwort könnte lauten (hier etwas gekürzt)

Antwort

„Als erfahrener Physiotherapeut schlage ich folgende Übungen vor:

1. *Kinn zur Brust (Halsflexion) – 3-mal 10 Wiederholungen*
2. *Seitneigung des Kopfes – im Sitzen, langsam zur Seite neigen*
3. *Kopfkreisen vermeiden – stattdessen gezielte Teilbewegungen"*

Durch die gezielte Kombination von Präzision, Kontext und Rollenvergabe entsteht ein leistungsstarkes Werkzeug zur Erzeugung präziser und fundierter Antworten.

2.3 Grundlagen eines hilfreichen Prompts

Im nächsten Abschnitt werden zwei methodische Ansätze vorgestellt, mit denen Prompts gezielt weiterentwickelt und verfeinert werden können: die iterative Verbesserung und die mehrstufige Strukturierung. Beide Verfahren helfen dabei, auch komplexe Fragestellungen systematisch zu analysieren und qualitativ hochwertige Antworten zu generieren.

2.3.4 Iterative Verbesserung: Wie sich Prompts optimieren lassen

Grundsätzlich empfiehlt sich ein schrittweises Vorgehen zur Verbesserung von Prompts, bei dem allgemeine Anweisungen und strukturierte Unterabschnitte gezielt kombiniert werden. Besonders hilfreich ist es, längere Prompts in sinnvolle Teilbereiche zu unterteilen – etwa mit Abschnitten wie Rollenbeschreibung, Kontextinformationen oder Beispielantwort. Auf diese Weise kann das Modell die Struktur besser erfassen und den Inhalt gezielter verarbeiten. Wenn eine Antwort nicht wie gewünscht ausfällt, empfiehlt sich eine systematische Analyse möglicher Ursachen: Wurden die Erwartungen unklar formuliert? Fehlt eine Schritt-für-Schritt-Anweisung? Oder war der Kontext zu allgemein gehalten?

Ein einzelner Prompt liefert selten die bestmögliche Antwort. Oft sind die ersten Ergebnisse unvollständig, zu allgemein oder nicht spezifisch genug für den jeweiligen Anwendungsfall. Deshalb ist es essenziell, Prompts iterativ zu verbessern. Iteration bedeutet, dass eine erste Antwort nicht als Endergebnis betrachtet wird, sondern als Ausgangspunkt für gezielte Nachfragen oder Anpassungen, um immer detailliertere und präzisere Antworten zu erhalten.

Dieser iterative Prozess basiert auf vier Schritten, die gezielt dabei helfen, die Qualität der KI-Antworten zu maximieren:

1. **Erste Anfrage stellen:** Der Ausgangspunkt ist eine erste Eingabe an ChatGPT.
2. **Antwort analysieren:** Die Qualität und Relevanz der Antwort werden überprüft.
3. **Präzisierungen vornehmen:** Unklare oder fehlende Informationen werden durch gezielte Nachfragen ergänzt.
4. **Antwort weiter optimieren:** Durch erneute Anpassungen wird die Antwort immer spezifischer und praxisnäher.

Durch diesen systematischen Ansatz lassen sich KI-generierte Antworten auf ein Niveau bringen, das den Anforderungen im physiotherapeutischen Praxisalltag entspricht. In den folgenden Abschnitten wird anhand praxisnaher Beispiele erläutert, wie diese schrittweise Verbesserung funktioniert.

1. Grundlagen der iterativen Prompt-Verbesserung

ChatGPT arbeitet nicht mit fest hinterlegtem Wissen, sondern auf Basis probabilistischer Modelle. Darum ist es wichtig, im Dialog mit der KI schrittweise nachzuschärfen, Informationen zu ergänzen oder die Anfrage gezielt weiterzuentwickeln. Dieser iterative Prozess ist vergleichbar mit der klinischen Denkweise in der

Physiotherapie: Auch dort wird eine erste Hypothese regelmäßig überprüft und bei Bedarf angepasst – basierend auf weiteren Informationen oder Rückmeldungen.

> **Unpräziser Prompt**
>
> *„Erstelle einen Trainingsplan für einen Patienten mit Schulterschmerzen."*

Problem
- Die Antwort bleibt allgemein, da keine Informationen über die Schmerzursache, den Schweregrad oder individuelle Einschränkungen gegeben sind.
- Das Modell muss raten, welche Art von Schulterschmerzen gemeint sind.

Verbesserter Prompt mit mehr Präzision

> **Verbesserter Prompt**
>
> *„Erstelle einen 6-wöchigen evidenzbasierten Rehabilitationsplan für einen 50-jährigen Patienten mit Rotatorenmanschettensyndrom. Berücksichtige, dass der Patient Überkopfübungen zunächst vermeiden sollte und sein Ziel die schmerzfreie Beweglichkeit bis Schulterhöhe ist."*

Vorteile der präzisierten Version
- Die Antwort enthält gezieltere Empfehlungen, die sich an evidenzbasierten Leitlinien orientieren.
- Individuelle Einschränkungen werden berücksichtigt, wodurch die Therapie patientengerechter wird.
- Die Antwort ist zielgerichtet auf das gewünschte Behandlungsergebnis abgestimmt.

Falls die Antwort dennoch nicht detailliert genug ist, kann durch eine gezielte Follow-up-Frage eine weitere Optimierung erfolgen.

Das BLUF-Prinzip für präzisere Prompts

Eine besonders wirkungsvolle Methode zur Strukturierung von Prompts ist das sogenannte BLUF-Prinzip („bottom line up front"), das ursprünglich aus der militärischen Kommunikation stammt. BLUF bedeutet, dass das Hauptanliegen oder Ziel einer Anfrage gleich zu Beginn genannt wird, noch bevor weitere Kontextinformationen folgen. Da Sprachmodelle besonders stark auf die ersten Worte eines Prompts reagieren, hilft diese Technik dabei, den Fokus von Anfang an auf das Wesentliche zu lenken.

Das BLUF-Prinzip eignet sich besonders dann, wenn ein Prompt mehrere Anforderungen enthält oder wenn Klarheit über das Ziel entscheidend für die Qualität der Antwort ist. Es kann sowohl bei der Erstformulierung als auch im Rahmen der

2.3 Grundlagen eines hilfreichen Prompts

iterativen Verbesserung eingesetzt werden – etwa, wenn die ersten Antworten zu allgemein oder unklar bleiben.

Beispiel mit BLUF-Prinzip

> **Prompt**
>
> „Ziel: Erstelle eine patientengerechte, evidenzbasierte Information zur konservativen Behandlung von Kniearthrose. Kontext: Die Zielgruppe sind ältere Patient*innen ohne Vorerfahrung mit Physiotherapie. Die Inhalte sollen motivierend, leicht verständlich und in Alltagssprache formuliert sein."

Diese Formulierung bringt Klarheit und Zielorientierung in den Prompt. Vor allem bei komplexeren Aufgaben mit mehreren Zielen kann das BLUF-Prinzip den Unterschied zwischen einer vagen und einer präzisen Antwort ausmachen.

2. Nachfragen stellen: Wie ein Prompt verfeinert wird

Oft liefert die erste Antwort eine grobe Orientierung, aber keine detaillierte Lösung. Die Qualität lässt sich durch gezielte Nachfragen erheblich verbessern.

> **Erster Prompt**
>
> „Welche Übungen helfen bei Kniearthrose?"

> **Antwort**
>
> „Bei Kniearthrose helfen folgende Übungen:
> - *Quadrizepskräftigung*
> - *Beweglichkeitsübungen*
> - *Dehnungen für die Oberschenkelmuskulatur*"

Problem Die Antwort liefert keine spezifischen Details zur Intensität, Häufigkeit oder Progression der Übungen.

Gezielter Prompt zur Verbesserung

> **Verbesserter Prompt**
>
> 1. „Welche Übungen sind besonders gelenkschonend für Patient*innen mit Kniearthrose im Stadium III?"
> 2. „Gib bitte eine genaue Dosierung mit Wiederholungen, Sätzen und Progression für 6 Wochen an."
> 3. „Welche dieser Übungen sind auch für übergewichtige Patient*innen mit eingeschränkter Beweglichkeit geeignet?"

> **Antwort**
>
> „*Für Patient*innen mit Kniearthrose im Stadium III eignen sich gelenkschonende Übungen, die das Knie stärken, ohne es zu überlasten:*
>
> 1. ***Beinpresse (sitzend, mit geringer Last)***
>   - *Woche 1–2: 2 Sätze à 12–15 Wiederholungen, geringe Last*
>   - *Woche 3–4: Steigerung auf 3 Sätze à 12–15 Wiederholungen, leichte Laststeigerung*
>   - *Woche 5–6: 3 Sätze à 15–20 Wiederholungen, moderat erhöhte Last*
> 2. ***Isometrische Quadrizepsübung (Anspannen des Oberschenkels in Rückenlage)***
>   - *Woche 1–2: 3 Sätze à 10 Wiederholungen, je 5–10 s Haltezeit*
>   - *Woche 3–4: 3–4 Sätze à 12 Wiederholungen, Haltezeit auf 10–15 s erhöhen*
>   - *Woche 5–6: 4 Sätze à 15 Wiederholungen, Haltezeit 15–20 s*
> 3. ***Bewegung auf Ergometer (niedriger Widerstand, hoher Sattel)***
>   - *Woche 1–2: 10–15 min, leichter Widerstand, 2- bis 3-mal/Woche*
>   - *Woche 3–4: 15–20 min, leichter Widerstand, 3- bis 4-mal/Woche*
>   - *Woche 5–6: 20–25 min, moderater Widerstand, 3- bis 4-mal/Woche*
>
> *Für übergewichtige Patient*innen mit eingeschränkter Beweglichkeit eignen sich besonders die isometrische Quadrizepsübung sowie das Ergometertraining aufgrund der geringen Gelenkbelastung und Anpassungsmöglichkeiten in Position und Widerstand. Die sitzende Beinpresse sollte in diesem Fall nur mit sehr geringer Belastung und kontrollierter Bewegung durchgeführt werden, um Gelenkstress zu minimieren. Regelmäßige Pausen und langsame Progression sind wichtig, um Überlastungen zu vermeiden.*"

Die KI passt ihre Antwort immer weiter an, bis ein individueller, präziser Plan entsteht. Falls eine Antwort unklare oder unzureichende Informationen enthält, ist es meist effektiver, direkt nach fehlenden Details zu fragen, anstatt den Prompt komplett neu zu formulieren.

3. Schrittweises Denken mit der „Chain-of-thought"-Technik

Bei komplexeren Fragestellungen hilft es, ChatGPT ausdrücklich aufzufordern, die eigene Antwort Schritt für Schritt zu entwickeln. Diese Technik wird als „chain of thought" (engl. für Gedankenkette) bezeichnet und bewährt sich besonders in Situationen, in denen mehrere Überlegungen, Entscheidungswege oder Begründungen erforderlich sind.

Anstatt direkt eine fertige Lösung zu präsentieren, wird das Modell durch einen entsprechenden Prompt dazu angeleitet, seine Überlegungen aufzuschlüsseln. Typische Formulierungen in solchen Prompts lauten etwa: „Erkläre deinen Denkweg in mehreren Schritten" oder „Bitte analysiere alle Aspekte einzeln, bevor du zu einem Ergebnis kommst."

2.3 Grundlagen eines hilfreichen Prompts

Diese Herangehensweise macht die Antwort nicht nur transparenter und nachvollziehbarer – sie erlaubt auch eine gezieltere Kontrolle und Korrektur von Denkfehlern oder Missverständnissen, was bei der weiteren Optimierung besonders hilfreich ist.

Beispiel

> **Prompt**
>
> *„Ein Patient berichtet über zunehmende Nackenschmerzen nach Schreibtischarbeit. Bitte analysiere Schritt für Schritt, welche Ursachen infrage kommen und wie du therapeutisch vorgehen würdest."*

> **Mögliche Antwort**
>
> *„Mögliche Ursachen für zunehmende Nackenschmerzen nach Schreibtischarbeit:*
>
> 1. *Fehlhaltung durch dauerhaftes Sitzen*
> 2. *Mangelnde Pausen und Bewegung*
> 3. *Schwäche der tiefen Halsbeugemuskulatur*
> 4. *Screening auf Stress- oder Schlafprobleme*
> 5. *Empfehlung für Arbeitsplatzanpassung, Bewegungspausen und gezielte Übungen"*

Durch dieses Vorgehen entsteht ein strukturierter Denkprozess, der an das klinische Reasoning erinnert. Es eignet sich ideal zur Kombination mit anderen Techniken wie dem BLUF-Prinzip oder der Rollenvergabe, um die Antwortqualität weiter zu verbessern.

4. Korrektur von Fehlinformationen in KI-Antworten

Sprachmodelle können plausibel klingende, aber falsche Informationen erzeugen. Dies wird als Halluzination bezeichnet.

Beispiel für eine halluzinierte Antwort

> **Antwort**
>
> *„Laut der S3-Leitlinie zur manuellen Therapie 2023 wird empfohlen, bei Patient*innen mit lumbaler Spinalkanalstenose ausschließlich passive Mobilisationstechniken einzusetzen."*

Probleme
- Es existiert keine „"S3-Leitlinie zur manuellen Therapie 2023".
- Passive Mobilisation ist keine allein empfohlene Behandlungsform.

> **Prompt zur Korrektur**
>
> *„Basiert diese Information auf einer real existierenden Quelle? Falls ja, nenne bitte die genauen Literaturangaben."*

Falls die KI daraufhin keine echten Quellen liefern kann, ist dies ein Hinweis darauf, dass die Aussage überprüft werden muss. Es sollte also immer gezielt nach wissenschaftlichen Quellen gefragt werden, insbesondere bei medizinischen Themen.

5. Iteration zur strukturellen Verbesserung von Antworten
Ein weiterer Vorteil der iterativen Verbesserung ist die Möglichkeit, Antworten klarer und übersichtlicher zu strukturieren.

Unstrukturierter Prompt

> **Prompt**
>
> *„Welche Methoden gibt es zur Verbesserung der Haltung bei Patient*innen mit chronischen Rückenschmerzen?"*

> **Antwort**
>
> *„Es gibt folgende Methoden zur Verbesserung der Haltung bei Patient*innen mit chronischen Rückenschmerzen:*
> - *Haltungsschulung*
> - *Muskelkräftigung*
> - *Ergonomische Anpassungen*
> - *Beweglichkeitstraining"*

Verbesserter Prompt zur Strukturierung:

> **Prompt**
>
> *„Bitte strukturiere die Antwort in einem Stufenmodell mit den wichtigsten Maßnahmen pro Phase. Gehe auf konkrete Übungen und deren Progression ein."*

> **Antwort**
>
> *„Phase 1: Bewusstseinsförderung (Woche 1–2)*
> - *Einführung in ergonomische Prinzipien*
> - *Korrektur der Körperhaltung durch Spiegelübungen*
> - *Atemübungen zur Entlastung der Rückenmuskulatur*

Phase 2: Stabilisierung (Woche 3–5)
- Aktivierung der tiefen Rückenmuskulatur (z. B. isometrische Rumpfstabilisation)
- Einführung von funktionellen Bewegungen im Alltag

Phase 3: Langfristige Kräftigung (ab Woche 6)
- Progressives Krafttraining
- Einbindung dynamischer Bewegungsmuster"

6. Optimierung durch Rollenvergabe und Szenarien

Ein effektiver Trick zur Verbesserung der Antwortqualität ist die Zuweisung einer Rolle an die KI.

Prompt mit Rollenvergabe

„Du bist ein erfahrener Physiotherapeut mit Spezialisierung auf Sportverletzungen. Erstelle eine detaillierte Empfehlung für die Rehabilitation nach einer vorderen Kreuzbandruptur."

Vorteile
- Die KI versetzt sich in eine spezifische Rolle.
- Antworten werden praxisnaher und detaillierter.

Ergänzend können konkrete Szenarien vorgegeben werden:

Prompt mit Szenarien

„Erstelle eine Therapieempfehlung für einen 30-jährigen Fußballspieler, der 3 Wochen postoperativ nach einer VKB-Plastik ist."

Als Ergebnis wird die Antwort noch realistischer und praxisnäher.

Wie Prompts optimal iterativ verbessert werden
- Erste Anfrage stellen und Antwort bewerten
- Nachfragen zur Präzisierung formulieren
- Struktur und Format der Antwort optimieren
- Wissenschaftliche Belege gezielt anfordern
- Rollenvergabe nutzen, um praxisnähere Antworten zu erhalten

Durch diesen Ansatz lassen sich KI-generierte Antworten systematisch verbessern und an die Bedürfnisse der Physiotherapie anpassen.

Ein weiterer besonders wirkungsvoller Zwischenschritt bei der Verbesserung eines Prompts besteht darin, sich für einen Moment bewusst in die Perspektive einer kritischen oder sogar ablehnenden Person zu versetzen.

Reflexionsfrage zur Qualitätskontrolle

> **Prompt**
>
> „Welche Punkte würde eine Person, die mich nicht mag, an diesem Prompt aussetzen?"

Diese Frage hilft dabei, den eigenen Prompt mit schärferem Blick zu betrachten: Ist er zu vage formuliert? Könnte er missverstanden werden? Fehlen wichtige Informationen oder ist die Erwartung an die Antwort überhöht?

Wer sich diese Frage regelmäßig stellt, erkennt potenzielle Schwachstellen frühzeitig und kann sie noch vor dem Absenden überarbeiten. Gerade im professionellen Kontext – etwa bei Dokumentationen, Therapieplänen oder sensiblen Inhalten – steigert diese Haltung die Zuverlässigkeit und Qualität der KI-Ausgabe erheblich.

2.3.5 Mehrstufige Prompts für detaillierte Analysen

Warum mehrstufige Prompts notwendig sind

Sprachmodelle wie ChatGPT können komplexe Anfragen bearbeiten. Doch eine einzelne, zu allgemein gehaltene oder schlecht strukturierte Eingabe führt oft zu oberflächlichen oder unzureichenden Antworten. Mehrstufige Prompts helfen, die Qualität, Tiefe und Struktur der generierten Inhalte zu steigern, indem eine Anfrage in aufeinander aufbauende Abschnitte unterteilt wird.

Mehrstufige Prompts sind besonders nützlich für

- Schrittweise Erarbeitung detaillierter Analysen, um KI-Antworten gezielt zu steuern.
- Generierung strukturierter, evidenzbasierter Antworten, die in der Praxis verwertbar sind.
- Berücksichtigung individueller Patientenprofile in der Physiotherapie, damit Therapieempfehlungen patientenspezifisch bleiben.
- Differenzierte Betrachtung von Therapieoptionen, um verschiedene Behandlungsstrategien zu vergleichen.

In der Physiotherapie sind Fragestellungen häufig vielschichtig. Sie betreffen Diagnose, Behandlungsplanung, individuelle Patientenvoraussetzungen sowie wissenschaftliche Evidenz. Eine einfache Anfrage führt oft nur zu generischen Antworten, die für die Praxis nicht ausreichend sind.

2.3 Grundlagen eines hilfreichen Prompts

Beispiel: Einfache vs. mehrstufige Anfrage

Einfacher Prompt

„Welche Therapie hilft bei Knieschmerzen?"

Problem
- Die Antwort wird unspezifisch – keine Differenzierung nach Ursache, Patientenprofil oder Behandlungsziel.
- Die KI nennt allgemeine Therapieoptionen, ohne Evidenz, Risiken oder Alternativen zu analysieren.

Mehrstufiger Prompt

1. *„Welche häufigen Ursachen für Knieschmerzen gibt es, und welche Differenzialdiagnosen sollten in der Physiotherapie berücksichtigt werden?"*
2. *„Welche evidenzbasierten Therapieansätze sind für die jeweilige Diagnose empfehlenswert?"*
3. *„Wie lassen sich die Therapieansätze an das Alter und den Aktivitätsgrad eines Patienten anpassen?"*

Vorteil
- Bessere Spezifizierung der Diagnose (statt nur „Knieschmerzen" wird die Ursache bestimmt).
- Gezielte Differenzierung der Therapieansätze je nach Patiententyp.
- Praxisrelevante Antwort, die für die Behandlung tatsächlich verwertbar ist.

Struktur und Prinzipien eines mehrstufigen Prompts
Mehrstufige Prompts basieren auf einer klaren Struktur, wobei jede Stufe eine logische Reihenfolge einhält, um die Qualität der Antwort zu verbessern.

Typische Struktur eines mehrstufigen Prompts
- **Problemidentifikation:** Welche Informationen müssen geklärt werden?
- **Datenanalyse:** Welche Faktoren beeinflussen die Therapieentscheidung?
- **Individuelle Anpassung:** Wie lassen sich patientenspezifische Merkmale berücksichtigen?
- **Handlungsempfehlung:** Welche evidenzbasierten Empfehlungen lassen sich ableiten?
- **Validierung:** Welche wissenschaftlichen Quellen oder Expertenmeinungen stützen die Antwort?

Ein gut strukturierter mehrstufiger Prompt führt die KI schrittweise durch den Analyseprozess, sodass die generierte Antwort detaillierter, präziser und praxisorientierter wird.

Praxisbeispiele für mehrstufige Prompts

A) Therapieplanung für Patient*innen mit chronischen Rückenschmerzen

Einfacher Prompt

„Welche Übungen sind gut für chronische Rückenschmerzen?"

Problem
- Die Antwort bleibt zu allgemein und nicht individuell auf die Patient*innen abgestimmt.
- Keine Differenzierung nach Schmerzursache, Vorerkrankungen oder Aktivitätsgrad.

Mehrstufiger Prompt

1. *„Welche häufigen Ursachen gibt es für chronische Rückenschmerzen, und wie unterscheiden sich mechanische, entzündliche und neurologische Schmerzursachen?"*
2. *„Welche evidenzbasierten physiotherapeutischen Maßnahmen sind für die jeweiligen Schmerzursachen geeignet?"*
3. *„Wie lassen sich diese Maßnahmen für einen 55-jährigen Patienten mit sitzender Tätigkeit und eingeschränkter Rumpfstabilität optimieren?"*
4. *„Erstelle ein strukturiertes, 6-wöchiges Übungsprogramm mit Progressionsstufen und Dosierungsempfehlungen."*
5. *„Basiert diese Therapieempfehlung auf wissenschaftlichen Erkenntnissen? Falls ja, nenne bitte entsprechende Studien oder Leitlinien."*

Vorteil
- Genauere Therapieplanung, die auf die Patient*innen abgestimmt ist.
- Wissenschaftlich fundierte Empfehlungen, statt allgemeiner Standardantworten.
- Praxisrelevante Übungsplanung mit konkreten Umsetzungsmöglichkeiten.

B) Entscheidungsfindung bei komplexen Patientenfällen
Mehrstufige Prompts sind besonders wertvoll für komplexe physiotherapeutische Entscheidungsprozesse, darunter:

- Rehabilitationspläne, die sich an spezifische Patientendaten anpassen.
- Evidenzbasierte Therapieempfehlungen, um aktuelle wissenschaftliche Erkenntnisse gezielt abzufragen.
- Vergleich verschiedener Therapieansätze, z. B. konservative vs. operative Behandlung.

2.3 Grundlagen eines hilfreichen Prompts

Praxisbeispiel: Rehabilitation nach vorderer Kreuzbandruptur (VKB-Plastik)

Einfacher Prompt

„Wie sieht die Rehabilitation nach einer VKB-Plastik aus?"

Problem
- Antwort bleibt zu allgemein.
- Kein Bezug zur Operationstechnik, Belastungssteuerung oder individuellen Therapieplanung.

Mehrstufiger Prompt

1. *„Welche Unterschiede bestehen zwischen Quadrizepssehnen- und Patellasehnentransplantation bei einer VKB-Plastik, und wie beeinflussen sie die Reha?"*
2. *„Welche Belastungsstufen sollten in den ersten 6 Wochen eingehalten werden?"*
3. *„Erstelle einen auf Fußballer abgestimmten Rehabilitationsplan mit Phasenprogression bis zur Rückkehr in den Leistungssport."*
4. *„Welche wissenschaftlichen Studien oder Leitlinien unterstützen diesen Therapieansatz?"*

Vorteile
- Gezieltere Therapieplanung, die sich an der individuellen Operationstechnik orientiert.
- Wissenschaftliche Evidenz, die eine fundierte Entscheidung ermöglicht.
- Bessere Strukturierung des Reha-Prozesses, angepasst an das Patientenprofil.

Vorteile mehrstufiger Prompts für den physiotherapeutischen Alltag

Mehrstufige Prompts sind ein wirkungsvolles Werkzeug, um die Qualität von KI-generierten Antworten systematisch zu verbessern. Sie ermöglichen es, komplexe Fragestellungen schrittweise zu analysieren, zentrale Aspekte strukturiert aufzuschlüsseln und gezielt nach relevanten Informationen zu fragen. Dadurch steigt nicht nur die Präzision der Antwort, sondern auch deren fachliche Tiefe.

Gerade in der Physiotherapie, wo individuelle Patientenmerkmale, funktionelle Einschränkungen und verschiedene Therapiephasen eine zentrale Rolle spielen, bieten mehrstufige Prompts einen entscheidenden Vorteil: Sie unterstützen die Erstellung differenzierter, evidenzbasierter Behandlungspläne und ermöglichen eine praxisnahe, auf den jeweiligen Fall abgestimmte Nutzung von KI. Auch bei wissenschaftlichen Recherchen oder in der Patientenkommunikation können sie helfen, relevante Inhalte zielgerichtet zu erarbeiten und verständlich aufzubereiten.

Wer die KI nicht nur als einmalige Antwortquelle nutzt, sondern bewusst nachfragt, konkretisiert und Zwischenschritte formuliert, erhält qualitativ hochwertige und kontextspezifische Ergebnisse mit direktem Nutzen für den therapeutischen Alltag.

2.3.6 Wenn-Dann-Bedingungen und alternative Antwortvorschläge

Eine wirkungsvolle Methode zur Steuerung von KI-Antworten stammt aus dem Bereich interaktiver Systeme: die Verwendung von Wenn-Dann-Bedingungen. Diese logische Struktur orientiert sich an Entscheidungsbäumen und ermöglicht es, ChatGPT wie ein regelbasiertes System zu steuern – je nach definierter Bedingung wird automatisch der passende Antwortpfad aktiviert.

Auf diese Weise lassen sich Prompts formulieren, die dynamisch auf unterschiedliche Szenarien reagieren, etwa abhängig von Schmerzstatus, Therapieziel oder funktionellem Befund. Ergänzend können alternative Antwortvorgaben genutzt werden, um verschiedene Therapieansätze oder Behandlungsoptionen systematisch miteinander zu vergleichen.

Diese Techniken sind besonders geeignet zur Abbildung klinischer Entscheidungsprozesse und zur Erstellung strukturierter, kontextsensitiver Inhalte. Statt allgemeiner Aussagen entstehen differenzierte, nachvollziehbare Empfehlungen – ein klarer Vorteil insbesondere bei der Vorbereitung auf unbekannte Patient*innen oder komplexe Fallkonstellationen.

Warum sind Wenn-Dann-Bedingungen sinnvoll?
Aufgrund der probabilistischen Arbeitsweise der Sprachemodelle, entstehen ohne präzise Anweisungen leicht unklare Antworten. Wenn-Dann-Strukturen helfen dabei:

- Entscheidungsbäume für die Patientenversorgung zu entwickeln.
- Erklärungen an unterschiedliche Wissensstufen von Patient*innen anzupassen.
- Unbrauchbare oder zu allgemeine Antworten zu vermeiden.

Ein herkömmlicher Prompt wie „Welche Übungen helfen bei Schulterschmerzen?" liefert in der Regel eine allgemeine Liste, die nicht zwischen verschiedenen Schmerzursachen, Therapiephasen oder Patientenprofilen unterscheidet. Durch den Einsatz von Wenn-Dann-Bedingungen kann die KI jedoch gezielt zwischen unterschiedlichen Szenarien unterscheiden und passgenaue Empfehlungen generieren.

Struktur von Wenn-Dann-Prompts
Ein gut formulierter Wenn-Dann-Prompt besteht aus mehreren Elementen:

2.3 Grundlagen eines hilfreichen Prompts

1. **Bedingung („Wenn …")**
   - Definiert eine spezifische Situation oder ein Kriterium.
2. **Handlung („Dann …")**
   - Gibt an, welche Antwort basierend auf der Bedingung generiert werden soll.
3. **Alternative Handlung („Falls stattdessen …")**
   - Falls eine andere Bedingung erfüllt ist, wird eine alternative Antwort generiert.

Grundstruktur eines Wenn-Dann-Prompts:

> **Prompt**
>
> *„Wenn [Bedingung A], dann [Antwort A]. Falls stattdessen [Bedingung B], dann [Antwort B]."*

Praxisbeispiele in der Physiotherapie

A) Anpassung von Übungsplänen an Schmerzstadien

Ein Physiotherapeut möchte zur Vorbereitung auf eine Behandlung einen Übungsplan für einen Patienten mit Kniearthrose erstellen, den er noch nicht kennt:

Einfacher Prompt:

> **Einfacher Prompt**
>
> *„Erstelle einen Übungsplan für Kniearthrose."*

Problem
- Die Antwort bleibt wieder unspezifisch und geht nicht auf individuelle Unterschiede ein.

Optimierter Prompt mit Wenn-Dann-Bedingungen:

> **Optimierter Prompt**
>
> *„Wenn der Patient akute Schmerzen hat, dann gib eine Liste mit schmerzlindernden, passiven Mobilisationsübungen. Wenn der Schmerz gering ist, erstelle einen Kräftigungsplan für die Beinmuskulatur. Falls der Patient keine Schmerzen hat, entwickle ein langfristiges Präventionsprogramm."*

Vorteil
- Die Antwort unterscheidet klar zwischen akuter, subakuter und chronischer Phase.
- Die KI liefert gezielte Empfehlungen für jede Bedingung.

B) Alternative Erklärungen für Patient*innen mit unterschiedlichem Wissensstand

Ein Physiotherapeut möchte einem Patienten mit Bandscheibenvorfall die Ursachen erklären.

Einfacher Prompt

„Erkläre einem Patienten einen Bandscheibenvorfall."

Problem
- Die Antwort könnte zu kompliziert für einen medizinischen Laien oder zu einfach für eine Fachkraft sein.

Optimierter Prompt mit Wenn-Dann-Bedingung:

Optimierter Prompt

„Wenn der Patient Laie ist, erkläre den Bandscheibenvorfall in einfacher Sprache. Wenn der Patient medizinische Vorkenntnisse hat, gib eine detaillierte anatomische Erklärung mit Fachbegriffen."

Ergebnis
- Die KI passt die Antwort an das Wissensniveau des Lesers an.
- Missverständnisse werden reduziert.

C) Entscheidungsbäume für Therapieoptionen

Ein Physiotherapeut möchte evidenzbasierte Therapieoptionen für Kreuzbandrisse abfragen.

Unstrukturierter Prompt:

Prompt

„Welche Therapiemöglichkeiten gibt es bei einem Kreuzbandriss?"

Problem:
- Antwort bleibt generisch und unterscheidet nicht zwischen operativen und konservativen Ansätzen.

2.3 Grundlagen eines hilfreichen Prompts

Strukturierte Wenn-Dann-Abfrage:

Prompt

„Wenn der Patient ein Leistungssportler ist, erläutere die operativen Therapieoptionen mit Return-to-Sport-Strategie. Falls der Patient nicht sportlich aktiv ist, beschreibe konservative Behandlungsmöglichkeiten und deren langfristige Effekte."

Vorteile:
- Die KI wählt automatisch die relevanten Therapieoptionen aus.
- Die Antwort wird an die individuellen Patientenbedürfnisse angepasst.

Anwendung alternativer Antwortvorschläge

Alternative Antwortvorgaben ermöglichen es zusätzlich, mehrere Therapieansätze systematisch zu vergleichen – z. B. konservative versus invasive Behandlungspfade – und fördern dadurch eine strukturierte, kontextabhängige Entscheidungsfindung.

Praxisbeispiel: Vergleich unterschiedlicher Behandlungsoptionen bei Tennisellenbogen

Prompt

„Welche physiotherapeutischen Ansätze gibt es bei Tennisellenbogen? Nenne 3 unterschiedliche Therapieansätze mit Vor- und Nachteilen."

Antwort

„Hier sind 3 unterschiedliche Therapieansätze:

1. ***Exzentrisches Training*** *– Wissenschaftlich gut untersucht, verbessert die Belastungstoleranz, erfordert jedoch Geduld und konsequente Durchführung.*
2. ***Manuelle Therapie*** *– Kann Verspannungen reduzieren und Beweglichkeit verbessern, jedoch keine langfristige Lösung allein.*
3. ***Stoßwellentherapie*** *– Wird bei chronischen Fällen eingesetzt, erfordert jedoch mehrere Sitzungen."*

Wenn-Dann-Prompts ermöglichen eine gezielte Anpassung von Antworten an unterschiedliche Szenarien, indem sie spezifische Bedingungen definieren und die KI je nach Situation alternative Empfehlungen generieren lassen. Diese Technik ist besonders nützlich für therapeutische Entscheidungshilfen, da sie verschiedene Behandlungsoptionen abhängig von der individuellen Situation der Patient*innen darstellt. Ergänzend dazu bieten alternative Antwortvorschläge mehrere Lösungswege, wodurch die Verwertbarkeit der KI-generierten Inhalte erhöht wird. Dies erleichtert eine differenzierte Betrachtung therapeutischer Optionen und unterstützt eine individuell angepasste Entscheidungsfindung. Durch gezieltes Nachfragen und das Anfordern wissenschaftlicher Quellen kann zudem die Evidenzbasis der Antworten verbessert werden, sodass praxisnahe und fundierte Informationen für den physiotherapeutischen Alltag bereitgestellt werden.

Doch nicht immer reicht eine Entweder-oder-Entscheidung aus. In vielen Fällen müssen Physiotherapeut*innen nicht nur verschiedene Behandlungsansätze in Betracht ziehen, sondern diese systematisch miteinander vergleichen, um eine fundierte Wahl zu treffen. Hier kommen vergleichende und kontrastierende Prompts ins Spiel, die es ermöglichen, unterschiedliche Methoden strukturiert gegenüberzustellen. Diese Technik ist besonders wertvoll, wenn verschiedene Therapieoptionen hinsichtlich ihrer Wirksamkeit, Evidenzlage, Anwendungsbereiche oder potenziellen Risiken analysiert werden sollen. Während Wenn-Dann-Prompts dazu dienen, Antworten in eine bestimmte Richtung zu lenken, fördern vergleichende Prompts eine tiefere, analytische Betrachtung mehrerer Optionen gleichzeitig. Dadurch erhalten Physiotherapeut*innen nicht nur eine einzelne Empfehlung, sondern eine umfassende Entscheidungsgrundlage für die Planung und Optimierung von Behandlungsstrategien.

Im nächsten Abschnitt wird erläutert, wie vergleichende und kontrastierende Prompts genutzt werden können, um fundierte Therapieentscheidungen zu unterstützen. Dabei steht insbesondere die strukturierte Gegenüberstellung verschiedener Methoden und Behandlungsansätze im Fokus, die eine gezielte Abwägung von Vor- und Nachteilen ermöglicht.

2.3.7 Vergleichende und kontrastierende Prompts für differenzierte Antworten

Warum vergleichende und kontrastierende Prompts wichtig sind
Viele physiotherapeutische Entscheidungen basieren auf der Wahl zwischen mehreren Behandlungsmöglichkeiten. Eine einfache Frage wie „Welche Therapie ist die beste?" führt meist nur zu einer allgemeinen Antwort, während die Realität oft komplexer ist. Die optimale Behandlung hängt von verschiedenen Faktoren ab, darunter die individuelle Konstitution der Patient*innen, der Krankheitsverlauf, persönliche Therapieziele und die aktuelle wissenschaftliche Evidenz. Um eine fundierte Entscheidung zu treffen, reicht es daher nicht aus, nur eine einzelne Methode zu betrachten – vielmehr ist ein systematischer Vergleich erforderlich.

Vergleichende Prompts bieten die Möglichkeit, verschiedene Therapieansätze strukturiert gegenüberzustellen und gezielt Vor- und Nachteile zu identifizieren. Dies erleichtert nicht nur die Entscheidungsfindung, sondern verbessert auch die Qualität der therapeutischen Maßnahmen. Besonders wertvoll sind diese Prompts,

2.3 Grundlagen eines hilfreichen Prompts

weil sie eine präzisere und fundierte Grundlage für therapeutische Entscheidungen schaffen, indem sie gezielt Gemeinsamkeiten und Unterschiede verschiedener Ansätze analysieren. Gleichzeitig fördern sie eine evidenzbasierte Arbeitsweise, indem sie wissenschaftliche Erkenntnisse systematisch in den Entscheidungsprozess einbinden. Durch die strukturierte Darstellung unterschiedlicher Behandlungsmethoden wird es zudem leichter, deren jeweilige Stärken und Schwächen zu bewerten und die bestmögliche Therapie für die individuellen Patient*innen auszuwählen.

Struktur eines effektiven Vergleichsprompts
Damit ein vergleichender Prompt möglichst klare und verwertbare Ergebnisse liefert, sollte er drei zentrale Elemente enthalten:

- **Definition der zu vergleichenden Optionen:** Welche Behandlungsstrategien oder Methoden sollen analysiert werden?
- **Festlegung der Vergleichskriterien:** Welche Faktoren sind entscheidend? (z. B. Wirkmechanismus, Evidenzbasis, Langzeiteffekt, Nebenwirkungen).
- **Angabe der gewünschten Antwortstruktur:** Soll die KI eine tabellarische Übersicht oder eine ausführliche Analyse liefern?

Beispiel eines präzisen Vergleichsprompts:

> **Prompt**
>
> *„Vergleiche die Anwendung der Manuellen Therapie und des exzentrischen Trainings bei Tendinopathien. Gehe auf Wirkmechanismus, Evidenzbasis, Kontraindikationen und langfristige Ergebnisse ein."*

Ergebnis: Eine strukturierte, differenzierte Analyse beider Ansätze, die Therapeut*innen eine fundierte Entscheidungsgrundlage bietet.

Praxisbeispiele für vergleichende Prompts

A) Vergleich von passiver und aktiver Therapie bei chronischen Rückenschmerzen
Ein Physiotherapeut möchte wissen, ob passive oder aktive Therapieformen langfristig wirksamer sind.

> **Prompt**
>
> *„Vergleiche passive und aktive Therapieansätze bei chronischen Rückenschmerzen hinsichtlich Wirkmechanismus, Langzeiterfolg und wissenschaftlicher Evidenz"*

> **Antwort**

Kriterium	Passive Therapie	Aktive Therapie
Wirkmechanismus	Externe Anwendung (z. B. Massage, Elektrotherapie) wirkt symptomatisch	Eigenaktive Bewegung fördert Muskelaufbau und Stabilität
Langzeiteffekt	Oft nur kurzfristige Schmerzlinderung, keine nachhaltige Wirkung	Langfristige Besserung durch gezielte Kräftigung
Evidenzlage	Geringe Evidenz für nachhaltige Wirksamkeit	Starke Evidenz für langfristige Schmerzreduktion
Patientenbeteiligung	Patient bleibt passiv	Patient wird aktiv in die Therapie eingebunden

Nutzen: Der Therapeut erhält eine fundierte Gegenüberstellung, um die individuell beste Strategie für die Patient*innen zu wählen.

B) Vergleich von Ultraschall- und Stoßwellentherapie bei Sehnenverletzungen
Ein Therapeut möchte herausfinden, welche Behandlung für eine Achillessehnenentzündung geeigneter ist.

> **Prompt**
>
> *„Vergleiche Ultraschall- und Stoßwellentherapie bei Achillodynie hinsichtlich Wirkungsweise, Evidenz, Behandlungsdauer und Risiken."*

> **Antwort**

Kriterium	Ultraschalltherapie	Stoßwellentherapie
Wirkmechanismus	Mechanische Mikromassage durch Schallwellen	Mechanische Reize zur Geweberegeneration
Evidenz	Moderate Evidenz für kurzfristige Schmerzlinderung	Starke Evidenz für langfristige Verbesserung
Behandlungsdauer	Mehrere Sitzungen nötig (10–15)	Wenige Sitzungen erforderlich (3–5)
Risiken	Keine bekannten Nebenwirkungen	Leichte Schmerzen nach der Behandlung möglich

Diese strukturierte Darstellung erleichtert die Entscheidung über den geeigneten Therapieansatz.

Vergleich mehrerer Therapieoptionen
In einigen Fällen reicht ein binärer Vergleich nicht aus. Stattdessen kann es sinnvoll sein, mehrere Optionen gleichzeitig zu bewerten, um eine personalisierte Strategie zu entwickeln.

2.3 Grundlagen eines hilfreichen Prompts

Praxisbeispiel: Vergleich von Physiotherapie, medikamentöser Therapie und Injektionen bei Kniearthrose.

Prompt

„Vergleiche die Wirksamkeit von Physiotherapie, medikamentöser Therapie und intraartikulären Injektionen bei Kniearthrose. Gehe auf Schmerzlinderung, Funktionsverbesserung und Nebenwirkungen ein."

Antwort

Kriterium	Physiotherapie	Medikamente	Injektionen
Schmerzlinderung	Moderat bis gut, abhängig von Intensität und Dauer	Gut, aber oft nur kurzfristig	Sehr gut, jedoch temporär
Funktionsverbesserung	Hoch durch gezielte Kräftigungsübungen	Gering, da keine strukturelle Verbesserung	Mittel, abhängig von Art der Injektion
Nebenwirkungen	Keine, wenn korrekt durchgeführt	Magen-Darm-Beschwerden, Blutdruckprobleme	Risiko von Infektionen oder Knorpelschäden

Diese Gegenüberstellung erleichtert eine patientenorientierte Therapieentscheidung.

Vergleichende Prompts als Entscheidungshilfe

Vergleichende und kontrastierende Prompts sind besonders wertvoll, wenn verschiedene Therapieoptionen systematisch analysiert werden sollen. Durch eine strukturierte Gegenüberstellung wird eine evidenzbasierte Bewertung unterschiedlicher Behandlungsansätze ermöglicht, wodurch Therapeut*innen fundierte Entscheidungen treffen können. Dabei hilft diese Technik nicht nur, Gemeinsamkeiten und Unterschiede übersichtlich darzustellen, sondern auch, die Relevanz der gewählten Therapieoptionen für die praktische Anwendung zu erhöhen. Dies führt zu einer besseren Entscheidungsgrundlage, die auf wissenschaftlichen Erkenntnissen basiert und es ermöglicht, Behandlungsstrategien gezielt zu optimieren.

Während vergleichende Prompts eine detaillierte Analyse mehrerer Optionen ermöglichen, bieten progressive und adaptive Prompts eine noch dynamischere Herangehensweise.

2.3.8 30 Tipps und Tricks für gute Prompts

Nachdem die verschiedenen Techniken zur Optimierung von Prompts detailliert erläutert wurden, fasst die folgende Tab. 2.7 die wichtigsten Tipps und Tricks für die Gestaltung präziser und effektiver Prompts zusammen. Diese Übersicht dient

Tab 2.7 Tipps und Tricks für gute Prompts

Nr.	Tipp/Trick
1	Prompts sollten so präzise wie möglich formuliert werden, damit klare und exakte Antworten generiert werden können. Unklare oder mehrdeutige Anfragen führen häufig zu allgemeinen oder unpassenden Ergebnissen
2	Durch die Vergabe einer spezifischen Rolle an die KI kann sichergestellt werden, dass die Antwort aus einer bestimmten fachlichen Perspektive generiert wird. Dies verbessert die Relevanz und Spezialisierung der Inhalte
3	Mehrdeutige oder vage Formulierungen sollten vermieden werden, da sie zu Missverständnissen oder inkonsistenten Antworten führen können. Eine klare, eindeutige Fragestellung verbessert die Genauigkeit der KI-Antworten
4	Iteratives Prompting sollte genutzt werden, um Antworten schrittweise zu verbessern. Durch gezielte Nachfragen oder Anpassungen können generierte Inhalte optimiert und verfeinert werden
5	Wenn wissenschaftlich fundierte Informationen benötigt werden, sollten explizit Quellenangaben angefordert werden. Dadurch lässt sich leichter überprüfen, ob die Antwort auf validen Daten basiert
6	Klare Vorgaben zur Struktur der Antwort sollten gemacht werden, damit die Informationen in einer gut verständlichen und logisch aufgebauten Weise präsentiert werden. Dies kann z. B. durch die Anforderung einer tabellarischen oder stichpunktartigen Darstellung erfolgen
7	Verschiedene Formulierungen der gleichen Frage sollten getestet werden, um herauszufinden, welche den besten Output liefert. Dadurch kann festgestellt werden, wie sich die Antwortqualität je nach Fragestellung verändert
8	Beispiele in Prompts können genutzt werden, um die KI gezielt in eine bestimmte Richtung zu lenken. Dadurch wird das Modell besser darauf vorbereitet, passende und praxisnahe Inhalte zu generieren
9	Die KI sollte in eine spezifische Rolle versetzt werden, indem ihr ein fiktiver oder realer Kontext zugewiesen wird, z. B. als erfahrener Physiotherapeut oder als wissenschaftlicher Experte. Dadurch wird die Antwort stärker an die jeweilige Fachrichtung angepasst
10	Konkrete Hintergrundinformationen sollten angegeben werden, damit die KI den Kontext besser versteht. Je mehr relevante Details geliefert werden, desto präziser und praxisnäher kann die Antwort ausfallen
11	Techniken des Prompt-Engineerings sollten genutzt werden, um präzise Ergebnisse zu erhalten. Dazu gehört beispielsweise das gezielte Einschränken von Antwortmöglichkeiten oder das Definieren eines spezifischen Formats für die Ausgabe
12	Eigene Vorlagen für Prompts sollten erstellt und regelmäßig optimiert werden, um wiederkehrende Fragen schneller und effizienter beantworten zu können. Dies spart Zeit und erhöht die Konsistenz der generierten Inhalte
13	Follow-up-Prompts können eingesetzt werden, um unvollständige oder unzureichende Antworten gezielt zu verfeinern. Durch schrittweise Nachfragen lassen sich genauere und detailliertere Ergebnisse erzielen
14	Die Kombination mehrerer KI-Antworten kann genutzt werden, um eine differenzierte Perspektive auf eine Fragestellung zu erhalten. Unterschiedliche Antworten sollten verglichen und kritisch bewertet werden

(Fortsetzung)

2.3 Grundlagen eines hilfreichen Prompts

Tab 2.7 (Fortsetzung)

Nr.	Tipp/Trick
15	Die KI kann zur Ideenfindung eingesetzt werden, um kreative Anregungen oder neue Lösungsansätze zu erhalten. Dies kann besonders hilfreich sein, bevor eine tiefere Recherche oder Detailausarbeitung erfolgt
16	Unterschiedliche Antwortformate sollten explizit angefordert werden, je nachdem, ob eine detaillierte Erklärung, eine tabellarische Übersicht oder eine stichpunktartige Zusammenfassung gewünscht wird
17	Eine Begrenzung der Zeichenanzahl oder der Wortlänge kann vorgegeben werden, wenn prägnante und kompakte Antworten bevorzugt werden. Dies sorgt für eine effizientere Informationsaufnahme
18	Sprachmodelle können genutzt werden, um Gesprächsleitfäden für die Patientenaufklärung zu erstellen. Dies hilft dabei, komplexe medizinische Sachverhalte in verständlicher Sprache zu vermitteln
19	Automatisierte Zusammenfassungen längerer Fachtexte oder wissenschaftlicher Studien können mit der KI erstellt werden, um wesentliche Inhalte schnell erfassen zu können
20	Die Vergleichsfunktion der KI kann genutzt werden, um verschiedene Therapieansätze systematisch gegenüberzustellen und die beste Option basierend auf wissenschaftlichen Erkenntnissen auszuwählen
21	Die Erstellung von Lehrmaterialien und Quizfragen für die Weiterbildung kann mit KI-Unterstützung optimiert werden. Dadurch lassen sich didaktisch wertvolle Inhalte effizienter generieren
22	Sprachmodelle können zur Verbesserung der Patientenkommunikation eingesetzt werden, indem sie beispielsweise individuelle Erklärungen oder schriftliche Zusammenfassungen für Patient*innen erstellen
23	Mit der KI können Mustertexte für Praxisorganisation, Patienteninformationen oder E-Mails erstellt werden, um den administrativen Aufwand zu reduzieren
24	Die KI kann für die Analyse von Forschungsliteratur und wissenschaftlichen Studien eingesetzt werden, um schneller einen Überblick über den aktuellen Stand der Forschung zu erhalten
25	Strukturierte Therapiepläne können mithilfe gezielter Prompts erstellt werden, indem spezifische Vorgaben zu Progression, Übungsfrequenz und Belastungssteuerung gemacht werden
26	Die KI kann aufgefordert werden, alternative Sichtweisen oder Therapieansätze zu präsentieren, um verschiedene Lösungswege zu vergleichen und eine fundierte Entscheidung zu treffen
27	Es sollten klare Vorgaben zu Tonalität und Fachlichkeit der Antwort gemacht werden, um sicherzustellen, dass der generierte Text dem gewünschten Stil entspricht, sei es wissenschaftlich, neutral oder patientenfreundlich
28	Sprachmodelle können genutzt werden, um Fallbeispiele für Unterrichtszwecke oder praxisnahe Schulungsszenarien zu generieren. Dies erleichtert die Wissensvermittlung durch anschauliche Anwendungsbeispiele
29	Mit der KI können individualisierte Trainingspläne für Patient*innen erstellt werden, indem spezifische Parameter wie Krankheitsbild, Fitnesslevel und Therapieziele in den Prompt integriert werden
30	KI-gestützte Sprachmodelle können zur Optimierung von Marketingtexten für Praxen genutzt werden, indem zielgruppenorientierte Inhalte für Websites, Social-Media-Posts oder Newsletter generiert werden

als praktische Checkliste, um die Qualität der KI-generierten Antworten gezielt zu verbessern und die Nutzung von Sprachmodellen im physiotherapeutischen Alltag zu optimieren.

2.3.9 Übungen zur Optimierung von Prompts

Die folgenden Übungen wurden entwickelt, um die zuvor erläuterten Techniken zur effektiven Nutzung von Sprachmodellen in der Physiotherapie praktisch anzuwenden und gezielt zu vertiefen. Sie ermöglichen es, die verschiedenen Methoden zur Optimierung von Prompts systematisch zu trainieren und dabei die schrittweise Verbesserung der eigenen Fragestellungen zu erlernen. Durch das strukturierte Vorgehen wird sichergestellt, dass Nutzer nicht nur theoretisches Wissen über die Formulierung effektiver Prompts erwerben, sondern dieses auch direkt in der Praxis umsetzen können.

Um eine kontinuierliche Lernprogression zu ermöglichen, sind die Übungen in 3 Schwierigkeitsstufen unterteilt. Die erste Stufe richtet sich an Einsteiger und fokussiert sich auf die grundlegenden Prinzipien der Prompt-Erstellung, darunter Präzision, Strukturierung und Kontextangabe. In der zweiten Stufe werden fortgeschrittene Techniken behandelt, wie die gezielte Steuerung der KI durch Rollenvergabe, das Nutzen von Wenn-Dann-Bedingungen sowie die Anforderung differenzierter Antwortformate. Die letzte Stufe richtet sich an erfahrene Anwender und umfasst komplexe Strategien zur iterativen Verbesserung von Prompts sowie zur Entwicklung spezifischer KI-gestützter Assistenzen für den physiotherapeutischen Alltag.

Diese strukturierte Herangehensweise ermöglicht es, den Umgang mit ChatGPT gezielt zu optimieren und die Interaktion mit der KI effizienter und praxisnaher zu gestalten. Durch die praktische Anwendung wird sichergestellt, dass die vermittelten Konzepte nicht nur theoretisch verstanden, sondern aktiv im Arbeitsalltag genutzt werden können.

Übungen für Einsteiger: Grundlagen präziser und strukturierter Prompts

Übung 1: Präzision durch gezielte Fragestellungen verbessern
Die Qualität der KI-Antworten wird maßgeblich durch die Formulierung der Prompts beeinflusst. In dieser Übung wird gezeigt, wie sich die Genauigkeit von Antworten durch präzisere Fragestellungen verbessern lässt.

Vorgehensweise:
1. Eine allgemeine Frage wird an ChatGPT gestellt, beispielsweise:
   – „Welche Übungen helfen bei Rückenschmerzen?"
2. Die erhaltene Antwort wird analysiert und auf folgende Kriterien überprüft:
   – Sind die Vorschläge ausreichend spezifisch?
   – Werden unterschiedliche Ursachen für Rückenschmerzen berücksichtigt?

2.3 Grundlagen eines hilfreichen Prompts

3. Der ursprüngliche Prompt wird gezielt präzisiert, um eine detailliertere Antwort zu erhalten. Beispielsweise:
   - „Welche evidenzbasierten Übungen verbessern die Rumpfstabilität bei einem 50-jährigen Patienten mit chronischen lumbalen Rückenschmerzen (L4/L5-Problematik) ohne neurologische Ausfälle?"
4. Die erste und die überarbeitete Antwort werden miteinander verglichen.

Reflexionsfragen:
- Welche Unterschiede sind zwischen den beiden Antworten erkennbar?
- Welche zusätzlichen Informationen hat die KI in der zweiten Antwort berücksichtigt?

Übung 2: Strukturierte Prompts für klarere Antworten entwickeln
Durch eine klare Struktur innerhalb der Prompts kann die KI gezieltere und praxisnähere Antworten liefern. In dieser Übung wird erprobt, wie strukturierte Prompts aufgebaut werden sollten.

Vorgehensweise:
1. Ein Prompt wird formuliert, der 3 wesentliche Elemente enthält:
   - Ziel: Welche Aufgabe soll die KI übernehmen?
   - Kontext: Welche zusätzlichen Informationen sind für die Beantwortung relevant?
   - Einschränkungen: Welche Aspekte sollen ausgeschlossen werden?
2. Ein unstrukturierter Prompt wird verwendet, beispielsweise:
   - „Erstelle einen Therapieplan für eine Knie-TEP."
3. Der gleiche Prompt wird nach dem 3-Elemente-Schema überarbeitet, beispielsweise:
   - „Erstelle einen detaillierten Rehabilitationsplan für eine 65-jährige Patientin 6 Wochen nach Knie-TEP links. Die Patientin hat leichte Bewegungseinschränkungen in der Streckung, aber keine starken Schmerzen. Ziel ist eine verbesserte Gehfähigkeit für längere Distanzen mit reduzierter Gehhilfe. Berücksichtige aktuelle Leitlinien für Knie-TEP-Rehabilitation."
4. Beide Versionen werden getestet und die Antworten miteinander verglichen.

Reflexionsfragen:
- Wie beeinflusst eine strukturierte Anfrage die Qualität der Antwort?
- Welche Details fehlen in der ersten Antwort und werden in der zweiten berücksichtigt?

Übungen für Fortgeschrittene: Kontext und Rollenvergabe optimieren

Übung 3: Rollenvergabe für spezialisierte Antworten nutzen
Durch die Zuweisung einer spezifischen Rolle an die KI kann die Qualität und Relevanz der Antworten deutlich gesteigert werden.

Vorgehensweise:
1. Ein allgemeiner Prompt wird gestellt, beispielsweise:
   – „Welche Reha-Übungen sind für eine VKB-Operation geeignet?"
2. Der gleiche Prompt wird mit einer Rollenvergabe versehen, beispielsweise:
   – „Du bist ein Sportphysiotherapeut mit Spezialisierung auf Kreuzbandverletzungen. Erstelle einen individuellen Rehabilitationsplan für einen Fußballspieler 6 Wochen nach einer VKB-Operation."
3. Beide Antworten werden miteinander verglichen.

Reflexion:
- Wie verändert sich die Antwort durch die Rollenvergabe?
- Werden spezifischere oder praxisrelevantere Empfehlungen gegeben?

Übung 4: Wenn-Dann-Bedingungen für gezielte Antworten einsetzen
Durch die Nutzung von Wenn-Dann-Bedingungen kann die KI dazu veranlasst werden, unterschiedliche Szenarien innerhalb eines einzigen Prompts zu berücksichtigen.

Vorgehensweise:
1. Eine einfache Frage wird gestellt, beispielsweise:
   – „Welche Übungen helfen bei Schulterschmerzen?"
2. Der Prompt wird durch Wenn-Dann-Bedingungen erweitert:
   – „Falls die Schulterschmerzen akut sind, gib eine Liste mit schmerzlindernden Mobilisationsübungen aus. Falls die Schmerzen chronisch sind, erstelle einen strukturierten Kräftigungsplan."
3. Die Antworten für beide Szenarien werden verglichen.

Reflexionsfragen:
- Werden beide Bedingungen korrekt berücksichtigt?
- Wie kann der Prompt weiter optimiert werden?

Übungen für Experten: Iterative Verbesserung und adaptive Prompts

Übung 5: Follow-up-Prompts zur iterativen Verbesserung entwickeln
Durch gezielte Nachfragen lassen sich KI-Antworten schrittweise verfeinern und optimieren.

Vorgehensweise:
1. Ein initialer Prompt wird eingegeben, beispielsweise:
   - „Erstelle eine Liste von Übungen für eine Patientin mit Gonarthrose."
2. Eine Follow-up-Frage wird gestellt, um die Antwort weiter zu spezifizieren:
   - „Welche dieser Übungen sind für eine Patientin mit BMI 30 besonders gelenkschonend?"
3. Eine weitere Einschränkung wird hinzugefügt:
   - „Die Patientin hat eine beidseitige Kniegelenkarthrose mit stärker eingeschränkter Beweglichkeit im linken Knie."
4. Die Entwicklung der Antworten wird verglichen.

Reflexionsfragen:
- Welche neuen Details sind durch die Nachfragen hinzugekommen?
- Hätte die KI diese Informationen ohne Follow-up-Fragen automatisch berücksichtigt?

Übung 6: Halluzinationen erkennen und KI-Antworten validieren
KI-Modelle können plausible, aber fehlerhafte Informationen generieren. Diese Übung trainiert den kritischen Umgang mit KI-Antworten.

Vorgehensweise:
1. Eine Frage zu wissenschaftlichen Erkenntnissen wird gestellt, beispielsweise:
   - „Welche Studien belegen die Wirksamkeit der Faszienrolle bei Rückenschmerzen?"
2. Die Antwort wird daraufhin überprüft, ob konkrete Quellen genannt werden.
3. Falls Studien genannt werden, werden diese mit Google Scholar oder PubMed auf ihre Existenz hin überprüft.
4. Eine weitere Frage wird gestellt, um die Antwort zu verifizieren:
   - „Bitte nenne die vollständigen Referenzen mit DOI-Nummer."
5. Die erhaltenen Informationen werden daraufhin analysiert, ob sie halluzinierte oder reale Quellen enthalten.

Reflexionsfragen:
- Wurden existierende oder erfundene Studien genannt?
- Welche Maßnahmen können ergriffen werden, um die Validität von KI-generierten Informationen sicherzustellen?

Die hier vorgestellten Übungen ermöglichen eine gezielte Anwendung der in Abschn. 2.3 beschriebenen Techniken.

- Die **Einsteigerübungen** vermitteln ein grundlegendes Verständnis für die Bedeutung von Präzision und Struktur in Prompts.
- Die **fortgeschrittenen Übungen** zeigen, wie Rollenvergabe und Wenn-Dann-Bedingungen genutzt werden können, um gezieltere Antworten zu erhalten.
- Die **Expertenübungen** verdeutlichen, wie iterative Verbesserungsprozesse und kritische Überprüfungen dabei helfen, KI-generierte Inhalte weiterzuentwickeln und auf ihre Validität hin zu überprüfen.

Durch regelmäßige Anwendung dieser Methoden lässt sich die Qualität der KI-Antworten erheblich steigern und optimal in den physiotherapeutischen Arbeitsalltag integrieren.

2.4 Fortgeschrittene Prompt-Techniken für die Praxis

Die bisherigen Abschnitte haben verdeutlicht, dass die Qualität der Eingaben maßgeblich darüber entscheidet, wie nützlich und präzise die Antworten von KI-gestützten Systemen ausfallen. Durch gezielt formulierte Prompts lassen sich bereits hilfreiche Antworten für die Therapieplanung, Dokumentation und Patientenkommunikation generieren. Doch wie kann die Interaktion mit der KI noch effektiver gestaltet werden, um eine tiefere Kontrolle über die generierten Antworten zu erlangen?

In der physiotherapeutischen Praxis reicht eine einzelne, gut formulierte Abfrage oft nicht aus, um umfassende, differenzierte und an den individuellen Kontext angepasste Antworten zu erhalten. Während die vorherigen Kapitel die Bedeutung präziser Fragestellungen und klar definierter Eingaben erläutert haben, geht es in diesem Abschnitt darum, die Möglichkeiten der KI weiter auszureizen: durch adaptive und iterative Abfragen, die Antworten in Echtzeit optimieren und an neue Informationen anpassen.

Anstatt lediglich eine einmalige Antwort zu generieren, kann die KI so gesteuert werden, dass sie auf zusätzliche Eingaben reagiert, ihre Antworten gezielt erweitert und sich schrittweise an komplexe Anforderungen anpasst. Dies ist besonders relevant für physiotherapeutische Entscheidungsprozesse, bei denen verschiedene Parameter berücksichtigt werden müssen – sei es bei der Anpassung eines Therapieplans, der Erstellung einer differenzierten Fallanalyse oder der Auswahl geeigneter Behandlungsmethoden.

2.4 Fortgeschrittene Prompt-Techniken für die Praxis

Dieses Kapitel stellt drei erweiterte Techniken vor, die eine tiefere und dynamischere Interaktion mit KI ermöglichen:

- **Adaptive Prompts** – Antworten werden schrittweise um zusätzliche Informationen ergänzt, ohne dass die ursprüngliche Eingabe komplett neu formuliert werden muss.
- **Progressive Prompt-Ketten** – Die KI wird durch eine Reihe aufeinander aufbauender Fragen gezielt zu immer präziseren Ergebnissen geführt.
- **Automatisierte Entscheidungsfindung** – Mithilfe strukturierter Entscheidungsbäume analysiert und vergleicht die KI verschiedene Therapieoptionen, um fundierte Handlungsempfehlungen abzuleiten.

Durch den bewussten Einsatz dieser Methoden wird die KI nicht nur als einfaches Antwortsystem genutzt, sondern als aktives Werkzeug für die Entscheidungsfindung und Unterstützung in der physiotherapeutischen Praxis.

2.4.1 Was macht einen guten Prompt noch besser?

Die Qualität einer KI-generierten Antwort hängt maßgeblich von der Eingabe ab. Ein präziser, klar strukturierter Prompt erhöht die Wahrscheinlichkeit, dass die Antwort relevante und umsetzbare Informationen enthält. Doch selbst eine durchdachte Frage führt nicht immer sofort zu einem zufriedenstellenden Ergebnis.

Ein wesentliches Merkmal von Sprachmodellen ist, dass sie keine eigenständige Reflexion über ihre Antworten durchführen und keine Rückfragen stellen, wenn Informationen fehlen. Stattdessen basieren ihre Ausgaben auf Wahrscheinlichkeiten, wodurch die Gefahr besteht, dass Antworten zu allgemein bleiben oder wichtige Details nicht berücksichtigt werden. Besonders in der physiotherapeutischen Praxis, in der individuelle Faktoren eine entscheidende Rolle spielen, können ungenaue oder unvollständige Antworten problematisch sein.

Um die Qualität einer Antwort zu steigern, ist es daher notwendig, die KI gezielt zu steuern. Dies geschieht durch eine schrittweise Verfeinerung der Eingaben, die als iterative Prompt-Optimierung bezeichnet wird. Dabei wird die erste Antwort nicht als endgültiges Ergebnis betrachtet, sondern als Ausgangspunkt für eine weiterführende Interaktion. Durch gezielte Nachfragen, die Ergänzung von Kontext oder die Strukturierung der Anfrage lassen sich fundiertere und spezifischere Ergebnisse erzielen.

Ein weiteres zentrales Element ist die Zielorientierung des Prompts. KI-Modelle interpretieren Fragen nicht in einem übergeordneten Zusammenhang, sondern reagieren ausschließlich auf die vorgegebene Formulierung. Je klarer die Erwartungen an die Antwort formuliert sind, desto höher ist die Wahrscheinlichkeit, dass das Modell eine relevante und praxisbezogene Antwort liefert.

Ein unklarer Prompt wie „Welche Übungen helfen bei Rückenschmerzen?" führt zu einer generischen Antwort, die zahlreiche Möglichkeiten auflistet, aber keine konkreten Kriterien berücksichtigt. Eine präzise Eingabe, die bereits wesentliche Parameter definiert, verbessert die Antwortqualität erheblich. Darüber hinaus kann die gezielte Steuerung der Antwortqualität durch sogenannte Prompt-Komponenten unterstützt werden. Dazu zählen etwa die Aufforderung zu einer schrittweisen Argumentation („Denke Schritt für Schritt nach …"), Hinweise zur Vollständigkeit der Antwort („Beende die Antwort erst, wenn alle Punkte abgearbeitet sind") oder der Verweis auf ein spezifisches Werkzeug wie NotebookLM, Copilot oder Whisper. Diese Elemente helfen, das Modell systematisch durch die Aufgabe zu führen und können die Relevanz der Ergebnisse deutlich erhöhen – insbesondere bei komplexeren Anforderungen.

Beispiel für eine gezielte Verbesserung eines Prompts:

Ursprünglicher Prompt:

> Prompt
>
> *„Welche Übungen helfen bei Rückenschmerzen?"*

Optimierte Version:

> Prompt
>
> *„Welche evidenzbasierten Übungen verbessern die Rumpfstabilität bei einem 50-jährigen Patienten mit chronischen lumbalen Rückenschmerzen (L4/L5-Problematik) ohne neurologische Ausfälle?"*

Durch die Ergänzung spezifischer Angaben zu Alter, Diagnose und funktionellen Einschränkungen kann die KI gezieltere Empfehlungen liefern.

Ein weiterer Schritt zur Optimierung ist die iterative Verfeinerung der Antworten. Hierbei wird die KI durch Folgefragen gezielt gesteuert, um die Qualität der Ergebnisse weiter zu verbessern.

Erste KI-Antwort analysieren:

> Prompt
>
> - *„Ist die Antwort spezifisch genug oder bleibt sie zu allgemein?"*
> - *„Werden Alternativen berücksichtigt oder fehlt eine differenzierte Betrachtung?"*
> - *„Sind wissenschaftliche Belege vorhanden oder bleibt die Antwort vage?"*

2.4 Fortgeschrittene Prompt-Techniken für die Praxis

Nachfrage zur Verfeinerung:

> **Prompt**
>
> *„Berücksichtige in deiner Antwort, dass der Patient bereits seit 6 Monaten Beschwerden hat und keine schmerzlindernden Medikamente einnehmen möchte."*

Mit jeder weiteren Spezifikation kann die KI ihre Antwort anpassen und praxisnähere Empfehlungen generieren.

Die Verbesserung eines Prompts basiert somit auf drei Grundprinzipien:

- **Präzision,**
- **Struktur und**
- **Kontextsteuerung.**

Je klarer die Frage formuliert wird, desto gezielter kann die KI relevante Informationen bereitstellen. In der physiotherapeutischen Praxis bedeutet dies, dass neben der eigentlichen Fragestellung auch ergänzende Details zur Patientensituation, zu individuellen Beschwerden oder zu besonderen Therapieanforderungen integriert werden sollten.

Durch diese systematische Herangehensweise kann sichergestellt werden, dass KI-gestützte Antworten nicht nur theoretisch korrekt, sondern auch praktisch anwendbar sind.

2.4.2 Entscheidungsfindung mit ChatGPT

Die Nutzung von Künstlicher Intelligenz in der Physiotherapie beschränkt sich nicht nur auf die Beantwortung einzelner Fragen oder die Bereitstellung von Therapieempfehlungen. Besonders bei komplexen Fragestellungen, die eine strukturierte Entscheidungsfindung erfordern, kann ChatGPT als systematisches Werkzeug eingesetzt werden. Eine besonders effektive Methode hierfür ist das „Continuous Problem Solving System" (CPSS), das von den „Digital Profis" (https://digitaleprofis.de) entwickelt und vorgestellt wurde.

Das CPSS ist eine 6-stufige Methode, die darauf abzielt, Problemstellungen durch iterative Wiederholungsschritte zu analysieren und die bestmögliche Lösung herauszuarbeiten. Anstatt lediglich eine statische Antwort zu generieren, führt dieser Ansatz dazu, dass ChatGPT die Problemstellung aktiv hinterfragt, Lösungsmöglichkeiten vergleicht und den Nutzer schrittweise durch den Entscheidungsprozess begleitet.

Die 6 Schritte des CPSS

Das Continuous Problem Solving System (CPSS) basiert auf einer klar definierten Struktur, die sich über mehrere Interaktionsrunden hinweg optimiert.

1. **Problemidentifikation und Zieldefinition:**
   - Das Problem wird präzise erfasst und in eine klare Fragestellung überführt.
   - Die Erwartungen an die Lösung werden formuliert.
2. **Lösungsansätze generieren:**
   - Die KI schlägt mehrere mögliche Lösungen vor.
   - Die Lösungsansätze sind idealerweise praxisnah und umsetzbar.
3. **Bewertung der Lösungen:**
   - Die vorgeschlagenen Lösungen werden hinsichtlich ihrer Vor- und Nachteile analysiert.
   - Die KI kann helfen, evidenzbasierte Erkenntnisse oder bewährte Methoden einzubeziehen.
4. **Auswahl der besten Lösung:**
   - Die am besten geeignete Option wird identifiziert.
   - Falls erforderlich, können weitere Anpassungen vorgenommen werden.
5. **Detaillierte Umsetzungsempfehlungen:**
   - Die KI entwickelt eine praxisnahe Strategie zur Umsetzung der gewählten Lösung.
   - Schritt-für-Schritt-Anleitungen oder Best Practices werden ergänzt.
6. **Iterative Verbesserung durch Rückfragen:**
   - Die KI stellt gezielte Fragen, um das Problem und die Lösungsansätze weiter zu verfeinern.
   - Durch zusätzliche Informationen kann der Entscheidungsprozess optimiert werden.

Durch diesen strukturierten Prozess wird vermieden, dass die KI lediglich eine allgemeine oder ungenaue Antwort liefert. Stattdessen entwickelt sich der Lösungsweg über mehrere Iterationsschritte hinweg, sodass sich das Ergebnis immer weiter verbessert.

Der CPSS-Mega-Prompt für systematische Problemlösung
Um das CPSS effizient zu nutzen, kann ein vorgefertigter Mega-Prompt eingegeben werden, der ChatGPT anweist, die Methode konsequent anzuwenden.

CPSS-Prompt für ChatGPT:

Prompt

„Hey ChatGPT, wende das Continuous Problem Solving System (CPSS) an, um durch iterative Wiederholungsschritte eine fundierte und kluge Lösung für meine Problemstellung zu finden."
   Das CPSS-System funktioniert wie folgt:

1. *Formuliere die Problemstellung klar und leite daraus eine konkrete Zielsetzung ab.*
2. *Generiere maximal 3 präzise und umsetzbare Lösungen zur Zielerreichung.*

2.4 Fortgeschrittene Prompt-Techniken für die Praxis

3. *Bewerte detailliert die einzelnen Lösungen und identifiziere die am besten geeignete Option.*
4. *Erstelle konkrete Umsetzungsempfehlungen mit praktischen Beispielen.*
5. *Stelle mir Rückfragen, um meine Bedürfnisse und den Kontext des Problems besser zu verstehen und die Problemlösung kontinuierlich zu optimieren.*

Gib deine Antworten in einer übersichtlichen Struktur wieder und markiere die Namen der einzelnen Schritte fett. Beginne die nächste Iteration des CPSS-Prozesses nach jeder Antwort, indem du meine vorherige Antwort berücksichtigst und neue Fragen stellst."

Durch diesen Prompt wird sichergestellt, dass die KI nicht nur einmalig eine Lösung liefert, sondern kontinuierlich den Entscheidungsprozess begleitet.

Anwendungsbeispiel: Entscheidungsfindung für Physiotherapeut*innen
Ein Physiotherapeut möchte für einen Patienten mit chronischen Rückenschmerzen die bestmögliche Behandlungsmethode auswählen.

Erster Prompt

„Welche evidenzbasierten Therapieoptionen gibt es für einen 50-jährigen Patienten mit chronischen lumbalen Rückenschmerzen ohne neurologische Defizite?"

Die KI liefert eine Übersicht über verschiedene Behandlungsansätze wie manuelle Therapie, funktionelle Kräftigungsübungen, multimodale Schmerztherapie und patientenzentrierte Aufklärung.

Zweiter Prompt

„Bewerte die vorgestellten Therapieansätze hinsichtlich ihrer Wirksamkeit, Praktikabilität und langfristigen Erfolgsaussichten."

Die KI analysiert die Methoden anhand wissenschaftlicher Erkenntnisse und vergleicht ihre Stärken und Schwächen.

Dritter Prompt

„Berücksichtige, dass der Patient beruflich viel sitzt und wenig Zeit für wöchentliche Therapieeinheiten hat. Welche Methode ist unter diesen Umständen am praktikabelsten?"

Die KI priorisiert Therapieoptionen, die sich gut in den Alltag integrieren lassen, und schlägt spezifische Übungen für Menschen mit sitzender Tätigkeit vor.

Durch diesen schrittweisen Prozess wird sichergestellt, dass die Therapieempfehlung individuell auf die Bedürfnisse der Patient*innen zugeschnitten ist. Diese Methode kann nicht nur für therapeutische Entscheidungen genutzt werden, sondern auch zur Optimierung von Praxisabläufen oder zur Entwicklung neuer Behandlungskonzepte.

Warum CPSS eine wertvolle Strategie für KI-gestützte Entscheidungsfindung ist
Das Continuous Problem Solving System (CPSS) ist eine effektive Methode, um KI nicht nur als Informationsquelle, sondern als dynamisches Entscheidungswerkzeug zu nutzen. Durch die schrittweise Optimierung einer Problemstellung führt es zu fundierteren und praxisnahen Lösungen, die sich gezielt an individuelle Anforderungen anpassen lassen.

Insbesondere in der Physiotherapie bietet CPSS die Möglichkeit, evidenzbasierte Therapieentscheidungen zu treffen, unterschiedliche Behandlungsansätze zu vergleichen und patientenindividuelle Empfehlungen zu entwickeln.

Die Methode zeigt eindrucksvoll, dass KI keine statische Antwortmaschine ist, sondern durch gezielte Steuerung zu einem wertvollen Assistenten in der Entscheidungsfindung werden kann. Durch die konsequente Anwendung des CPSS können Therapeut*innen das volle Potenzial von ChatGPT ausschöpfen und KI als intelligente Unterstützung in ihren Arbeitsalltag integrieren.

2.4.3 Wie ChatGPT eine Rolle übernehmen kann

Die Interaktion mit ChatGPT kann gezielt gesteuert werden, indem die KI angewiesen wird, nicht nur eine spezifische Rolle einzunehmen, sondern eine ganze Persönlichkeit: mit Werten, Hintergrund, Kommunikationsstil, vielleicht sogar Emotionen. Diese Technik wird als Persona-Prompting bezeichnet und ermöglicht es, Antworten zu erhalten, die auf einen bestimmten Fachbereich oder eine konkrete Perspektive zugeschnitten sind. Anstatt allgemein zu antworten, agiert ChatGPT innerhalb der vorgegebenen Persona, wodurch die Konsistenz und Qualität der generierten Informationen verbessert werden.

Was ist eine Persona?
Eine Persona ist eine klar definierte Identität, die ChatGPT während einer Konversation annimmt. Dabei können sowohl berufliche Rollen als auch spezifische Denkweisen vorgegeben werden. Durch die Definition einer Persona wird sichergestellt, dass die KI die Antworten aus einer gezielten Fachperspektive heraus formuliert und sich sprachlich sowie inhaltlich an die Anforderungen dieser Rolle anpasst.

Diese Methode ist besonders wertvoll, wenn differenzierte Fachkenntnisse oder bestimmte Kommunikationsstile benötigt werden. Ein Persona-Prompt kann beispielsweise dazu verwendet werden, um ChatGPT als erfahrenen Physiotherapeuten, Praxismanager oder wissenschaftlichen Berater auftreten zu lassen. Dadurch werden Antworten präziser, fachspezifischer und an den tatsächlichen Arbeitskontext angepasst.

Beispiele für Persona-Prompts

Die Formulierung eines Persona-Prompts kann in verschiedenen Kontexten hilfreich sein. Je nach gewünschtem Schwerpunkt kann ChatGPT als medizinischer Experte, Praxisorganisator oder Berater für Patientenkommunikation fungieren.

Physiotherapeut*innen mit Spezialisierung

> **Prompt**
>
> *„Du bist ein erfahrener Physiotherapeut mit Schwerpunkt Neurologie. Deine Aufgabe ist es, evidenzbasierte Behandlungsmethoden für Patienten mit spastischer Parese vorzustellen. Verwende klare, verständliche Formulierungen und beziehe wissenschaftliche Erkenntnisse mit ein."*

Praxismanager für Effizienzsteigerung:

> **Prompt**
>
> *„Du bist ein Praxismanager, der effiziente Abläufe plant. Deine Aufgabe ist es, Strategien zur Optimierung von Terminmanagement und Dokumentation in einer physiotherapeutischen Praxis zu entwickeln. Deine Empfehlungen sollen praktisch umsetzbar sein und aktuelle digitale Lösungen berücksichtigen."*

KI-gestützter Patientenberater:

> **Prompt**
>
> *„Du bist ein Patientenberater, der komplexe medizinische Informationen verständlich und einfühlsam erklärt. Deine Aufgabe ist es, einem Patienten mit chronischen Rückenschmerzen die verschiedenen Therapiemöglichkeiten verständlich darzulegen. Vermeide Fachjargon und gib Beispiele aus dem Alltag, um die Inhalte anschaulich zu machen."*

Durch den gezielten Einsatz von Persona-Prompts kann sichergestellt werden, dass die KI sich auf einen bestimmten Themenbereich fokussiert und stringente, kontextbezogene Antworten liefert.

Wie Persona-Prompts die Konsistenz und Qualität der Antworten verbessern

Ohne eine klare Rollenbeschreibung generiert ChatGPT Antworten auf Basis einer allgemeinen Wissensbasis, die nicht immer spezifisch genug für einen fachspezifischen Anwendungsfall ist. Persona-Prompts helfen, dieses Problem zu lösen, indem sie:

1. **Den Fokus der Antwort festlegen:**
   - Eine präzise definierte Persona hilft, unnötig allgemeine oder unstrukturierte Antworten zu vermeiden.
   - Die KI wird angewiesen, aus einer spezifischen Fachperspektive zu argumentieren.
2. **Die Sprachwahl und Terminologie steuern:**
   - ChatGPT kann angewiesen werden, Fachsprache zu verwenden oder Inhalte für Laien verständlich zu erklären.
   - Dies ist besonders nützlich, wenn zwischen der Kommunikation mit Fachkolleg*innen und Patient*innen unterschieden werden muss.
3. **Mehr Konsistenz in aufeinanderfolgenden Abfragen gewährleisten:**
   - In längeren Dialogen behält die KI die vorgegebene Rolle bei und bleibt inhaltlich konsistent.
   - Dadurch entsteht eine natürlichere und professionellere Interaktion.
4. **Komplexe Themen aus einer definierten Perspektive beleuchten:**
   - Praxismanager*innen würden Terminplanungen anders optimieren als Therapeut*innen, die sich auf klinische Aspekte konzentrieren.
   - Mit Persona-Prompts lassen sich diese Perspektiven gezielt simulieren.

Die gezielte Nutzung von Persona-Prompts kann somit dabei helfen, die Qualität von KI-gestützten Antworten zu steigern und individuell angepasste Lösungen für spezifische Fragestellungen zu erhalten.

Durch die bewusste Nutzung von Persona-Prompts lassen sich Antworten deutlich besser an die individuellen Anforderungen anpassen. Dies macht ChatGPT zu einem flexiblen, spezialisierten KI-Tool, das sich gezielt in den physiotherapeutischen Alltag integrieren lässt.

2.4.4 Feinschliff für Prompts: Wie Sie Antworten gezielt verbessern

Um möglichst präzise und hilfreiche Antworten zu erhalten, ist es die gezielte Optimierung des Prompts entscheidend.

Während in den vorherigen Abschnitten die Grundprinzipien guter Prompts erläutert wurden, geht es in diesem Abschnitt um fortgeschrittene Techniken zur gezielten Verbesserung der KI-Antworten. Die Qualität der Antworten lässt sich auf drei zentrale Arten steigern:

1. **Präzisere Nachfragen stellen:** Durch gezieltes Nachhaken kann die KI dazu gebracht werden, fehlende Details zu ergänzen und die Antwort zu verfeinern.
2. **Rückfragen von ChatGPT nutzen:** Die KI kann so programmiert werden, dass sie selbst nachfragt, wenn wichtige Informationen fehlen.
3. **Antworten iterativ verbessern lassen:** Durch schrittweise Anpassungen wird die Antwort immer detaillierter und praxisnäher.

2.4 Fortgeschrittene Prompt-Techniken für die Praxis

Diese Methoden helfen dabei, ChatGPT als präzises, kontextsensitives Werkzeug zu nutzen, das individuell auf die jeweilige Fragestellung eingeht.

Warum ein erster Prompt selten perfekt ist
Selbst ein gut formulierter Prompt kann nicht immer eine vollständige oder direkt verwertbare Antwort liefern. Sprachmodelle wie ChatGPT basieren auf Wahrscheinlichkeiten und generieren Antworten, die auf Mustern aus dem Trainingsmaterial beruhen. Das bedeutet, dass eine ungenaue oder vage Anfrage mit einer ebenso allgemeinen Antwort beantwortet wird.

Unpräziser Prompt:

> **Prompt:**
>
> *„Welche Übungen helfen bei Schulterschmerzen?"*

Problem: Die Antwort bleibt oberflächlich, da unklar ist, welche Art von Schulterschmerzen gemeint sind, ob es sich um akute oder chronische Beschwerden handelt und welche Patientengruppe angesprochen wird.

Präzisierter Prompt:

> **Prompt:**
>
> *„Welche evidenzbasierten Übungen sind für einen 55-jährigen Patienten mit Impingement-Syndrom der Schulter geeignet, der Überkopfbewegungen vermeiden sollte?"*

Vorteil: Die Antwort wird spezifischer, da die KI die individuellen Bedürfnisse der Patient*innen besser erfassen kann.

Technik 1: Präzisere Nachfragen stellen
Ein effektiver Weg, um die KI zu gezielteren Antworten zu führen, ist das Stellen von Nachfragen. Falls eine erste Antwort zu allgemein oder unvollständig ist, kann eine gezielte Nachfrage helfen, die Antwort weiter zu präzisieren.

Erste Frage:

> **Prompt**
>
> *„Welche Therapieoptionen gibt es bei lumbalen Rückenschmerzen?"*

> **Antwort**
>
> „Es gibt verschiedene Ansätze wie manuelle Therapie, Kräftigungsübungen und Mobilisationstechniken."

Nachfrage zur Präzisierung

> **Prompt**
>
> „Welche dieser Methoden eignen sich besonders für Patienten mit chronischen Rückenschmerzen und eingeschränkter Rumpfstabilität?"

> **Antwort**
>
> „Für Patienten mit chronischen lumbalen Rückenschmerzen und eingeschränkter Rumpfstabilität sind insbesondere Übungen zur gezielten Kräftigung und Stabilisation der tiefen Rumpfmuskulatur geeignet. Besonders wirksam sind Übungen wie:
>
> - Segmentale Stabilisationsübungen (z. B. Bridging, Unterarmstütz, Vierfüßlerstand mit diagonaler Streckung): Diese aktivieren gezielt die tiefe Bauch- und Rückenmuskulatur und verbessern langfristig die Stabilität der Wirbelsäule.
> - Pilates-basierte Übungen: Durch langsame, kontrollierte Bewegungen stärken sie insbesondere die tiefliegenden Rumpfmuskeln, fördern Haltungskontrolle und reduzieren chronische Schmerzen.
> - Manuelle Therapie: Als Ergänzung zu aktivierenden Übungen kann diese Technik gezielt eingesetzt werden, um bestehende Beweglichkeitseinschränkungen zu reduzieren und die Effektivität von Stabilisationsübungen zu erhöhen.
>
> Insgesamt empfiehlt sich ein kombiniertes Therapiekonzept aus aktiven stabilisierenden Übungen und unterstützender manueller Therapie für nachhaltige Verbesserungen."

Ergebnis: Die KI bezieht sich nun gezielt auf evidenzbasierte Methoden für Patient*innen mit eingeschränkter Rumpfstabilität, statt nur allgemeine Empfehlungen zu geben.

Technik 2: Rückfragen von ChatGPT einbauen
Ein weiteres Hilfsmittel ist es, die KI dazu aufzufordern, selbst nach fehlenden Informationen zu fragen, bevor sie eine Antwort generiert. Dadurch wird vermieden, dass die KI auf Annahmen basiert oder unvollständige Informationen liefert.

2.4 Fortgeschrittene Prompt-Techniken für die Praxis

Optimierter Prompt:

> **Prompt**
>
> „Ich brauche eine Empfehlung für eine Reha-Strategie bei einem Patienten mit Knie-TEP. Falls dir wichtige Informationen fehlen, frage bitte nach, bevor du eine Antwort gibst."

Erwartetes Verhalten der KI: Statt direkt eine Antwort zu liefern, stellt ChatGPT zunächst gezielte Rückfragen wie:

> **Antwort**
>
> „Bitte beantworte mir vorher noch folgende Fragen:
> - In welcher postoperativen Phase befindet sich der Patient?
> - Welche funktionellen Einschränkungen sind aktuell vorhanden?
> - Soll der Fokus auf Kräftigung, Beweglichkeit oder Schmerzlinderung liegen?"

Erst nach der Klärung dieser Fragen liefert die KI eine detaillierte Empfehlung.

Technik 3: Ergebnisse schrittweise verbessern lassen
Ein weiterer Ansatz ist die iterative Verbesserung der Antworten durch schrittweise Anpassungen. Hierbei wird die KI dazu gebracht, eine erste Antwort zu generieren und anschließend gezielt nach Verbesserungsmöglichkeiten zu suchen.

Beispiel für einen iterativen Optimierungsprozess:

Erster Prompt:

> **Prompt**
>
> „Erstelle einen Übungsplan für einen Patienten mit Tennisellenbogen."

Antwort analysieren: Ist die Antwort zu allgemein? Fehlen Details zur Übungsausführung?

Nachfrage

> **Prompt**
>
> „Kannst du die Intensität, Wiederholungen und Progression der Übungen genauer angeben?"

Antwort weiter anpassen: Die KI ergänzt gezielt Wiederholungszahlen, Belastungsparameter und Hinweise zur Progression.

Durch dieses schrittweise Vorgehen wird die Qualität der Antwort mit jeder neuen Iteration verbessert.

Nachfragen und Follow-up-Techniken für bessere KI-Antworten

Die erste Antwort, die ein Sprachmodell wie ChatGPT liefert, ist oft nur eine grobe Orientierung. Eine gezielte Nachsteuerung ist notwendig, um die Ergebnisse weiter zu verbessern. Dies gelingt durch iterative Follow-up-Prompts, bei denen durch schrittweise Verfeinerungen immer detailliertere und präzisere Antworten entstehen.

Während eine ungenaue Frage zu allgemeinen Antworten führt, kann durch spezifische Nachfragen die KI zu einer fokussierteren und praxisnahen Antwort geleitet werden.

Beispiel für eine mehrstufige Optimierung einer KI-Antwort

Unpräziser Ausgangsprompt

> **Prompt**
>
> *„Welche Übungen helfen bei Nackenverspannungen?"*

Bessere Version durch gezielte Nachfragen:

> **Prompt**
>
> 1. *„Welche dieser Übungen sind speziell für Büroangestellte geeignet?"*
> 2. *„Welche dieser Übungen lassen sich in einer kurzen 5-min-Pause durchführen?"*
> 3. *„Kannst du bitte für jede Übung eine genaue Anleitung mit Wiederholungen und Dauer geben?"*
> 4. *„Erstelle einen 4-wöchigen Übungsplan mit Progression und Variationen."*

Jede dieser Ergänzungen führt zu einer konkreteren, praxisnäheren Antwort. Anstatt direkt eine überladene Frage zu stellen, kann die KI durch diese schrittweise Optimierung gezielt zu einem sinnvollen Ergebnis geführt werden.

Tipp: Eine besonders effektive Technik ist es, die KI selbst zu fragen, wie sie die Antwort noch weiter verbessern könnte:

> **Prompt**
>
> *„Gibt es noch fehlende Aspekte, die für diese Frage relevant sein könnten?"*
> *„Welche weiteren Details wären sinnvoll, um eine fundiertere Antwort zu erhalten?"*

Die KI kann dadurch Vorschläge zur Optimierung liefern, die als Grundlage für weitere Präzisierungen genutzt werden können.

Diese Techniken ermöglichen eine gezielte Steuerung der KI und helfen dabei, aus einer ersten, möglicherweise noch ungenauen Antwort eine praxisnahe, detaillierte Empfehlung zu machen. Indem man bewusst Nachfragen stellt, die KI dazu bringt, fehlende Informationen anzufordern und iterative Optimierungen nutzt, lassen sich die Antworten auf ein professionelles Niveau heben.

2.4.5 Automatische Optimierung von Prompts mit Prompt-Improvern

Selbst erfahrene Nutzer können sich jedoch manchmal schwertun, eine Frage so zu formulieren, dass die Antwort präzise, relevant und umfassend ausfällt. Hier kommen sogenannte Prompt-Improver ins Spiel – eine Technik, bei der die KI selbst Vorschläge zur Optimierung eines Prompts liefert.

Dieser Ansatz hat zwei wesentliche Vorteile:

1. **Effizienzsteigerung:** Anstatt durch Versuch und Irrtum manuell verschiedene Formulierungen zu testen, kann die KI helfen, einen Prompt in wenigen Schritten zu optimieren.
2. **Qualitätsverbesserung:** Die KI kann Schwachstellen in der ursprünglichen Formulierung erkennen und alternative Formulierungen vorschlagen, die präzisere oder detailliertere Antworten ermöglichen.

In diesem Abschnitt wird gezeigt, wie sich ChatGPT gezielt als Prompt-Improver nutzen lässt, um Prompts iterativ zu verfeinern und so die bestmöglichen Ergebnisse zu erzielen.

Was sind Prompt-Improver?
Ein Prompt-Improver ist eine Technik, bei der eine KI genutzt wird, um eine Anfrage schrittweise zu optimieren. Dabei wird ChatGPT nicht nur als Antwortgenerator verwendet, sondern als Werkzeug zur Verbesserung der eigenen Eingaben.

Ein Prompt-Improver funktioniert nach folgendem Prinzip:

1. **Ein Ausgangsprompt wird eingegeben** – Dieser kann bewusst unvollständig oder ungenau sein.
2. **Die KI wird gebeten, Verbesserungsvorschläge zu liefern** – ChatGPT analysiert den Prompt und gibt Empfehlungen zur Präzisierung.
3. **Der optimierte Prompt wird getestet** – Die neue Version wird verwendet, um zu prüfen, ob die Antwort nun relevanter und detaillierter ausfällt.

Diese Methode kann sowohl manuell angewendet werden – indem man ChatGPT aktiv um Verbesserungsvorschläge bittet – als auch automatisiert durch spezielle KI-Tools, die Prompts bewerten und anpassen.

Wie kann ChatGPT selbst zur Verbesserung eines Prompts genutzt werden?
Ein einfacher Weg, die Qualität eines Prompts zu steigern, besteht darin, ChatGPT direkt um Optimierungsvorschläge zu bitten. Dazu kann ein gezielter „Prompt zur Prompt-Verbesserung" verwendet werden.

Grundlegender Prompt-Improver

> **Prompt**
>
> *„Verbessere den folgenden Prompt so, dass er eine detailliertere und präzisere Antwort liefert. Gib mir drei Varianten, die jeweils eine unterschiedliche Fokussierung haben:*
>
> 1. *Eine präzisere Version mit mehr Kontext.*
> 2. *Eine Version mit einer klar definierten Struktur.*
> 3. *Eine besonders kurze und prägnante Version.*
>
> *Mein ursprünglicher Prompt lautet: ‚Welche Übungen helfen bei Rückenschmerzen?'"*

Erwartetes Ergebnis: Die KI generiert drei Varianten des Prompts, die unterschiedliche Optimierungsansätze verfolgen. Beispielsweise könnte die präzisere Version spezifische Symptome und Patienteneigenschaften enthalten, während die strukturierte Version die Antwort in Abschnitte unterteilt.

Durch diesen Ansatz lassen sich verschiedene Formulierungen testen, um herauszufinden, welche Variante die besten Ergebnisse liefert.

Beispiel: Ein komplexer Prompt wird Schritt für Schritt optimiert
Ein Beispiel zeigt, wie ein einfacher Prompt durch gezielte Optimierungsschritte verbessert werden kann.

Unpräziser Ausgangsprompt:

> **Prompt**
>
> *„Welche Therapieoptionen gibt es für Patient*innen mit Knieproblemen?"*

Problem:
- Die Frage ist zu allgemein gehalten.
- Es fehlen Informationen zur Diagnose, zum Schweregrad der Beschwerden und zu den Therapiepräferenzen.

Erster Optimierungsschritt:

> **Prompt**
>
> „Welche konservativen und operativen Therapieoptionen gibt es für Patient*innen mit Gonarthrose im Stadium II?"

Verbesserung:
- Die Anfrage enthält nun eine spezifische Diagnose.
- Die Antwort wird nicht mehr zu allgemein, sondern gezielt auf Gonarthrose ausgerichtet.

Zweiter Optimierungsschritt:

> **Prompt**
>
> „Welche evidenzbasierten konservativen Therapieoptionen gibt es für Patient*innen mit Gonarthrose im Stadium II, die aktiv bleiben möchten? Bitte liste die Maßnahmen nach Kurzfrist- und Langfristeffektivität auf."

Zusätzliche Verbesserung:
- Der Prompt enthält nun den Wunsch der Patient*innen nach Aktivität.
- Die Antwort wird strukturiert, indem nach kurzfristiger und langfristiger Wirksamkeit unterschieden wird.

Dritter Optimierungsschritt mit ChatGPT als Prompt-Improver:
Hier kann die KI nun selbst um eine Analyse gebeten werden.

> **Prompt**
>
> „Hier ist mein optimierter Prompt: ‚Welche evidenzbasierten konservativen Therapieoptionen gibt es für Patient*innen mit Gonarthrose im Stadium II, die aktiv bleiben möchten? Bitte liste die Maßnahmen nach Kurzfrist- und Langfristeffektivität auf.' Kannst du mir weitere Verbesserungsvorschläge geben?"

Erwartete KI-Antwort
- Ergänzung einer spezifischen Altersgruppe („für Patient*innen zwischen 50 und 70 Jahren").
- Festlegung der gewünschten Antwortform („Gib die Antwort in Tabellenform mit Studiendaten an, wenn verfügbar.").
- Klärung des Anwendungsbereichs („Soll die Empfehlung für Physiotherapeut*innen oder für Patient*innen formuliert sein?").

Durch diese gezielte Nachbearbeitung wird der Prompt schrittweise so optimiert, dass die generierte Antwort den Anforderungen des Nutzers möglichst genau entspricht.

Wann ist ein Prompt-Improver sinnvoll?
Die Methode der automatisierten Prompt-Optimierung ist besonders hilfreich, wenn:

- Der erste Prompt nicht die gewünschte Detailtiefe liefert.
- Die Antwort von ChatGPT zu allgemein oder unspezifisch ausfällt.
- Die Fragestellung so präzisiert werden soll, dass die KI gezielter auf die Bedürfnisse von Patient*innen oder Therapeut*innen eingeht.
- Eine systematische Herangehensweise für bessere KI-generierte Inhalte benötigt wird.

Durch die Verwendung von ChatGPT als Prompt-Improver lassen sich Prompts kontinuierlich optimieren und gezielt anpassen. Diese Technik kann dabei helfen, effizientere, detailliertere und praxisnahe Antworten zu erhalten – insbesondere in der physiotherapeutischen Praxis, wo Genauigkeit und Evidenz eine große Rolle spielen.

2.4.6 Mega-Prompts für die Praxis

Was sind Mega-Prompts?
Während einfache Prompts eine direkte Frage formulieren und eine einzelne Antwort erzeugen, gehen Mega-Prompts einen Schritt weiter. Sie sind komplexe, mehrstufige Anfragen, die die KI dazu anleiten, strukturierte, tiefgehende und oft iterative Lösungen zu generieren.

Ein Mega-Prompt kann beispielsweise so gestaltet sein, dass er:

- Eine klare Zielsetzung vorgibt, die die KI präzise verfolgen soll.
- Mehrere Zwischenschritte enthält, um eine detaillierte Antwort zu erzeugen.
- Die KI dazu anleitet, sich selbst zu hinterfragen oder alternative Lösungen vorzuschlagen.
- Eine interaktive Problemstrukturierung ermöglicht, bei der die KI Fragen stellt und Antworten verfeinert.

2.4 Fortgeschrittene Prompt-Techniken für die Praxis

Mega-Prompts sind besonders nützlich, wenn:

- Eine komplexe Fragestellung schrittweise gelöst werden soll.
- Ein strukturierter Prozess, etwa eine Therapieplanung oder Entscheidungsfindung, durch die KI unterstützt werden soll.
- Ein präziser, auf den Anwendungsfall zugeschnittener Prompt generiert werden soll.

Durch den gezielten Einsatz von Mega-Prompts lässt sich die Qualität der generierten Antworten erheblich steigern.

Beispiel: Der Mega-Prompt zur Erstellung eines perfekten Prompts
Statt manuell verschiedene Formulierungen auszutesten, kann ein Mega-Prompt helfen, eine perfekte Fragestellung für den individuellen Anwendungsfall zu generieren.

Mega-Prompt zur Erstellung eines optimalen Prompts:

> **Prompt**
>
> *„Liebes ChatGPT, deine Aufgabe ist es, mir zu helfen, den bestmöglichen Prompt für meine Fragestellung zu entwickeln. Bitte folge diesem strukturierten Prozess:*
>
> 1. *Erkundige dich nach meinem Ziel: Frage mich nach meinem genauen Anliegen und was ich mit der Antwort erreichen möchte.*
> 2. *Frage nach Kontextinformationen: Bitte mich um relevante Details (z. B. Zielgruppe, spezifische Anforderungen, gewünschtes Format).*
> 3. *Erstelle eine erste optimierte Version meines Prompts: Formuliere ihn so, dass er klar, präzise und gut strukturiert ist.*
> 4. *Gib mir mehrere Alternativen: Erstelle drei Varianten – eine detaillierte Version, eine kompakte Version und eine Version mit einer bestimmten Rollenvergabe (z. B. ‚Antworte als erfahrener Physiotherapeut').*
> 5. *Lass mich auswählen oder Anpassungen vornehmen: Frage mich, ob ich eine dieser Versionen übernehmen möchte oder ob noch etwas fehlt.*
> 6. *Finalisiere den perfekten Prompt: Stelle sicher, dass er die beste mögliche Qualität erreicht hat."*

Erwartete Antwort: Die KI führt den Nutzer schrittweise durch die Optimierung seines Prompts und hilft ihm, eine präzise und zielgerichtete Formulierung zu finden.

Warum sind Mega-Prompts besonders effizient?
Der Einsatz von Mega-Prompts bietet mehrere Vorteile:

- **Strukturierte Ergebnisse:** Die KI arbeitet nach einem klaren Schema und produziert keine zufälligen, unsystematischen Antworten.
- **Schrittweise Verfeinerung:** Die Antwortqualität verbessert sich mit jeder Iteration.
- **Interaktive Gestaltung:** Der Nutzer kann aktiv Einfluss auf das Ergebnis nehmen und den Prozess steuern.
- **Zeitersparnis:** Statt mehrmals neue Prompts zu formulieren, wird bereits in der ersten Anfrage eine durchdachte Struktur vorgegeben.
- **Höhere Präzision:** Komplexe Fragen werden in sinnvolle Teilschritte zerlegt, was zu detaillierteren Antworten führt.

Diese Technik ist besonders für komplexe physiotherapeutische Entscheidungsprozesse geeignet. Beispielsweise kann ein Mega-Prompt für eine Therapieplanung so aufgebaut sein, dass die KI alle relevanten Parameter abfragt, bevor sie eine Empfehlung erstellt.

2.4.7 Übungen für fortgeschrittene Prompt-Techniken

In diesem Kapitel werden praxisnahe Übungen vorgestellt, die darauf abzielen, die in Abschn. 2.3 beschriebenen fortgeschrittenen Prompt-Techniken gezielt zu vertiefen. Die Übungen sind so konzipiert, dass sie direkt mit ChatGPT durchgeführt werden können, um das systematische Bearbeiten komplexer Fragestellungen, den effektiven Einsatz von Persona-Prompts sowie die Unterstützung von Entscheidungsprozessen durch KI zu erlernen. Dabei wird wieder schrittweise an die Thematik herangeführt, indem die Übungen in drei aufeinander aufbauende Schwierigkeitsstufen unterteilt sind. Die erste Stufe, die Einführung, befasst sich mit den grundlegenden Aspekten fortgeschrittener Prompt-Techniken und legt damit die Basis für die weiteren Anwendungen. In der Vertiefung wird die strukturierte Entscheidungsfindung trainiert, wobei Methoden zur gezielten Steuerung der KI-Antworten erprobt werden. Die abschließende Stufe, die Anwendung, konzentriert sich auf die Optimierung von Prompts durch iterative Prozesse sowie den Einsatz von Mega-Prompts zur systematischen Problemlösung. Durch diese abgestufte Herangehensweise wird sichergestellt, dass die Teilnehmenden ihre Fähigkeiten schrittweise erweitern und die Techniken gezielt in die Praxis übertragen können.

Übungen zur Einführung: Grundlagen fortgeschrittener Prompt-Techniken

Übung 1: Nutzung von Persona-Prompts für spezialisierte Antworten
Ziel: Verständnis für die Auswirkungen von Rollenvergabe auf die Qualität der KI-Antworten erlangen.

2.4 Fortgeschrittene Prompt-Techniken für die Praxis

Vorgehensweise:
1. Eine allgemeine Frage wird gestellt, beispielsweise:
   - „Welche Übungen helfen bei Schulterinstabilität?"
2. Anschließend wird eine Variante mit Rollenvergabe getestet:
   - „Du bist ein erfahrener, ruhiger, analytischer Physiotherapeut mit Spezialisierung auf Sportverletzungen. Erstelle ein Übungsprogramm für einen 25-jährigen Handballspieler mit Schulterinstabilität."
3. Die Unterschiede zwischen beiden Antworten werden verglichen und analysiert.

Reflexionsfragen:
- Welche zusätzlichen Informationen werden durch die Rollenvergabe bereitgestellt?
- Inwiefern unterscheiden sich die Antworten hinsichtlich Spezialisierung und Praxisrelevanz?

Übung 2: Entscheidungsfindung mit dem CPSS-Ansatz anwenden
Ziel: Die strukturierte Problemlösung mit dem Continuous Problem Solving System (CPSS) verstehen und anwenden.

Vorgehensweise:
1. Ein physiotherapeutisches Problem wird definiert, z. B.:
   - „Wie kann die Dokumentation in einer Praxis effizienter gestaltet werden?"
2. Der folgende CPSS-Mega-Prompt wird genutzt:
   - „Nutze das Continuous Problem Solving System (CPSS) zur strukturierten Problemlösung. Zerlege das Problem in 6 Schritte: (1) Problembeschreibung, (2) Ursachenanalyse, (3) Lösungsmöglichkeiten, (4) Bewertung der Optionen, (5) Umsetzungsschritte, (6) Kontrolle und Anpassung. Wende diesen Prozess auf das folgende Problem an: [Problem einfügen]."
3. Die generierte Antwort wird überprüft und auf Vollständigkeit sowie logische Struktur analysiert.

Reflexionsfragen:
- Inwiefern unterscheidet sich dieser Ansatz von einer einfachen Anfrage?
- Wie detailliert werden die vorgeschlagenen Lösungsoptionen ausgearbeitet?

Übungen zur Vertiefung: Strukturierte Entscheidungsfindung und Optimierung

Übung 3: Verbesserung von Prompts durch iterative Optimierung
Ziel: Die Qualität einer KI-Antwort durch gezielte Nachfragen optimieren.

Vorgehensweise:
1. Ein allgemeiner Prompt wird eingegeben, z. B.:
   - „Erstelle ein Übungsprogramm für Rückenschmerzen."
2. Die Antwort wird überprüft und analysiert. Anschließend werden gezielte Nachfragen gestellt, z. B.:
   - „Welche dieser Übungen eignen sich speziell für Patient*innen mit Bandscheibenproblemen?"
3. Weitere Einschränkungen werden hinzugefügt:
   - „Welche dieser Übungen sind auch für übergewichtige Patient*innen mit eingeschränkter Mobilität geeignet?"
4. Die generierten Antworten werden dokumentiert und miteinander verglichen.

Reflexionsfragen:
- Welche zusätzlichen Details wurden durch gezieltes Nachfragen gewonnen?
- Inwiefern hat sich die Antwortqualität durch die iterative Optimierung verbessert?

Übung 4: Automatische Optimierung von Prompts durch die KI nutzen
Ziel: Die Qualität eines Prompts mithilfe von ChatGPT verbessern.

Vorgehensweise:
1. Ein komplexer Prompt wird formuliert, z. B.:
   - „Erstelle eine Strategie zur besseren Patienteneinbindung in die Therapieplanung."
2. ChatGPT wird aufgefordert, Verbesserungsvorschläge für den Prompt zu liefern:
   - „Wie kann dieser Prompt präziser formuliert werden, um eine noch relevantere Antwort zu erhalten?"
3. Die überarbeitete Version wird getestet und mit der ursprünglichen Antwort verglichen.

Reflexionsfragen:
- Welche Verbesserungen wurden vorgeschlagen?
- Inwiefern hat sich die Antwort durch die Anpassungen verändert?

Übungen zur Anwendung: Mega-Prompts und adaptive Entscheidungsprozesse

Übung 5: Anwendung von Mega-Prompts für umfassende Problemlösungen
Ziel: Den Einsatz von Mega-Prompts zur strukturierten Analyse komplexer Fragestellungen erlernen.

Vorgehensweise

1. Eine komplexe Fragestellung wird formuliert, z. B.:
   - „Wie kann eine Physiotherapiepraxis ihre Behandlungsqualität und Effizienz gleichzeitig verbessern?"
2. Ein Mega-Prompt wird zur systematischen Bearbeitung der Frage genutzt:
   - „Analysiere diese Fragestellung in fünf Schritten: (1) Identifikation der zentralen Herausforderungen, (2) Bewertung vorhandener Ansätze, (3) Entwicklung neuer Strategien, (4) Umsetzungsmöglichkeiten, (5) Kontrolle der Wirksamkeit. Gehe systematisch auf jeden Punkt ein."
3. Die generierte Antwort wird mit einer einfachen, unstrukturierten Abfrage verglichen.

Reflexionsfragen:

- Welche zusätzlichen Erkenntnisse wurden durch den Mega-Prompt gewonnen?
- Inwiefern hat sich die Struktur der Antwort durch die detaillierte Vorgabe verbessert?

Übung 6: Adaptive Entscheidungsfindung mit dynamischen Prompts testen

Ziel: Die Reaktion der KI auf schrittweise hinzugefügte Informationen analysieren.

Vorgehensweise

1. Eine allgemeine Frage wird formuliert, z. B.:
   - „Welche Therapieoptionen gibt es für eine Kniearthrose?"
2. Schrittweise werden weitere Bedingungen hinzugefügt:
   - „Berücksichtige, dass der Patient 65 Jahre alt ist und eine Gonarthrose im Stadium II hat."
   - „Der Patient hat starke Schmerzen beim Treppensteigen. Welche Änderungen ergeben sich dadurch?"
   - „Welche dieser Therapieoptionen sind auch für übergewichtige Patient*innen geeignet?"
3. Die Anpassung der KI-Antworten an die neuen Bedingungen wird dokumentiert und bewertet.

Reflexionsfragen:

- Wurden die neuen Bedingungen logisch in die Antwort integriert?
- Gab es Widersprüche oder unzureichende Anpassungen?

Diese Übungen ermöglichen eine gezielte Vertiefung der fortgeschrittenen Prompt-Techniken:

- **Die Grundlagenübungen** erleichtern den Einstieg in Persona-Prompts und CPSS-gestützte Entscheidungsprozesse.
- **Die Vertiefungsübungen** veranschaulichen, wie iterative Nachfragen zur Optimierung von KI-Antworten beitragen.
- **Die Anwendungsübungen** trainieren den Einsatz von Mega-Prompts und die dynamische Anpassung von Antworten an neue Informationen.

Durch regelmäßige Anwendung dieser Techniken lassen sich fortgeschrittene Prompt-Strategien effizient in den physiotherapeutischen Alltag integrieren.

2.5 Erstellung eines digitalen KI-Assistenten

In den vorherigen Kapiteln wurde erläutert, wie Sprachmodelle wie ChatGPT funktionieren und durch gezieltes Prompting gesteuert werden können. Diese Interaktion bleibt jedoch reaktiv: Jede Anfrage muss einzeln formuliert, überprüft und gegebenenfalls angepasst werden.

Ein digitaler KI-Assistent hingegen ermöglicht es, wiederkehrende Aufgaben zu automatisieren, fachliches Wissen gezielt einzubinden und konsistente Ergebnisse zu erzielen. Im physiotherapeutischen Kontext kann er administrative Prozesse unterstützen, Therapieentscheidungen vorbereiten und die Patientenkommunikation strukturieren.

Die Erstellung eines solchen Assistenten basiert nicht auf Programmierung, sondern auf strukturiertem Prompting. Durch klar definierte Rollen, Eingabeformate und Antwortstrukturen entsteht ein praxistaugliches System.

Dieses Kapitel zeigt, wie ein solcher Assistent konzipiert, konfiguriert und in den Praxisalltag integriert wird. Nach einer grundlegenden Einordnung folgen Anforderungen an Datenquellen, Datenschutz und Nutzergruppen. Abschließend wird die konkrete Erstellung anhand eines Beispiels erläutert.

2.5.1 Was ist ein digitaler KI-Assistent?

Ein digitaler KI-Assistent ist ein spezialisiertes Sprachmodell, das auf die Bedürfnisse eines bestimmten Fachgebiets – hier der Physiotherapie – zugeschnitten ist. Anders als ein allgemeines Modell wie ChatGPT, das breites Wissen bereitstellt, konzentriert sich ein Assistent auf spezifische Inhalte und Abläufe

Er kann direkt in ChatGPT (z. B. als Custom GPT) oder über Drittanbieterlösungen genutzt werden. Ziel ist es, nicht allgemeine Informationen bereitzustellen, sondern als kontextsensitives Werkzeug den Praxisalltag gezielt zu unterstützen. GPTs lassen sich zudem mit Funktionen wie Datei-Upload und Werkzeugintegration ausstatten. Dadurch ist es möglich, individuelle Dokumente – etwa Therapiepläne oder interne Leitlinien – direkt in den Assistenten einzubinden. Dies geschieht ohne Programmierkenntnisse und kann über ChatGPT Plus datenschutzkonform umgesetzt werden

2.5 Erstellung eines digitalen KI-Assistenten

Definition und Abgrenzung zu allgemeinen KI-Tools
Ein digitaler KI-Assistent unterscheidet sich grundlegend von allgemeinen KI-Tools, die zwar vielseitig einsetzbar sind, jedoch nicht auf die spezifischen Anforderungen einer physiotherapeutischen Praxis abgestimmt wurden. Während ein Standardmodell wie ChatGPT allgemeine Informationen liefern kann, bietet ein spezialisierter Assistent konkrete Empfehlungen, die auf Praxisrichtlinien, Patientenpräferenzen und evidenzbasierten Standards beruhen.

Die wesentlichen Unterschiede lassen sich wie folgt zusammenfassen:

- **Individuell konfigurierbar:** mit Fachwissen, Leitlinien und Vorlagen.
- **Strukturierte Interaktion:** Vordefinierte Eingabeformate, Entscheidungsbäume und Antwortmuster ermöglichen gezielte Steuerung, statt freier Konversation.
- **Automatisierung von Prozessen:** Aufgaben wie das Erstellen von Therapieberichten oder Übungsanweisungen lassen sich standardisiert und qualitätsgesichert automatisieren.
- **Fokussierung auf ein Fachgebiet:** Der Assistent konzentriert sich auf relevante, praxisnahe Inhalte.

Im Kern geht es darum, die Stärken der generativen KI gezielt für die Anforderungen der Praxis nutzbar zu machen, ohne dass die Nutzer jedes Mal von Grund auf neue Prompts formulieren oder bestehende Antworten mühsam anpassen müssen.

Vorteile eines personalisierten Assistenten
Ein digitaler KI-Assistent bietet gegenüber der klassischen Nutzung von ChatGPT oder anderen Sprachmodellen mehrere praxisnahe Vorteile:

- **Konsistente und hochwertige Dokumentation**
  Durch automatisierte, einheitliche Textbausteine wird die Dokumentation konsistenter und rechtssicherer.
- **Individuelle Anpassung an die Praxis**
  Der Assistent lässt sich flexibel auf bestehende Vorgaben und interne Standards abstimmen.
- **Verbesserte Patientenkommunikation**
  Verständliche Erklärungen und standardisierte Antworten verbessern das Verständnis und entlasten das Team bei Routinefragen.
- **Effizienzsteigerung im Praxismanagement**
  Automatisierte Terminerinnerungen, E-Mail-Vorlagen und Literaturzusammenfassungen können integriert und genutzt werden.
- **Unterstützung bei Weiterbildung und evidenzbasiertem Arbeiten**
  Aktuelle Fachliteratur, interaktive Module und Fallbeispiele fördern die kontinuierliche Weiterbildung und fundierte Entscheidungen.

Richtig eingesetzt, wird der Assistent zu einem reflektierenden Gegenüber im Arbeitsalltag, eine Hilfe zur Strukturfindung, zur Einordnung und zur Qualitätssicherung in einem komplexen Versorgungsgeschehen.

2.5.2 Anforderungen an einen personalisierten KI-Assistenten

Damit ein Assistent zuverlässig und sicher arbeitet, muss er auf physiotherapeutische Abläufe, Aufgabenbereiche, Zielgruppen und Datenschutzanforderungen abgestimmt sein. Er ersetzt keine therapeutischen Entscheidungen, sondern unterstützt bei der Umsetzung.

Mögliche Aufgabenbereiche
Ein gut konfigurierter Assistent kann – je nach Praxisschwerpunkt – unterschiedliche Funktionen übernehmen. Die wichtigsten Einsatzfelder sind:

- **Unterstützung bei der Dokumentation**
  - Automatische Erstellung von strukturierten Behandlungsnotizen
  - Standardisierte Verlaufsberichte und Befunddokumentationen
  - Zusammenfassungen für Arztberichte
- **Erstellung und Optimierung von Therapieplänen**
  - Evidenzbasierte Übungsvorschläge
  - Automatische Berücksichtigung individueller Parameter
  - Dynamische Anpassung
- **Unterstützung in der Patientenkommunikation**
  - Verständliche Erklärungen zu Diagnosen und Behandlungen
  - Schritt-für-Schritt-Anleitungen
  - Antworten auf häufige Fragen

4. **Praxismanagement und Organisation**
   - Termin- und Erinnerungsmanagement
   - Erstellung von Informationsmaterialien
   - Zusammenfassung relevanter Forschungsergebnisse für das Team
5. **Wissensmanagement und Weiterbildung**
   - Aktuelle Literaturübersicht
   - Interaktive Lernformate
   - Fallbeispiel-Simulation

Flexibilität und individuelle Anpassung
Ein Assistent sollte nach individuellen Nutzerbedürfnissen konfiguriert sein:

- **Therapeut*in** benötigt evidenzbasiertes Wissen und strukturierte Hilfen
- **Praxisleitung** profitiert von automatisiertem Wissen und Qualitätssicherung
- **Patient*in** erhält verständliche und alltagsnahe Informationen

Datenschutz: Welche Informationen dürfen verarbeitet werden?
Da KI-Anwendungen mit sensiblen Gesundheitsdaten in Kontakt kommen können, ist ein verantwortungsvoller und gesetzeskonformer Umgang zwingend erforderlich.

Wesentliche Anforderungen:
1. **Keine Verarbeitung sensibler Patientendaten in unsicheren Umgebungen**
   Personenbezogene Angaben wie Patientennamen, Geburtsdaten oder spezifische Gesundheitsinformationen dürfen nicht ungeschützt in öffentliche KI-Modelle eingegeben werden. Wenn KI zur Dokumentation genutzt wird, muss sie in einer geschützten, DSGVO-konformen Umgebung betrieben werden.
2. **Pseudonymisierung und Anonymisierung von Daten**
   Um den Datenschutz zu gewährleisten, sollten keine echten Patientendaten verarbeitet werden. Stattdessen empfiehlt sich die Nutzung anonymisierter oder pseudonymisierter Fallbeschreibungen. So können Dokumentationen, Berichte oder Therapiepläne erstellt werden, ohne dass Rückschlüsse auf eine konkrete Person möglich sind.

Beispiel für eine sichere Formulierung
- **Nicht sicher** „Erstelle eine Dokumentation für Frau Schmidt, 58 Jahre, Diagnose Bandscheibenvorfall L5/S1."
- **Sicher** „Erstelle eine allgemeine Verlaufsdokumentation für einen 58-jährigen Patienten mit Bandscheibenvorfall L5/S1."

Diese Vorgehensweise stellt sicher, dass sensible Daten nicht in unsichere Systeme gelangen und trotzdem eine hochwertige, standardisierte Dokumentation möglich ist.

3. **Sichere Speicherung und Verarbeitung der Daten**
   KI-Eingaben dürfen nicht dauerhaft gespeichert oder an Dritte weitergegeben werden. Falls eine Speicherung notwendig ist, müssen Verschlüsselung, Zugriffsbeschränkungen und ein klares Rechtekonzept greifen.

4. **Transparenz gegenüber Patient*innen und Mitarbeitenden**
Patient*innen und Mitarbeitende sollten über den Einsatz des KI-Systems informiert werden. KI-generierte Inhalte sollten stets fachlich geprüft werden, bevor sie in die Dokumentation eingehen oder für Patient*innen bereitgestellt werden.

2.5.3 Wissen und Daten für einen KI-Assistenten

Damit ein KI-Assistent im physiotherapeutischen Alltag sinnvoll eingesetzt werden kann, muss er auf relevante, gut aufbereitete Informationen zugreifen können. Ebenso wichtig ist, dass diese Informationen so strukturiert vorliegen, dass sie vom Modell zuverlässig verarbeitet werden. Gleichzeitig sind rechtliche Vorgaben wie Datenschutz und Urheberrecht zu beachten, insbesondere beim Umgang mit Patientendaten und externen Quellen.

Dieses Kapitel geht daher drei zentralen Fragen nach: Welche Wissensquellen kommen für einen KI-Assistenten infrage? Wie lässt sich dieses Wissen so strukturieren, dass es zuverlässig nutzbar ist? Und wie können dabei rechtliche Anforderungen sicher erfüllt werden?

Gerade bei umfangreichen Fallbeschreibungen, Therapieverläufen oder Analyseprotokollen ist es entscheidend, dass die Informationen klar gegliedert und nachvollziehbar dargestellt werden. ChatGPT kann komplexe Inhalte gut verarbeiten, wenn sie thematisch geordnet sind – etwa durch Zwischenüberschriften wie Anamnese, Therapieverlauf oder Zielsetzung. Anweisungen zum gewünschten Ergebnis sollten möglichst am Anfang des Prompts stehen und bei längeren Eingaben am Ende noch einmal wiederholt werden. So bleibt der Fokus der Antwort erhalten. Alternativ können Tools wie NotebookLM eingesetzt werden, um strukturiertes Wissen langfristig bereitzustellen. Dieses Tool erlaubt es, eigene Dokumente als Wissensbasis zu hinterlegen und gezielt daraus Inhalte generieren zu lassen – z. B. für Berichte oder Schulungsmaterialien.

Wenn mehrere Inhalte in einem Dokument kombiniert werden – etwa Angaben zur Krankengeschichte, durchgeführte Maßnahmen und aktuelle Beobachtungen – empfiehlt sich auch hier eine saubere Gliederung. Thematische Abschnitte helfen dem Modell, die Inhalte korrekt zu erfassen und einzuordnen. Eine klar strukturierte Darstellung ist meist wirkungsvoller als unkommentierte Datenblöcke oder lose Stichwortlisten – sowohl bei direkt eingegebenen Texten als auch bei externen Dokumenten, zum Beispiel in Anwendungen wie NotebookLM.

Welche Wissensquellen kann ein KI-Assistent nutzen?
Damit ein KI-Assistent zuverlässige und praxisnahe Antworten liefern kann, benötigt er eine Auswahl sich ergänzender Wissensformen:

1. **Evidenzbasierte medizinische Leitlinien und Fachliteratur**
Eine der wichtigsten Wissensquellen sind nationale und internationale medizinische Leitlinien, die auf wissenschaftlicher Forschung basieren und regelmäßig

aktualisiert werden. Fachgesellschaften und Berufsverbände veröffentlichen standardisierte Empfehlungen zur Diagnostik und Therapie, die als Grundlage für fundierte Therapieentscheidungen dienen.

- **Physiotherapiespezifische Leitlinien:** Nationale und internationale Fachgesellschaften stellen regelmäßig aktualisierte Leitlinien bereit, die evidenzbasierte Therapieansätze unterstützen.
- **Aktuelle wissenschaftliche Publikationen:** Datenbanken wie PubMed, Cochrane Reviews oder Fachzeitschriften enthalten geprüfte, wissenschaftliche Studien, die neue Erkenntnisse in der Physiotherapie dokumentieren.
- **Offizielle Empfehlungen von Gesundheitsorganisationen:** Berufsverbände und Gesundheitsbehörden veröffentlichen Richtlinien zur sicheren und effektiven Anwendung von Therapieformen.

Durch die Nutzung der genannten Quellen wird sichergestellt, dass die Vorschläge des KI-Assistenten nicht nur praxistauglich, sondern auch evidenzbasiert sind.

2. **Praxiswissen und Erfahrungswerte**

Neben wissenschaftlicher Evidenz ist das praktische Wissen erfahrener Physiotherapeut*innen von entscheidender Bedeutung. Viele erfolgreiche Behandlungskonzepte beruhen auf langjähriger Erfahrung und bewährten Vorgehensweisen, die nicht immer in Leitlinien abgebildet sind.

- **Dokumentierte Behandlungserfolge:** Durch die systematische Erfassung erfolgreicher Therapieverläufe kann der Assistent Muster erkennen und praxiserprobte Lösungswege vorschlagen.
- **Wissen erfahrener Physiotherapeut*innen:** Erfahrungsbasierte Empfehlungen helfen dabei, die individuellen Bedürfnisse von Patient*innen zu berücksichtigen und die Therapie individuell anzupassen.
- **Bewährte Vorgehensweisen im Behandlungsalltag:** Häufig haben Physiotherapeut*innen eigene Strategien entwickelt, um bestimmte Beschwerden effizient zu behandeln. Dieses Wissen kann systematisch aufbereitet und in den Assistenten integriert werden.

Durch die Berücksichtigung praxisnaher Erfahrungswerte kann der Assistent fundierte Empfehlungen liefern, die sich an realen Behandlungsfällen orientieren.

3. **Standardisierte Dokumentationen und Vorlagen**

Ein einheitlicher, klar strukturierter Dokumentationsprozess ist entscheidend für die Qualitätssicherung und Nachvollziehbarkeit der Behandlungen. Der Assistent kann auf standardisierte Vorlagen zugreifen, um konsistente und effiziente Dokumentationen zu erstellen.

- **Befund- und Therapieplanungsformulare:** Vorgefertigte Formulare helfen dabei, standardisierte und vollständige Dokumentationen zu erstellen, die den administrativen Aufwand reduzieren.
- **Praxisleitfäden für die Patientenkommunikation:** Der Assistent kann standardisierte Antworten für Patientenanfragen oder Therapieanweisungen generieren, die eine klare und verständliche Kommunikation gewährleisten.

- **Vorlagen für Verlaufsdokumentationen und Berichte:** Einheitliche Berichtsvorlagen stellen sicher, dass Therapieerfolge, Anpassungen und Empfehlungen strukturiert dokumentiert werden.

  Durch den Einsatz standardisierter Dokumentationsprozesse sorgt der Assistent für eine gleichbleibend hohe Qualität und erleichtert den Arbeitsalltag der Physiotherapeut*innen.

4. **Gesetzliche und ethische Rahmenbedingungen**

   Der Assistent muss nicht nur wissenschaftlich fundierte und praxisnahe Inhalte liefern, sondern auch die rechtlichen und ethischen Vorgaben einhalten. Datenschutzbestimmungen, berufsethische Richtlinien und Anforderungen an evidenzbasierte Therapieentscheidungen sind essenzielle Aspekte, die berücksichtigt werden müssen.

   - **Einhaltung von Datenschutzvorgaben:** Die DSGVO und andere Datenschutzrichtlinien legen fest, wie Patientendaten verarbeitet werden dürfen. Der Assistent sollte keine personenbezogenen Gesundheitsdaten speichern oder weitergeben.
   - **Berufsethische Standards für den Umgang mit KI:** Die Nutzung von KI-generierten Inhalten sollte stets transparent gemacht werden. Eine fachliche Überprüfung durch die Therapeut*innen bleibt notwendig.
   - **Evidenzbasierte Therapieentscheidungen:** Der Assistent sollte keine unbelegten oder spekulativen Empfehlungen geben, sondern ausschließlich auf wissenschaftlich fundierten und anerkannten Quellen basieren.

Wie wird mit Urheberrecht und Datenschutz umgegangen?

Beim Einsatz von KI gelten klare urheber- und datenschutzrechtliche Regeln:

1. **Urheberrecht: Welche Inhalte dürfen genutzt werden?**

   Ein KI-Assistent, der Fachinformationen bereitstellt oder wissenschaftliche Erkenntnisse zusammenfasst, muss sicherstellen, dass die verwendeten Inhalte nicht gegen das Urheberrecht verstoßen. Da viele medizinische Fachartikel, Studien und Lehrbücher urheberrechtlich geschützt sind, dürfen sie nicht einfach kopiert oder direkt in den Assistenten integriert werden.

   Zulässige Inhalte, die ohne Urheberrechtsverletzung verwendet werden dürfen
   - **Offiziell lizenzierte Fachartikel oder Open-Access-Publikationen**
     Wissenschaftliche Arbeiten, die unter einer offenen Lizenz (z. B. Creative Commons) veröffentlicht wurden, können in den Assistenten integriert werden.
   - **Eigene Zusammenfassungen wissenschaftlicher Erkenntnisse**
     Statt Inhalte wortwörtlich zu übernehmen, sollten Therapeut*innen und Praxisinhaber*innen eigenständig Fachwissen zusammenfassen und aufbereiten.

- **Inhalte aus öffentlich zugänglichen Datenbanken**
  Wenn wissenschaftliche Organisationen oder Fachgesellschaften ihre Leitlinien oder Studien frei zur Verfügung stellen, können diese Informationen genutzt werden.
- **Selbsterstellte Dokumentationen, Checklisten und Praxisleitfäden**
  Praxisintern entwickelte Vorlagen oder eigene Dokumentationen dürfen problemlos verwendet werden, solange keine externen urheberrechtlich geschützten Inhalte übernommen werden.

Nicht zulässige Inhalte, die vermieden werden müssen
- **Direktes Kopieren aus urheberrechtlich geschützten Fachartikeln oder Büchern**
  Auch wenn Therapeut*innen über den Inhalt eines Buches verfügen, darf der Text nicht direkt übernommen oder in den Assistenten eingespeist werden.
- **Unautorisierte Nutzung von Abbildungen oder Diagrammen**
  Grafiken und Tabellen aus Fachliteratur sind ebenfalls geschützt und dürfen nicht ohne Genehmigung verwendet werden.
- **Inhalte aus kostenpflichtigen Datenbanken ohne Lizenz**
  Studien und Leitlinien, die hinter einer Bezahlschranke liegen oder exklusiv für Abonnenten zugänglich sind, dürfen nicht ohne ausdrückliche Erlaubnis weiterverwendet werden.

Falls urheberrechtlich geschützte Inhalte in die Wissensbasis des Assistenten aufgenommen werden sollen, ist es erforderlich, eine Genehmigung des Rechteinhabers einzuholen. Alternativ können eigene Formulierungen oder Zusammenfassungen genutzt werden, um die Inhalte auf rechtlich zulässige Weise bereitzustellen.

2. **Datenschutz: Verarbeitung sensibler Patientendaten**
Neben dem Urheberrecht stellt der Datenschutz eine besonders kritische Herausforderung dar. Ein KI-Assistent, der mit medizinischen Daten arbeitet, muss die Datenschutz-Grundverordnung (DSGVO) sowie weitere medizinische Datenschutzrichtlinien strikt einhalten. Patienteninformationen dürfen unter keinen Umständen unkontrolliert verarbeitet, gespeichert oder weitergegeben werden.

Zentrale Datenschutzmaßnahmen für den sicheren Umgang mit Patientendaten
- **Anonymisierung und Pseudonymisierung:** Patientendaten dürfen nicht direkt in öffentliche KI-Modelle eingegeben werden. Statt vollständiger personenbezogener Angaben sollte der Assistent mit anonymisierten oder verallgemeinerten Informationen arbeiten.
    - Unsichere Eingabe: „Erstelle eine Dokumentation für Frau Schmidt, 58 Jahre, Diagnose Bandscheibenvorfall L5/S1."
    - Sichere Alternative: „Erstelle eine allgemeine Verlaufsdokumentation für eine 58-jährige Patientin mit Bandscheibenvorfall L5/S1."
- **Kein Speichern oder Teilen sensibler Daten:** Der Assistent sollte so konfiguriert sein, dass Eingaben nicht langfristig gespeichert oder an Dritte weitergegeben werden. Falls eine Speicherung notwendig ist – etwa zur in-

ternen Dokumentation oder für Verlaufskontrollen –, muss eine sichere, DSGVO-konforme Lösung mit Zugriffsbeschränkungen und Verschlüsselung genutzt werden.
- **Sicherung der Datenübertragung:** Falls der Assistent in eine Praxissoftware integriert wird, sollten verschlüsselte Übertragungsmethoden genutzt werden, um unbefugten Zugriff zu verhindern. Darüber hinaus sollte sichergestellt werden, dass nur autorisierte Personen Zugriff auf den Assistenten haben.
- **Transparente Nutzung und Aufklärung:** Patient*innen und Mitarbeitende müssen darüber informiert werden, wie und warum KI-gestützte Assistenten eingesetzt werden. Falls KI-generierte Inhalte verwendet werden, sollte immer eine fachliche Überprüfung durch die Therapeut*innen erfolgen, bevor sie in die offizielle Dokumentation einfließen oder an Patient*innen weitergegeben werden.

Fehlervermeidung
Ein bekanntes Risiko von Sprachmodellen ist das sogenannte Halluzinieren – also die Erzeugung scheinbar plausibler, aber sachlich falscher Inhalte. Um das zu verhindern, sollte die Datenbasis des Assistenten klar definiert, regelmäßig geprüft und in ihrer Anwendung begrenzt sein. Durch präzise Eingaben, Rückfragemodule und eine rollenbasierte Steuerung lässt sich die Fehleranfälligkeit zusätzlich reduzieren.

Ein verlässlicher KI-Assistent braucht mehr als nur Daten – er braucht strukturierte, geprüfte, zugelassene Inhalte und eine klare Vorstellung davon, wie mit Wissen gearbeitet wird. Erst durch diese Kombination entsteht ein System, das nicht nur nützlich, sondern auch rechtlich und ethisch abgesichert ist. Die Qualität des Assistenten spiegelt sich somit direkt in der Qualität seiner Wissensquellen und im verantwortungsvollen Umgang damit.

2.5.4 Die Bausteine eines KI-Assistenten

Neben hochwertigen Wissensquellen (siehe Abschn. 2.5.3) ist vor allem entscheidend, wie dieses Wissen abgerufen und dargestellt wird. Damit der Assistent verlässlich, verständlich und praxisnah antwortet, müssen drei Bausteine ineinandergreifen:

- intelligentes Prompting (Eingabesteuerung),
- rollenbasierte Persona-Definitionen,
- strukturierte Antwortformate für verschiedene Anwendungsfälle.

Ein gut strukturierter Assistent nutzt methodische Ansätze, gezielte Konfigurationsmöglichkeiten und klare Antwortformate, um verlässliche und konsistente Ergebnisse zu liefern.

2.5 Erstellung eines digitalen KI-Assistenten

Prompting als Grundlage für einen intelligenten KI-Assistenten
Anders als in einer offenen Konversation arbeitet ein Assistent mit strukturierten Eingaben, die auf ein konkretes Ziel ausgerichtet sind.

Ein professioneller Prompt enthält in der Regel fünf Elemente:

- **Rollenbeschreibung:** Die KI erhält damit eine klare Perspektive und kann Inhalt und Tonfall entsprechend anpassen. Beispiel: „Du bist ein erfahrener Physiotherapeut mit Schwerpunkt in orthopädischer Rehabilitation."
- **Aufgabenformulierung:** Die Aufgabe sollte konkret, eindeutig und zielgerichtet beschrieben sein. „Erstelle eine laienverständliche Erklärung zur Übung XY."
- **Zielgruppenkontext:** Diese Information beeinflusst Sprachebene, Tiefe und Format der Antwort. Für wen ist die Antwort bestimmt – eine Patientin, ein Kollege, ein Zuweiser oder die Verwaltung?
- **Antwortformat:** Soll die Ausgabe als Fließtext, Aufzählung, Tabelle oder Checkliste erfolgen? Auch die gewünschte Länge kann vorgegeben werden (z. B. „maximal 100 Wörter").
- **Sprachebene:** Die Sprache sollte je nach Zielgruppe fachlich, laienverständlich oder sachlich-neutral formuliert sein. Diese Vorgabe erleichtert die Anpassung an unterschiedliche Kommunikationssituationen.

Diese fünf Elemente lassen sich flexibel kombinieren und bilden das Fundament eines sogenannten Mega-Prompts, der fest im Assistenten hinterlegt wird. Solche strukturierten Prompts sorgen für konsistente Ergebnisse und ermöglichen eine intuitive Nutzung – auch ohne tiefergehende KI-Kenntnisse. Ergänzend hat sich das bereits beschriebene BLUF-Prinzip („bottom line up front") bewährt: Das gewünschte Ergebnis steht am Anfang des Prompts, damit der Assistent den Fokus der Antwort nicht verliert – besonders hilfreich bei langen, komplexen Anfragen.

Praxisbeispiele für strukturierte Prompts
- **Vordefinierte Formate für standardisierte Anfragen:** Häufig genutzte Anfragen, wie die Erstellung eines Therapieplans oder die Zusammenfassung einer Patientenhistorie, sollten immer in einer einheitlichen Struktur formuliert werden.

Beispiel:

> **Prompt**
>
> „Erstelle einen Therapieplan für einen 45-jährigen Patienten mit chronischen Rückenschmerzen. Berücksichtige dabei Kraft-, Mobilitäts- und Entspannungsübungen."

- **Automatische Ergänzung von Kontextinformationen:** Um präzisere Antworten zu erhalten, kann der Assistent mit Hintergrundinformationen gefüttert werden, die je nach Anfrage automatisch ergänzt werden. Wenn beispielsweise ein Standardtherapiekonzept hinterlegt ist, kann es automatisch in die Antwort einfließen, ohne dass der Nutzer jedes Mal alle Details eingeben muss.

Dynamische Anpassung durch adaptive Prompts

Ein leistungsfähiger KI-Assistent sollte in der Lage sein, den Kontext einer Unterhaltung zu erfassen und Antworten dynamisch anzupassen. Dazu gehören sowohl die Berücksichtigung vorheriger Eingaben als auch automatische Rückfragen, falls Informationen fehlen.

Berücksichtigung vorheriger Eingaben für kohärente Antworten: Wenn Therapeut*innen beispielsweise zunächst nach allgemeinen Therapieoptionen fragen und anschließend nach spezifischen Übungen, sollte der Assistent erkennen, dass sich beide Anfragen auf denselben Patientenfall beziehen.

Beispiel

> **Prompt**
>
> *„Welche Therapieoptionen gibt es für eine Schulterinstabilität?"*

> **Antwort**
>
> *„Eine gezielte Kräftigung der Rotatorenmanschette und propriozeptives Training sind bewährte Methoden."*

> **Prompt**
>
> *„Welche Übungen kannst du für Patient*innen mit moderater Instabilität empfehlen?"*

> **Antwort**
>
> *„Basierend auf deiner vorherigen Anfrage eignen sich isometrische Rotationsübungen sowie kontrollierte Bewegungsketten unter geringer Belastung."*

Automatische Rückfragen, falls Informationen fehlen Falls eine Anfrage nicht ausreichend Informationen enthält, kann der Assistent gezielt nachfragen, um eine passgenaue Antwort zu liefern. Beispiel:

> **Prompt**
>
> *„Erstelle einen Therapieplan für Patient*innen mit Knieproblemen."*

> **Antwort**
>
> „Benötigst du spezifische Empfehlungen für eine postoperative Rehabilitation, eine Arthrosebehandlung oder eine Verletzung?"

Mehrstufige Prompts zur strukturierten Entscheidungsfindung
Komplexe Anfragen erfordern oft eine schrittweise Herangehensweise, damit die KI logische und nachvollziehbare Antworten liefert. Durch die Zerlegung umfangreicher Aufgaben in kleinere Teilbereiche können fundierte Empfehlungen abgeleitet werden.

Zerlegung komplexer Anfragen in kleinere, leichter verarbeitbare Schritte: Anstatt eine umfassende Antwort auf eine komplizierte Frage zu generieren, kann der Assistent gezielt einzelne Aspekte abarbeiten.

Beispiel

> **Prompt**
>
> „Welche Behandlungsmöglichkeiten gibt es für Patient*innen mit Lumboischialgie?"

> **Antwort**
>
> „Möchtest du eine allgemeine Übersicht oder spezifische Therapieansätze für unterschiedliche Schmerzstadien?"

Klare und nachvollziehbare Ableitung von Empfehlungen: Durch strukturierte Entscheidungsprozesse kann der Assistent sicherstellen, dass jede Empfehlung auf einer nachvollziehbaren Argumentation basiert. Dies verhindert unscharfe oder widersprüchliche Antworten. Beispiel:

> **Prompt**
>
> „Welche Maßnahmen eignen sich zur Schmerzreduktion bei einer akuten Bandscheibenprotrusion?"

> **Antwort**
>
> „In der akuten Phase sind Schonung, leichte Mobilisationsübungen und Wärmeanwendungen sinnvoll. Möchtest du Empfehlungen für die subakute Phase ergänzen?"

Intuitive Nutzung ohne tiefgehende Prompting-Kenntnisse
Indem diese Techniken im Hintergrund automatisiert genutzt werden, kann der KI-Assistent gezielt gesteuert werden, ohne dass der Nutzer tiefgehende Kenntnisse über Prompting oder KI-Interaktion haben muss. Die Kombination aus standardisierten Eingabemustern, dynamischer Kontextverarbeitung und strukturierten Entscheidungsprozessen stellt sicher, dass der Assistent verständliche, relevante und praxistaugliche Antworten liefert. So wird die Nutzung eines KI-Assistenten nicht nur effizient, sondern auch intuitiv und flexibel an den Praxisalltag anpassbar.

Custom-GPT vs. Standard-ChatGPT – Welche Lösung ist sinnvoll?
Während ein Standard-ChatGPT bereits leistungsfähig ist und für allgemeine Anfragen fundierte Antworten liefert, bietet ein individuell angepasstes Custom-GPT die Möglichkeit, gezielt auf spezifische Anforderungen einzugehen. Besonders für den Einsatz als digitaler Assistent in der Physiotherapie kann ein Custom-GPT deutliche Vorteile bieten, da es mit praxisnahen Informationen trainiert und auf wiederkehrende Abläufe abgestimmt werden kann.

Tab. 2.8 fasst die wesentlichen Unterschiede zwischen Standard-ChatGPT und Custom-GPT zusammen.

Wann ist der Einsatz eines Custom-GPT sinnvoll?
Ein Custom-GPT ist besonders dann empfehlenswert, wenn der digitale Assistent regelmäßig für spezialisierte Aufgaben genutzt werden soll. Die maßgeschneiderte Anpassung ermöglicht eine gezielte Unterstützung in folgenden Bereichen:

- **Nutzung spezifischen Fachwissens:** Während Standard-ChatGPT auf allgemeine Informationen zurückgreift, kann ein Custom-GPT mit gezielten, praxisrelevanten Inhalten trainiert werden. So lassen sich beispielsweise spezifische Behandlungsansätze oder Leitlinien direkt abrufen.
- **Konsistente und strukturierte Antworten:** In Bereichen wie Therapieplanung oder Dokumentation sind präzise und wiederholbare Ergebnisse essenziell. Ein Custom-GPT kann so programmiert werden, dass es vordefinierte Strukturen nutzt und standardisierte Antworten liefert.

Tab 2.8 Standard-ChatGPT versus Custom-GPT

Kriterium	Standard-ChatGPT	Custom-GPT
Individualisierung	Allgemeine Antworten, wenig anpassbar	Spezifische Anpassungen an Nutzerbedürfnisse möglich
Wissensintegration	Nutzt öffentlich zugängliche Daten	Kann mit praxisnahen Informationen gefüttert werden
Antwortqualität	Variiert je nach Prompt	Konsistente und strukturierte Antworten
Einsatzmöglichkeiten	Allgemeine Beratung	Optimiert für spezifische Fachbereiche wie Physiotherapie

- **Optimierung für wiederkehrende Abläufe:** Wenn der Assistent regelmäßig für bestimmte Aufgaben eingesetzt wird – etwa für die Erstellung von Verlaufsberichten oder Behandlungsplänen –, kann eine maßgeschneiderte Lösung die Effizienz erheblich steigern.

Falls der Assistent im Praxisalltag intensiv genutzt wird, lohnt es sich, eine Custom-GPT-Version zu entwickeln, die mit relevanten Informationen angereichert ist und gezielt auf die Anforderungen der Physiotherapie zugeschnitten werden kann. Standard-ChatGPT hingegen bleibt eine sinnvolle Lösung für allgemeine Recherchen oder spontane Anfragen ohne spezielle Anpassungen.

Persona-Definitionen für gezielte Antworten
Ein KI-Assistent kann gezielt auf verschiedene Nutzergruppen eingehen, wenn er in eine bestimmte Rolle „versetzt" wird und agiert dann als spezialisierter Experte für spezifische Anwendungsbereiche.

Durch die Definition einer klaren Rolle wird sichergestellt, dass die Antworten praxisnah, kontextbezogen und auf den jeweiligen Nutzer zugeschnitten sind. Je nach Aufgabenstellung kann der Assistent als Fachtherapeut, Praxismanager oder Patientencoach agieren.

Beispiele für Persona-Definitionen in der Physiotherapie
Therapeut*in mit Spezialisierung auf Sportverletzungen

> Prompt
>
> *„Du bist ein erfahrener Physiotherapeut mit Schwerpunkt Sportverletzungen. Erstelle eine evidenzbasierte Rehabilitationsstrategie für eine vordere Kreuzbandruptur bei einem Fußballspieler."*

Der Assistent liefert daraufhin gezielte Empfehlungen für verschiedene Phasen der Rehabilitation, unter Berücksichtigung von Belastungssteuerung und funktioneller Therapie

Praxismanager für Prozessoptimierung

> Prompt
>
> *„Du bist ein Praxismanager, der effiziente Abläufe für eine physiotherapeutische Praxis optimiert. Erstelle eine Strategie zur Verbesserung des Terminmanagements."*

Hierbei kann der Assistent Vorschläge für optimierte Terminvergabe, digitale Buchungssysteme und Workflow-Automatisierung liefern

Patientencoach für verständliche Erklärungen

> **Prompt**
>
> *„Erkläre die Bedeutung von Krankengymnastik für Patient*innen, die keine medizinischen Vorkenntnisse haben. Verwende einfache, alltagstaugliche Sprache."*

Der Assistent formuliert daraufhin eine leicht verständliche Erklärung, die sich an Patient*innen ohne Fachwissen richtet, um Vertrauen und Verständnis für die Therapie zu fördern

Integration strukturierter Antwortformate

Damit die Antworten des KI-Assistenten nicht nur inhaltlich korrekt, sondern auch leicht verständlich und direkt umsetzbar sind, spielt die Formatierung der Ausgabe eine entscheidende Rolle. Strukturierte Antwortformate unterstützen in der praktischen Anwendung.

Beispiele für strukturierte Antwortformate

1. **Tabellarische Übersichten für Therapiepläne**
   Tabellen ermöglichen eine schnelle Erfassung wichtiger Parameter wie Übungsdauer, Intensität und Progression. Sie sind besonders hilfreich für strukturierte Rehabilitationsprogramme, bei denen verschiedene Phasen klar voneinander abgegrenzt sind.

Woche	Übung	Wieder-holungen	Progression
1–2	Isometrische Quadrizepsaktivierung	3 × 10 Sek	Stabilisierung
3–4	Kniebeugen mit Stuhlunterstützung	3 × 12 Wdh	Belastungssteigerung

2. **Stufenmodelle für Rehabilitationsstrategien**
   Ein schrittweiser Ansatz erleichtert die Planung und Umsetzung von Therapieprozessen. Durch eine klare Gliederung in Stufen können Patient*innen und Therapeut*innen besser nachvollziehen, welche Maßnahmen in welchem Behandlungsstadium sinnvoll sind.
   - **Stufe 1:** Passive Mobilisation zur Schmerzlinderung
   - **Stufe 2:** Kontrollierte Bewegung ohne Belastung zur Wiederherstellung der Mobilität
   - **Stufe 3:** Aufbau funktioneller Kraft durch gezielte Übungen
3. **Checklisten für diagnostische Schritte**
   Checklisten sind besonders nützlich, um sicherzustellen, dass keine wichtigen Aspekte einer Untersuchung oder Therapieplanung übersehen werden. Sie dienen als strukturierte Leitlinie für Diagnosestellungen und Behandlungsentscheidungen.

2.5 Erstellung eines digitalen KI-Assistenten

- **Anamnese vollständig erfasst?**
- **Funktionstests durchgeführt?**
- **Kontraindikationen geprüft?**

4. **Szenarien für Fallanalysen**
   In komplexen Behandlungsfällen kann der Assistent unterschiedliche Therapieansätze miteinander vergleichen, indem er verschiedene Optionen mit ihren jeweiligen Vor- und Nachteilen gegenüberstellt. Dies erleichtert die Entscheidungsfindung und ermöglicht eine evidenzbasierte Herangehensweise.
   - **Vergleich unterschiedlicher Therapieansätze für spezifische Patientenfälle**
   - **Darstellung verschiedener Optionen mit Vor- und Nachteilen**

Ein digitaler Assistent ist nicht einfach ein Werkzeug zur Beantwortung von Fragen – sondern ein System, das durch kluge Eingabesteuerung, definierte Rollen und verständliche Ausgabeformate zu einem praxisnahen Begleiter wird. Wer diese Bausteine gezielt kombiniert, schafft die Grundlage für eine verlässliche, effiziente und anwenderfreundliche Nutzung im physiotherapeutischen Alltag.

Im nächsten Schritt (Abschn. 2.5.5) wird gezeigt, wie sich diese Bausteine konkret zu einem eigenen Assistenten zusammensetzen lassen – vom Ziel bis zur Testphase.

2.5.5 Erstellung eines eigenen KI-Assistenten

Nachdem die zentralen Bausteine eines KI-Assistenten erläutert wurden, geht es nun um die praktische Umsetzung. In diesem Abschnitt wird Schritt für Schritt erklärt, wie ein eigener KI-Assistent erstellt werden kann – von der ersten Konfiguration bis zur Integration in den Praxisalltag. Dabei ist es entscheidend, eine klare Zielsetzung zu definieren, die Eingaben sinnvoll zu strukturieren und geeignete Antwortformate festzulegen. Sowohl Standard-ChatGPT als auch individuell trainierte Custom-GPT können genutzt werden, um die Funktionen des Assistenten optimal an die jeweiligen Bedürfnisse anzupassen.

Zieldefinition – Welche Aufgaben soll der Assistent übernehmen?

Bevor der Assistent konfiguriert wird, muss klar festgelegt werden, welche Funktionen er erfüllen soll. Soll der Assistent hauptsächlich Wissensfragen beantworten oder aktiv bei der Dokumentation unterstützen? Welche Nutzergruppe steht im Fokus – Therapeut*innen, Patient*innen oder Praxisinhaber*innen? Ist er für ein bestimmtes Fachgebiet, wie beispielsweise die Sportphysiotherapie, vorgesehen oder soll er allgemeiner ausgerichtet sein? Auch interaktive Entscheidungsprozesse, etwa für die Therapieplanung, können integriert werden. Eine klare Zielsetzung ist essenziell, um einen Assistenten zu entwickeln, der praxisnah und effizient arbeitet.

Auswahl der Plattform – Wo soll der Assistent genutzt werden?
Es gibt verschiedene Möglichkeiten, einen KI-Assistenten zu betreiben, je nachdem, wie und wo er eingesetzt werden soll. Standard-ChatGPT kann ohne spezielle Anpassungen genutzt werden und eignet sich für allgemeine Recherchen und Therapieempfehlungen. Wer eine individuell angepasste Lösung benötigt, kann ein Custom-GPT erstellen, das speziell auf bestimmte Fachbereiche oder Arbeitsabläufe zugeschnitten ist. Eine noch tiefere Integration bietet die Nutzung der API, um den Assistenten direkt in bestehende Praxissoftwaresysteme zu integrieren. Falls ein Custom-GPT genutzt werden soll, erfolgt die Konfiguration über OpenAI-Entwicklungstools, die eine präzise Anpassung der Antworten ermöglichen.

Für den Einstieg empfiehlt sich die Nutzung von Standard-ChatGPT mit gut durchdachten Prompts. Wenn der Assistent intensiver genutzt werden soll oder spezifische Anforderungen erfüllen muss, kann ein Custom-GPT eine sinnvolle Weiterentwicklung sein. Inzwischen können auch Einsteiger über den „GPT Builder" von OpenAI in wenigen Minuten einen Custom-GPT erstellen – komplett ohne Programmierkenntnisse. Dabei lassen sich Ziel, Rollenbeschreibung, Beispielanfragen und sogar Dateiuploads direkt konfigurieren.

Strukturierung der Eingaben
Für die Qualität der Antworten sollten die Formulierung der Prompts möglichst klar, vollständig und zielgerichtet aufgebaut sein, um konsistente und hochwertige Ergebnisse zu erhalten.

Festlegung strukturierter Antwortformate
Damit die vom Assistenten generierten Inhalte nicht nur fachlich korrekt, sondern auch leicht verständlich und direkt umsetzbar sind, sollte eine geeignete Struktur für die Ausgabe gewählt werden. Tabellen, Checklisten oder Stufenmodelle sorgen für eine klare Darstellung und erleichtern die praktische Anwendung.

- **Therapiepläne können in Tabellenform dargestellt werden:**

Woche	Übung	Wiederholungen	Progression
1–2	Isometrische Quadrizepsaktivierung	3-mal 10 s	Stabilisierung
3–4	Kniebeugen mit Stuhlunterstützung	3-mal 12 Wdh.	Belastungssteigerung

- **Checklisten können zur Sicherstellung diagnostischer Abläufe genutzt werden:**
    - Anamnese vollständig erfasst?
    - Funktionstests durchgeführt?
    - Kontraindikationen geprüft?

2.5 Erstellung eines digitalen KI-Assistenten

- **Stufenmodelle eignen sich für Rehabilitationsstrategien:**
  - Stufe 1: Passive Mobilisation zur Schmerzlinderung
  - Stufe 2: Kontrollierte Bewegung ohne Belastung zur Wiederherstellung der Mobilität
  - Stufe 3: Aufbau funktioneller Kraft durch gezielte Übungen

Ein einheitliches Antwortformat stellt sicher, dass der Assistent nachvollziehbare und strukturierte Ergebnisse liefert.

Testphase und Optimierung des Assistenten
Nach der Erstkonfiguration sollte der Assistent mit realitätsnahen Beispielen getestet werden.

Dabei geht es nicht nur um die fachliche Korrektheit der Antworten, sondern auch um deren Verständlichkeit und Konsistenz. Gibt der Assistent wiederholt strukturierte und praxisnahe Antworten? Sind die enthaltenen Fachinformationen korrekt? Sind die Ausgaben verständlich formuliert und an die jeweilige Zielgruppe angepasst? Wie reagiert der Assistent auf unklare oder mehrdeutige Eingaben?

Falls während der Testphase Ungenauigkeiten oder unpassende Antworten auftreten, kann der Assistent durch optimierte Prompts, präzisere Persona-Definitionen oder iterative Verbesserungen weiter verfeinert werden. Ein kontinuierlicher Anpassungsprozess sorgt für eine stetige Qualitätssteigerung.

Einsatz in der Praxis und kontinuierliche Weiterentwicklung
Nachdem der Assistent erfolgreich getestet wurde, kann er schrittweise in den Arbeitsalltag integriert werden. Er kann Therapeut*innen bei der Therapieplanung, Dokumentation und Entscheidungsfindung unterstützen, Praxisinhabern helfen, administrative Abläufe zu optimieren, oder Patient*innen verständliche Erklärungen zu Behandlungsmaßnahmen und Therapieoptionen liefern.

Da sich Anforderungen im Laufe der Zeit ändern, sollte der Assistent regelmäßig überprüft und weiterentwickelt werden. Neue wissenschaftliche Erkenntnisse oder organisatorische Anpassungen können durch Aktualisierungen der Prompts und Antwortformate schnell berücksichtigt werden.

Ihr persönlicher KI-Assistent – so starten Sie in fünf einfachen Schritten
1. **Benennen des Anwendungsbereiches**
   Beispiel: „Assistent zur Erstellung von Therapieplänen bei Rückenbeschwerden."
2. **Formulierung einer klare Rollenbeschreibung**
   Beispiel: „Du bist ein erfahrener Physiotherapeut mit Spezialisierung auf Orthopädie. Du erstellst strukturierte Übungspläne auf Basis individueller Patientendaten."

3. **Definition der Eingabefelder oder Anleitungen**
   Welche Informationen sollen bereitgestellt werden? (z. B. Diagnose, Einschränkungen,
4. **Erstellung eines Basis-Prompts, der immer aktiv ist**
   Beispiel: „Bitte strukturiere deine Antwort in drei Abschnitte: Ziel, Übungsauswahl, Hinweise zur Durchführung."
5. **Testen und iterativ verbessern**
   Geben Sie verschiedene Fälle ein, bewerten Sie die Ergebnisse – und verfeinern Sie bei Bedarf die Vorgaben.

Ein kleiner Tipp: Wer ChatGPT Plus nutzt, kann im Bereich „Explore GPTs" direkt ein eigenes Modell erstellen und alle oben genannten Elemente im Baukastenprinzip einpflegen. Im nächsten Kapitel wird die Erstellung eines KI-Assistenten anhand eines konkreten Beispiels erläutert, das direkt übernommen und in der Praxis genutzt werden kann.

2.5.6 Praxisbeispiel: KI-Assistent für die Physiotherapie

Nachdem im vorherigen Kapitel die Erstellung eines individuellen KI-Assistenten schrittweise erläutert wurde, bietet dieses Kapitel ein konkretes Beispiel. Dieses Beispiel kann von Lesern direkt übernommen oder durch Kopieren und Einfügen genutzt werden, um eine schnelle Umsetzung zu ermöglichen.

Der Assistent deckt zwei Hauptbereiche in der Physiotherapie ab:

- **Dokumentations- und Verwaltungsassistent:** Unterstützung bei Terminverwaltung, Befund- und Verlaufsdokumentation, Patientenkommunikation und Praxisorganisation.
- **Therapie- und Wissensassistent:** Bereitstellung evidenzbasierter Therapieempfehlungen, patientengerechter Erklärungen und Unterstützung bei der Erstellung von Trainingsplänen.

Struktur des Assistenten – Vorlage für Custom-GPT
Diese Beschreibung ist für die Eingabefelder zur Erstellung eines eigenen Custom-GPT in OpenAI optimiert.

Name des Assistenten
PhysioGPT – Digitaler Assistent für die Physiotherapie.

Ziel des Assistenten
Beantworte Fragen zu allen Aspekten der Physiotherapie und unterstütze Therapeut*innen sowie Praxisinhaber*innen bei Dokumentation, Therapieplanung und Patientenaufklärung.

2.5 Erstellung eines digitalen KI-Assistenten

Rolle und Spezialisierung
- Assistent für Physiotherapeut*innen, Praxisinhaber*innen und Patient*innen
- Hauptaufgabe: evidenzbasierte Therapieempfehlungen, Unterstützung der Dokumentation und Optimierung administrativer Prozesse
- Berücksichtigung wissenschaftlicher Erkenntnisse und praktischer Anwendungen in der Physiotherapie

Zielgruppen
- **Physiotherapeut*innen:** Unterstützung bei Befundung, Dokumentation und Therapieplanung
- **Praxisinhaber*innen und Management:** Effizientere Praxisorganisation und verbesserte Patientenkommunikation
- **Patient*innen (in unterstützter Form):** Verständliche Erklärungen zu Diagnosen, Übungen und Behandlungsmöglichkeiten

Kernaufgaben des Assistenten
1. **Dokumentations- und Verwaltungsassistent**
   - Erstellung von Behandlungsnotizen auf Basis von Therapeutenangaben
   - Vorlagen für Verlaufsberichte und Befunddokumentationen
   - Strukturierte Zusammenfassungen für Arztberichte
   - Unterstützung bei Terminverwaltung und Praxisorganisation
   - Standardisierte Vorlagen für die Patientenkommunikation
2. **Therapie- und Wissensassistent**
   - Erstellung von evidenzbasierten Therapieplänen und Übungsempfehlungen
   - Anpassung von Reha- und Trainingsplänen an spezifische Patientenfälle
   - Patientenaufklärung mit leicht verständlichen Erklärungen
   - Bereitstellung aktueller wissenschaftlicher Erkenntnisse für Therapeut*innen
   - Unterstützung bei der Entwicklung neuer Behandlungsstrategien

Wissensquellen des Assistenten
- Evidenzbasierte Leitlinien und Fachliteratur
- Praxiswissen und dokumentierte Fallbeispiele
- Standardisierte Dokumentationen und Vorlagen für die Dokumentation
- Rechtliche und ethische Rahmenbedingungen, insbesondere DSGVO-Konformität

Antwortformat des Assistenten
- Sachlich, praxisnah und evidenzbasiert
- Fachbegriffe werden kurz und verständlich erklärt

- Strukturierte Antworten in Form von Tabellen, Checklisten und Schritt-für-Schritt-Anleitungen
- Falls eine kurze Antwort nicht ausreicht, wird eine Zusammenfassung geboten und auf Wunsch vertieft

Beispielhafte Antworten
Therapieempfehlung
„Für einen Patienten mit chronischen Rückenschmerzen sind Mobilisationsübungen für die Lendenwirbelsäule sinnvoll, kombiniert mit Kräftigungsübungen der tiefen Rückenmuskulatur. Ein möglicher Übungsplan könnte wie folgt aussehen:

- Woche 1–2: Isometrische Aktivierung der LWS-Muskulatur, 3 Sätze à 10 s
- Woche 3–4: Mobilisationsübungen mit geringer Belastung, 3 Sätze à 12 Wiederholungen
- Woche 5–6: Aufbau funktioneller Kraft durch gezielte Übungen, 3 Sätze à 15 Wiederholungen"

Verlaufsdokumentation
„Patient zeigt nach 4 Wochen Therapie eine Verbesserung der Beweglichkeit um 30 %. Schmerzen sind auf einer Skala von 1 bis 10 von 7 auf 4 gesunken. Weiterführende Therapie mit Fokus auf propriozeptives Training und Aktivierung der Rumpfstabilisatoren empfohlen."

Patienteninformation
„Eine Arthrose im Knie entsteht durch den Abbau des Gelenkknorpels. Dies kann Schmerzen und Bewegungseinschränkungen verursachen. Durch gezielte Kräftigung der umliegenden Muskulatur kann das Knie entlastet und Beschwerden reduziert werden. Wichtige Übungen sind:

1. Kniebeugen mit Unterstützung
2. Gleichgewichtstraining auf instabiler Unterlage
3. Mobilisation der Hüft- und Sprunggelenke zur Entlastung des Knies"

Datenschutz und Sicherheit des Assistenten
- Keine Verarbeitung sensibler Patientendaten.
- Nutzung anonymisierter oder pseudonymisierter Eingaben.
- Keine Speicherung oder Weitergabe sensibler Daten.
- Falls eine medizinisch relevante Information fehlt, wird darauf hingewiesen, eine Fachkraft zu konsultieren.

Mega-Prompt zur Konfiguration eines eigenen Assistenten
Dieser Mega-Prompt kann in OpenAI's Custom-GPT-Tool eingefügt werden, um eine vollständige Konfiguration des Assistenten zu erstellen.

Mega-Prompt

> **Prompt**
>
> *"Du bist ein spezialisierter KI-Assistent für Physiotherapie. Deine Hauptaufgabe ist die Unterstützung von Physiotherapeut*innen und Praxisinhaber*innen durch evidenzbasierte Therapieempfehlungen, Dokumentationshilfen und Patientenaufklärung. Berücksichtige aktuelle wissenschaftliche Leitlinien und Praxiswissen. Verwende eine klare, verständliche Sprache und strukturierte Antwortformate. Erstelle auf Wunsch Tabellen, Checklisten oder Stufenmodelle. Falls eine medizinische Entscheidung notwendig ist, weise darauf hin, dass der Therapeut die finale Entscheidung trifft. Nutze bevorzugt offizielle Leitlinien und wissenschaftliche Erkenntnisse als Grundlage für deine Antworten. Gib keine unsicheren oder spekulativen Informationen weiter."*

Wer ChatGPT Plus nutzt, kann bei der Erstellung eines Custom-GPT zusätzlich eigene Dateien (z. B. interne Leitlinien, Therapieformulare oder Patienteninformationen) hochladen. Diese Funktion erlaubt es, den Assistenten ohne Programmierkenntnisse gezielt mit praxiseigenem Material zu erweitern. Über die Aktivierung spezifischer Werkzeuge – etwa zur Datenauswertung oder Webrecherche – kann der Funktionsumfang des Assistenten nochmals deutlich erhöht werden. So entsteht ein praxisnaher, individuell konfigurierbarer KI-Begleiter.

Nutzen für Leser*in
- Der Assistent ist direkt nutzbar und einfach zu konfigurieren.
- Zwei spezialisierte Varianten – Dokumentation und Therapie.
- Strukturierte Wissensquellen und datenschutzkonforme Nutzung.
- Mega-Prompt zur einfachen Erstellung eines eigenen Custom-GPT.

Mit diesem Praxisbeispiel kann schnell ein eigener KI-Assistenten erstellt und an individuelle Bedürfnisse angepasst werden.

2.5.7 KI-Assistenten richtig nutzen: Die große Praxis-Checkliste

In den vorangegangenen Kapiteln wurde detailliert beschrieben, wie ein digitaler KI-Assistent aufgebaut, konfiguriert und gezielt für die Physiotherapie genutzt werden kann. Dabei wurden sowohl technische als auch praktische Aspekte betrachtet – von den Grundlagen des Promptings über die Integration spezifischer Wissensquellen bis hin zur Optimierung für den individuellen Praxisalltag.

Die hier in Tab. 2.9 präsentierte Checkliste fasst die zentralen Erkenntnisse kompakt zusammen und dient als praktisches Werkzeug, um sicherzustellen, dass KI-Anwendungen sinnvoll und effektiv eingesetzt werden. Sie bietet eine klare

Tab. 2.9 Praxis-Checkliste für den Einsatz eines KI-Assistenten

Bereich	Was zu beachten ist	Check / Notiz
Vorbereitung & Einrichtung	Ziel(e) für den KI-Einsatz definieren (z. B. Dokumentation, Patientenaufklärung)	☐
	Grenzen des Einsatzes festlegen	☐
	Datenschutzkonformität prüfen (keine sensiblen Daten)	☐
	Rolle der KI klar definieren (z. B. Fachkraft, Verwaltung)	☐
	Fachlich gesicherte Quellen integrieren	☐
	Mega-Prompt erstellen und testen	☐
	Plattform auf Sicherheit & Eignung prüfen	☐
	Zugriffsrechte regeln	☐
	Testbetrieb mit klarer Auswertung durchführen	☐
Effektives Prompting	Kontext und Ziel der Anfrage angeben	☐
	Rolle zuweisen („Du bist…")	☐
	Antwortformat festlegen (z. B. Fließtext, Liste)	☐
	Rückfragen bei Unsicherheiten zulassen	☐
	Antwortlänge begrenzen (z. B. „max. 5 Sätze")	☐
	Prompts iterativ verfeinern	☐
	Verständlichkeit prüfen („für Laien formulieren")	☐
	Wiederverwendbare Prompt-Vorlagen erstellen	☐
Integration in den Alltag	Wiederkehrende Aufgaben identifizieren (z. B. Berichte, E-Mails)	☐
	Praxisbausteine in Prompts einbinden	☐
	Promptsammlung anlegen und pflegen	☐
	Zielgruppen berücksichtigen (Patient*in*, Kolleg*in* etc.)	☐
	Nutzungssituationen & Zuständigkeiten definieren	☐
	Ergebnisse durch Fachpersonen prüfen	☐
	Teamkommunikation & Austausch etablieren	☐
	Endkontrolle immer durch Menschen	☐
Qualität & Weiterentwicklung	Halluzinationen vermeiden durch klare Quellen & Prompts	☐
	Inhalte regelmäßig auf Plausibilität prüfen	☐
	Prompts versionieren & dokumentieren	☐
	Rückmeldungen aus dem Alltag sammeln	☐
	Prompts regelmäßig überarbeiten	☐
	Team schulen & Erfahrungen austauschen	☐

(Fortsetzung)

2.5 Erstellung eines digitalen KI-Assistenten

Tab. 2.9 (Fortsetzung)

Bereich	Was zu beachten ist	Check / Notiz
Ethische & rechtliche Aspekte	Patient*innen ggf. über KI-Nutzung informieren	☐
	Keine Entscheidungen ohne menschliche Kontrolle	☐
	Dokumentation bei KI-Nutzung kennzeichnen	☐
	Keine echten Patient*innendaten eingeben	☐
	Fachverantwortung bleibt beim Menschen	☐
	Fehlerhafte Ausgaben dokumentieren & auswerten	☐
Weitergabe & Teamnutzung	Zugriffsrechte & Rollen festlegen	☐
	Weitergabe nur mit Anleitung oder Einweisung	☐
	Einführung für neue Nutzer*innen vorsehen	☐
	Änderungen nachvollziehbar dokumentieren	☐
	Rückmeldungen aktiv einholen & umsetzen	☐
	Freigabeprozess bei Personalwechsel definieren	☐

Struktur, die sowohl für Einsteiger als auch für erfahrene Nutzer hilfreich ist, und kann als Orientierungshilfe oder Schritt-für-Schritt-Anleitung genutzt werden.

Die Checkliste deckt verschiedene Schlüsselbereiche ab:

- Die **Grundlagen des Promptings** – wie gute Anfragen formuliert werden.
- Die **Anpassung und Personalisierung** eines KI-Assistenten für spezifische Bedürfnisse.
- Die **Integration in den Praxisalltag** – von Dokumentation bis Patientenkommunikation.
- Die **rechtlichen und ethischen Rahmenbedingungen**, die unbedingt beachtet werden müssen.
- Die **laufende Optimierung und Weiterentwicklung**, um langfristig den größten Nutzen aus der KI-Technologie zu ziehen.

Diese Checkliste dient als strukturierte Orientierung um einen digitalen KI-Assistenten in der Praxis einsetzen – sei es zur Dokumentation, zur Patientenkommunikation, zur Berichtserstellung oder zur internen Qualitätssicherung. Sie fasst die wichtigsten Anforderungen, Regeln und Empfehlungen für einen sicheren, effizienten und verantwortungsvollen Umgang zusammen. Die Liste ist gegliedert in 6 Bereiche, die sich an den typischen Schritten einer Einführung und Nutzung orientieren. Sie eignet sich sowohl für die Erstkonzeption als auch zur Reflexion im laufenden Betrieb – allein oder im Team.

Hinweis zur Weitergabe im Team

Bei der gemeinsamen Nutzung eines digitalen KI-Assistenten im Team sind klare Rahmenbedingungen unerlässlich. Alle Beteiligten sollten die Funktionsweise, Chancen und Grenzen des Assistenten kennen. Eine Anleitung mit

Anwendungsfällen und Prompts sowie eine kurze Schulung fördern den verantwortungsvollen Einsatz. Änderungen sollten dokumentiert und Rückmeldungen aus der Praxis regelmäßig berücksichtigt werden. Auch bei Übergaben an neue Mitarbeitende bleibt die Verantwortung für den korrekten Umgang bei der jeweiligen Einrichtung – ein reflektierter Einsatz ist daher unverzichtbar.

2.6 Reflexion: Wie gezielt nutze ich Prompts in der Praxis?

Der Nutzen von Künstlicher Intelligenz im physiotherapeutischen Alltag hängt maßgeblich davon ab, wie gezielt und durchdacht die Eingaben formuliert sind. Anders als klassische Software arbeiten Sprachmodelle wie ChatGPT nicht mit Menüs, sondern mit Sprache. Wer präzise fragt, erhält präzisere Unterstützung – wer unklar bleibt, bekommt oft vage oder unbrauchbare Antworten.

Dieses Kapitel zeigt, wie sich Eingaben (Prompts) strukturieren lassen – und wie aus wiederkehrenden Mustern sogar digitale Assistenten entstehen können. Die Reflexionsfragen in Tab. 2.10 unterstützen dabei, die eigene Nutzung einzuschätzen, typische Schwächen zu erkennen und Potenziale für die Weiterentwicklung zu identifizieren. Sie eignet sich auch für Teamsitzungen oder Fortbildungen.

Diese Reflexion soll helfen, den Umgang mit KI systematisch zu verbessern – nicht nur im Alltag, sondern auch bei der langfristigen Entwicklung eigener Assistenzsysteme.

2.7 Zusammenfassung für die Praxis

Der Einsatz von Künstlicher Intelligenz in der Physiotherapie beginnt nicht mit der Technik, sondern mit der Sprache. Sprachmodelle wie ChatGPT entfalten ihr Potenzial nur dann, wenn die Eingaben präzise, verständlich und zielgerichtet formuliert sind. Dieses Kapitel zeigt, dass nicht die KI über den Erfolg einer Anwendung entscheidet, sondern die Art und Weise, wie sie angesprochen wird.

Zentrale Grundlage ist das Verständnis für sogenannte Prompts – also für die Formulierung von Anfragen, die inhaltlich klar, sprachlich strukturiert und funktional auf eine konkrete Aufgabe ausgerichtet sind. Für Therapeut*innen bedeutet das: Wer mit KI arbeitet, sollte lernen, mit ihr in der „richtigen Sprache" zu kommunizieren – einer Sprache, die Anwendungsziel, Kontext und gewünschte Form der Antwort transparent macht.

Neben den Grundlagen des Promptings vermittelt das Kapitel praxisnahe Strategien, um Prompts zu verbessern. Dazu gehören unter anderem die Rollenvergabe („Du bist ..."), die Angabe von Rahmenbedingungen, die iterative Verfeinerung der Anfrage sowie mehrstufige oder kontrastierende Eingaben zur Entscheidungsfindung. Das Kapitel thematisiert zudem, wie man aus bewährten Prompts

2.7 Zusammenfassung für die Praxis

Tab 2.10 Reflexion: Selbsteinschätzung und Weiterentwicklung im Umgang mit Spracheingaben und KI-Assistenten

Bereich	Fragen zur Selbsteinschätzung	☐
Klarheit der Eingabe	Formuliere ich meine Fragen an die KI präzise und eindeutig?	☐
	Benenne ich klar, was ich von der KI erwarte (z. B. Format, Länge, Inhalt)?	☐
Kontext und Zielorientierung	Gebe ich ausreichend Hintergrundinformationen zur Fragestellung an?	☐
	Beziehe ich das Ziel meiner Anfrage deutlich ein (z. B. Bericht, Übungsvorschlag, Patienteninfo)?	☐
Struktur und Rollenvergabe	Nutze ich Rollen („Du bist …") oder Perspektiven, um die Antwort gezielter zu steuern?	☐
	Vermeide ich Mehrdeutigkeiten durch eine klare Satzstruktur?	☐
Umgang mit Fehlern	Überprüfe ich die Antworten der KI systematisch auf fachliche Richtigkeit?	☐
	Stelle ich Rückfragen oder verbessere ich meine Eingabe, wenn das Ergebnis nicht passt?	☐
Lerneffekt und Weiterentwicklung	Probiere ich unterschiedliche Prompt-Formen aus und lerne aus den Ergebnissen?	☐
	Habe ich eigene Beispiele dokumentiert, um erfolgreiche Prompts wiederzuverwenden?	☐
Nutzung personalisierter KI-Assistenten	Habe ich bereits überlegt, wofür ein KI-Assistent in meiner Praxis nützlich wäre?	☐
	Nutze ich wiederkehrende Prompts bereits so, dass sie als Assistent organisiert werden könnten?	☐
	Weiß ich, welche Informationen, Rollen und Aufgaben ein Assistent in meinem Kontext abdecken soll?	☐
	Plane ich die Einführung eines KI-Assistenten strukturiert – z. B. mit Praxiszielen und Nutzerkreis?	☐

dauerhafte, personalisierte KI-Assistenten entwickeln kann – etwa für die Befunderstellung, Therapieplanung oder Patientenkommunikation.

Auch potenzielle Stolpersteine werden aufgegriffen: Unpräzise Formulierungen, fehlender Kontext, überladene oder missverständliche Anfragen können zu unbrauchbaren oder fehlerhaften Antworten führen. Für eine fachlich sichere Nutzung der KI ist es daher notwendig, die eigenen Eingaben regelmäßig zu hinterfragen und die Ergebnisse kritisch zu prüfen.

Die Verantwortung für therapeutische Entscheidungen bleibt beim Menschen – das Kapitel macht deutlich, dass KI lediglich als Werkzeug dient. Der gezielte Einsatz gut formulierter Prompts kann jedoch dazu beitragen, Prozesse zu strukturieren, Arbeitszeit zu sparen und neue Perspektiven zu gewinnen. Für die tägliche Praxis bedeutet das: Wer besser fragt, arbeitet effizienter – und kann KI dort einsetzen, wo sie tatsächlich einen Mehrwert bietet.

Weiterführende Literatur

Appelo J, Conticello JC (2025) Human Robot Agent: New Fundamentals for AI-Driven Leadership with Algorithmic Management. Jojo Ventures, New York. Kindle Edition

Bartrow K (2019) Untersuchen und Befunden in der Physiotherapie. Untersuchungstechniken und Diagnoseinstrumente. 3. Aufl. Springer, Berlin

Beck S, Samhammer D, Budde K, Burchardt A, Faber M, Gerndt S, Möller S, Osmanodja B, Roller R, Dabrock (2023) Klinische Entscheidungsfindung mit Künstlicher Intelligenz. Ein interdisziplinärer Governance-Ansatz. Springer Vieweg, Wiesbaden

Bünnagel W (2024) Künstliche Intelligenz und Unternehmenswissen. Betriebliches Wissensmanagement auf morgen ausrichten. Springer Gabler, Berlin

Erdogan S, Goudz A (2024) Künstliche Intelligenz im Supply Chain Management – Potenziale und Grenzen der KI. Grundlagen, Anwendungsfelder, Konzepte. Springer Vieweg, Wiesbaden

Fessler R, Brakemeier M (2023) Das ChatGPT Powerhandbuch – Vom Einsteiger zum Profi: Entfesseln Sie das volle Potenzial der KI-Technologie. 2. überarbeitete Auflage. Verlag Mensch, Wien

Fessler R, Denz A (2024) Künstliche Intelligenz optimal einsetzen: Vom KI-Anfänger zum Prompting-Profi. Strategien für ChatGPT, Claude, Copilot & Co – mit 20 Video-Tutorials und Expertentipps für effektives KI-Prompting. Verlag Mensch, Wien

Fessler R, Toklu A, Behnke Y, Pfiel U, Bolecek R (2023) Künstliche Intelligenz für Unternehmer – Mehr Produktivität mit ChatGPT und erprobten KI-Strategien: Der Praxisratgeber von 5 Experten mit 50 Tipps. Verlag Mensch, Wien

Gondlach K, Knappertsbusch I (Hrsg) (2021) Arbeitswelt und KI 2030: Herausforderungen und Strategien für die Arbeit von morgen. Springer Fachmedien, Wiesbaden

Hattenhauer R (2025) ChatGPT & Co. – Wie du KI richtig nutzt: schreiben, recherchieren, Bilder erstellen, programmieren. Rheinwerk Verlag, Bonn

Heiser A (2024) Texten mit ChatGPT. Einfach, schnell und kreativ: Ideenmaschine für Kommunikation, Marketing, Werbung und PR. Springer Gabler, Wiesbaden

Jud M (2025) KI erfolgreich einsetzen – Mit smarten Prompt-Techniken optimale Ergebnisse erzielen. So steigern Sie Ihre Produktivität im Arbeitsalltag mit ChatGPT, Deepseek R1, Llama, Midjourney & Co. Taschenbuch. Independently published, o. O

Keyßer G, Pfeil A, Reuß-Borst M, Frohne I, Schultz O, Sander O (2024) Welches Potential hat ChatGPT 3.5 für eine qualifizierte Patienteninformation? Versuch einer systematischen Analyse anhand einer Befragung zu komplementärmedizinischen Verfahren in der Rheumatologie. In: Zeitschrift für Rheumatologie. Verfügbar unter: https://doi.org/10.1007/s00393-024-01535-6. Zugegriffen am 05.05.2025

Kranz-Opgen-Rhein B (2024) Digitalisierung in der Physiotherapie. Mit Beiträgen von Remo Laschet. Springer, Berlin

Lee KF (2019) AI Superpowers: China, Silicon Valley und die neue Weltordnung. Aus dem Englischen von Jan W. Haas. Campus Verlag, Frankfurt a. M

Leyden T, Hart-Davis G (2025) Agentic AI For Dummies®. Integrail Special Edition. Verlag John Wiley & Sons, Hoboken, NJ

Lübken A Wiemer, M (2025) Gesundheit trifft Technologie: Einsatz von künstlicher Intelligenz in der Physiotherapie. Springer, Berlin

Maurer J (Hrsg) (2024) Clinical Reasoning der unteren Extremität: Entscheidungsprozesse in der Physiotherapie. Springer, Berlin

Nettesheim K (2024) KI-Kompetenz: Für eine Zukunft in Wohlstand. Verlag Franz Vahlen, München

Reichert B (Hrsg.) (2024) Patientenmanagement in der Physiotherapie, Ergotherapie und Logopädie. Wissen und Kompetenzen für den therapeutischen Alltag. Springer, Berlin

Rubeis G (2024) Künstliche Intelligenz in der Medizin – Eine ethische Betrachtung. In: Wiener klinisches Magazin. Verfügbar unter: https://doi.org/10.1007/s00740-024-00539-x. Zugegriffen: 05. Mai 2025

Sarrion E (2023a) ChatGPT for beginners: features, foundations, and applications. Apress, New York

Sarrion E (2023b) Exploring the power of ChatGPT: applications, techniques, and implications. Apress, New York

Sarrion E (2023c) Exploring the power of ChatGPT: applications, techniques, and implications. Apress, New York

Schilling G (Hrsg) (2023) 80 Spiele fürs Live-Online-Training. Online-Edition. managerSeminare Verlag, Bonn

Schilling G (2024) 33 KI-Methoden für den Seminareinsatz. ChatGPT im Training interaktiv nutzen. managerSeminare Verlag, Bonn

Voigt P, Hullen N (2024) Handbuch KI-Verordnung. FAQ zum EU AI Act. Springer, Berlin

Wolfs A (2022) Systemisch-konstruktivistisches Clinical Reasoning. Im Präsenz- und Telesetting für Mediziner und Therapeuten. Springer, Berlin

Zuckarelli JL (2025) Programmieren mit ChatGPT. Eine kompakte Einführung. Springer Vieweg, Berlin

KI-Werkzeuge für den physiotherapeutischen Alltag

Zusammenfassung

Künstliche Intelligenz ist mehr als ChatGPT – und in der Praxis längst einsetzbar. Dieses Kapitel stellt vier spezialisierte KI-Tools vor, die typische Aufgaben im physiotherapeutischen Alltag gezielt unterstützen: Texte effizient erstellen, Dokumente analysieren, Bilder zur Patientenaufklärung generieren oder Gespräche automatisch verschriftlichen. NotebookLM strukturiert interne Inhalte wie SOP (Standard Operation Procedures) oder Fortbildungsunterlagen. Microsoft Copilot integriert KI direkt in Word, Excel und Outlook. DALL·E erzeugt anschauliche Bilder auf Basis einfacher Textbeschreibungen. Whisper erkennt Sprache und wandelt sie in Text um – auch offline. Das Kapitel zeigt, wie jedes dieser Werkzeuge funktioniert, wo es sinnvoll eingesetzt werden kann und wie sie sich kombinieren lassen. Mit konkreten Praxisbeispielen, Entscheidungshilfen und einer Checkliste zur Einführung entsteht ein realistisches Bild: KI nicht als Ersatz, sondern als Ergänzung – praxisnah, datensouverän und sofort nutzbar.

3.1 Warum es mehr als ein Sprachmodell braucht

Die Arbeit mit Sprachmodellen wie ChatGPT wurde in den vorangegangenen Kapiteln ausführlich dargestellt. Kap. 2 erläutert, wie sich durch präzise formulierte Prompts, geeignete Modelle und klaren Anwendungskontext Aufgaben aus der physiotherapeutischen Praxis sprachbasiert lösen lassen. Die dort beschriebenen Prinzipien gelten über das gewählte Werkzeug hinaus: Die Kombination aus Aufgabe, Eingabe und Struktur bildet das methodische Fundament für den sinnvollen Einsatz künstlicher Intelligenz im therapeutischen Alltag – unabhängig davon, ob Text, Dokumente, Bilder oder Sprache verarbeitet werden.

Dennoch zeigen sich bei der ausschließlichen Arbeit mit Sprachmodellen funktionale Grenzen. In der Praxis müssen nicht nur Fragen beantwortet und Texte generiert, sondern auch längere Dokumente strukturiert analysiert, Inhalte visuell vermittelt oder Gespräche zuverlässig verschriftlicht werden. Sprachmodelle sind für solche Aufgaben nicht konzipiert. Sie können auf Text reagieren, aber keine umfangreichen Dateien verarbeiten. Sie können Inhalte beschreiben, aber keine visuellen Hilfsmittel erzeugen. Und sie können Informationen formulieren, aber keine Audioquellen in Text umwandeln.

Um diesen Anforderungen gerecht zu werden, haben sich spezialisierte KI-Systeme etabliert, die auf den gleichen technologischen Grundlagen beruhen, aber andere Anwendungsformen unterstützen. In diesem Kapitel werden vier Werkzeuge vorgestellt, die den Einsatzbereich künstlicher Intelligenz im therapeutischen Alltag systematisch erweitern. Dazu gehören:

- **NotebookLM**, ein Dokumentenanalysewerkzeug, das komplexe Textsammlungen strukturiert erfasst und inhaltlich verknüpft;
- **Microsoft Copilot**, ein KI-Assistent in Word, Excel und Outlook, der bei der Auswertung, Organisation und Kommunikation unterstützt;
- **DALL·E**, ein Bildmodell zur visuellen Umsetzung von Beschreibungen, dass bei der Patientenedukation und Öffentlichkeitsarbeit eingesetzt werden kann und
- **Whisper**, ein Spracherkennungssystem zur automatischen Transkription von Gesprächsinhalten – auch unter schwierigen akustischen Bedingungen.

Diese Systeme sind keine Alternativen zu ChatGPT, sondern funktionale Erweiterungen. Ihre Kombination erlaubt ein praxisorientiertes Arbeiten, das nicht auf eine Eingabeform begrenzt ist. Sie folgen denselben Prinzipien wie das in Kap. 2 beschriebene Modell–Kontext–Prompt-Dreieck, lassen sich jedoch nicht mehr allein über Sprache steuern. Eingaben können auch in Form von Dokumenten, Bildern oder Audio erfolgen – und müssen jeweils auf das Werkzeug und die Aufgabe abgestimmt sein.

Für die Auswahl des passenden Tools ist daher ein strukturiertes Vorgehen erforderlich. Dabei hilft das sogenannte Anwendungsdreieck (Abb. 3.1), das drei zentrale Entscheidungsebenen miteinander verbindet: die Art des Werkzeugs, die Form der Eingabe und die Zielsetzung der Aufgabe. Im Zentrum steht immer der konkrete Anwendungsfall – etwa die Überarbeitung eines Hygieneplans, die Bebilderung einer Haltungsschulung oder die Verschriftlichung eines Erstgesprächs.

Tab. 3.1 zeigt eine erste Orientierung für den Einsatz von KI in der Physiotherapie.

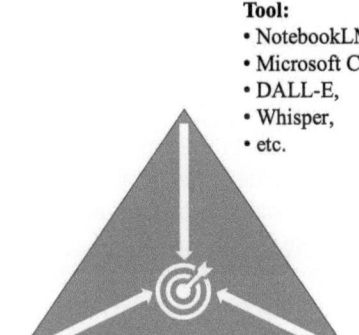

Abb. 3.1 Das Anwendungsdreieck

Tab. 3.1 Orientierung für den KI-Einsatz in der Physiotherapie

Element	Beschreibung	Beispiele
Tool/Modell	Welches System unterstützt die Aufgabe am besten?	NotebookLM, Copilot, DALL·E, Whisper (ergänzend zu ChatGPT)
Eingabeform	In welcher Form werden Informationen bereitgestellt?	Text, Dokument, Bildbeschreibung, Audioaufnahme
Kontext/Aufgabe	Was soll erreicht werden – und unter welchen Rahmenbedingungen?	Analyse, Visualisierung, Transkription, interne Kommunikation
Zentrum: Anwendungsfall	Welche konkrete Aufgabe steht im Mittelpunkt?	z. B. QM-Dokument prüfen, Ablauf veranschaulichen, Gespräch dokumentieren

3.2 NotebookLM – KI mit Dokumentengedächtnis

Die in Abschn. 3.1 beschriebenen Anforderungen zeigen, dass KI-Systeme im therapeutischen Alltag nur dann sinnvoll eingesetzt werden können, wenn sie auf spezifische Aufgaben hin ausgewählt werden. Den Anfang macht ein Werkzeug, das sich besonders für den strukturierten Umgang mit internen Textquellen eignet: NotebookLM.

Es hilft dabei, eigene Dokumente nicht nur abzulegen, sondern gezielt zu analysieren, zu hinterfragen und in neue Zusammenhänge zu setzen – eine Fähigkeit, die gerade im Qualitätsmanagement, in der Fortbildung und bei der Einarbeitung neuer Mitarbeitender große Relevanz hat.

3.2.1 Was ist NotebookLM – und wie funktioniert es?

NotebookLM wurde von Google entwickelt und arbeitet ausschließlich mit den Inhalten, die vom Nutzer selbst bereitgestellt werden. Grundlage sind eigene Quellen wie Textdokumente, Webseiten, Präsentationen oder Audio- und Videodateien, die hochgeladen oder verlinkt werden. Das System verarbeitet diese Inhalte, gliedert sie automatisch, erkennt Zusammenhänge und ermöglicht anschließend eine gezielte, dokumentenbasierte Auseinandersetzung.

Ziel ist nicht die Generierung von freiem Text, sondern die strukturierte Erschließung, Verknüpfung und Nutzung bereits vorhandener Informationen. Die Besonderheit liegt in der Kombination aus kontextbezogenen Antworten, automatischen Inhaltsverzeichnissen, Zusammenfassungen und thematischen Filtern. Nutzer können gezielt Fragen stellen – etwa: „Welche Anforderungen an die Händehygiene nennt das Dokument?" oder „Was ist der Unterschied zwischen Erstkontakt und Folgebehandlung laut SOP?" – und erhalten direkte Antworten mit Quellenangabe. Dabei werden keine Inhalte erfunden oder spekulativ ergänzt. NotebookLM antwortet ausschließlich auf Basis der hochgeladenen Quellen.

Erweiterte Funktionen, wie die automatische Erstellung von Briefing-Dokumenten, FAQ-Katalogen, Zeitachsen oder Lernkarten, unterstützen dabei, Inhalte nicht nur zu verstehen, sondern auch in andere Kontexte zu übertragen. So lassen sich beispielsweise wiederkehrende Fragen für neue Mitarbeitende strukturieren, chronologische Abläufe aus Fortbildungsunterlagen extrahieren oder Lernmaterialien für Auszubildende generieren – ohne zusätzliche Formatierung.

In der aktuellen Version unterstützt NotebookLM eine Vielzahl an Formaten: PDF, DOCX, TXT, Webseiten, Google Docs, Google Slides sowie Audio- und Videodateien, etwa im MP3-Format oder über YouTube-Links. Audios und Videos werden automatisch transkribiert, sodass auch gesprochene Inhalte – etwa aus Schulungen, Podcasts oder Supervisionen – als Text ausgewertet werden können. Bis zu 50 Quellen lassen sich in einem einzelnen Notebook gleichzeitig nutzen.

Die Bedienung erfolgt über eine webbasierte Oberfläche, die in Arbeitsbereiche unterteilt ist: Quellenbereich, Inhaltsübersicht, Fragestellung und Notizen. Die Interaktion ist einfach gehalten – es sind keine speziellen Prompts erforderlich. Fragen können in normaler Sprache gestellt werden. Antworten werden automatisch verlinkt, strukturiert und mit Notizfunktionen ergänzt. Die Ergebnisse lassen sich exportieren oder im Team weiterbearbeiten.

NotebookLM bietet außerdem die Möglichkeit, strukturierte Inhalte als Audiozusammenfassung bereitzustellen. Darüber hinaus lassen sich auch sogenannte Podcast-Briefings erstellen, in denen zwei synthetische Stimmen – als dialogisches Format – bestimmte Inhalte besprechen, etwa zur Vorbereitung auf ein Teammeeting oder zur Nachbereitung einer Fortbildung. Diese Funktion erweitert das System um einen auditiven Zugang zu komplexen Inhalten und macht es besonders für Nutzer interessant, die Informationen unterwegs oder passiv aufnehmen möchten.

Wichtig für den therapeutischen Alltag ist die völlige Unabhängigkeit von Praxissoftware oder IT-Infrastruktur: NotebookLM funktioniert rein webbasiert,

3.2 NotebookLM – KI mit Dokumentengedächtnis

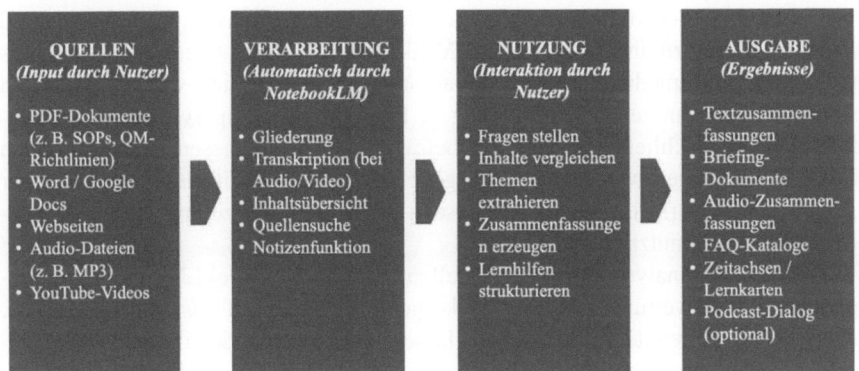

Abb. 3.2 NotebookLM – vom Dokument zur strukturierten Wissensnutzung

benötigt keine Installation und keine Schnittstellen zu Drittsystemen. Für sensible Daten ist das System jedoch nicht vorgesehen.

Abb. 3.2 zeigt schematisch, wie NotebookLM arbeitet.

3.2.2 Einsatzmöglichkeiten in der physiotherapeutischen Praxis

NotebookLM kann in physiotherapeutischen Praxen überall dort sinnvoll eingesetzt werden, wo dokumentierte Informationen systematisch erschlossen, verglichen oder weiterverarbeitet werden sollen. Das betrifft nicht nur klassische Aufgaben wie Qualitätsmanagement oder interne Fortbildung, sondern zunehmend auch die strukturierte Einarbeitung neuer Mitarbeitender, die Vorbereitung von Besprechungen oder die Erstellung praxisinterner Lernmaterialien.

Ein mögliches Anwendungsfeld ist die Arbeit mit bestehenden internen Dokumenten – etwa Verfahrensanweisungen, Hygieneplänen oder Datenschutzrichtlinien. Solche Texte liegen häufig in unterschiedlichen Versionen oder Formaten vor und sind inhaltlich komplex. NotebookLM ermöglicht es, diese Dokumente in einem digitalen Arbeitsraum zusammenzuführen, automatisch zu gliedern und gezielt zu befragen. So lassen sich spezifische Inhalte auffinden, Unterschiede zwischen Versionen nachvollziehen oder inhaltliche Lücken identifizieren, ohne dass der gesamte Text manuell durchsucht werden muss.

Auch in der Fort- und Weiterbildung bietet das System konkrete Vorteile. Präsentationen, Handouts oder Schulungsskripte lassen sich hochladen und als Grundlage für strukturierte Rückfragen nutzen – etwa zur Klärung von Fachbegriffen, zur Gliederung therapeutischer Verfahren oder zur Erstellung von Quizfragen. Darüber hinaus können aus den Quellen automatisch FAQ-Kataloge, Lernkarten, Themenübersichten oder Zeitachsen generiert werden. Neue Mitarbeitende oder Auszubildende erhalten so einen schnellen Zugang zu relevanten Inhalten – angepasst an den jeweiligen Kontext der Praxis.

Ein zusätzlicher Mehrwert ergibt sich durch die Möglichkeit, auch Audio- und Videoinhalte einzubinden. NotebookLM akzeptiert MP3-Dateien, YouTube-Links und andere multimediale Quellen, die automatisch transkribiert werden. So lassen sich etwa Mitschnitte von Fortbildungen, Podcasts oder Supervisionen nachträglich als Text erschließen und gezielt befragen. Auch aus diesen Quellen können FAQ, Gliederungen oder Übersichten generiert werden – mit direktem Bezug zur gesprochenen Vorlage. Auf diese Weise wird Wissen aus zuvor schwer zugänglichen Formaten nutzbar gemacht.

Neben der Analyse einzelner Quellen erlaubt NotebookLM auch die vergleichende Auswertung mehrerer Dokumente. Thematisch zusammenhängende, aber formal getrennte Informationen lassen sich miteinander in Beziehung setzen – etwa zur Gegenüberstellung unterschiedlicher Behandlungsansätze, zur Abgrenzung von Rollen und Zuständigkeiten oder zur Überprüfung konsistenter Begrifflichkeiten innerhalb eines QM-Systems. Auch die Vorbereitung interner Schulungen oder die Planung von Teambesprechungen kann auf diese Weise zielgerichteter erfolgen.

Ein weiterer Praxisnutzen ergibt sich durch die automatische Erstellung von Briefing-Dokumenten und Audiozusammenfassungen. So kann etwa aus mehreren SOP ein Update-Dokument erstellt werden, das zentrale Änderungen enthält – inklusive auditiver Aufbereitung für mobile Nutzung. Auch dialogische Podcast-Formate sind möglich, bei denen zwei KI-Stimmen Inhalte in gesprochener Form präsentieren. Diese Funktion eignet sich besonders zur Wiederholung, Nachbereitung oder als Einstieg in komplexe Themenbereiche.

Insgesamt unterstützt NotebookLM eine praxisnahe Form der wissensbasierten Weiterentwicklung: nicht durch die Erzeugung neuen Wissens, sondern durch das strukturierte Erschließen, Kombinieren und Verdichten bereits vorhandener Informationen. Das System hilft dabei, aus vielen einzelnen Inhalten ein klares Gesamtbild zu entwickeln – fundiert, nachvollziehbar und mit unmittelbarem Bezug zum konkreten Arbeitskontext.

Gleichzeitig gilt: Für die tägliche Dokumentation von Patientendaten oder individuelle Therapieprotokolle ist NotebookLM nicht vorgesehen. Es bietet keine Anbindung an Praxisverwaltungssysteme, keine medizinische Bewertung und keinen Schutzraum für sensible Gesundheitsdaten. Seine Stärken liegen im Bereich der internen Wissensarbeit, der strukturierten Fortbildung und der kollaborativen Nutzung von Inhalten, die ohnehin in der Praxis vorhanden sind – aber bislang oft ungenutzt blieben (Siehe auch Tab. 3.2)

Tab. 3.2 Typische Anwendungsszenarien

Anwendung	Quelle	Ziel	Ergebnis
Fortbildung	YouTube-Link	Thema klären	Zusammenfassung und Lernkarte
QM	SOP, Protokoll	Unterschiede analysieren	Briefing-Dokument
Supervision	Audiomitschnitt	Inhalte extrahieren	Audiozusammenfassung
Einarbeitung	Schulungsmaterial	Fragen strukturieren	FAQ und Zeitachse

3.2.3 Praktische Anwendungsschritte

Der Einstieg in NotebookLM erfordert keine Installation und kein technisches Spezialwissen. Die Nutzung erfolgt browserbasiert über ein Google-Konto. Grundlage ist immer ein sogenanntes „Notebook" – eine digitale Arbeitsumgebung, in der bis zu 50 Quellen gebündelt, erschlossen und miteinander verknüpft werden können. Die Stärke des Systems liegt dabei weniger in der technischen Vielfalt als in der klaren Struktur und der methodischen Logik.

Im ersten Schritt wird ein neues Notebook angelegt. Anschließend können verschiedene Quellen hochgeladen oder verlinkt werden. Unterstützt werden gängige Formate wie PDF, DOCX, TXT, Webseiten, Google Docs und Google Slides. Auch Audio- und Videoformate wie MP3 oder YouTube werden akzeptiert. Diese Inhalte werden automatisch transkribiert und wie Textdokumente in die Analyse einbezogen. Eine saubere Gliederung, sprechende Überschriften und einheitliche Terminologie verbessern die Verarbeitung und Übersicht deutlich.

Nach dem Upload generiert NotebookLM automatisch ein Inhaltsverzeichnis für jede Quelle. Nutzer können anschließend über eine einfache Texteingabe gezielte Fragen stellen – zum Beispiel:

> **Prompt:**
>
> *„Welche Unterschiede bestehen zwischen SOP-Version 2.1 und 2.3 in Bezug auf den Hygieneablauf?"*

oder:

> **Prompt:**
>
> *„Welche Themen wurden in der Supervision vom 12. März angesprochen?"*

Die Antworten enthalten direkte Zitate und Verweise auf die Quelle, sodass Aussagen nachvollziehbar und prüfbar bleiben. Zusätzlich lassen sich eigene Notizen erfassen, die unabhängig vom ursprünglichen Dokument strukturiert abgelegt werden. Auch Zusammenfassungen, Gliederungen und Keyword-Übersichten können automatisch erzeugt werden. Auf Wunsch ist ein Export in verschiedene Formate möglich – z. B. zur Weiterverarbeitung in Teamsitzungen, Schulungen oder Qualitätsberichten.

Besonders praktisch sind die integrierten Erweiterungsfunktionen, mit denen sich Inhalte didaktisch aufbereiten lassen. Dazu gehören:

- **FAQ-Kataloge** zu einem Thema (z. B. zur Einarbeitung),
- **Lernkarten** mit Rückfragen und Antworten,
- **Zeitachsen**, etwa zur Darstellung chronologischer Entwicklungen (z. B. von Fortbildungsinhalten),

- **Briefing-Dokumente**, die zentrale Punkte aus mehreren Quellen zusammenfassen,
- sowie die automatische Erstellung einer **Audiozusammenfassung**, die im Browser abgespielt oder heruntergeladen werden kann.

Ein konkretes Beispiel: Eine Praxisleitung möchte interne Abläufe rund um das Thema Infektionsschutz aktualisieren. Dafür werden die bestehende SOP, das Fortbildungsprotokoll eines externen Hygieneseminars und ein YouTube-Video eines Fachvortrags eingebunden. Nach dem Upload können gezielte Fragen gestellt, Unterschiede identifiziert und daraus ein Update-Briefing erstellt werden. Dieses Briefing steht sowohl als Textdokument als auch als kompakte Audiozusammenfassung zur Verfügung – etwa als persönliches „QM-Update in 3 Minuten".

Zusätzlich lassen sich Inhalte als Podcast generieren: ein gesprochener Dialog zweier KI-Stimmen, die zentrale Inhalte im Frage-Antwort-Stil aufbereiten. Dieses Format eignet sich zur Wiederholung, Vor- oder Nachbereitung von Fortbildungen oder für die interne Kommunikation im Team. Für deutschsprachige Inhalte genügt ein kurzer Zusatz-Prompt:

> Prompt:
>
> „Diese Episode richtet sich an ein ausschließlich deutsches Publikum. Die Hosts unterhalten sich ausschließlich auf Deutsch. Ich bitte um eine klare, deutliche Aussprache im nativen Deutsch."

Podcast-Briefings bieten einen auditiven Zugang zu komplexen Inhalten, der sich auch mobil oder passiv nutzen lässt – zum Beispiel auf dem Arbeitsweg, beim Walk-and-Talk oder zur Einstimmung vor einem Teammeeting. Voraussetzung ist lediglich eine strukturierte Quelle, aus der die zentralen Inhalte extrahiert werden können.

Die Bedienung bleibt in allen Fällen intuitiv: Quelle bereitstellen – Frage stellen – Antwort verwenden. Spezielle Prompts oder technische Einstellungen sind nicht erforderlich. Damit ist NotebookLM auch für therapeutisch tätige Teams ohne IT-Fachkenntnisse sofort einsetzbar.

3.2.4 Stärken und Begrenzungen

NotebookLM ist ein spezialisiertes Werkzeug für dokumentenzentriertes Arbeiten – mit Stärken in den Bereichen interne Wissensnutzung, Qualitätsmanagement und Fortbildung. Im Unterschied zu klassischen KI-Dialogsystemen liegt der Fokus nicht auf der Generierung von Text, sondern auf dem strukturierten Zugriff auf vorhandene Inhalte. Diese Beschränkung ist ein Prinzip: Nur hochgeladene oder verlinkte Inhalte dienen als Analysegrundlage. Dadurch bleiben Aussagen überprüfbar und kontextbezogen.

Die größte Stärke liegt in der Kombination aus automatischer Strukturierung, gezielter Informationsabfrage und didaktischer Aufbereitung. Bereits beim Hochladen wird der Inhalt gegliedert, mit einem Inhaltsverzeichnis versehen und thematisch erschlossen. Fragen lassen sich in einfacher Sprache formulieren. Die Antworten sind nicht spekulativ, sondern belegen Aussagen mit konkreten Quellenzitaten, hilfreich für Diskussionen im Team, Schulungen oder interne Audits.

Darüber hinaus lassen sich strukturierte Ausgabeformate wie Briefings, FAQ-Kataloge, Lernkarten und Zeitachsen automatisch erstellen. Auch Audiozusammenfassungen oder Podcast-Formate unterstützen verschiedene Lern- und Nutzungstypen – Wissen wird lesbar, hörbar und übertragbar. Ein weiterer Vorteil: die teamorientierte Nutzung. Notebooks lassen sich projektbezogen organisieren, gemeinsam bearbeiten und intern teilen – ohne externe Kommunikationswege. Das reduziert Medienbrüche und fördert die kollaborative Weiterentwicklung interner Inhalte.

Trotz dieser Breite ist NotebookLM kein Allzweck-Tool. Es ist nicht für kreative Textgenerierung, klinische Entscheidungen oder therapeutische Planung konzipiert. Auch eine Integration in Praxisverwaltungssysteme ist nicht vorgesehen. Tabellen, numerische Daten oder individuelle Patientendokumentationen sollten nicht verarbeitet werden. Datenschutzrechtlich gilt: NotebookLM ist cloudbasiert und läuft über Google-Server. Inhalte werden nicht öffentlich, doch sensible Gesundheitsdaten sollten nicht hochgeladen werden. Für Fortbildungsunterlagen, QM-Dokumente oder interne Schulungsmaterialien ist das System gut geeignet.

Im Ergebnis steht ein Werkzeug zur Verfügung, das gezielt vorhandene Informationen erschließt, strukturiert und nutzbar macht – transparent, praxisnah und ohne redaktionellen Zusatzaufwand. Tab. 3.3 fasst die Stärken und Grenzen von NotebookLM noch einmal zusammen.

3.2.5 Empfehlungen für die Praxis

Der erfolgreiche Einsatz von NotebookLM in der physiotherapeutischen Praxis beginnt mit einer klaren Zielsetzung. Am besten geeignet sind strukturierte, sachlich formulierte und thematisch abgegrenzte Dokumente – z. B. SOP, Fortbildungsunterlagen oder interne Richtlinien. Je klarer die Gliederung, Sprache und Terminologie, desto besser ist die Verarbeitung.

Für den Einstieg empfiehlt sich ein konkretes Projekt – etwa die Aktualisierung einer SOP oder die Nachbereitung eines Schulungstags. Relevante Quellen (Word, PDF, Google-Dokument, MP3, YouTube-Link) werden eingebunden, daraus entsteht automatisch eine strukturierte Arbeitsumgebung. Fragen können formuliert, Unterschiede analysiert, Lücken erkannt und Zusammenfassungen erstellt werden. Auch erste Audioausgaben lassen sich direkt testen – etwa für ein Teambriefing.

NotebookLM kann gut mit anderen KI-Tools kombiniert werden: z. B. Texte mit ChatGPT generieren, dann in NotebookLM auf Konsistenz prüfen; Audio mit

Tab. 3.3 Stärken und Begrenzungen von NotebookLM

Stärken	Begrenzungen
Klare Quellenbindung	Keine freie Textgenerierung
Automatische Gliederung und Analyse	Keine Integration in Patientenakte
Audio- und Lernformate möglich	Kein Ersatz für klinische Entscheidungen
Teamarbeit und Notizen integriert	Datenschutz bei sensiblen Inhalten beachten

Whisper transkribieren und anschließend analysieren. Die Systeme arbeiten unabhängig, können aber ohne zusätzliche Infrastruktur sinnvoll verknüpft werden.

Wichtig ist eine bewusste Auswahl der Inhalte: NotebookLM ist nicht für die tägliche Dokumentation oder für individuelle Therapieverläufe gedacht. Auch dynamisch wechselnde Inhalte oder sehr persönliche Informationen gehören nicht in das System. Sinnvoll ist der Einsatz dort, wo Wissen dokumentiert, standardisiert und geteilt werden soll – etwa im Rahmen von Fortbildung, Qualitätssicherung oder Teamentwicklung. Als wiederverwendbarer Wissensspeicher schafft das System Übersicht, unterstützt Kommunikation und fördert die Strukturierung von Arbeitsabläufen.

3.3 Microsoft Copilot – KI in Word, Excel und Outlook

Die Arbeit mit NotebookLM zeigt, wie KI zur strukturierten Erschließung vorhandener Inhalte eingesetzt werden kann – unabhängig vom Dokumenttyp oder Medium. Doch nicht jede Aufgabe erfordert eine spezialisierte Arbeitsumgebung oder ein separates System. Viele Prozesse im Praxisalltag spielen sich in Programmen ab, die längst etabliert sind: Texte werden in Word geschrieben, Auswertungen in Excel erstellt, Termine über Outlook koordiniert. Genau hier setzt Microsoft Copilot an – nicht als eigenständige Plattform, sondern als eingebettete Assistenzfunktion in der bestehenden Arbeitsumgebung.

3.3.1 Was ist Microsoft Copilot – und wie funktioniert es?

Microsoft Copilot ist keine eigenständige Anwendung, sondern eine in Microsoft 365 integrierte Assistenzfunktion. Sie basiert auf den gleichen Sprachmodellen wie ChatGPT, ist jedoch fest in Programme wie Word, Excel, Outlook oder PowerPoint eingebettet. Ziel ist es, den Arbeitsfluss innerhalb dieser Programme zu unterstützen – durch KI-basierte Vorschläge, automatische Textbausteine, Datenanalysen oder Antwortentwürfe. Die Bedienung erfolgt dort, wo ohnehin gearbeitet wird: in der gewohnten Oberfläche, ohne Medienbruch oder Systemwechsel.

Im Gegensatz zu frei trainierbaren Sprachmodellen wie ChatGPT oder dokumentenzentrierten Tools wie NotebookLM arbeitet Copilot stets kontextgebunden. Das heißt: Die KI greift nur auf Inhalte zu, die im geöffneten Dokument oder in der jeweiligen Anwendung verfügbar sind. Sie analysiert den aktuellen Inhalt, erkennt Muster oder Lücken und bietet darauf basierende Hilfestellungen an. Ein Beispiel: In einem geöffneten Word-Dokument mit einer Gliederung schlägt Copilot passende Übergänge, Einleitungen oder Ergänzungen vor. In Excel analysiert das System vorhandene Datenzeilen und erstellt auf Wunsch eine Zusammenfassung, ein Diagramm oder eine Prognose. In Outlook werden E-Mail-Inhalte erkannt und automatisch passende Antwortvorschläge generiert – etwa zur Bestätigung eines Termins oder zur Weiterleitung mit Kommentarfeld.

Copilot unterscheidet sich dabei grundlegend von klassischen Autovervollständigungsfunktionen. Die Vorschläge basieren nicht nur auf formalen Regeln, sondern auf sprachlicher Struktur, inhaltlichem Zusammenhang und typischen Mustern der jeweiligen Anwendung. Die Eingabe erfolgt entweder über ein spezielles Textfeld („Frag Copilot") oder per Direktbefehl innerhalb des Dokuments, etwa durch Markieren eines Textabschnitts oder Klicken auf ein KI-Symbol.

Besonders relevant für den Praxisalltag: Copilot verarbeitet keine Internetdaten und ruft keine externen Inhalte ab. Stattdessen basiert die Analyse auf lokal gespeicherten Dateien, auf Office-Dokumenten im verbundenen Cloudspeicher (z. B. OneDrive oder SharePoint) sowie auf E-Mail-Inhalten aus dem jeweils verbundenen Outlook-Konto. Damit bleibt der Anwendungsbereich nachvollziehbar und kontrollierbar – ein wichtiger Punkt im datensensiblen Gesundheitsbereich.

Die Funktionalität von Copilot variiert je nach Anwendung:

- **In Word** unterstützt Copilot beim Entwurf, der Gliederung und der Überarbeitung von Texten. Das umfasst Standardbriefe, Patienteninformationen, interne Protokolle oder QM-Dokumente. Auch Zusammenfassungen langer Texte, Vorschläge für Alternativformulierungen oder stilistische Anpassungen lassen sich direkt generieren.
- **In Excel** übernimmt Copilot Aufgaben wie das Erstellen von Pivot-Tabellen, das Visualisieren von Trends, das Berechnen von Durchschnittswerten oder das Formulieren von Auswertungslogiken in natürlicher Sprache. Eine typische Anwendung ist die Analyse von Rezeptstatistiken oder Raumbelegungen auf Basis vorhandener Tabellen.
- **In Outlook** werden E-Mails automatisch analysiert. Copilot kann Vorschläge für Antwortmails erstellen, Nachrichten zusammenfassen oder Terminvorschläge aus einem Verlauf herauslesen. Das reduziert die Bearbeitungszeit besonders bei häufig wiederkehrenden Anfragen – etwa zur Terminbestätigung, Anforderung von Unterlagen oder anderen Rückfragen von Patient*innen.

Technisch basiert Copilot auf einer Kombination aus lokalem Kontextzugriff, KI-gestützter Sprachausgabe und Benutzerinteraktion. Im Unterschied zu Prompt-basierten Systemen wie ChatGPT muss der Nutzer keine speziellen Eingabestrukturen verwenden. Stattdessen reicht eine kurze Anweisung im Stil von:

> **Prompt:**
>
> *„Fasse die wichtigsten Punkte aus dieser Tabelle in zwei Sätzen zusammen"*

oder

> **Prompt:**
>
> *„Formuliere eine Terminerinnerung für Frau Hoffmann am Montag um 10 Uhr."*

Die Ausgabe erscheint direkt im Dokument oder im Vorschlagsbereich und kann übernommen, bearbeitet oder verworfen werden. Dabei bleibt der Nutzer jederzeit in der Kontrolle – Copilot macht keine automatischen Änderungen ohne Bestätigung.

Für die Nutzung in der Praxis ist Microsoft Copilot derzeit in bestimmten Microsoft-365-Abonnements verfügbar, darunter Business Standard, Business Premium und Enterprise-Varianten. Voraussetzung ist eine aktive Verbindung zum Microsoft-Konto sowie – bei sensiblen Daten – eine datenschutzkonforme Konfiguration der Cloud-Dienste. Die konkrete Aktivierung variiert je nach Organisation und IT-Verwaltung.

Im Ergebnis stellt Copilot eine funktionale Erweiterung bestehender Anwendungen dar. Es ist kein Werkzeug für kreative Textentwicklung, keine Dokumentenplattform und kein Analysewerkzeug im Sinne von NotebookLM. Aber es ist ein leistungsfähiges Assistenzsystem für administrative Aufgaben – dann, wenn es darum geht, vorhandene Inhalte schneller, strukturierter und konsistenter zu bearbeiten.

3.3.2 Einsatzmöglichkeiten in der physiotherapeutischen Praxis

Microsoft Copilot unterstützt dort, wo in der Praxis tagtäglich administrative und organisatorische Aufgaben anfallen – in Programmen, die ohnehin im Einsatz sind: Word für Texte, Excel für Tabellen, Outlook für Kommunikation. Anders als spezialisierte KI-Systeme ersetzt Copilot keine Prozesse, sondern ergänzt bestehende Abläufe – oft im Hintergrund, manchmal sichtbar, aber immer eingebettet in die gewohnte Arbeitsumgebung. Besonders hilfreich ist das in Bereichen, in denen Inhalte strukturiert, wiederkehrend oder standardisierbar sind.

In Word liegt der Nutzen vor allem in der Unterstützung bei der Erstellung, Überarbeitung und Formatierung von Texten. Häufig verwendete Dokumente – etwa Patienteninformationen, Therapiehinweise oder Rückmeldungen an überweisende Stellen – lassen sich mit Copilot schneller entwerfen und anpassen. Das System erkennt den Kontext eines Dokuments und bietet passende Textvorschläge, Alternativformulierungen oder Gliederungshilfen an. Auch bei internen

Texten wie QM-Dokumentationen oder Teamprotokollen hilft Copilot, sprachliche Einheitlichkeit zu wahren und Inhalte konsistent zu strukturieren. Selbst bei der Umformulierung von Texten für verschiedene Zielgruppen – etwa von fachlich zu laienverständlich – kann Copilot unterstützend wirken, solange der fachliche Kontext erhalten bleibt.

In Excel kann Copilot zudem bei der Bearbeitung interner Praxisdaten in Tabellenform unterstützen. Mögliche Einsatzbereiche sind beispielsweise die Auswertung von Bearbeitungszeiten (z. B. bei Rückrufen), Fortbildungsbeteiligungen oder Fortschrittsdokumentationen bei Projekten und Qualitätssicherungsmaßnahmen. Solche Daten lassen sich automatisiert auswerten, visualisieren oder kommentieren. Die Eingabe erfolgt in natürlicher Sprache, zum Beispiel:

> **Prompt:**
>
> „Erstelle ein Diagramm, zur dokumentierten Hygienekontrolle pro Monat."

oder

> **Prompt:**
>
> „Analysiere die Fortbildungsaktivitäten pro Team im letzten Quartal."

Auch komplexere Aufgaben wie das Erstellen von Pivot-Tabellen, das Identifizieren von Ausreißern oder das Gruppieren nach Kategorien lassen sich mit kurzen Anweisungen ausführen – ohne Formelfunktionen oder manuelle Zwischenschritte. Besonders praxisrelevant ist das bei der Vorbereitung von Teambesprechungen, dem internen Controlling oder der Auswertung von Maßnahmen zur Qualitätssicherung.

In Outlook erleichtert Copilot die tägliche Kommunikation mit Patient*innen, Angehörigen oder Kooperationspartnern. E-Mail-Entwürfe zu wiederkehrenden Themen – etwa Terminerinnerungen, Unterlagenanforderungen oder Rückfragen zur Rezeptgültigkeit – können automatisiert erstellt oder überprüft werden. Auch längere Mailverläufe lassen sich mit einem Klick zusammenfassen, um schneller den Überblick zu gewinnen. Typische Formulierungen, Betreffzeilen oder Absätze werden kontextbezogen vorgeschlagen und können direkt angepasst werden. Das spart Zeit – insbesondere bei Anfragen, die mehrfach täglich auftauchen – und entlastet das Team an der Rezeption.

Darüber hinaus eignet sich Copilot auch für interne Aufgaben, etwa bei der Einarbeitung neuer Mitarbeitender oder der Organisation von Fortbildungen. Aus vorhandenen Texten können kurze Zusammenfassungen, To-do-Listen oder Briefings erstellt werden. Auch Kalendereinträge und Terminvorschläge lassen sich direkt aus E-Mails oder Word-Dokumenten ableiten und vorbereiten. Dabei agiert Copilot nicht als Planungsinstrument im engeren Sinne, wohl aber als unterstützendes Werkzeug für administrative Vor- und Nachbereitung.

Der konkrete Nutzen ergibt sich vor allem dort, wo Inhalte standardisiert oder teilstandardisiert sind – also nicht bei individueller Anamnese oder therapeutischer Verlaufsdokumentation, wohl aber bei Praxisunterlagen, Kommunikation und Auswertung. Die Qualität der Vorschläge hängt dabei stark vom Ausgangsmaterial ab: Je klarer die Struktur, desto besser die Unterstützung. Anders als klassische Sprachmodelle „halluziniert" Copilot keine Inhalte, sondern bleibt eng an den vorliegenden Daten – ein Vorteil in regulierten oder dokumentationspflichtigen Bereichen.

Insgesamt lässt sich Copilot als automatisierte Assistenzfunktion für Praxisorganisation verstehen. Es ersetzt keine therapeutische Expertise, keine persönliche Kommunikation und keine rechtlich relevanten Dokumentationsschritte. Aber es unterstützt das Team dort, wo wiederkehrende Tätigkeiten Zeit kosten, Abläufe konsistent bleiben sollen und Ressourcen effizient genutzt werden müssen.

Die Beispiele in Tab. 3.4 zeigen typische Eingaben, wie sie sich in der Praxis nutzen lassen – und welche Ergebnisse Copilot daraus ableitet.

3.3.3 Praktische Anwendungsschritte

Die Nutzung von Microsoft Copilot erfolgt nicht über eine eigene Anwendung, sondern direkt innerhalb der bekannten Programme – Word, Excel oder Outlook. Voraussetzung ist ein Microsoft-365-Abonnement, das Copilot umfasst (z. B. Business Standard oder Premium) sowie die Aktivierung der Funktion durch die IT-Verwaltung oder den Kontoinhaber. Ist Copilot freigeschaltet, erscheint in der Symbolleiste ein zusätzlicher Menüpunkt oder ein seitliches Eingabefeld mit dem Hinweis „Copilot" bzw. „Ask Copilot".

Tab. 3.4 Beispielhafte Eingaben und typische Ergebnisse mit Microsoft Copilot

Anwendung	Eingabe / Aufgabe	Typisches Ergebnis
Word	„Formuliere eine Info für Eltern über die neue Kindergruppe."	Klarer Textentwurf im passenden Stil, mit Überschrift und Strukturvorschlag
Word	„Fasse den Text in drei kurzen Absätzen zusammen."	Präzise Inhaltsreduktion mit Zwischentiteln und Sachbezug
Excel	„Erstelle ein Diagramm über die durchgeführten Hygienekontrollen pro Wochentag."	Säulendiagramm oder Liniendiagramm basierend auf vorhandenen Tabellen
Excel	„Berechne den Durchschnitt aller abgesagten Termine im März."	Zahl mit Formelherleitung, inkl. Verweis auf Datenbereich
Outlook	„Erstelle eine freundliche Terminerinnerung für Frau Neumann (Montag, 14:30 Uhr)."	Formulierte E-Mail mit Anrede, Termindaten und Hinweis auf Unterlagen
Outlook	„Fasse den bisherigen E-Mail-Verlauf zu Herrn Jakobs zusammen."	Neutrale, gut strukturierte Übersicht mit Hauptpunkten und Zeitbezug

Die Bedienung ist einfach gehalten: Die Nutzerin oder der Nutzer arbeitet wie gewohnt im Dokument, markiert eine Textstelle oder klickt auf das Copilot-Symbol, um eine Anweisung einzugeben. Alternativ lassen sich Eingaben frei formulieren – ähnlich wie in einer Chat-Anwendung, jedoch mit direktem Bezug zum geöffneten Dokument oder zur angezeigten E-Mail. Dabei genügt Alltagssprache. Eine kurze, klare Frage oder Aufgabe reicht aus, um eine passende Antwort oder Vorschlag zu erhalten.

Beispiel in Word

Prompt:

„Formuliere diesen Text um, sodass er verständlicher für Laien wird."

Beispiel in Excel

Prompt:

„Welches Team hatte die meisten Fortbildungen?" oder *„Erstelle eine Zusammenfassung in drei Sätzen."*

Beispiel in Outlook

Prompt:

„Schreibe eine Terminerinnerung an Frau Kramer für Montag, 11 Uhr."

Copilot analysiert dabei ausschließlich die Inhalte, die im Moment sichtbar oder mit dem aktuellen Konto verbunden sind. Das können ein geöffnetes Dokument, eine markierte Tabelle, ein E-Mail-Verlauf oder eine Datei in OneDrive sein. Das System generiert daraus einen Vorschlag, der übernommen, angepasst oder verworfen werden kann – es erfolgt keine automatische Änderung ohne Zustimmung.

In Word lassen sich so standardisierte Dokumente wie Patienteninformationen, Infobriefe, Teamnotizen oder SOP schneller entwerfen oder überarbeiten. Besonders hilfreich ist die Möglichkeit, vorhandene Texte stilistisch anzupassen – zum Beispiel formell, sachlich oder erklärend für bestimmte Zielgruppen. Auch das Kürzen langer Texte oder das Einfügen passender Übergänge gelingt auf Knopfdruck.

In Excel liegt der Fokus auf Datenanalyse und Visualisierung. Bestehende Tabellen lassen sich nach Zusammenhängen durchsuchen, gruppieren oder berechnen. Besonders nützlich ist die Möglichkeit, Diagramme mit verbaler Begleitung zu erstellen, z. B.:

„Zeige die Entwicklung der Fortbildungszeiten im Team von Februar bis November als Liniendiagramm und formuliere eine Zusammenfassung."

In Outlook unterstützt Copilot bei der Erstellung und Bearbeitung von E-Mails – etwa bei der Beantwortung häufiger Anfragen, der Formulierung von Rückmeldungen an Angehörige oder der Zusammenfassung langer E-Mail-Verläufe vor einer Übergabe. Auch Terminvorschläge, Erinnerungen oder Begleittexte für Versandmails lassen sich automatisieren – ohne dass die Inhalte ihren Bezug zur Praxis verlieren.

Für die Anwendung in der physiotherapeutischen Praxis empfiehlt es sich, mit wiederkehrenden, gut strukturierbaren Aufgaben zu beginnen – etwa bei der Erstellung von Serienbriefen, Teamplänen oder Praxisinformationen. Die besten Ergebnisse entstehen dort, wo die Inhalte bereits in strukturierter Form vorliegen, beispielsweise in vorhandenen Vorlagen, regelmäßig gepflegten Tabellen oder standardisierten Textbausteinen. Je klarer die Eingabe, desto passender die Antwort.

Copilot ersetzt dabei keine Fachentscheidung und keine kritische Prüfung. Es ist ein Werkzeug zur Vereinfachung, nicht zur Automatisierung. Die Verantwortung für die Richtigkeit, Verständlichkeit und Vollständigkeit bleibt immer bei der Anwenderin oder dem Anwender. Gerade deshalb ist es wichtig, Copilot nicht als Ersatz für menschliches Wissen zu betrachten, sondern als effiziente Ergänzung – zur Entlastung bei Routineaufgaben, zur Beschleunigung von Abläufen und zur Qualitätssteigerung in der Dokumentation.

3.3.4 Stärken und Begrenzungen

Microsoft Copilot entfaltet seinen Nutzen überall dort, wo digitale Routinen bereits bestehen: beim Schreiben von Texten, bei der Auswertung tabellarischer Daten und bei der Kommunikation per E-Mail. Die große Stärke liegt in der Integration. Im Gegensatz zu eigenständigen KI-Werkzeugen wie ChatGPT oder NotebookLM muss keine neue Plattform erlernt, keine zusätzliche Anwendung geöffnet und kein zusätzlicher Account eingerichtet werden. Copilot arbeitet innerhalb vertrauter Programme und fügt sich in den bestehenden Arbeitsalltag ein – fast unsichtbar, aber wirksam.

Die besondere Stärke liegt im Kontextbezug: Copilot orientiert sich nicht an allgemeinem Wissen, sondern am Inhalt des geöffneten Dokuments oder der aktiven Tabelle. Es erkennt Strukturen, versteht Zusammenhänge und schlägt passende Formulierungen, Visualisierungen oder Reaktionen vor – etwa bei der Auswertung von Rückrufzeiten, bei Fortbildungsübersichten oder bei der Dokumentation von Qualitätssicherungsmaßnahmen.

Auch sprachlich unterstützt Copilot den Alltag: Texte lassen sich vereinfachen, für bestimmte Zielgruppen umformulieren oder strukturiert gliedern – z. B. für Informationen an Patient*innen, Rückmeldungen an Kooperationspartner oder interne QM-Dokumente. In Outlook hilft das System beim Zusammenfassen langer Mailverläufe und beim effizienten Formulieren häufig genutzter Antworten.

Gleichzeitig bleibt Copilot ein Assistenzsystem – kein kreatives, strategisches oder fachlich urteilendes Werkzeug. Es generiert Vorschläge, keine Entscheidungen. Es unterstützt, aber ersetzt keine Expertise. Besonders im Gesundheitswesen ist

3.3 Microsoft Copilot – KI in Word, Excel und Outlook

daher Vorsicht geboten: Für personenbezogene Daten, Therapieprotokolle oder medizinische Inhalte ist Copilot nicht vorgesehen.

Die Datenverarbeitung erfolgt innerhalb des Microsoft-365-Ökosystems und kann, je nach Konfiguration, auch Server außerhalb der EU einbeziehen. Eine Nutzung für sensible Gesundheitsdaten ist daher ausgeschlossen. Copilot eignet sich für administrative, organisatorische und allgemeinsprachliche Aufgaben, aber nicht für die Verarbeitung personenbezogener medizinischer Informationen.

Eine kompakte Übersicht der wesentlichen Stärken und Begrenzungen von Microsoft Copilot in der physiotherapeutischen Praxis zeigt die folgende Tab. 3.5.

3.3.5 Empfehlungen für die Praxis

Für den Einstieg in Microsoft Copilot empfiehlt sich ein pragmatischer Ansatz: Beginnen Sie mit Aufgaben, die regelmäßig wiederkehren, sprachlich standardisierbar sind und bereits heute mit Word, Excel oder Outlook bearbeitet werden. Dazu zählen Serienbriefe an Patient*innen, interne Protokolle, einfache Auswertungen, Raumbelegungslisten oder Terminbenachrichtigungen. In diesen Bereichen zeigt Copilot schnell seine Stärken – ohne zusätzliche Einarbeitungszeit oder technische Hürden.

Wichtig ist dabei sind realistische Erwartungen: Copilot ersetzt keine fachliche Expertise und kein therapeutisches Urteilsvermögen. Es liefert Vorschläge und keine fertigen Entscheidungen. Das System reagiert ausschließlich auf die Inhalte, die im jeweiligen Dokument vorliegen, ohne Zugriff auf medizinisches Fachwissen oder kontextübergreifende Informationen. Diese Begrenzung sollte insbesondere im Team klar kommuniziert werden: Copilot unterstützt bei Sprache, Struktur und Organisation – nicht bei Diagnostik, Behandlungsverläufen oder direkter Patientenkommunikation.

Tab. 3.5 Microsoft Copilot – Stärken und Begrenzungen im Praxisalltag

Stärken	Begrenzungen
Nahtlose Integration in Word, Excel und Outlook	Kein Zugriff auf mehrere Dateien oder systemübergreifende Inhalte
Einfache Bedienung in vertrauter Arbeitsumgebung	Keine kreative Textentwicklung oder tiefenanalytische Verarbeitung
Automatisierte Textvorschläge, Formatierungen und Zusammenfassungen	Kein medizinisches Fachverständnis oder therapeutischer Kontext
Unterstützung bei Standardaufgaben wie QM, Terminkorrespondenz, Planung	Nicht geeignet für sensible Gesundheitsdaten oder Therapieprotokolle
Hilfreich bei Sprache, Stil und Struktur	Kein Ersatz für Praxisverwaltungssoftware oder manuelle Fachprüfung
Reduziert Routinearbeit durch Vorschläge direkt im Dokument oder E-Mail	Funktioniert nur mit aktivem Microsoft-365-Konto und entsprechender Lizenz

Der größte Nutzen entsteht dort, wo das Team bereits mit Microsoft 365 arbeitet und wiederkehrende Aufgaben digital abbildet. In solchen Fällen kann Copilot eine echte Arbeitserleichterung darstellen – etwa bei der Zusammenfassung von QM-Berichten, der Formatierung von Info-Schreiben oder der Aufbereitung von E-Mail-Verläufen vor Teamsitzungen. Voraussetzung ist eine saubere Dokumentstruktur, klar benannte Dateien und ein gemeinsames Verständnis für den Anwendungsrahmen. Besonders hilfreich ist es, typische Aufgaben als kleine Templates zu definieren, etwa:

> **Prompt:**
>
> - *„Erstelle eine Terminerinnerung mit Wochentag, Uhrzeit und Praxisadresse."*
> - *„Fasse die letzten vier E-Mails zur Anfrage von Frau Müller in zwei Sätzen zusammen."*
> - *„Formuliere die wichtigsten Änderungen im Hygieneplan als Bulletpoints für das Teammeeting."*

Für die Einführung im Team empfiehlt sich ein gestufter Zugang: Zunächst sollten einzelne Kolleg*innen typische Aufgaben mit Copilot testen, erste Rückmeldungen geben und gegebenenfalls eigene Vorlagen entwickeln. Schulungen sind für die Grundnutzung meist nicht erforderlich, wohl aber eine klare interne Kommunikation: Was darf Copilot unterstützen – und was bleibt Sache der Fachkräfte? Insbesondere beim Umgang mit E-Mails oder beim Speichern automatisch generierter Texte ist ein achtsamer Umgang mit Datenschutz und Verantwortlichkeit unerlässlich.

Sinnvoll ist auch die Kombination mit anderen KI-Tools. Während ChatGPT bei kreativen Formulierungen oder komplexeren Prompt-Strukturen hilfreich sein kann, unterstützt NotebookLM bei der Analyse und Gegenüberstellung mehrerer Dokumente. Copilot hingegen bleibt nahe an der Umsetzung: Er arbeitet innerhalb einzelner Anwendungen, sorgt für sprachliche Klarheit, strukturelle Konsistenz und spart Zeit bei wiederkehrenden Büroaufgaben.

Wer den Einsatz von KI schrittweise in die Praxis integrieren will, kann Copilot als niedrigschwelligen Ausgangspunkt nutzen: Ohne Systemwechsel, ohne Spezialwissen, aber mit spürbarem Effekt. Das Ziel ist dabei nicht, mehr Aufgaben durch KI zu erledigen – sondern die vorhandenen Aufgaben einfacher, strukturierter und konsistenter umzusetzen.

3.4 DALL·E – KI für visuelle Unterstützung in der Physiotherapie

Während NotebookLM Texte erschließt und Copilot bestehende Dokumente effizient ergänzt, eröffnet DALL·E eine neue Dimension: die generative Bildgestaltung auf Basis von Textbeschreibungen. Als KI-Modell zur Bildgenerierung ermöglicht DALL·E die visuelle Umsetzung von Inhalten, die bislang nur verbal oder schriftlich vermittelt wurden – etwa bei der Erklärung anatomischer Strukturen, der Darstellung von Übungsabläufen oder der Gestaltung patientengerechter Informationsmaterialien.

Für die physiotherapeutische Praxis ergeben sich daraus neue Möglichkeiten der Patientenedukation, der Bewegungsanalyse und der interdisziplinären Kommunikation. DALL·E ersetzt keine medizinische Visualisierungssoftware, ergänzt jedoch die tägliche Arbeit um eine intuitive, leicht zugängliche Komponente visueller Darstellung – ohne grafische Vorkenntnisse, ohne spezialisierte Software und ohne zusätzliche Infrastruktur.

3.4.1 Was ist DALL·E – und wie funktioniert es?

DALL·E ist ein KI-System zur generativen Bildgestaltung auf Basis von Texteingaben. Es wurde von OpenAI entwickelt und ist in der aktuellen Version als DALL·E 3 direkt in ChatGPT integriert. Im Unterschied zu klassischen Bilddatenbanken oder medizinischer Bildverarbeitung erzeugt DALL·E keine statischen Vorlagen, sondern erstellt neue, individuelle Bilder, die auf einer sprachlichen Beschreibung (Prompt) basieren. Damit gehört DALL·E zu einer Klasse sogenannter „Text-to-Image"-Modelle, die visuelle Inhalte dynamisch generieren.

Die Funktionsweise beruht auf einem sogenannten Diffusionsmodell, das während des Trainings mit Millionen Bild-Text-Paaren „gelernt" hat, welche sprachlichen Beschreibungen mit welchen visuellen Merkmalen zusammenhängen. Auf dieser Basis kann das System neue Bilder generieren, indem es statistisch wahrscheinliche Bildinhalte Schritt für Schritt aus einem strukturlosen Anfangszustand heraus formt – gesteuert durch den jeweiligen Prompt.

Für Anwender*innen bedeutet das: Wer einen kurzen, präzisen Satz eingibt, erhält innerhalb von Sekunden ein Bild, das diesen Satz möglichst passend umsetzt. Beispiel:

> **Prompt:**
>
> *„Ein schematisches Poster mit fünf Gleichgewichtsübungen für ältere Menschen, gezeichnet im Stil einer Gesundheitsbroschüre."*

DALL·E interpretiert dabei nicht nur Begriffe wie „Gleichgewichtsübung" oder „ältere Menschen", sondern erkennt auch stilistische Hinweise wie „schematisch" oder „Broschüre". Das erzeugte Bild ist nicht einfach eine Collage bekannter Vorlagen, sondern eine neue, KI-generierte Visualisierung, die in Form, Farbgebung und Perspektive variiert werden kann.

Die Bildausgabe erfolgt derzeit im Seitenverhältnis 1:1 (quadratisch), bei Nutzung über ChatGPT (mit DALL·E integriert) zusätzlich mit der Möglichkeit, mehrere Varianten zu erzeugen, Bildteile zu ändern (Inpainting) oder durch Nachbearbeitung weitere Anpassungen vorzunehmen. Die Interaktion ist dialogbasiert: Der Nutzer kann nach dem ersten Ergebnis sagen:

Prompt:

„Bitte gleiche Pose, aber aus seitlicher Ansicht."

oder

Prompt:

„Statt einer Frau: ein Mann, mit Gehhilfe."

Damit wird aus einem statischen Bildprozess ein iterativer Gestaltungsdialog, der ohne grafisches Vorwissen funktioniert.

Wichtig für die physiotherapeutische Praxis: DALL·E erzeugt keine anatomisch exakten Illustrationen und ist nicht für medizinische Diagnosezwecke gedacht. Die Bilder dienen der visuellen Kommunikation, Orientierung, Motivation und Erklärung, nicht der fachspezifischen Dokumentation. Die visuelle Qualität ist für patientennahe Zwecke ausreichend, reicht jedoch nicht an den Standard professioneller medizinischer Illustrationen oder bildgebender Verfahren heran.

Die Bedienung erfolgt in der Regel browserbasiert – entweder direkt in der ChatGPT-Oberfläche (Plus-Abo mit aktivierter DALL·E-Funktion) oder über alternative Anbieter mit DALL·E-Integration. Eine App oder Softwareinstallation ist nicht erforderlich. Die Bilder können als PNG-Dateien exportiert und in Praxisdokumente, Präsentationen oder Druckvorlagen eingebunden werden.

DALL·E speichert keine personenbezogenen Daten und benötigt keine Patienteninhalte. Alle generierten Bilder entstehen anonym, ohne Abbildung realer Personen oder geschützter Inhalte. Damit eignet sich das System auch in datensensiblen Bereichen wie der Gesundheitskommunikation – sofern keine sensiblen Daten in die Texteingabe aufgenommen werden.

Im Ergebnis ist DALL·E ein niedrigschwelliges, aber leistungsfähiges Werkzeug zur bildlichen Unterstützung therapeutischer Inhalte. Es ersetzt keine therapeutische Entscheidung, keine Diagnose und keine anatomische Fachillustration. Aber es kann dabei helfen, komplexe Sachverhalte anschaulich darzustellen, Patient*innen zu motivieren und Prozesse in der Praxis visuell zu begleiten – effizient, individualisiert und unabhängig von externem Grafikmaterial.

3.4.2 Einsatzmöglichkeiten in der physiotherapeutischen Praxis

DALL·E bietet dort Unterstützung, wo visuelle Informationen eine Brücke zwischen Fachsprache und Patientenverständnis bilden – sei es zur Erklärung anatomischer Strukturen, zur Darstellung therapeutischer Abläufe oder zur Gestaltung von Übungsmaterialien. Im Unterschied zu medizinisch exakten Illustrationen oder fotografischem Bildmaterial erzeugt DALL·E auf Knopfdruck sinnbildhafte,

3.4 DALL·E – KI für visuelle Unterstützung in der Physiotherapie

individuell anpassbare Darstellungen, die in der täglichen Praxis vor allem eines leisten: verständlich machen, was gesagt wird.

Patientenedukation und Übungsvisualisierung
Ein zentrales Einsatzfeld ist die patientenzentrierte Erklärung. Komplexe therapeutische Inhalte – etwa Gelenkmechanik, Trainingsprinzipien oder Bewegungszusammenhänge – lassen sich durch generierte Bilder nachvollziehbarer darstellen. Beispiel: Für die Aufklärung über das richtige Verhalten bei Lumbalgie kann mit wenigen Eingaben ein Bild erzeugt werden, das typische Fehlhaltungen und entlastende Alternativen gegenüberstellt. Dabei sind Anpassungen für Alter, Geschlecht oder kulturellen Hintergrund problemlos möglich.

Ebenso hilfreich ist die visuelle Unterstützung von Heimübungen. Anstatt auf allgemeine Internetbilder zurückzugreifen oder eigene Fotos zu machen, lassen sich individuelle Übungskarten erzeugen – etwa:

> **Prompt:**
>
> *„Vier Kräftigungsübungen für die Oberschenkelmuskulatur bei älteren Männern, in einem einfachen, skizzenhaften Stil."*

Die Bilder können ausgedruckt, digital bereitgestellt oder in bestehende Therapiepläne eingebettet werden.

Rückmeldung und Bewegungsvergleich
Auch wenn DALL·E keine Analyse realer Bewegungen ermöglicht, kann es zur Visualisierung idealtypischer Bewegungsformen genutzt werden. So lassen sich beispielhafte Darstellungen von Fehlhaltungen, Korrekturbewegungen oder Übungsvarianten erzeugen, die dann im Therapieraum, im Gespräch oder im Trainingsplan als visuelle Orientierung dienen. In Kombination mit Sprache und Demonstration verbessert sich so die Verständlichkeit der Anweisungen – insbesondere bei kognitiv eingeschränkten, sprachlich unsicheren oder jüngeren Patient*innen.

Öffentlichkeitsarbeit und interne Materialien
Für die Außendarstellung der Praxis – etwa auf der Website, in Flyern oder auf Social-Media-Kanälen – kann DALL·E Bilder generieren, die dem gewünschten Erscheinungsbild entsprechen, ohne auf Stockfotos zurückgreifen zu müssen. Illustrationen für Blogbeiträge, Icons für Therapieangebote oder visuelle Metaphern für „Bewegung", „Koordination" oder „Wohlbefinden" lassen sich so einfach erstellen.

Auch für interne Zwecke bietet DALL·E Mehrwert: Schulungsunterlagen, SOP oder Teampräsentationen können mit individuell erzeugten Illustrationen aufgewertet werden. Ein Beispiel: Für eine interne Fortbildung zum Thema Sturzprävention kann ein Poster erstellt werden, das typische Risikofaktoren mit passenden Bildsymbolen zeigt – verständlich, wiederverwendbar und ohne Urheberrechtsprobleme.

Förderung visueller Kommunikation bei Kindern oder nonverbalen Patient*innen
In der Arbeit mit Kindern, Menschen mit kognitiven Einschränkungen oder eingeschränktem Sprachverständnis (z. B. nach Schlaganfall) bietet DALL·E die Möglichkeit, Inhalte visuell zu vermitteln, ohne auf erklärungslastige Texte zurückzugreifen. Einfache Handlungsbilder – etwa: „Ein Kind, das auf einer Therapiewippe balanciert, in comicartigem Stil" – unterstützen das Verständnis und helfen, Aufmerksamkeit und Motivation zu fördern.

In Tab. 3.6 sind mögliche Einsatzbereiche von DALL E in der Praxis aufgeführt.

3.4.3 Praktische Anwendungsschritte

Die Nutzung von DALL·E erfordert weder grafisches Vorwissen noch eine eigene Softwareinstallation. Der Zugang erfolgt webbasiert – in der Regel über ChatGPT Plus mit aktivierter DALL·E-Funktion oder über Drittplattformen mit entsprechender Schnittstelle. Besonders komfortabel ist die Nutzung direkt in ChatGPT, da hier die Bildgenerierung interaktiv im Dialog erfolgt und Änderungen unmittelbar angepasst werden können.

Der Einstieg in die Bildarbeit mit DALL·E erfolgt in vier klar strukturierten Schritten:

Tab. 3.6 Beispielhafte Eingaben und typische Ergebnisse mit DALL·E

Einsatzbereich	Eingabe/Prompt	Typisches Ergebnis
Übungskarte für Zuhause	„Zwei Gleichgewichtsübungen für ältere Frauen, gezeichnet, neutraler Hintergrund"	Zwei Personen in Alltagskleidung, je eine Übung pro Bild, ruhiger Hintergrund
Fehlhaltung veranschaulichen	„Vergleich: falsche vs. korrekte Haltung beim Heben eines Kartons, stilisierte Darstellung"	Zwei Figuren nebeneinander, mit unterschiedlicher Rückenposition, illustrativ gezeichnet
Therapieangebot erklären (siehe Abb. 3.3)	„Ein Kind macht eine Kräftigungsübung mit einem Pezziball, cartoonartig, fröhliche Atmosphäre"	Kindliche Figur in Bewegungsdarstellung, bunte Farben, weiches Design
Poster für Schulung (siehe Abb. 3.4)	„Schematische Darstellung der wichtigsten Sturzrisiken bei älteren Menschen, mit Symbolen"	Piktogrammartige Darstellung u.a. von Stolperfallen, schlechter Beleuchtung, Medikamenten
Praxiswebsite illustrieren	„Stilisiertes Icon für manuelle Therapie, ein abstrahiertes Symbol mit Händen, beruhigende Farben"	Abstraktes, ruhiges Icon mit klaren Linien, geeignet für Webeinsatz

3.4 DALL·E – KI für visuelle Unterstützung in der Physiotherapie

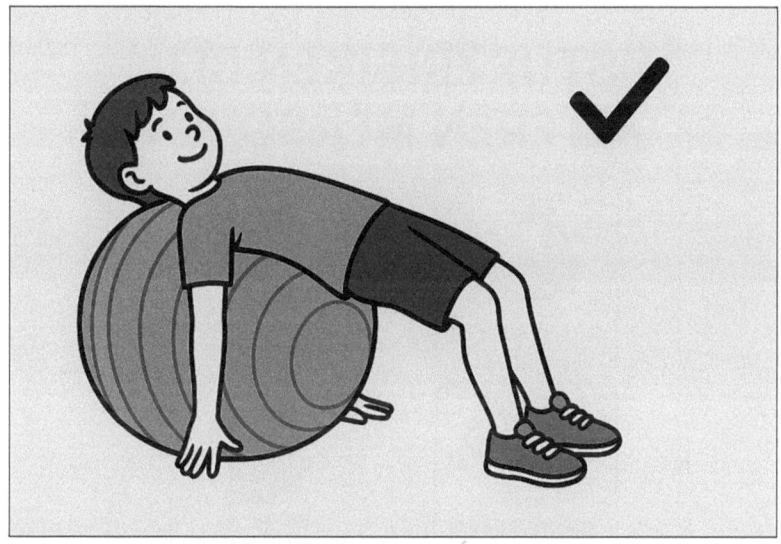

Abb. 3.3 Beispiel eines erzeugten **DALL·E** Bildes (siehe auch Tab. 3.6)

1. Ziel klären und Prompt formulieren

Am Anfang steht eine konkrete Vorstellung davon, was dargestellt werden soll: eine Übung, ein Ablauf, eine Haltung, ein Risiko oder ein symbolisches Konzept. Diese Idee wird in einen präzisen Satz übersetzt – den sogenannten Prompt. Je genauer dieser formuliert ist, desto passender fällt das Ergebnis aus. Der Prompt sollte immer enthalten:

- **Was soll dargestellt werden?** (z. B. eine Person, Bewegung, Symbolik)
- **In welchem Stil?** (z. B. skizzenhaft, cartoonartig, medizinisch-schematisch)
- **Für wen?** (z. B. Kinder, ältere Menschen, therapeutisches Team)

Beispiel:

> **Prompt:**
>
> „Ein einfaches Poster mit 3 Übungen zur Hüftkräftigung für ältere Frauen, gezeichnet im Stil einer Schulbroschüre."

2. Bild generieren und Varianten vergleichen

Nach dem Absenden des Prompts erzeugt das System ein oder mehrere Bilder. Diese werden als quadratische Vorschau angezeigt und lassen sich vergleichen. Oft lohnt sich eine zweite Variante mit leicht angepasstem Prompt, z. B. durch Ergänzungen wie „im Sitzen", „mit Theraband" oder „heller Hintergrund". In ChatGPT ist dies durch kurze Anschlussfragen möglich – ohne neuen Prompt.

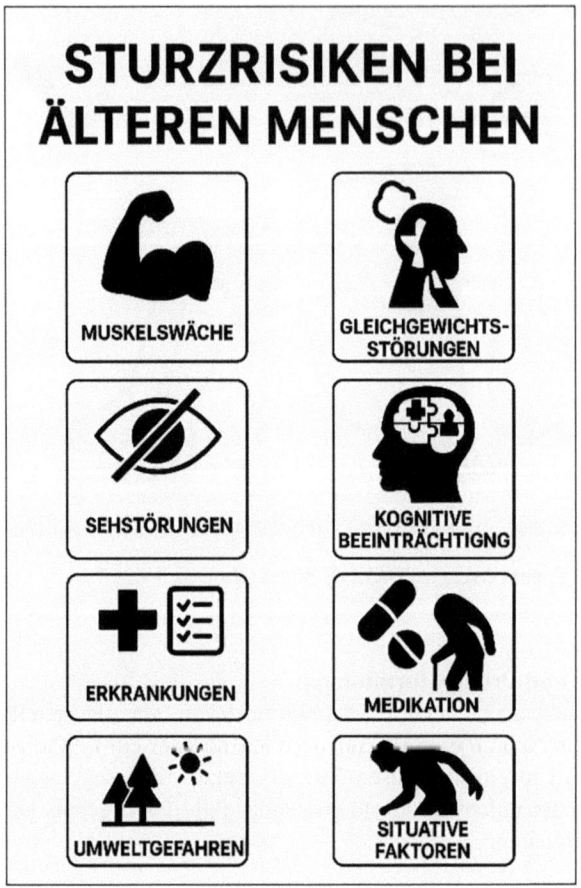

Abb. 3.4 Beispiel eines erzeugten DALL·E Posters (siehe auch Tab. 3.6)

3. Anpassung und Nachbearbeitung
In der aktuellen Version erlaubt DALL·E kleinere Korrekturen, z. B. durch erneutes Generieren einzelner Bildbereiche (Inpainting) oder das Ändern von Perspektiven. Typische Änderungswünsche wie „bitte andere Körperhaltung" oder „mehr Kontrast" lassen sich direkt im Dialog eingeben. Die Bilder können anschließend als PNG-Dateien exportiert und in Word-Dokumente, Präsentationen oder Druckvorlagen eingebunden werden.

4. Einsatz in der Praxis
Je nach Anwendungsziel wird das Bild in unterschiedlichen Kontexten genutzt:

- **In der Patientenkommunikation** als Teil von Übungsplänen, Informationsblättern oder Postern im Therapieraum

- **In der internen Schulung** als Illustration für SOP, QM-Schulungen oder Fortbildungsunterlagen
- **In der Öffentlichkeitsarbeit** für Social-Media-Posts, Praxisflyer oder Icons auf der Website

Ein Bild kann mehrfach verwendet oder leicht angepasst werden. Für wiederkehrende Aufgaben empfiehlt sich das Anlegen typischer Prompt-Vorlagen – etwa für Übungskarten oder häufig genutzte Motive (z. B. „Gleichgewichtsübung", „Mobilisation im Stand", „richtiges Tragen").

Wichtiger Hinweis zur praktischen Umsetzung: DALL·E generiert keine medizinisch verifizierten Illustrationen. Anatomische Details, Bewegungsachsen oder korrekte Belastungslinien sind visuell oft nur angenähert dargestellt. Die Bilder eignen sich für Orientierung, Motivation und Gesprächsunterstützung – nicht als Grundlage für Therapieentscheidungen oder technische Analysen. Die Verantwortung für die Auswahl und Vermittlung bleibt bei der Fachkraft.

3.4.4 Stärken und Begrenzungen

DALL·E eröffnet in der physiotherapeutischen Praxis eine neue Möglichkeit der visuellen Kommunikation – niedrigschwellig, flexibel und ohne grafische Vorkenntnisse. Die Stärke liegt in der unmittelbaren Umwandlung sprachlicher Beschreibungen in Bilder, die sich für vielfältige Zwecke einsetzen lassen: zur Patientenerklärung, zur Schulung im Team oder zur Gestaltung öffentlichkeitswirksamer Materialien. Die Möglichkeit, Inhalte individuell zu formulieren und bildlich umzusetzen, bietet einen hohen Grad an Anpassbarkeit – gerade im Vergleich zu statischen Bilddatenbanken oder lizenzpflichtigem Material.

Die Bedienung ist intuitiv. Prompts können in Alltagssprache eingegeben werden, Varianten lassen sich dialogbasiert erzeugen, und die Ausgabe ist ohne weitere Bearbeitung für viele Einsatzzwecke direkt nutzbar – sei es als Ausdruck, als Datei oder eingebettet in digitale Medien. DALL·E ist damit besonders geeignet für alle therapeutischen Aufgaben, bei denen Verständlichkeit, Anschaulichkeit und individuelle Gestaltung gefragt sind – etwa bei Übungen für zu Hause, bei der Erklärung von Fehlhaltungen oder bei der Visualisierung typischer Alltagssituationen.

Ein weiterer Vorteil: DALL·E arbeitet datenschutzneutral. Es greift nicht auf reale Bilddaten zu, verarbeitet keine sensiblen Informationen und benötigt keinerlei personenbezogene Eingaben. Die Bilder werden neu generiert – anonym und unverknüpft, auf Basis des eingegebenen Textes. Das reduziert Risiken im Vergleich zu echten Fotos oder fremdbezogenen Inhalten und ermöglicht auch in sensiblen Bereichen wie der Kindertherapie oder der geriatrischen Kommunikation einen verlässlichen Einsatz.

Gleichzeitig sind die Grenzen klar: DALL·E ist kein medizinisches Bildsystem. Die erzeugten Darstellungen sind grafisch stimmig, aber nicht anatomisch exakt. Bewegungsachsen, Gelenkstellungen oder muskuläre Details sind oft nur angenähert dargestellt. Die KI kennt keine Leitlinien, keine biomechanischen Modelle und keine therapeutischen Standards. Sie generiert Bildvorschläge – keine klinisch validierten Visualisierungen.

Auch bei der Detailkontrolle stößt das System an Grenzen. Die Zahl der dargestellten Personen, Körperhaltungen oder Objekte lässt sich nur begrenzt steuern. In manchen Fällen erscheinen unlogische Elemente – etwa anatomisch falsche Positionen, irreführende Perspektiven oder ungewollte Verzerrungen. Diese Einschränkungen erfordern eine kritische Auswahl und, wo nötig, Nachbearbeitung.

Zudem fehlt DALL·E jegliche Fähigkeit zur Analyse bestehender Bilder. Es kann keine Fotos interpretieren, keine realen Bewegungen bewerten und keine Videoaufnahmen auswerten. Der Einsatz ist rein generativ – und damit auf die Unterstützung sprachlich formulierter Vorstellungen beschränkt. Für therapeutische Vergleichsanalysen oder standardisierte Visualisierung medizinischer Abläufe sind andere Werkzeuge erforderlich.

Eine kompakte Übersicht der wesentlichen Stärken und Begrenzungen von DALL·E in der physiotherapeutischen Praxis zeigt die folgende Tab. 3.7.

3.4.5 Empfehlungen für die Praxis

DALL·E eignet sich für alle physiotherapeutischen Praxen, die visuelle Inhalte zur Unterstützung von Patientengesprächen, Übungsanleitungen oder interner Kommunikation einsetzen möchten – aber weder Zugriff auf professionelle Grafikressourcen noch die Zeit oder das Wissen für eigene Bildbearbeitung haben. Der Einstieg gelingt am besten über klar umrissene, niedrigschwellige Anwendungsfälle mit hoher Wiederverwendbarkeit.

Empfehlenswerte erste Schritte sind:

- **Übungskarten** für die Eigenübung zu Hause,
- **einfache Visualisierungen** von Bewegungsprinzipien oder Fehlhaltungen,
- **sympathische Icons** für die Praxiswebsite oder den Wartebereich,
- **Poster für Teamschulungen**, etwa zu Ergonomie oder Sturzprophylaxe.

Tab. 3.7 DALL·E – Stärken und Begrenzungen im Überblick

Stärken	Begrenzungen
Intuitive Bedienung über Sprache	Keine anatomisch exakten Darstellungen
Individuelle Visualisierung ohne grafisches Vorwissen	Begrenzte Steuerbarkeit bei komplexen Szenen
Vielfältig einsetzbar: Übungen, Poster, Icons, Kommunikation	Keine Analyse oder Verarbeitung realer Bilddaten
Datenschutzfreundlich: keine realen Fotos, keine Patientendaten notwendig	Inhaltliche Kontrolle durch Fachkraft erforderlich
Direkter Einsatz in Praxis, Schulung, Öffentlichkeitsarbeit möglich	Kein Ersatz für therapeutisches Fachwissen oder medizinische Bildsysteme

3.4 DALL·E – KI für visuelle Unterstützung in der Physiotherapie

In diesen Bereichen ist der Nutzen schnell sichtbar: weniger Suchaufwand, individualisierte Inhalte und direkte Einbindung in bestehende Medienformate (Word, PowerPoint, PDF).

Für die Anwendung im Alltag empfiehlt sich das **Arbeiten mit Prompt-Vorlagen**, die mehrfach angepasst werden können. Beispiel:

> **Prompt:**
>
> „Zwei Kräftigungsübungen für ältere Menschen – skizzenhaft, neutraler Hintergrund"
>
> → lässt sich leicht anpassen zu: „… im Sitzen" / „… für Kinder" / „… mit Theraband."

Wichtig ist eine klare Rollentrennung: DALL·E ist kein Ersatz für therapeutisches Wissen. Das bedeutet auch: generierte Bilder sollten nicht unkontrolliert weitergegeben oder unkommentiert verwendet werden, z. B. im Rahmen interprofessioneller Kommunikation.

Besonders hilfreich ist DALL·E, wenn Standardlösungen fehlen oder unpassend sind: etwa bei Übungen für spezielle Zielgruppen (Kinder, geriatrische Patient*innen, Personen mit Migrationshintergrund), bei teaminternen Materialien oder bei der Entwicklung eigener Schulungsformate. Auch therapeutisch geschulte Fachkräfte ohne grafische Ausbildung können mit DALL·E hochwertige Visualisierungen erzeugen – schnell, rechtssicher und ohne externe Abhängigkeiten.

Für die dauerhafte Integration empfiehlt sich:

- das Anlegen eines eigenen **"Bildbaukastens"** mit häufig genutzten Prompts,
- eine **Qualitätsprüfung** durch mindestens eine zweite Fachkraft und
- die **dokumentierte Trennung** zwischen therapeutischer Entscheidung und KI-generierter Darstellung – insbesondere bei Übungen oder Risiken.

Im Ergebnis ist DALL·E ein vielseitig einsetzbares Werkzeug mit hohem praktischem Nutzen – sofern es bewusst, klar eingegrenzt und in Fachverantwortung eingesetzt wird.

3.4.6 Lexica.art – Inspiration und Zeitersparnis bei der Bildgenerierung

Die Qualität von KI-generierten Bildern hängt maßgeblich von der präzisen Formulierung des Prompts ab. Gerade bei DALL·E oder ähnlichen Tools ist es oft eine Herausforderung, den richtigen Einstieg zu finden – insbesondere, wenn noch wenig Erfahrung mit bildgenerierenden Systemen besteht oder konkrete visuelle Vorstellungen umgesetzt werden sollen. Hier kann die Plattform Lexica.art eine wertvolle Unterstützung bieten.

Lexica ist eine durchsuchbare Datenbank für KI-generierte Bilder auf Basis von Stable Diffusion. Sie erlaubt es, Bildideen zu entdecken und gleichzeitig die jeweils verwendeten Prompts vollständig einzusehen. Wer Lexica nutzt, kann gezielt nach Begriffen, Stilrichtungen, Perspektiven oder Farbwelten suchen – und erhält sofort passende Visualisierungen samt Textvorschlag. Diese Prompts lassen sich entweder direkt übernehmen oder für andere Systeme wie DALL·E anpassen. Auf diese Weise wird nicht nur das kreative Ausprobieren erleichtert, sondern vor allem Zeit gespart – weil funktionierende Texteingaben nicht selbst mühsam entwickelt werden müssen.

Für den physiotherapeutischen Kontext ergeben sich daraus zahlreiche Anwendungsmöglichkeiten: Wer beispielsweise Visualisierungen für ergonomische Arbeitsplatzberatung, kindgerechte Anatomiebilder oder sportartspezifische Bewegungsabläufe benötigt, kann mit wenigen Stichwörtern zahlreiche Varianten durchsuchen – inklusive konkreter Prompt-Ideen. So entsteht eine zielgerichtete Prompt-Sammlung, die sowohl für die Patienteninformation als auch für Präsentationen, Unterricht oder digitale Übungspläne nutzbar ist.

Praxisbeispiel: Bewegungsaufklärung bei chronischem Rückenschmerz
Ein Physiotherapeut möchte einem Patienten mit chronischem Rückenschmerz bildlich veranschaulichen, wie sich eine aufrechte Sitzhaltung auf die Lendenwirbelsäule auswirkt. Anstatt selbst lange zu überlegen, wie der Prompt lauten könnte, recherchiert er bei Lexica nach Begriffen wie „spine", „sitting posture", „anatomical illustration" oder „ergonomic". Nach wenigen Sekunden findet er mehrere Bilder, die die gewünschte Darstellung in einem edukativen Stil zeigen – inklusive Prompt. Diesen übernimmt er, passt ihn leicht an („realistic style, with German labels") und generiert in DALL·E eine eigene Version für den Einsatz im Aufklärungsbogen. Der gesamte Prozess – von der Idee bis zur fertigen Visualisierung – dauert weniger als 10 Minuten.

Übung: Suchen – Anpassen – Anwenden
1. Die Seite lexica.art wird aufgerufen.
2. In das Suchfeld wird ein physiotherapeutisch relevanter Begriff eingegeben (z. B. „rehabilitation exercise", „shoulder movement", „therapist and patient", „neuroplasticity illustration").
3. Ein Bild, das der eigenen Vorstellung entspricht, wird ausgewählt. Der zugehörige Prompt wird kopiert.
4. DALL·E (z. B. über ChatGPT Plus oder Bing Image Creator) wird geöffnet und der Prompt eingefügt.
5. Der Prompt wird gegebenenfalls an die jeweilige Zielgruppe angepasst (z. B. für Kinder, Senioren, deutsche Sprache, Farben, Stilrichtung).
6. Das Ergebnis wird bewertet. Es wird geprüft, was gut funktioniert hat und was bei künftigen Anwendungen verändert werden sollte.

3.4 DALL·E – KI für visuelle Unterstützung in der Physiotherapie

Hinweis zur Sprache
Viele KI-Modelle wie DALL·E und Stable Diffusion liefern die besten Ergebnisse, wenn die Prompts auf Englisch formuliert werden. Einfache Begriffe können jedoch auch auf Deutsch verwendet werden. Wer sich bei der Formulierung unsicher ist, kann ChatGPT bitten, einen deutschen Wunschtext in einen passenden englischen Prompt zu übersetzen.

Was macht einen guten Prompt für Bilder aus?
- Klare Beschreibung des Hauptmotivs (z. B. eine bestimmte Bewegung oder Interaktion)
- Stil oder Medium (z. B. Zeichnung, 3D-Modell, Vektorillustration)
- Perspektive und Bildaufbau (z. B. Seitenansicht, Nahaufnahme)
- Farbstimmung oder Detailgrad (z. B. freundliche Farben, vereinfachte Darstellung)
- Zielgruppe oder Anwendungskontext (z. B. kindgerecht, edukativ, barrierefrei)
- Optional: Sprache, Beschriftung oder Umgebung (z. B. mit deutscher Beschriftung, klinischer Hintergrund)

Auch hier gilt: Je klarer und spezifischer der Prompt ist, desto besser werden die Ergebnisse. Gleichzeitig lohnt es sich, mit Varianten zu experimentieren – insbesondere, wenn visuelle Hilfsmittel gezielt für bestimmte Patientengruppen oder Situationen gestaltet werden sollen.

Spezialfall: Kindgerechte Visualisierungen für die Pädiatrie
Gerade in der Arbeit mit Kindern ist es oft hilfreich, abstrakte oder anatomische Inhalte visuell zu vereinfachen. Klassische Darstellungen der Wirbelsäule, des Gleichgewichts oder von Muskelgruppen sind für Kinder schwer verständlich – kindgerechte Illustrationen hingegen können helfen, Angst zu nehmen und komplexe Inhalte auf spielerische Weise zu vermitteln.

Mit Lexica lassen sich gezielt Prompts für kindliche Zielgruppen recherchieren. Begriffe wie „cartoon", „child-friendly", „educational", „simple anatomy", „playful" oder „colorful background" erzeugen meist sehr passende Ergebnisse. Diese Prompts lassen sich wiederum in DALL·E nutzen und dort an die konkreten Bedürfnisse anpassen – etwa mit zusätzlichen Begriffen wie „smiling child", „happy therapist", „pediatric clinic" oder „gentle tone".

Beispiel für einen angepassten Prompt

> **Prompt:**
>
> „a cartoon-style educational illustration of the human spine for children, labeled in German, colorful and friendly, with a smiling physiotherapist and a child, white background, simple lines, minimal detail, 2D flat style"

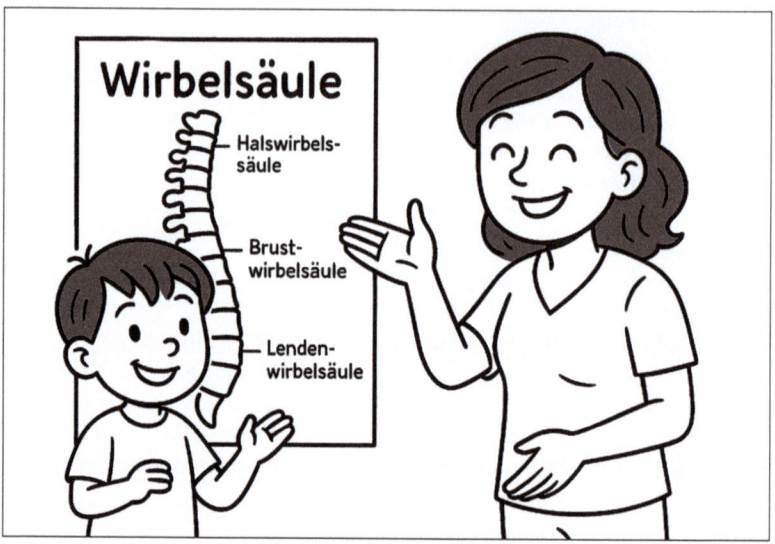

Abb. 3.5 Kindgerechte Darstellung der Wirbelsäule mit deutscher Beschriftung

Ein Beispiel für eine solche kindgerechte Visualisierung ist in Abb. 3.5 dargestellt. Das Bild wurde mithilfe eines gezielten Prompts auf Basis einer Vorlage von Lexica.art in DALL·E erstellt. Es zeigt eine vereinfachte, freundlich gestaltete Darstellung der Wirbelsäule mit deutscher Beschriftung und eignet sich für den Einsatz in der Patientenaufklärung mit Kindern.

Mit diesem Prompt kann ein kindgerechtes Aufklärungsbild erstellt werden, das z. B. im Wartezimmer, in der Übungseinführung oder bei der Elternberatung eingesetzt wird. Das Ziel ist nicht medizinische Präzision, sondern ein einladendes, vertrauensbildendes Bild, das Kommunikation und Verständnis unterstützt.

Die Kombination aus Lexica und DALL·E bietet hier eine einfache Möglichkeit, auch ohne zeichnerische Vorkenntnisse ansprechende, individuelle Materialien zu erstellen – ganz im Sinne einer altersgerechten, empathischen Therapie.

Hinweis zur Bilderverwaltung in ChatGPT
Wer DALL·E direkt über ChatGPT Plus nutzt, profitiert zusätzlich von einer integrierten Bildergalerie. Alle generierten Bilder werden automatisch gespeichert und stehen dauerhaft zur Verfügung. Diese Galerie ermöglicht es, frühere Visualisierungen gezielt erneut aufzurufen, anzupassen oder als Vorlage für neue Prompts zu verwenden. So entsteht mit der Zeit eine persönliche Sammlung nützlicher Illustrationen, die flexibel in Therapiepläne, Aufklärungsmaterialien oder Unterrichtseinheiten eingebunden werden kann – ohne jeden Schritt neu beginnen zu müssen.

3.5 Whisper – Sprache in Text verwandeln

Die bisherigen Werkzeuge – von der strukturierten Analyse mit NotebookLM bis zur visuellen Darstellung durch DALL·E – zeigen, wie sich KI sinnvoll in textbasierte oder bildhafte Aufgaben im Praxisalltag integrieren lässt. Doch viele Informationen im therapeutischen Umfeld entstehen nicht in Text- oder Bildform, sondern werden gesprochen: in Anamnesegesprächen, Teamsitzungen, Supervisionen oder auch in spontanen Sprachnotizen nach der Behandlung. Gerade in diesen Momenten entscheidet sich, ob Inhalte gesichert, dokumentiert und weiterverwendet werden können – oder im Alltag verloren gehen.

An dieser Schnittstelle setzt Whisper an: ein System, das gesprochene Sprache zuverlässig in Text umwandelt und damit eine zentrale Brücke zwischen mündlicher Kommunikation und schriftlicher Dokumentation bildet.

3.5.1 Was ist Whisper – und wie funktioniert es?

Whisper ist ein automatisches Spracherkennungsmodell (ASR, Automatic Speech Recognition), das von OpenAI entwickelt und als Open-Source-System veröffentlicht wurde. Es wurde darauf trainiert, gesprochene Sprache in schriftlichen Text zu übersetzen – unabhängig davon, ob sie live eingesprochen oder aus einer Audio- oder Videodatei stammt. Im Unterschied zu herkömmlichen Diktiersystemen arbeitet Whisper nicht mit vordefinierten Sprachbefehlen, sondern analysiert kontinuierlich, was gesprochen wird, und wandelt es in zusammenhängenden Fließtext um – ohne vorherige Kalibrierung, ohne Sprechertraining und ohne proprietäre Softwareumgebung.

Technisch basiert Whisper auf einem sogenannten Transformer-Modell, das mit über 680.000 Stunden mehrsprachigem Audio-Text-Material trainiert wurde. Dadurch erkennt es nicht nur standardisiertes Hochdeutsch, sondern auch verschiedene Akzente, Dialekte, Sprechgeschwindigkeiten und Umgebungsgeräusche. Selbst bei schlechter Tonqualität bleibt die Transkription weitgehend stabil – eine Eigenschaft, die es besonders praxistauglich macht.

Ein zentrales Merkmal ist die Mehrsprachigkeit. Whisper kann zwischen über 90 Sprachen unterscheiden und automatisch erkennen, welche Sprache gesprochen wird – ein Vorteil in multikulturellen Praxisteams oder bei der Versorgung von Patient*innen mit Migrationshintergrund. Auch Code-Switching (z. B. „Mischsätze" aus Deutsch und Englisch) wird erkannt und korrekt transkribiert.

Whisper kann auf zwei Arten genutzt werden:

- **Online**, über webbasierte Interfaces wie z. B. „Whisper Web" oder per API (etwa in Kombination mit ChatGPT)
- **Offline**, durch lokale Installation auf einem Rechner – beispielsweise über das Open-Source-Paket in Python oder über benutzerfreundliche Anwendungen wie „Whisper Desktop"

Gerade die lokale Nutzung ist für therapeutische Einrichtungen von Vorteil: Die Transkription erfolgt ohne Datenübertragung an externe Server, was die datenschutzrechtliche Bewertung erheblich vereinfacht. Es ist möglich, Audioinhalte direkt am Gerät – z. B. in einem abgeschirmten Büro – zu verarbeiten, ohne Verbindung zum Internet.

Im Unterschied zu vielen kommerziellen Diktiersystemen benötigt Whisper keine vordefinierten Sprachprofile, keine Lizenz und keine proprietäre Schnittstelle zu Praxissoftware. Es ist ein offenes, anpassbares System, das auf verschiedenen Plattformen eingesetzt werden kann – vom Laptop über Tablets bis hin zu Smartphones (mittels Drittanbieter-Apps).

Whisper generiert standardmäßig Fließtext. Absätze, Satzzeichen und Formatierungen werden automatisch eingefügt, können aber nachträglich bearbeitet werden. Optional ist auch eine Zeitstempelung möglich, etwa bei längeren Audioaufnahmen wie Supervisionen oder internen Fallbesprechungen. Sprecherwechsel können über Zusatzfunktionen oder manuelle Nachbearbeitung kenntlich gemacht werden.

Im Ergebnis ist Whisper ein vielseitig einsetzbares Werkzeug, das Spracherkennung alltagstauglich, flexibel und datensouverän möglich macht – und dabei nicht auf branchenspezifische Lösungen angewiesen ist. Für die physiotherapeutische Praxis bedeutet das: Gesprochenes muss nicht verloren gehen, sondern kann – bei Bedarf, auf Wunsch und mit überschaubarem Aufwand – in nutzbaren Text verwandelt werden.

3.5.2 Einsatzmöglichkeiten in der physiotherapeutischen Praxis

Whisper eignet sich überall dort, wo gesprochene Inhalte systematisch gesichert oder schriftlich weiterverarbeitet werden sollen – sei es für die Dokumentation, die interne Kommunikation oder die Nachbereitung fachlicher Gespräche. In physiotherapeutischen Praxen ergeben sich daraus mehrere zentrale Einsatzfelder, die mit herkömmlichen Diktierlösungen nur eingeschränkt abgedeckt werden können.

1. Anamnesegespräche und Erstkontakte
Gerade bei ausführlichen Aufnahmegesprächen – etwa im Rahmen der Erstuntersuchung oder bei komplexeren Befundaufnahmen – entstehen viele relevante Informationen mündlich. Whisper kann solche Gespräche aufzeichnen (z. B. mit Einverständnis der Patient*innen) und in ein verschriftlichtes Grundprotokoll überführen. Das entlastet den Dokumentationsaufwand und ermöglicht es, auch nachträglich zentrale Inhalte zu strukturieren – etwa Beschwerden in Patientenformulierung, Angaben zur Schmerzanamnese oder Verlaufsdaten aus dem Alltag.

2. Dokumentation von Therapieverläufen und Rücksprachen

Auch im Alltag entstehen viele kurze sprachliche Notizen – etwa direkt nach der Behandlung, im Übergang zwischen zwei Terminen oder als Gedankenstütze für den nächsten Tag. Diese können mit einem einfachen Diktiergerät oder einer App aufgezeichnet und später mit Whisper transkribiert werden. Besonders hilfreich ist dies in Situationen, in denen der Zugriff auf den PC nicht möglich oder unpraktisch ist – z. B. bei Hausbesuchen oder bei mobilen Einsätzen in Einrichtungen.

3. Supervisionen, Teamsitzungen und Fallbesprechungen

Whisper eignet sich ebenfalls zur Aufzeichnung und Transkription längerer Gespräche innerhalb des Teams – etwa bei internen Fortbildungen, Supervisionen oder Fallbesprechungen. Die Transkripte können zur Nachbereitung, zur Dokumentation von Verantwortlichkeiten oder als Grundlage für Maßnahmenprotokolle genutzt werden. Dabei ist besonders hilfreich, dass das System auch mehrere Sprecher*innen erkennt – wenn auch ohne automatische Zuweisung von Namen.

4. Mehrsprachige Situationen und Verständnishilfen

Da Whisper verschiedene Sprachen erkennt und auch gemischte Sätze transkribiert, ist es in Praxen mit internationalen Teams oder bei der Versorgung von Patient*innen mit Migrationshintergrund besonders nützlich. Beispielsweise kann ein fremdsprachiges Anamnesegespräch aufgenommen, transkribiert und anschließend mit einem Sprachmodell wie ChatGPT zusammengefasst oder übersetzt werden – datensparsam und nachvollziehbar.

5. Nachbearbeitung und externe Verwertbarkeit

Die transkribierten Inhalte lassen sich anschließend vielfältig weiterverarbeiten – etwa zur Ergänzung von Therapieprotokollen, zur Erstellung von Verlaufsdokumentationen oder zur Vorbereitung von Berichten an Ärzt*innen oder Kostenträger. Auch in der Qualitätssicherung und Prozessoptimierung (z. B. im Rahmen von internen Audits) kann Whisper dazu beitragen, mündliche Informationen transparent zu dokumentieren.

Einsatz in der Praxis – realistische Perspektive

Whisper ersetzt keine strukturierte Eingabemaske, kein Patientenverwaltungssystem und keine formale Dokumentation. Es ergänzt diese Systeme durch die Möglichkeit, spontane, unstrukturierte Sprache systematisch zu sichern, ohne zusätzliche Infrastruktur oder Lizenzmodelle. Dadurch eignet sich das System besonders für kleine und mittlere Praxen, die ihre sprachlichen Arbeitsprozesse effizienter gestalten möchten – ohne auf geschlossene Ökosysteme angewiesen zu sein.

3.5.3 Praktische Anwendungsschritte

Die Nutzung von Whisper ist in der Anwendung unkompliziert, erfordert jedoch ein grundlegendes Verständnis für den Ablauf der Transkription und die geeignete Vorbereitung der Audiodaten. Der Einstieg kann sowohl über einfache Online-Lösungen als auch über lokal installierte Programme erfolgen – je nach gewünschtem Datenschutzniveau und technischer Infrastruktur in der Praxis.

1. Aufnahme vorbereiten und durchführen
Whisper arbeitet mit Audiodateien in verschiedenen Formaten (z. B. MP3, WAV, M4A), kann aber auch Live-Eingaben in Echtzeit verarbeiten – etwa über ein Mikrofon. Für den Praxiseinsatz empfiehlt sich zunächst die Aufnahme über ein externes Gerät (z. B. Smartphone, Diktiergerät oder Laptop) in einer möglichst ruhigen Umgebung.

Wichtig für die Qualität der Transkription sind

- **deutliche Aussprache,**
- **möglichst geringe Hintergrundgeräusche,**
- **klare Trennung der Sprecher*innen**, wenn mehrere Personen beteiligt sind,

Bei sensiblen Inhalten sollte vorab eine Einverständniserklärung der betroffenen Person zur Audioaufzeichnung eingeholt werden – insbesondere bei Patientengesprächen oder internen Besprechungen.

2. Wahl der Transkriptionsumgebung
Whisper kann über verschiedene Wege genutzt werden:

- **Online**: z. B. über frei zugängliche Webplattformen mit Whisper-Integration (z. B. Whisper Web, Notta, Dictation.io) – geeignet für erste Tests, nicht für sensible Daten.
- **Lokal (offline)**: über Anwendungen wie Whisper Desktop (Mac/Windows), Whisper.cpp (leichte Version ohne Python), oder direkte Installation des Python-Pakets mit grafischer Oberfläche. Vorteil: Die Verarbeitung erfolgt vollständig auf dem lokalen Gerät, ohne Datenübertragung an externe Server.

Für den professionellen Einsatz in der Praxis wird die lokale Nutzung empfohlen, da sie datenschutzrechtlich unproblematisch ist und unabhängig vom Internet funktioniert.

3. Transkription starten und Text sichern
Nach Auswahl und Hochladen der Audiodatei startet die Transkription automatisch. Je nach Länge der Aufnahme dauert der Prozess wenige Sekunden bis Minuten. Das Ergebnis ist ein Fließtext mit automatisch erkannten Absätzen, Satzzeichen und ggf. Zeitmarken. Dieser Text kann

3.5 Whisper – Sprache in Text verwandeln

- als TXT, DOCX oder PDF exportiert,
- **im System weiterbearbeitet** (z. B. kürzen, kommentieren, strukturieren),
- **in andere KI-Tools eingebunden** werden (z. B. zur Zusammenfassung mit ChatGPT oder Ablage in NotebookLM).

Die Nachbearbeitung erfolgt wie bei einem normalen Dokument – entweder im Texteditor oder direkt im jeweiligen Tool.

4. Qualität prüfen und kontextgerecht einsetzen
Trotz hoher Erkennungsgenauigkeit ist eine kurze inhaltliche Überprüfung des Ergebnisses notwendig – vor allem bei Eigennamen, Fachbegriffen oder Zahlenangaben. Whisper ergänzt keine fehlenden Inhalte, sondern transkribiert das Gesprochene so, wie es eingegeben wurde. Das bedeutet: Unvollständige Sätze oder undeutliche Passagen bleiben auch im Text bruchstückhaft.

Je nach Einsatzkontext empfiehlt sich eine Nachbearbeitung:

- **Für Teamsitzungen:** Gliederung nach Themen, ggf. Ergänzung von Verantwortlichkeiten
- **Für Verlaufsdokumentation:** Kürzen auf relevante Inhalte, Integration in bestehende Protokolle
- **Für Patientendokumente:** Übertragung in datenschutzkonforme Praxissoftware – ggf. in Auszügen

Hinweis zur Dateiverwaltung: Die Audiodateien sollten nach erfolgter Transkription gelöscht oder sicher archiviert werden, sofern sie sensible Inhalte enthalten. Bei dauerhaftem Einsatz empfiehlt sich eine strukturierte Ablage mit Dateibenennung (z. B. „2025-04-02_Anamnese_Müller.mp3" → „Müller_Erstgespräch_2025-04-02.txt"), um Übersichtlichkeit und Nachvollziehbarkeit zu gewährleisten.

3.5.4 Stärken und Begrenzungen

Whisper ermöglicht es, gesprochene Sprache zuverlässig und flexibel in Text zu überführen – unabhängig davon, ob es sich um kurze Notizen, längere Gespräche oder mehrsprachige Inhalte handelt. Damit erschließt das System einen Bereich, der in vielen Praxen bislang nur unzureichend abgedeckt war: die strukturierte Sicherung mündlicher Informationen im Praxisalltag.

Die Stärke von Whisper liegt in der Kombination aus technischer Robustheit, offener Architektur und sprachlicher Vielseitigkeit. Das System erkennt Sprache auch unter erschwerten Bedingungen – z. B. bei Nebengeräuschen, wechselnden Sprechern oder nichtstandardisierter Aussprache. Es benötigt weder Vorkenntnisse noch Einweisungen und funktioniert weitgehend ohne Nachjustierung. Durch die Open-Source-Lizenz lässt sich Whisper lokal installieren und betreiben.

Im Unterschied zu klassischen Diktierlösungen oder Spracherkennung in Smartphones ist Whisper nicht auf bestimmte Befehle, Kürzel oder vortrainierte

Profile angewiesen. Es verarbeitet das gesprochene Wort so, wie es in der Praxis vorkommt: fragmentiert, assoziativ, umgangssprachlich – und bringt es dennoch in eine verwertbare Textform.

Ein weiterer Vorteil ist die Unabhängigkeit von kommerziellen Plattformen oder Lizenzmodellen. Whisper ist kostenfrei nutzbar, plattformübergreifend einsetzbar und kann auf unterschiedlichen Geräten betrieben werden. Dadurch wird es auch für kleinere Praxen mit begrenzter IT-Infrastruktur zugänglich.

Gleichzeitig ist der Einsatz nicht ohne Einschränkungen. Whisper ist kein Dokumentationssystem und die erzeugten Transkripte müssen nachbearbeitet, geprüft und kontextualisiert werden – insbesondere, wenn sie Teil offizieller Patientenunterlagen oder interner Protokolle werden sollen. Whisper erkennt Inhalte, aber keine Bedeutung. Es bewertet nicht, klassifiziert nicht und übernimmt keine therapeutische Verantwortung.

Auch in technischer Hinsicht gibt es Grenzen. Die Trennung von Sprecher*innen erfolgt nicht automatisch, die Erkennung von Fachbegriffen ist abhängig von Aussprache und Kontext, und die Ausgabe erfolgt zunächst als reiner Fließtext – ohne formale Struktur. Diese Aspekte erfordern eine sorgfältige Weiterverarbeitung durch die Fachkraft.

Insgesamt ist Whisper ein leistungsfähiges Werkzeug für die mündliche Erfassung therapeutischer Inhalte – vorausgesetzt, es wird in einen durchdachten Praxisprozess eingebettet, von geschultem Personal eingesetzt und im Rahmen datenschutzrechtlicher Vorgaben verwendet.

Eine kompakte Übersicht der wesentlichen Stärken und Begrenzungen von Whisper in der physiotherapeutischen Praxis zeigt die folgende Tab. 3.8.

3.5.5 Empfehlungen für die Praxis

Whisper ist ein leistungsfähiges Tool für die Transkription gesprochener Inhalte – besonders dann, wenn schnelle, situationsgerechte Dokumentation gefragt ist. Für den Einstieg empfiehlt sich die Nutzung in klar umrissenen Anwendungsfeldern mit geringem Risiko, aber hohem praktischem Nutzen.

Tab. 3.8 Whisper – Stärken und Begrenzungen im Überblick

Stärken	Begrenzungen
Robuste Spracherkennung auch bei Akzenten, Geräuschen und freier Sprache	Keine automatische Strukturierung oder Sprecherzuweisung
Lokale, datensouveräne Nutzung ohne Cloudverbindung möglich	Keine semantische Bewertung oder Kontextverständnis
Mehrsprachigkeit und automatische Spracherkennung	Nachbearbeitung notwendig (Fachbegriffe, Namen, Formatierung)
Kostenfrei, quelloffen, auf vielen Systemen einsetzbar	Kein Ersatz für Patientenmanagement- oder Dokumentationssysteme
Geeignet für mobile Nutzung, Hausbesuch, Supervision, Fortbildung	Keine rechtssichere Dokumentation ohne fachliche Prüfung

Empfohlene erste Einsatzfelder sind:

- **kurze Sprachnotizen** direkt nach der Behandlung (z. B. „Verlauf heute stabil – Belastungstoleranz verbessert – Bewegungsqualität bei Ausfallschritt links noch eingeschränkt"),
- **Transkripte interner Besprechungen** (z. B. bei Supervision, Qualitätszirkeln oder Teamabstimmungen),
- **Dokumentation von Fortbildungen**, z. B. durch Aufzeichnung und Verschriftlichung von Vorträgen oder Gruppendiskussionen.

In diesen Szenarien bietet Whisper einen sofort sichtbaren Mehrwert: Inhalte müssen nicht mitgeschrieben, später rekonstruiert oder mühsam zusammengetragen werden – sie liegen als Text vor und können gezielt weiterverwendet werden.

Für die dauerhafte Integration empfiehlt sich

- eine standardisierte Audioaufnahmequalität (z. B. externes Mikrofon, ruhige Umgebung),
- eine klare Benennung der Dateien (Datum, Thema, Zweck),
- und ein transparenter Umgang mit Datenschutz und Einverständniserklärungen – insbesondere bei patientennahen Inhalten oder personenbezogenen Angaben.

Rollen und Verantwortlichkeiten bleiben klar verteilt: Whisper übernimmt keine medizinische Klassifikation, keine Dokumentationspflicht und keine Datenvalidierung.

Nicht empfohlen ist der Einsatz für

- die strukturierte Verlaufsdokumentation im Sinne von Heilmittelrichtlinien oder Abrechnungslogik,
- die automatische Integration in Praxissoftware ohne vorherige Prüfung,
- die Nutzung für Patientendaten ohne klare datenschutzrechtliche Freigabe.

Whisper ist kein Ersatz für ein Dokumentationssystem, aber ein niedrigschwelliger Baustein für mehr Transparenz, Verlässlichkeit und Nachvollziehbarkeit in der täglichen Kommunikation. Wer Sprache als Ressource erkennt und systematisch erfasst, kann Wissen besser sichern, interne Prozesse entlasten – und dafür sorgen, dass weniger verloren geht.

3.6 Wann eignet sich welches Tool?

Die in diesem Kapitel vorgestellten KI-Werkzeuge – NotebookLM, Microsoft Copilot, DALL·E und Whisper – bieten unterschiedliche Funktionen für verschiedene Aufgaben im physiotherapeutischen Alltag. Sie ersetzen keine Fachkraft, kein Praxisverwaltungssystem und keine therapeutische Entscheidung – sie ergänzen bestehende Prozesse, entlasten bei Routinetätigkeiten und schaffen neue Zugänge zu Wissen, Sprache, Struktur und Bild.

Doch nicht jedes Tool passt zu jeder Aufgabe – und nicht jede Praxis braucht alle vier Systeme. Entscheidend ist, welche Anforderungen bestehen, welche Abläufe bereits etabliert sind und welches Maß an digitaler Infrastruktur und Offenheit im Team vorhanden ist. Nur so lässt sich der tatsächliche Nutzen bewerten – nicht theoretisch, sondern anhand konkreter Anwendungsszenarien.

Dieser Abschnitt gibt einen systematischen Überblick:

- Welche Werkzeuge eignen sich für welche Aufgaben?
- Wie lassen sich die Tools je nach Teamgröße und digitalem Reifegrad einführen?
- Und wie können einzelne Systeme sinnvoll miteinander kombiniert werden?

Die folgende Übersicht dient der Orientierung, nicht der Bewertung. Sie hilft dabei, klare Einsatzfelder zu erkennen, realistische Einstiegspunkte zu identifizieren – und Schritt für Schritt eine individuell passende KI-Strategie für die eigene Praxis zu entwickeln.

3.6.1 Aufgabenfelder und Werkzeuge im Vergleich

Der Nutzen von KI hängt maßgeblich davon ab, ob das gewählte Werkzeug zur gestellten Aufgabe passt. Manche Systeme sind stark bei der Analyse vorhandener Inhalte, andere bei der Erstellung neuer Materialien. Einige eignen sich für visuelle Zwecke, andere zur Verschriftlichung gesprochener Sprache. Die Wahl des geeigneten Tools sollte sich daher stets an der konkreten Anwendung orientieren – nicht an technologischen Möglichkeiten oder kurzfristigen Trends.

Die folgende Tab. 3.9 gibt einen systematischen Überblick über typische Aufgabenfelder in physiotherapeutischen Praxen und zeigt auf, welches KI-Werkzeug in welchem Kontext besonders geeignet ist. Grundlage ist nicht die technische Leistungsfähigkeit, sondern der praktische Nutzen im konkreten Anwendungsszenario.

Die Tabelle macht deutlich: Es gibt keine Konkurrenz, sondern eine sinnvolle Aufgabenteilung. Jeder Einsatzbereich kann durch ein spezifisches Tool besser unterstützt werden – vorausgesetzt, das Ziel ist klar und der Einsatzkontext realistisch.

3.6.2 Passung nach Teamgröße und digitalem Reifegrad

Der erfolgreiche Einsatz von KI-Werkzeugen hängt nicht nur von der fachlichen Zielsetzung ab, sondern auch von den strukturellen Rahmenbedingungen in der Praxis. Eine Einzeltherapeutin mit Laptop und begrenzter Zeit wird andere Anforderungen haben als ein interdisziplinäres Zentrum mit digitalem Qualitätsmanagement und mehreren Fachbereichen.

3.6 Wann eignet sich welches Tool?

Tab. 3.9 Aufgabenfeld – passendes Tool – Ziel

Aufgabenfeld	Empfohlenes Tool	Ziel/Anwendungsnutzen
Analyse interner Dokumente (z. B. QM, SOP, Fortbildung)	NotebookLM	Inhalte erfassen, vergleichen, strukturieren, Notizen ableiten
Erstellen von Texten (z. B. Therapiepläne, Briefe)	Microsoft Copilot, ChatGPT	Standardtexte automatisieren, patientenbezogen formulieren, Stil anpassen
Sprachnotizen verschriftlichen (z. B. Verlauf, Anamnese)	Whisper	Gesprochenes erfassen, transkribieren, weiterverarbeiten
Bewegungsfeedback oder Haltung erklären	DALL·E	Anschauliche Visualisierung für Patient*innen, Team oder Öffentlichkeit
Visualisierung von Heimübungen oder Übungsprogrammen	DALL·E	Individuelle Übungskarten gestalten, verständlich und patientengerecht
Interne Schulungen dokumentieren	Whisper + NotebookLM	Audios aufnehmen, transkribieren, strukturieren, Inhalte langfristig sichern
Erstellen von Arbeitsmaterialien für Fortbildung	Copilot + DALL·E	Inhalte aufbereiten, bebildern, klar strukturieren
Patientenkommunikation automatisieren (z. B. E-Mails)	Microsoft Copilot	Textvorlagen, Terminerinnerungen, gezielte Rückmeldungen generieren
Öffentlichkeitsarbeit gestalten	ChatGPT + DALL·E	Flyer, Social Media, Website-Inhalte visuell und sprachlich aufbereiten
Mehrsprachige Inhalte erstellen oder verarbeiten	Whisper + ChatGPT	Fremdsprachige Sprache transkribieren und ggf. automatisch zusammenfassen/übersetzen

Zur Orientierung lassen sich drei typische Ausgangssituationen unterscheiden, die sich nicht an technischen Kriterien, sondern am tatsächlichen Nutzungsumfeld orientieren – siehe Tab. 3.10.

Tab. 3.10 Teamstruktur – Tool-Empfehlung – Einstiegsszenario

Praxisstruktur	Geeignete Tools	Einstiegsszenario (empfohlen)
Einzelpraxis/kleines Team (1–3 Personen, einfache IT)	• Whisper • DALL·E • Copilot (Word)	• Kurze Sprachnotizen transkribieren (Whisper), • Übungsposter oder E-Mails mit Copilot/DALL·E
Praxisteam mit klaren Rollen (3–8 Personen, Office-basiert, strukturiert)	• Copilot • NotebookLM, • Whisper	• Fortbildungen dokumentieren (Whisper + NotebookLM), • QM-Unterlagen strukturieren (NotebookLM)
Interdisziplinäre Einrichtung/ Therapiezentrum (>8 Personen, QM, Fortbildung, Öffentlichkeitsarbeit)	Kombination aller Tools: • NotebookLM • Copilot, DALL·E • Whisper	• SOP analysieren (NotebookLM), • Therapieplan + Visualisierung (Copilot + DALL·E), • Teamsitzungen sichern (Whisper)

Hinweis zur Umsetzung
Die Wahl des richtigen Tools ist kein technischer Wettbewerb. Sie richtet sich nach den vorhandenen Prozessen, der Offenheit im Team und der Bereitschaft, neue Arbeitsformen zu erproben. Ein gezielter Einstieg mit einem konkreten Anwendungsfall – z. B. transkribieren eines Teamgesprächs oder Erstellen eines bebilderten Heimprogramms – ist meist zielführender als eine umfassende Umstellung. Klein anfangen, gezielt testen, auswerten – und auf dieser Basis entscheiden, wie eine sinnvolle Integration aussehen kann.

3.6.3 Technische Unterschiede und Einsatzgrenzen

Während sich viele Tools auf den ersten Blick ähneln – etwa, weil sie Sprache verarbeiten oder Texte generieren – liegen die entscheidenden Unterschiede oft im Hintergrund: Wie wird mit den eingegebenen Daten umgegangen? Wo werden sie gespeichert? Welche technischen Voraussetzungen müssen erfüllt sein? Und vor allem: Ist ein bestimmtes Tool überhaupt dafür geeignet, in einem sensiblen beruflichen Umfeld wie der Physiotherapie verwendet zu werden?

Tab. 3.11 in diesem Abschnitt vergleicht zentrale technische Kriterien. Dazu zählen unter anderem die Art der Datenspeicherung, die Abhängigkeit von einer aktiven Internetverbindung sowie die grundsätzliche Eignung für den Umgang mit vertraulichen Informationen wie Patientendaten. Diese Aspekte sind besonders relevant, wenn KI-Tools im Arbeitsalltag integriert werden sollen.

Tab. 3.12 stellt den Fokus stärker auf die praktische Nutzbarkeit im Alltag. Wofür eignet sich ein Tool besonders gut – und wofür eher nicht? Diese Übersicht hilft dabei, unrealistische Erwartungen zu vermeiden und die Werkzeuge genau dort einzusetzen, wo sie tatsächlich einen Mehrwert bieten können. Denn nicht jedes Tool passt zu jeder Aufgabe – und gerade im Gesundheitswesen ist eine verantwortungsbewusste Auswahl entscheidend.

Tab. 3.11 Technische Rahmenbedingungen der Tools

Tool	Datenspeicherung	Cloudabhängigkeit	Für sensible Daten geeignet?
ChatGPT	Cloud (OpenAI), temporär, USA-basiert	Vollständig online	**Nein**
Microsoft Copilot	MS Cloud (EU-Hosting möglich)	Online, Office-integriert	**Ja**, mit Datenschutzkonzept
NotebookLM	Google Drive (private Inhalte)	Online, Google-Login nötig	**Nein**
Whisper	Lokal oder Cloud	Teilweise cloudabhängig	**Ja**, bei lokaler Nutzung
DALL·E	Cloud (OpenAI)	Online	**Nein** – keine realen Patientendaten

3.6 Wann eignet sich welches Tool?

Tab. 3.12 Empfohlene und weniger geeignete Einsatzbereiche

Tool	Empfohlen für …	Weniger geeignet für …
ChatGPT	Freies Prompten, Texte, Erklärungen	Formulare, strukturierte Dokumentation
Copilot	Office-Vorlagen, Formatierungen, Strukturierung	Kreative Texte, bildhafte Inhalte
NotebookLM	Dokumentenanalyse, Fortbildungen, SOP	Spontane Eingaben, Dialoginteraktion
Whisper	Transkription, Audiomitschriften	Inhaltliche Bewertung, medizinische Deutung
DALL·E	Poster, Visualisierung, Übungsmaterialien	Realistische medizinische Abbildungen

Die Auswahl eines Tools sollte sich nicht nur an der Aufgabe orientieren, sondern auch an den technischen Rahmenbedingungen. Wer zum Beispiel mit Patientendaten arbeitet oder ohne stabile Internetverbindung zurechtkommen muss, sollte sich dieser Unterschiede bewusst sein. Die Verantwortung für eine sichere Anwendung bleibt immer bei den Anwender*innen – nicht bei der KI.

In der Praxis zeigt sich außerdem, dass der größte Nutzen häufig nicht durch ein einzelnes Tool entsteht, sondern durch das Zusammenspiel mehrerer Werkzeuge. Kein KI-System ist perfekt. Entscheidend ist nicht, ob ein Tool alles kann – sondern, wofür es sich verantwortungsvoll und nachvollziehbar nutzen lässt. Wer sich mit den Stärken und den Grenzen vertraut macht, schafft die Grundlage für einen souveränen, professionellen Umgang im Alltag.

Der nächste Abschnitt beschreibt, wie sich unterschiedliche Systeme ergänzen können – und wie daraus ein effizienter, alltagstauglicher KI-Einsatz wird.

3.6.4 Kombination und Zusammenspiel der Tools

Die vorgestellten KI-Werkzeuge lassen sich nicht nur einzeln einsetzen, sondern auch gezielt miteinander kombinieren, um komplexere Aufgaben im Praxisalltag effizient zu unterstützen. Dabei ist entscheidend, dass die Werkzeuge nicht redundant arbeiten, sondern sich funktional ergänzen: Ein Tool zur Transkription liefert die Grundlage, ein zweites hilft bei der inhaltlichen Auswertung, ein drittes übernimmt die formale oder visuelle Aufbereitung.

Dieses Zusammenspiel lässt sich exemplarisch anhand einer einfachen Struktur veranschaulichen (siehe Abb. 3.6): Während ChatGPT die sprachliche Verarbeitung und Interaktion übernimmt, bietet NotebookLM Zugriff auf dokumentierte Inhalte wie Befunde oder Standards. Storm ergänzt diesen Prozess durch die Integration externer Quellen – etwa aus dem Internet oder von Plattformen wie YouTube.

Die kombinierte Nutzung dieser Systeme kann helfen, komplexe Aufgaben entlang eines klaren Workflows zu bewältigen – ohne Medienbrüche, mit hoher inhaltlicher Tiefe und im Sinne einer effizienten, zielgerichteten Informationsverarbeitung.

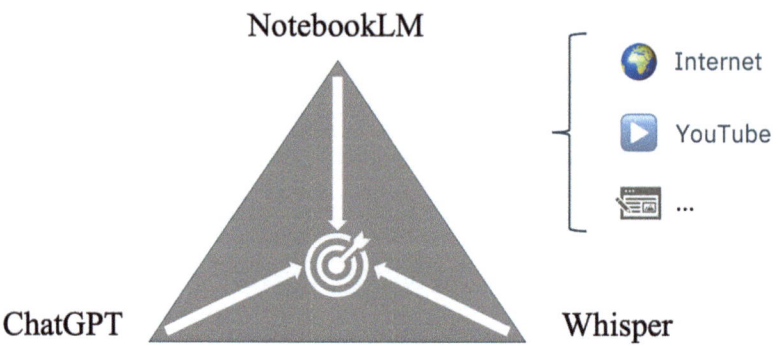

Abb. 3.6 Drei Werkzeuge – ein Workflow: KI-gestützte Kombination aus Sprache, Dokument und Recherche

Die Kombination erfordert keine technische Integration im engeren Sinne. Vielmehr geht es um klare, nachvollziehbare Prozessschritte, bei denen Inhalte zwischen den Systemen übertragen und kontextgerecht weiterbearbeitet werden – gesteuert durch das therapeutische Team.

Praxisbeispiel: Anamnesegespräch strukturiert auswerten
Ausgangssituation: Eine Therapeutin möchte ein komplexes Erstgespräch mit einer Patientin dokumentieren, um daraus einen individuellen Behandlungsplan abzuleiten und das Team über relevante Besonderheiten zu informieren.

Ablauf:

1. **Gespräch aufzeichnen:** Audioaufnahme mit Einverständnis, z. B. über Smartphone oder Tablet
2. **Transkription mit Whisper:** Umwandlung der Aufnahme in Text, automatische Gliederung nach Absätzen
3. **mit ChatGPT oder Copilot:** Erstellung eines Kurzprotokolls mit Problemstruktur, Zieldefinition, Besonderheiten
4. **Ergänzung durch NotebookLM (optional):** Abgleich mit interner SOP oder früheren Fallprotokollen zur Vorbereitung der Teamsitzung
5. **Visualisierung mit DALL·E (optional):** Darstellung einer spezifischen Haltung oder Bewegungsproblematik zur Patientenedukation

Nutzen: Die Therapeutin kann auf Basis eines realen Gesprächs fundierte Unterlagen erstellen, ohne doppelt dokumentieren oder manuell transkribieren zu müssen. Das Team erhält ein konsolidiertes, verständlich aufbereitetes Fallprofil – mündlich begonnen, digital unterstützt, fachlich abgesichert.

Tab. 3.13 zeigt typische und hilfreiche Kombinationen verschiedener KI-Tools für den Alltag in einer Physiotherapiepraxis.

3.6 Wann eignet sich welches Tool?

Tab. 3.13 Typische Tool-Kombinationen im Praxisalltag

Ziel	Kombinierte Tools	Beispielhafte Anwendung
Fortbildung dokumentieren und aufbereiten	Whisper + NotebookLM	Audioaufnahme → Transkript → Struktur → Fragen ableiten
Patientenübung visuell und textlich gestalten	ChatGPT + DALL·E	Textanleitung formulieren → bildliche Darstellung generieren
QM-Unterlagen erstellen und formatieren	NotebookLM + Copilot	Gliederung aus Analyse → Vorlage in Word erzeugen
Anamnesegespräch sichern und auswerten	Whisper + ChatGPT + Copilot	Transkription → Zusammenfassung → Behandlungsplan in Word
Kommunikationsmaterial vorbereiten	ChatGPT + DALL·E	E-Mail-Texte oder Plakate mit begleitenden Illustrationen gestalten

Mehrwert durch Kombination: strukturiert, nachvollziehbar, skalierbar
Nicht jede Aufgabe erfordert den gleichzeitigen Einsatz mehrerer Werkzeuge – aber gerade im Zusammenspiel entfaltet sich der eigentliche Mehrwert von KI im therapeutischen Kontext. Einzelne Systeme übernehmen spezialisierte Teilaufgaben, doch erst in der Verbindung entsteht ein durchgängiger, nachvollziehbarer Workflow: vom gesprochenen Wort über die Analyse bis zur visualisierten Patientenerklärung.

Empfehlung: Mit einer einfachen Kombination beginnen – z. B. Whisper für die Sprachaufnahme und Copilot für die formale Ausarbeitung. Sobald sich die Nutzung im Alltag etabliert hat, können schrittweise weitere Tools eingebunden werden. Entscheidend ist nicht die Anzahl eingesetzter Systeme, sondern die Klarheit im Ablauf und der konkrete Nutzen im Praxisalltag.

3.6.5 Empfehlungen für Auswahl und Einführung

Die Auswahl und Einführung von KI-Werkzeugen sollte sich nicht an technischen Möglichkeiten oder aktuellen Trends orientieren, sondern an konkreten Aufgaben, realen Anforderungen und vorhandenen Ressourcen. KI entfaltet ihren Nutzen nicht durch flächendeckenden Einsatz, sondern durch gezielte Unterstützung dort, wo sie Prozesse vereinfacht, entlastet oder nachvollziehbarer macht.

Empfohlene Vorgehensweise für die Auswahl:

1. Aufgabe klären, nicht Tool suchen
   Statt nach einem Tool zu suchen, das „etwas können müsste", ist es hilfreicher, sich eine konkrete Aufgabe oder ein Problem vorzunehmen – etwa: „Wie dokumentiere ich eine Supervision effizienter?" oder „Wie kann ich Diagnose und entsprechende Verhaltensmaßnahmen für einen Patienten verständlicher erklären?"
2. Ziele benennen
   Was soll durch den KI-Einsatz besser werden? Weniger Aufwand? Mehr Struktur? Bessere Anschaulichkeit? Ohne klares Ziel lässt sich der Nutzen nicht bewerten – und die Akzeptanz im Team bleibt gering.

3. Kriterien festlegen
Welche Anforderungen sind zu erfüllen? (Datenschutz, Offline-Nutzung, Mehrsprachigkeit, Gerätekompatibilität, Benutzerfreundlichkeit etc.)
4. Geeignetes Tool auswählen
Auf Basis der Zuordnung aus Abschn. 3.6.1: Welches Werkzeug ist funktional am besten geeignet? Gibt es bestehende Schnittstellen zur vorhandenen Software oder etablierte Workflows?
5. Pilotphase definieren
Ein begrenzter Test mit einem klaren Anwendungsfall (z. B. 2 Wochen, eine Aufgabe, ein Teammitglied) ermöglicht eine praxisnahe Erprobung – ohne Risiko und mit evaluierbarem Ergebnis.

Wichtige Empfehlungen für die Einführung im Team:

- **Transparenz schaffen:** Ziel, Nutzen und Grenzen der eingesetzten KI-Systeme sollten offen kommuniziert werden. Nicht jedes Teammitglied muss das Tool bedienen – aber alle sollten den Zweck verstehen.
- **Verantwortlichkeiten klären:** KI ersetzt keine Fachkraft. Die Verantwortung für Inhalte, Dokumentation und therapeutische Entscheidungen bleibt vollständig beim Team. KI kann unterstützen, aber nicht steuern.
- **Datenschutz beachten:** Besonders bei Systemen mit Online-Anbindung (z. B. ChatGPT, Copilot, DALL·E) ist zu prüfen, ob personenbezogene Daten verarbeitet werden – und falls ja, mit welchen Schutzmaßnahmen. Lokale Lösungen wie Whisper sind hier im Vorteil.
- **Prozesse anpassen – nicht verkomplizieren:** Neue Tools sollten bestehende Abläufe ergänzen, nicht erschweren. Eine einfache Integration – z. B. Transkript per Whisper, kurze Nachbearbeitung in Word – ist oft effektiver als die Einführung paralleler Systeme.

Die Einführung von KI in der physiotherapeutischen Praxis ist kein IT-Projekt, sondern eine prozessbezogene Weiterentwicklung vorhandener Arbeitsweisen. Entscheidend ist nicht, wie viele Tools verwendet werden, sondern ob sie sinnvoll eingesetzt, realistisch gesteuert und kontinuierlich reflektiert werden. So entsteht nicht nur ein digitaler Werkzeugkasten – sondern eine anpassbare, teamgerechte Struktur für eine moderne, effiziente und verantwortungsbewusste Praxisorganisation.

3.7 Reflexion: Welches KI-Tool passt zu meiner Praxis?

Kapitel 3 hat verschiedene KI-Werkzeuge vorgestellt, die den physiotherapeutischen Alltag in unterschiedlichen Bereichen unterstützen können. Doch nicht jedes System ist für jede Praxis gleich gut geeignet. Entscheidend ist, ob es zur konkreten Aufgabenstellung, zur Teamstruktur und zu den technischen Gegebenheiten vor Ort passt.

Die folgende Tab. 3.14 bietet einen strukturierten Rahmen, um zunächst den eigenen Bedarf zu klären und anschließend gezielte Schritte für Auswahl und Einführung eines geeigneten Tools zu planen. Sie kombiniert Fragen zur Selbsteinschätzung mit praktischen Umsetzungshilfen und eignet sich sowohl zur individuellen Reflexion als auch zur Vorbereitung gemeinsamer Entscheidungen im Team. Auch in internen Fortbildungen oder Qualitätsrunden kann sie als Gesprächsgrundlage genutzt werden.

Diese Reflexionstabelle kombiniert die Bedarfsermittlung mit konkreten Planungsschritten. Sie eignet sich zur Einzel- oder Teamnutzung und schafft die Grundlage für einen realistischen, praxisnahen Einstieg in den KI-Einsatz. Die Fragen können auch im Rahmen von Fortbildungen oder Qualitätszirkeln verwendet werden.

3.8 Zusammenfassung für die Praxis

Künstliche Intelligenz hat sich von einer abstrakten Technologie zu einem konkreten Werkzeug entwickelt, das den physiotherapeutischen Alltag in vielen Bereichen gezielt unterstützen kann. Dieses Kapitel zeigt, dass nicht ein einzelnes System im Mittelpunkt stehen sollte, sondern vielmehr die bewusste Auswahl des passenden Werkzeugs für die jeweilige Aufgabe. Dabei geht es nicht nur um technische Möglichkeiten, sondern auch um die Frage, ob das jeweilige Tool zur Praxisstruktur, zur Teamgröße und zum digitalen Entwicklungsstand der Einrichtung passt.

Im Laufe des Kapitels wurden verschiedene KI-Werkzeuge vorgestellt, die in der physiotherapeutischen Versorgung bereits heute sinnvoll eingesetzt werden können. Sie unterscheiden sich in ihrem Funktionsumfang, ihrer technischen Einbindung und den Aufgaben, für die sie konzipiert sind. Gemeinsam ist ihnen, dass sie – richtig eingesetzt – dazu beitragen können, Prozesse zu vereinfachen.

Ein besonderer Mehrwert entsteht dann, wenn mehrere Systeme kombiniert werden. Gleichzeitig macht das Kapitel deutlich, dass der Einsatz von KI gut vorbereitet sein sollte. Technische und organisatorische Voraussetzungen müssen ebenso berücksichtigt werden wie Fragen des Datenschutzes und der Datenspeicherung. Nicht jede Praxis ist im gleichen Maß für die Einführung digitaler Systeme vorbereitet, und nicht jedes Tool eignet sich für jede Ausgangslage. Daher ist eine strukturierte Bedarfsanalyse entscheidend. Die im Kapitel enthaltene Reflexionstabelle bietet hierfür eine praxisorientierte Grundlage. Sie unterstützt dabei, geeignete Anwendungsbereiche zu identifizieren, Einstiegsszenarien zu planen und gemeinsam im Team tragfähige Entscheidungen zu treffen.

Trotz aller technischen Möglichkeiten bleibt der Mensch das Zentrum physiotherapeutischer Arbeit. KI kann wiederkehrende Aufgaben automatisieren und Informationen besser zugänglich machen, ersetzt jedoch weder therapeutische Erfahrung noch menschliche Beziehung oder ethische Entscheidungsfähigkeit. Sie ist und bleibt ein unterstützendes Werkzeug.

Tab. 3.14 Reflexion: Fragen zur Bedarfsermittlung und Auswahl geeigneter KI-Werkzeuge

Bereich	Fragen zur Selbsteinschätzung	☐
Eigene Anforderungen erkennen	Welche Aufgaben in meiner Praxis sind besonders zeitaufwendig oder fehleranfällig?	
	In welchen Bereichen wünsche ich mir digitale Unterstützung (z. B. Dokumentation, Planung)?	
	Wofür genau möchte ich ein KI-Tool einsetzen? (z. B. Dokumentation, Planung, Visualisierung)	
	Was soll dadurch besser, einfacher oder schneller werden?	
Zweck und Funktion verstehen	Verstehe ich den Unterschied zwischen den Tools (z. B. Text-KI, Spracherkennung, Bild-KI)?	
	Geht es um Text, Sprache, Bild oder Struktur?	
	Kann ich einschätzen, welches Tool welche Aufgabe sinnvoll unterstützen kann?	
Passung zur Praxisrealität	Passt das Tool zu unserer Teamgröße, Patientenstruktur und technischen Ausstattung?	
	Habe ich ein konkretes Anwendungsfeld im Blick, das ich mit einem Tool verbessern möchte?	
	Kann das Tool das leisten, was ich brauche – nicht mehr, aber auch nicht weniger?	
Datenschutz und Integration	Weiß ich, welche Datenschutzvorgaben für das jeweilige Tool gelten (z. B. Cloud vs. lokal)?	
	Muss ich personenbezogene Daten verarbeiten – und wie ist das abgesichert?	
	Ist die Infrastruktur vorhanden (Office, Internet, Mikrofon)?	
	Habe ich eine Einverständniserklärung eingeholt – z. B. bei Audiodaten?	
	Kann das Tool in bestehende Praxisabläufe integriert werden, ohne Mehraufwand zu erzeugen?	
Einstieg planen	Habe ich ein Tool identifiziert, mit dem ich starten möchte – z. B. für einen begrenzten Zweck?	
	Welche Aufgabe kann ich realistisch als Testanwendung definieren?	
	Wie bewerte ich den Nutzen: Zeitersparnis, Qualität, Verständlichkeit?	
	Wer im Team sollte einbezogen werden (z. B. bei Schulung, Entscheidung oder Testphase)?	
	Gibt es technische oder organisatorische Voraussetzungen, die ich vorab klären sollte?	
Kombination prüfen	Ergänzen sich Tools sinnvoll (z. B. Whisper + NotebookLM)?	
	Wird es durch Kombination wirklich einfacher – oder eher aufwendiger?	

Ein erfolgreicher Einstieg in die Nutzung von KI erfordert keine umfassenden Umstellungen. Schon einzelne, klar definierte Anwendungsfälle können spürbare Entlastung bringen und die Qualität der Versorgung verbessern. Entscheidend ist die kluge Auswahl sinnvoller digitaler Unterstützung – fachlich, organisatorisch und im Sinne der Patient*innen.

Weiterführende Literatur

Bartrow K (2019) Untersuchen und Befunden in der Physiotherapie. Untersuchungstechniken und Diagnoseinstrumente, 3. Aufl. Springer, Berlin

Bünnagel W (2024) Künstliche Intelligenz und Unternehmenswissen. Betriebliches Wissensmanagement auf morgen ausrichten. Springer Gabler, Berlin

Carter L (2024) ChatGPT in Office 365: Der aktuellste Ratgeber für die Maximierung deiner Produktivität mit KI in Word, PowerPoint, Excel und mehr – für Einsteiger und Fortgeschrittene. Independently published, Zürich

Fessler R, Brakemeier M (2023) Das ChatGPT Powerhandbuch – Vom Einsteiger zum Profi: Entfesseln Sie das volle Potenzial der KI-Technologie. 2. überarbeitete Aufl. Verlag Mensch, Wien

Fessler R, Brakemeier M (2024) Microsoft 365 Copilot. Maximale Produktivität in Word, Outlook, PowerPoint, Excel & Teams: Der PRAXISGUIDE mit allen KI-Funktionen in MS Office 365 für Privatnutzer und Unternehmer Verlag Mensch, Wien

Fessler R, Denz A (2024) Künstliche Intelligenz optimal einsetzen: Vom KI-Anfänger zum Prompting-Profi. Strategien für ChatGPT, Claude, Copilot & Co – mit 20 Video-Tutorials und Expertentipps für effektives KI-Prompting. Verlag Mensch, Wien

Fessler R, Toklu A, Behnke Y, Pfiel U, Bolecek R (2023) Künstliche Intelligenz für Unternehmer – Mehr Produktivität mit ChatGPT und erprobten KI-Strategien: Der Praxisratgeber von 5 Experten mit 50 Tipps. Verlag Mensch, Wien

Gondlach K, Knappertsbusch I (Hrsg) (2021) Arbeitswelt und KI 2030: Herausforderungen und Strategien für die Arbeit von morgen. Springer Fachmedien, Wiesbaden

Hattenhauer R (2025) ChatGPT & Co. – Wie du KI richtig nutzt: schreiben, recherchieren, Bilder erstellen, programmieren. Rheinwerk Verlag, Bonn

Heiser A (2024) Texten mit ChatGPT. Einfach, schnell und kreativ: Ideenmaschine für Kommunikation, Marketing, Werbung und PR. Springer Gabler, Wiesbaden

Johnson S (2025) Microsoft 365 Copilot: KI im Büroalltag – Produktivitätssteigerung mit Copilot. Independently published, o. O, Taschenbuch

Keyßer G, Pfeil A, Reuß-Borst M, Frohne I, Schultz O, Sander O (2024) Welches Potential hat ChatGPT 3.5 für eine qualifizierte Patienteninformation? Versuch einer systematischen Analyse anhand einer Befragung zu komplementärmedizinischen Verfahren in der Rheumatologie. In: Zeitschrift für Rheumatologie. https://doi.org/10.1007/s00393-024-01535-6. Zugegriffen am 05. Mai 2025

Kranz-Opgen-Rhein B (2024) Digitalisierung in der Physiotherapie. Mit Beiträgen von Remo Laschet. Springer, Berlin

Lee KF (2019) AI Superpowers: China, Silicon Valley und die neue Weltordnung. Aus dem Englischen von Jan W. Haas. Campus, Frankfurt am Main

Lübken A, Wiemer M (2025) Gesundheit trifft Technologie: Einsatz von künstlicher Intelligenz in der Physiotherapie. Springer, Berlin

Maurer J (Hrsg) (2024) Clinical Reasoning der unteren Extremität: Entscheidungsprozesse in der Physiotherapie. Springer, Berlin

Nettesheim K (2024) KI-Kompetenz: Für eine Zukunft in Wohlstand. Verlag Franz Vahlen, München

Reichert B (Hrsg) (2024) Patientenmanagement in der Physiotherapie, Ergotherapie und Logopädie. Wissen und Kompetenzen für den therapeutischen Alltag. Springer, Berlin

Schilling G (Hrsg) (2023) 80 Spiele fürs Live-Online-Training. Online-Edition. managerSeminare Verlag, Bonn

Schilling G (2024) 33 KI-Methoden für den Seminareinsatz – ChatGPT im Training interaktiv nutzen. managerSeminare Verlag, Bonn

Wolfs A (2022) Systemisch-konstruktivistisches Clinical Reasoning. Im Präsenz- und Telesetting für Mediziner und Therapeuten. Springer, Berlin

Widl M (2025) Microsoft 365 Copilot: Einstieg, Prompts, Best Practices. Das Handbuch zum Office-KI-Assistenten – mit zahlreichen Praxisbeispielen für den Arbeitsalltag. Gebundene Ausgabe. Rheinwerk, Bonn

Zuckarelli JL (2025) Programmieren mit ChatGPT. Eine kompakte Einführung. Springer Vieweg, Berlin

Technische Voraussetzungen für die Anwendung von KI

4

> **Zusammenfassung**
>
> Der Einsatz Künstlicher Intelligenz in der Physiotherapie beginnt nicht mit Algorithmen, sondern mit der richtigen technischen Ausstattung. In diesem Kapitel erfahren Sie, welche Grundlagen notwendig sind, um KI-gestützte Tools wie Sprachassistenten, Dokumentenanalyse oder Bewegungssensoren sinnvoll in den Praxisalltag zu integrieren – unabhängig davon, ob Sie neu in das Thema einsteigen oder bestehende Systeme weiterentwickeln möchten. Die Spannweite reicht von einfacher Grundausstattung bis hin zu spezialisierten lokalen Systemen, die ohne Cloud-Anbindung auskommen. Dabei werden sowohl technische Mindestanforderungen als auch praxisgerechte Ausbaustufen beschrieben. Ergänzt wird das Kapitel durch eine strukturierte Entscheidungshilfe: modular oder integriert? Einstieg oder Ausbau? So gelingt ein individueller, zukunftssicherer Aufbau Ihrer technischen Infrastruktur – Schritt für Schritt, angepasst an die Bedürfnisse Ihrer Einrichtung. Datenschutzaspekte werden an dieser Stelle nur technisch eingeordnet; rechtliche Fragen behandelt Kap. 7.

4.1 Warum Technik wichtig ist

Der sinnvolle Einsatz Künstlicher Intelligenz in der physiotherapeutischen Praxis beginnt nicht mit Software, sondern mit einer stabilen technischen Grundlage. Viele der in Kap. 2 beschriebenen Anwendungen lassen sich nur dann zuverlässig nutzen, wenn grundlegende Voraussetzungen erfüllt sind.

Dabei geht es nicht um Spezialgeräte oder komplexe Netzwerktechnik. Bereits mit handelsüblicher Ausstattung lassen sich erste KI-Anwendungen sinnvoll nutzen – sofern die Komponenten aufeinander abgestimmt sind und die Arbeitsweise der Praxis berücksichtigen. Umgekehrt kann eine unzureichende Infrastruktur dazu führen, dass hilfreiche Tools nicht praktikabel eingesetzt werden können. Technische Voraussetzungen sind deshalb nicht optional, sondern bestimmen maßgeblich, was mit KI realisierbar ist.

Die Technik dient dabei nicht als Selbstzweck. Sie unterstützt konkrete Aufgaben: etwa das Transkribieren von Gesprächsnotizen, das Strukturieren interner Richtlinien oder das Erstellen von Therapieunterlagen. Diese Aufgaben lassen sich nur dann effizient umsetzen, wenn Hard- und Software die entsprechenden Anforderungen erfüllen – sei es in Bezug auf Rechenleistung, Speicher, Internetverbindung oder Ein- und Ausgabegeräte.

Ein zentrales Unterscheidungsmerkmal ist die Art der KI-Anwendung. Webbasierte Systeme wie NotebookLM oder Microsoft Copilot arbeiten direkt im Browser, benötigen aber eine stabile Internetverbindung und Zugriff auf Dokumente, die entweder lokal oder in der Cloud gespeichert sind. Sie stellen geringe Anforderungen an die lokale Rechenleistung, setzen aber eine zuverlässige Online-Infrastruktur voraus. Lokal installierte Tools wie Whisper hingegen arbeiten unabhängig von der Cloud, benötigen dafür jedoch leistungsfähige Hardware, insbesondere bei der Verarbeitung größerer Audio- oder Videodateien.

Auch der Eingabetyp spielt eine Rolle: Wer primär mit Text arbeitet, benötigt andere Voraussetzungen als bei der Verarbeitung von Sprache oder Bildern. Whisper erfordert beispielsweise ein gutes Mikrofon oder Headset sowie eine klare Aufnahmeumgebung, während DALL·E vor allem von einer stabilen Verbindung und einer mittleren Grafikleistung profitiert. NotebookLM wiederum ist auf strukturiertes Ausgangsmaterial angewiesen, das über Schnittstellen oder einfache Dateiablagen bereitgestellt wird.

Darüber hinaus hängt der technische Bedarf vom Setting der Praxis ab. Einzelpraxen mit einem oder zwei Arbeitsplätzen stellen andere Anforderungen als größere Einrichtungen mit mehreren Behandlungsräumen und interdisziplinären Teams. Auch die Frage, ob technische Systeme unabhängig vom Internet betrieben werden sollen, spielt eine wichtige Rolle – etwa bei hohen Datenschutzanforderungen oder in Regionen mit eingeschränkter Netzabdeckung.

Um Fehlinvestitionen zu vermeiden und das Potenzial von KI sinnvoll zu nutzen, ist es daher notwendig, technische Entscheidungen bewusst zu treffen. Kapitel 4 bietet dafür eine systematische Orientierung: Es beschreibt die für den Einstieg erforderliche Grundausstattung, stellt erweiterte Szenarien für spezialisierte Anwendungen vor und erläutert, wie Technik modular aufgebaut oder in bestehende Systeme integriert werden kann. An dieser Stelle steht ausschließlich im Fokus, welche Technik praktisch erforderlich ist, um mit KI arbeiten zu können.

Im Ergebnis zeigt sich: Wer KI-gestützte Anwendungen sinnvoll einsetzen will, sollte weder zu früh noch zu spät aufrüsten. Es geht nicht darum, jede neue Technologie sofort zu integrieren – sondern darum, die technische Infrastruktur schrittweise und bedarfsgerecht so zu gestalten, dass sie aktuelle Anforderungen erfüllt und zukünftige Entwicklungen nicht ausschließt.

4.2 Grundausstattung für den Einstieg

Der Einstieg in KI-gestützte Anwendungen erfordert keine High-End-Technik. Viele der in Kap. 2 und 3 beschriebenen Tools funktionieren bereits mit einer soliden Basisausstattung, wie sie in den meisten Praxen vorhanden oder mit überschaubarem Aufwand realisierbar ist. Entscheidend ist die Kombination aus Stabilität, Kompatibilität und Einfachheit im Alltag.

Arbeitsgerät: PC oder Laptop
Ein zentraler Baustein ist ein zuverlässiger Computer – stationär oder mobil. Für viele webbasierte KI-Anwendungen genügt ein aktueller Laptop mit Windows oder macOS, sofern dieser regelmäßig gewartet wird. Wichtig sind:

- mindestens 8 GB RAM (besser 16 GB),
- eine SSD-Festplatte für schnellen Datenzugriff,
- aktuelle Betriebssystem- und Browserversionen (z. B. Chrome oder Edge),
- stabile Stromversorgung, idealerweise mit unterbrechungsfreier Absicherung.

Ein zusätzlicher Bildschirm kann die Übersichtlichkeit deutlich verbessern – etwa beim parallelen Arbeiten mit Textdokumenten und KI-Ausgabe.

Internet und Netzwerkzugang
Viele KI-Tools arbeiten webbasiert, das heißt: Sie benötigen eine kontinuierliche Internetverbindung. Diese muss nicht schnell, aber stabil sein. Typische Anforderungen sind:

- eine DSL- oder Glasfaserverbindung mit mindestens 16 Mbit/s im Downstream,
- ein funktionierendes WLAN oder LAN innerhalb der Praxisräume,
- ein einfaches internes Netzwerk für Datenaustausch, ggf. mit gemeinsamem Speicherordner.

In kleinen Praxen genügt oft ein Router mit integrierter Firewall. Bei mehreren Arbeitsplätzen kann ein zentrales Netzwerklaufwerk sinnvoll sein, um KI-Ausgaben gemeinsam zu nutzen oder Patientenunterlagen strukturiert zu speichern.

Eingabegeräte: Tastatur, Maus, Mikrofon
Für einfache Textanwendungen genügt die vorhandene Tastatur. Sobald Sprache verarbeitet wird – etwa bei Sprachnotizen oder Diktaten mit Whisper – braucht es ein gutes Mikrofon oder Headset. Empfehlenswert sind:

- USB-Mikrofone mit Geräuschfilterung,
- kabellose Headsets mit klarer Audioqualität,
- ggf. Aufnahmegeräte mit direkter PC-Anbindung für mobile Nutzung.

Die Tonqualität hat direkten Einfluss auf die Qualität der Spracherkennung. Für erste Anwendungen reicht oft schon ein Smartphone-Headset aus – bei dauerhaftem Einsatz lohnt sich eine höhere Qualität.

Webcam und Kamera
Eine Kamera ist erforderlich, wenn KI-basierte Tools in der Videokommunikation oder bei der Bewegungserfassung eingesetzt werden. Auch für Teletherapie oder Schulungen per Video ist eine integrierte oder externe Webcam sinnvoll. Die Anforderungen sind dabei gering:

- 720p-Auflösung ist meist ausreichend,
- bei Bewegungserkennung sollte eine höhere Bildrate (60 fps) möglich sein.

Für KI-gestützte Analysefunktionen in Echtzeit (z. B. Körperhaltung, Übungsausführung) sind diese Funktionen später erweiterbar – siehe Abschn. 4.3.

Software: Büroanwendungen und Browser
Für die Arbeit mit KI sind keine Spezialprogramme notwendig. Ausreichend sind:

- ein Office-Paket (z. B. Microsoft 365 oder eine Open-Source-Alternative),
- ein aktueller Webbrowser (Chrome, Edge, Firefox),
- ein PDF-Viewer (zum Lesen und Kommentieren von Dokumenten),
- ggf. ein Messenger oder E-Mail-Programm für interne Kommunikation.

Spezielle KI-Anwendungen wie Microsoft Copilot oder NotebookLM integrieren sich direkt in bestehende Programme. Sie setzen jedoch voraus, dass die Software aktuell und rechtlich lizenziert ist.

Datensicherung und Zugriffsrechte
Auch bei der Grundausstattung gilt: Daten müssen geschützt und verfügbar bleiben. Für kleinere Praxen reichen oft:

- ein automatisiertes Cloud-Backup mit Ende-zu-Ende-Verschlüsselung oder
- ein externer Datenträger mit regelmäßiger Sicherung,
- klare Benutzerkonten mit Passwortschutz,
- physische Zugangskontrolle zum Arbeitsgerät.

Der inhaltliche Datenschutz (z. B. DSGVO-Konformität, Patienteneinwilligung) wird in Kap. 7 behandelt. Hier geht es nur um die technische Absicherung gegen Verlust oder unbefugten Zugriff.

Mit einer stabilen Grundausstattung – bestehend aus einem leistungsfähigen Computer, Internetzugang, einfachem Audio-Setup und aktueller Standardsoftware – lassen sich viele KI-Werkzeuge bereits sinnvoll nutzen. Die Einstiegshürden sind gering, sofern Technik, Aufgaben und Abläufe gut aufeinander abgestimmt sind. Die nächste Stufe besteht in der gezielten Erweiterung – sei es für lokal laufende

Tab. 4.1 Technische Grundausstattung für den Einstieg in KI-Anwendungen

Komponente	Empfohlene Ausstattung	Funktion/Relevanz	Variante: Einsteigerpraxis	Variante: Fortgeschrittene Einrichtung
Computer/Laptop	≥ 8 GB RAM, SSD, aktuelles Windows/macOS	Basis für KI-Tools und Dokumentation	Laptop oder PC mit 8–16 GB RAM	Desktop-PC mit 32 GB RAM, Erweiterbarkeit
Internetzugang	Mind. 16 Mbit/s, stabil, mit Router und Firewall	Voraussetzung für cloudbasierte Tools	DSL, WLAN-Router mit Passwortschutz	Glasfaser, LAN-Struktur mit Netzwerkverwaltung
Webbrowser	Aktuelle Version (Chrome, Edge, Firefox)	Nutzung von Online-KI-Plattformen	Browser auf Hauptgerät	Browserbasierter Zugriff von mehreren Arbeitsplätzen
Office-Software	Microsoft 365, LibreOffice o. Ä	Integration von Copilot und Co	Einzelplatzlizenz	Teamlizenz, zentrale Administration
Mikrofon/Headset	USB-Anschluss oder kabellos, gute Sprachqualität	Spracherkennung mit Whisper o. Ä	Standard-Headset oder Smartphone-Mikrofon	Geräuschunterdrückendes USB-Mikrofon, kabelloses Headset
Webcam (optional)	≥ 720p, integriert oder extern	Videokommunikation, Bewegungserfassung	Laptopinterne Kamera	Externe HD-Webcam mit Stativfunktion
PDF-Tool	PDF-Viewer mit Kommentarfunktion	Arbeit mit Dokumenten, z. B. in NotebookLM	Kostenloser Reader	Integrierte PDF-Bearbeitung im Office-Paket
Datensicherung	Externe Festplatte oder Cloud-Backup mit Verschlüsselung	Schutz vor Datenverlust, Zugriffssicherheit	Wöchentliche manuelle Sicherung auf USB-Datenträger	Automatisierte tägliche Sicherung (Cloud oder NAS)
Zugriffsrechte	Benutzerkonten, Passwortschutz, Zugriffskontrolle	Voraussetzung für datensicheren Betrieb	Passwort am Arbeitsgerät	Benutzerverwaltung, rollenbasierte Rechte

Anwendungen oder für spezialisierte Analyse- und Therapieprozesse. Diese Möglichkeiten werden in Abschn. 4.3 dargestellt.

Tab. 4.1 fasst die wesentlichen Anforderungen für eine Grundausstattung für den Einstieg in KI-Anwendungen zusammen.

4.3 Ausstattung – für KI-gestützte Anwendungen und Spezialisierungen

Die Grundausstattung einer physiotherapeutischen Praxis reicht für viele KI-Anwendungen aus – insbesondere bei textbasierten Tools und webbasierten Assistenten. Sobald jedoch mehrere Tools parallel genutzt werden, größere Datenmengen verarbeitet oder Funktionen lokal ohne Cloudzugriff betrieben werden sollen, steigen die technischen Anforderungen.

In diesem Abschnitt werden zwei typische Erweiterungsrichtungen beschrieben: Zum einen die leistungsfähige Hardware, die für bestimmte Anwendungen nötig ist. Zum anderen die lokalen KI-Systeme, die unabhängig vom Internet funktionieren und besondere Vorteile im Datenschutz oder bei Ausfallsicherheit bieten.

4.3.1 Hardware für fortgeschrittene Anwendungen

Der technische Aufwand wächst mit der Komplexität der Anwendungen. Vor allem die Verarbeitung von Sprache, Bild oder Video sowie der parallele Einsatz mehrerer Tools erfordert eine leistungsfähige Ausstattung. Das betrifft sowohl den Rechner selbst als auch angeschlossene Geräte und Speicherlösungen.

Computertechnik

Für rechenintensive Anwendungen – etwa lokale Spracherkennung, Bildgenerierung oder Videoanalyse – wird empfohlen:

- **Arbeitsspeicher:** mindestens 16 GB, besser 32 GB RAM
- **Prozessor:** Multi-Core-CPU (z. B. Intel i7/AMD Ryzen 7 oder höher)
- **Grafikleistung:** dedizierte GPU bei bildbasierten Anwendungen (z. B. NVIDIA RTX-Serie)
- **Speicher:** SSD mit ausreichendem Platz (mind. 512 GB, besser 1 TB)
- **Betriebssystem:** aktuelle Versionen von Windows oder Linux, regelmäßig aktualisiert

Zusätzliche Endgeräte

Erweiterte Anwendungen können zusätzliche Eingabe- oder Erfassungsgeräte erfordern:

- **Tablets:** zur mobilen Nutzung von KI-Ausgaben oder für patientenseitige Anwendungen
- **Dokumentenkamera:** zur schnellen Digitalisierung analoger Inhalte (z. B. Anamnesebögen)
- **Bewegungssensoren und Wearables:** für automatische Bewegungsanalyse oder Feedbacksysteme
- **Externe Monitore:** zur parallelen Anzeige von Eingabe, KI-Antwort und Dokumentation

Netzwerk und Speicher

Bei mehreren Arbeitsplätzen oder Teamnutzung ist ein stabiler Datenzugriff notwendig:

- **Netzwerkstruktur:** LAN oder schnelles WLAN, zentrales Netzlaufwerk
- **Datenspeicher:** NAS (Network Attached Storage) für lokale Dateiablage, auch als internes Backup nutzbar
- **Stromversorgung:** unterbrechungsfreie Stromversorgung (USV) für Datenintegrität bei Ausfällen

Diese Hardware bildet die Grundlage für anspruchsvollere Szenarien, wie sie etwa in Reha-Zentren, interdisziplinären Einrichtungen oder bei gezielter Automatisierung einzelner Praxisbereiche zum Einsatz kommen.

4.3.2 Lokale KI-Systeme – unabhängig von der Cloud

Ein wachsender Bereich sind KI-Anwendungen, die nicht auf externe Server oder Cloud-Dienste angewiesen sind, sondern vollständig lokal auf einem Praxisrechner betrieben werden. Diese Systeme bieten datenschutzrechtliche Vorteile, hohe Verfügbarkeit und volle Kontrolle über Updates und Nutzung.

Anwendungsfelder
Typische Beispiele für lokale Systeme sind:

- **Spracherkennung mit Whisper (lokal):** Diktate und Gesprächsnotizen ohne Internetverbindung
- **Offline-Textmodelle wie GPT4All:** Lokale Dokumentenanalyse, interne Vorlagenbearbeitung
- **Videoauswertung oder Bildvergleich:** etwa für Bewegungsbeobachtung oder Haltungsanalyse mit lokal gespeicherter Videoaufzeichnung

Technische Voraussetzungen
Lokal betriebene KI-Systeme benötigen mehr Rechenleistung als Cloud-Anwendungen:

- **RAM:** mindestens 32 GB (für Whisper mit großen Modellen)
- **Prozessor:** starker Mehrkernprozessor, ggf. GPU-Unterstützung
- **Speicherplatz:** mind. 1 TB SSD, da Modelle und Daten lokal gespeichert werden
- **Datensicherheit:** lokale Verschlüsselung, physischer Zugangsschutz, Offline-Backups

Zudem muss das Team mit der Verwaltung lokaler Anwendungen vertraut sein, z. B. bei Updates, Fehlerbehandlung oder Sicherung. Eine einfache Benutzeroberfläche ist daher bei der Tool-Auswahl sinnvoll.

Vorteile lokaler Systeme
- Keine Abhängigkeit von Cloud-Diensten oder externen Servern
- Datenschutzkonformität durch vollständige Datenhoheit
- Offline-Nutzung bei Netzstörungen oder in sensiblen Versorgungsbereichen

Einschränkungen
- Erhöhter Installations- und Wartungsaufwand
- Keine automatische Aktualisierung oder zentrale Fehlerkorrektur
- Begrenzte Skalierbarkeit bei wachsendem Anwendungsumfang

Lokale KI-Systeme sind besonders dort sinnvoll, wo der Datenschutz eine zentrale Rolle spielt oder wo der Einsatz im Netzwerk instabil ist. Für spezialisierte Praxen, mobile Versorgung oder abgelegene Regionen können sie eine echte Alternative darstellen.

Erweiterte Ausstattung ist kein Muss – aber ein strategischer Vorteil, wenn der KI-Einsatz ausgeweitet oder unabhängig betrieben werden soll. Die Unterscheidung zwischen leistungsfähiger Hardware und lokalen Systemen hilft dabei, realistische Entscheidungen für den technischen Ausbau zu treffen. Im nächsten Abschn. 4.4 wird beschrieben, wie sich KI-Tools in vernetzte Softwarelandschaften einfügen und welche Rolle modulare Systeme dabei spielen.

4.4 Integrierte vs. modulare Systeme

Die technische Ausstattung einer Praxis muss nicht nur funktionieren, sondern auch zur Arbeitsweise passen. Wer KI-Anwendungen in die Praxis integrieren möchte, steht früher oder später vor der Frage: Ein System aus einer Hand oder mehrere Bausteine flexibel kombiniert? Beide Ansätze – integrierte Komplettlösungen und modulare Systeme – haben ihre Berechtigung. Entscheidend ist, welche Anforderungen, Ressourcen und Ziele in der jeweiligen Einrichtung bestehen.

Zwei Strategien für den Aufbau

1. Integrierte Systeme
Integrierte Lösungen bündeln mehrere Funktionen innerhalb eines Systems – meist von einem Anbieter. Dazu gehören beispielsweise:

- Praxissoftware mit integrierter KI-Funktion (z. B. Dokumentationsassistent)
- Kombinierte Geräte mit eingebauter Bewegungsanalyse und Feedbacklogik
- Plattformen, bei denen Kalender, Abrechnung, Sprachverarbeitung und Dokumentation vernetzt sind

Der Vorteil liegt in der einheitlichen Bedienung, dem geringem Wartungsaufwand und einem klaren Ansprechpartner für technischen Support. Die Einrichtung ist meist einfacher, die Nutzung intuitiver – allerdings auf Kosten der Flexibilität.

2. Modulare Systeme

Modulare Systeme kombinieren verschiedene Komponenten, die einzeln ausgewählt und miteinander verbunden werden. Beispiele:

- Whisper lokal für Spracherkennung + Office für Textverarbeitung
- NotebookLM zur Dokumentenanalyse + Cloud-Speicherlösung
- Kamera + KI-Tool für Haltungsanalyse + separate Dokumentation in der Praxissoftware

Diese Variante erlaubt eine passgenaue Auswahl und eine schrittweise Einführung – insbesondere für Praxen, die einzelne Prozesse gezielt automatisieren möchten. Dafür ist mehr Abstimmung nötig, z. B. bei der Dateiverwaltung oder dem technischen Zusammenspiel.

Entscheidungskriterien

Für die Wahl des passenden Ansatzes sind mehrere Faktoren entscheidend – siehe auch Tab. 4.2:

- **Investitionshöhe**: Integrierte Systeme erfordern oft eine größere Anfangsinvestition, modulare Systeme sind im Einstieg günstiger, können aber langfristig aufwendiger sein.
- **Erweiterbarkeit**: Modulare Systeme lassen sich leichter an neue Bedürfnisse anpassen, z. B. durch Hinzufügen einzelner Tools.

Tab. 4.2 Vergleich integrierter und modularer Systeme

Kriterium	Integriertes System	Modulares System
Einstieg	Schneller, da vorkonfiguriert	Flexibler, aber planungsintensiver
Bedienung	Einheitlich, meist intuitiv	Unterschiedlich je Tool, erfordert Einarbeitung
Erweiterbarkeit	Oft eingeschränkt (herstellergebunden)	Hoch, gezielte Ergänzungen möglich
Kostenstruktur	Höhere Einmalinvestition, weniger Folgekosten	Günstig im Einstieg, aber ggf. laufende Einzelkosten
Support und Wartung	Zentral über Anbieter	Verteilt, ggf. mehrere Anlaufstellen nötig
Technische Anforderungen	Meist optimiert für das System	Abhängig von Toolkombination und Kompatibilität
Abhängigkeit vom Anbieter	Hoch	Gering bis mittel, je nach Auswahl
Anpassbarkeit	Begrenzt (vorgegebene Funktionen)	Individuell gestaltbar nach Praxisbedarf

- **Technischer Support**: Bei Komplettsystemen gibt es meist zentralen Kundensupport, bei modularen Lösungen liegt die Verantwortung oft bei der Praxis.
- **Interoperabilität**: Modularität setzt voraus, dass die Tools kompatibel sind oder gut miteinander kommunizieren (z. B. über Standardformate, API).

Wie lässt sich nun eine fundierte Entscheidung treffen?

Die Wahl zwischen integriertem oder modularem System hängt weniger von technischen Details als von organisatorischen Rahmenbedingungen und strategischen Zielen ab. Die folgende Tab. 4.3 stellt zentrale Entscheidungsfaktoren gegenüber und hilft dabei, eine erste Einschätzung für die eigene Praxis vorzunehmen. Die Übersicht ersetzt keine technische Beratung, bietet aber eine praxisnahe Orientierungshilfe für unterschiedliche Ausgangslagen.

Es gibt keine pauschal bessere Lösung, sondern zwei grundsätzlich unterschiedliche Ansätze. Wer eine einfache, standardisierte Lösung sucht und auf zentrale Betreuung Wert legt, profitiert von einem integrierten System. Wer unabhängig bleiben, gezielt auswählen oder bestehende Prozesse mit KI ergänzen möchte, findet in modularen Systemen eine flexible Alternative. Wichtig ist, dass die technische Infrastruktur – wie in den vorherigen Abschnitten beschrieben – beide Varianten grundsätzlich unterstützt.

Abb. 4.1 zeigt auf einen Blick, welche Systemvariante zu welchen Rahmenbedingungen passt.

Tab. 4.3 Entscheidungshilfe: Wann eignet sich welches System?

Frage/Kriterium	Tendenz: Integriertes System	Tendenz: Modulares System
Wie wichtig ist eine einfache, zentrale Bedienung?	Sehr wichtig – möglichst alles in einem System	Weniger wichtig – individuelle Tools sind akzeptabel
Wird technischer Support aus einer Hand gewünscht?	Ja – Ansprechpartner für alle Funktionen	Nein – Betreuung durch verschiedene Anbieter oder intern
Besteht ein klarer Anwendungsbereich mit Standardprozessen?	Ja – vordefinierte Abläufe, z. B. Dokumentation, Abrechnung	Nein – flexible Kombination von Tools für Einzelbereiche
Wie groß ist das Team und die technische Eigenkompetenz?	Eher gering – einfach handhabbare Lösung bevorzugt	Eher hoch – Tools können gezielt integriert werden
Wie schnell soll das System einsatzbereit sein?	Kurzfristig – möglichst sofort einsetzbar	Mittelfristig – Einführung in Etappen
Ist Unabhängigkeit vom Anbieter ein Ziel?	Nein – Betreuung durch Anbieter erwünscht	Ja – Auswahl und Austausch einzelner Komponenten erwünscht
Sollen künftig neue Funktionen ergänzt werden?	Nicht geplant – Funktionsumfang soll stabil bleiben	Ja – Erweiterung über Schnittstellen oder neue Tools geplant
Wie hoch ist das Budget für technische Betreuung?	Ausreichend für Komplettlösung mit Service	Begrenzt – Eigenbetreuung oder gestaffelte Investitionen

4.5 Technik aufbauen in Stufen – vom Einstieg zur Automatisierung

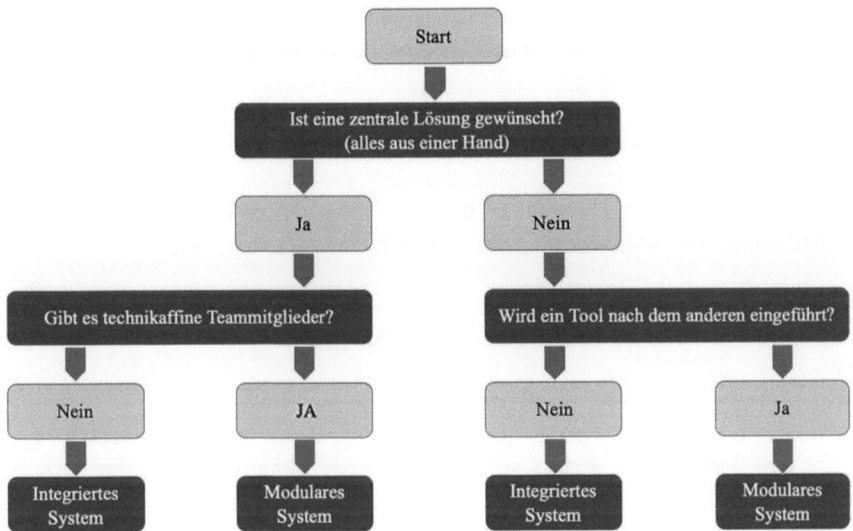

Abb. 4.1 Entscheidungsweg – Integriertes oder modulares System?

Im nächsten Abschnitt wird gezeigt, wie sich solche Systeme in Stufen aufbauen lassen, ohne dass bestehende Strukturen überfordert werden. So entsteht ein belastbares technisches Fundament für zukünftige Entwicklungen.

4.5 Technik aufbauen in Stufen – vom Einstieg zur Automatisierung

Nicht jede physiotherapeutische Praxis muss mit einer vollständigen KI-Infrastruktur starten. Im Gegenteil: Ein schrittweiser, gut geplanter Ausbau ist oft nachhaltiger und besser in den Arbeitsalltag integrierbar. Entscheidend ist, dass jede technische Stufe sinnvoll vorbereitet wird – technisch, organisatorisch und im Team. Dieser Abschnitt zeigt, wie Praxen ihre Ausstattung systematisch entwickeln können, ohne bestehende Strukturen zu überlasten.

Das Modell orientiert sich an 3 typischen Ausbaustufen – unabhängig von der Praxisgröße. Jede Stufe steht für einen bestimmten Grad der technischen Integration und erlaubt, KI-Anwendungen gezielt einzusetzen.

Stufe 1: Einstieg – digitalisieren und vorbereiten
In dieser Phase geht es nicht primär um KI, sondern um die Schaffung einer tragfähigen digitalen Basis. Wichtige Schritte sind:

- Umstieg auf digitale Dokumentation und Terminverwaltung (wenn noch nicht vorhanden)
- Einsatz einfacher Textverarbeitungs- und Kalenderfunktionen (z. B. Microsoft 365)

- Nutzung von Cloudspeicher oder Netzlaufwerken für strukturierten Datenzugriff
- Einführung sicherer Kommunikationswege (z. B. E-Mail, Messenger mit Datenschutzstandard)

KI-Anwendungen kommen hier vereinzelt zum Einsatz, z. B.:

- **Copilot** für erste Textvorschläge oder Serienbriefentwürfe
- **NotebookLM** zur Gliederung interner Dokumente

Voraussetzung ist eine stabile Grundausstattung (vgl. Abschn. 4.2) und die Bereitschaft, digitale Arbeitsweisen im Team zu etablieren.

Stufe 2: Integration – KI-gestützte Werkzeuge im Praxisalltag
In der zweiten Stufe wird Künstliche Intelligenz gezielt in bestehende Prozesse eingebunden. Die Praxis arbeitet nicht mehr nur digital, sondern nutzt KI als Assistenzsystem – etwa zur Automatisierung von Routinetätigkeiten oder zur Unterstützung bei der Dokumentation.
Typische Maßnahmen:

- Einführung von Spracherkennungstools wie Whisper (online oder lokal)
- Nutzung von NotebookLM zur schnellen Auswertung von Richtlinien, SOP oder Berichten
- Erweiterung der Infrastruktur (z. B. Headsets, Scanner, zusätzliche Endgeräte)
- Verbesserung der internen Abläufe durch KI-gestützte Textvorschläge, Planungsroutinen oder Inhalte für Patientenaufklärung (z. B. über DALL·E)

Wichtig in dieser Phase ist eine aktive Teamintegration: Wer mit KI arbeitet, muss verstehen, wie die Werkzeuge funktionieren und wo ihre Grenzen liegen. Technische Schulung, Rollenklärung und kleine Pilotprojekte helfen, Akzeptanz aufzubauen.

Stufe 3: Automatisierung – intelligente Assistenz und Prozessvernetzung
In dieser Phase wird KI ein aktiver Bestandteil der Praxissteuerung. Die Technik unterstützt nicht mehr nur einzelne Aufgaben, sondern hilft bei der Prozesslogik, Strukturierung und sogar bei der Auswertung komplexer Daten (z. B. Bewegungsanalysen, Patientenverläufe).
Typische Beispiele:

- Einsatz lokaler KI-Systeme zur automatisierten Spracherfassung und internen Datenverarbeitung
- Nutzung von bewegungsbasierten Systemen (z. B. Sensorik, Kameraauswertung)
- Kombination mehrerer Tools in einer modularen Systemumgebung
- Teilweise automatisierte Berichterstellung, Planungsvorschläge oder Feedbackschleifen

4.6 Zukunftsgerichtete Systeme: Sensorik, Robotik, Echtzeitfeedback

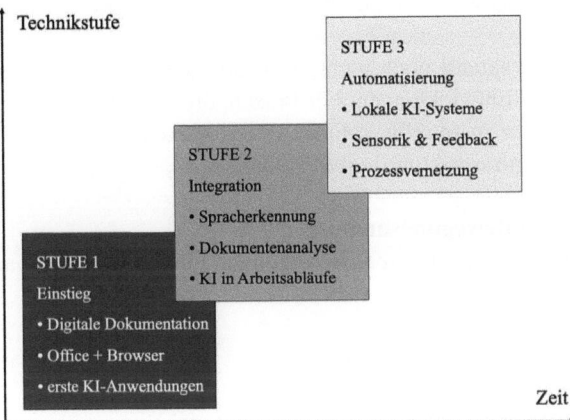

Abb. 4.2 Technische Entwicklung in 3 Stufen – vom digitalen Einstieg zur automatisierten KI-Unterstützung

Diese Stufe erfordert eine deutlich höhere technische Infrastruktur (vgl. Abschn. 4.3), klare Datenschutzregelungen (siehe Kap. 7) und idealerweise ein internes oder externes IT-Supportkonzept.

Stufen nicht als Pflichtweg, sondern als Orientierung

Abb. 4.2 zeigt die drei Entwicklungsstufen für den technischen Ausbau in der Praxis – vom digitalen Einstieg bis zur automatisierten Unterstützung. Nicht jede Praxis muss alle 3 Stufen durchlaufen. In vielen Fällen bleibt ein sinnvoller und stabiler KI-Einsatz bereits auf Stufe 1 oder 2 stehen – und das völlig zu Recht. Die Einteilung soll helfen, überhastete Entscheidungen zu vermeiden und die Technik im eigenen Tempo zu entwickeln.

Ein Rehazentrum mit interdisziplinärem Team wird andere Anforderungen und Möglichkeiten haben als eine Einzelpraxis mit geringem Dokumentationsaufwand. Wichtig ist nur: Jede neue Stufe sollte technisch vorbereitet, organisatorisch begleitet und inhaltlich sinnvoll sein. Nur so wird Technik zum verlässlichen Partner im Praxisalltag.

4.6 Zukunftsgerichtete Systeme: Sensorik, Robotik, Echtzeitfeedback

Künstliche Intelligenz in der Physiotherapie endet nicht bei Textassistenten oder Spracherkennung. In Therapiezentren und Rehakliniken kommen zunehmend Systeme zum Einsatz, die Bewegungsdaten erfassen, Therapieunterstützung bieten oder intelligente Rückmeldungen ermöglichen. Diese sogenannten zukunftsgerichteten Systeme verbinden KI mit Sensorik, Robotik oder Echtzeitverarbeitung

– und eröffnen neue Wege in Befunderhebung, Trainingssteuerung und Verlaufsdokumentation.

Auch wenn sie aktuell noch nicht flächendeckend genutzt werden, lohnt sich ein Blick auf diese Entwicklungen. Für Praxen, die mittelfristig in erweiterte Technik investieren oder in interdisziplinären Netzwerken arbeiten, kann es nützlich sein, heute schon infrastrukturell offen zu bleiben.

Sensorikgestützte Bewegungsanalyse
Sensorbasierte Systeme erfassen Bewegungen in Echtzeit und analysieren sie automatisiert. Verwendet werden dabei:

- inertiale Bewegungssensoren (IMU),
- Drucksensoren in Matten oder Sohlen,
- Kamerasysteme mit KI-basierter Bildauswertung.

Anwendungsfelder sind z. B.:
- Ganganalyse mit automatischer Rückmeldung,
- Beweglichkeitsmessung in der Orthopädie,
- Haltungsbeobachtung bei neurologischen Patient*innen.

Vorteile:
- Objektive Daten,
- Visualisierung für Patient*innen,
- Komfortable Verlaufskontrolle und Dokumentation.

Technische Anforderungen:
- Sensorset mit Geräteschnittstelle (USB, Bluetooth, WLAN),
- lokale Software mit KI-Auswertung,
- Bildschirm oder Projektionsfläche zur Visualisierung.

Robotergestützte Therapieunterstützung
Rehabilitative Robotik wird insbesondere in der Neurorehabilitation und Frühmobilisation eingesetzt. Geräte können Bewegungen aktiv unterstützen, Bewegungsführung übernehmen oder Feedback erzeugen. KI kommt dabei zum Einsatz bei:

- automatischer Wiederholungssteuerung,
- Anpassung der Schwierigkeit in Echtzeit,
- Dokumentation der Leistungsdaten.

Beispiele:
- robotische Hand- und Armtrainer,
- Exoskelette zur Gangschulung,
- Therapiegeräte mit spielerischer Interaktion.

Voraussetzungen:
- geräteeigene Software,
- hohe Systemkompatibilität,
- stabile Stromversorgung und Netzwerkanbindung.

Intelligente Assistenzsysteme

Diese Systeme unterstützen nicht die Bewegung selbst, sondern die Interaktion im therapeutischen Prozess. Sie kombinieren KI mit Sprachausgabe, Benutzerführung oder Regelwerken. Typische Funktionen:

- automatisierte Übungsanleitung (visuell oder akustisch),
- situationsabhängige Erinnerung an Sicherheitsregeln,
- Anpassung der Inhalte an den Therapieverlauf.

Technisch bedeutsam:
- Endgeräte mit Audioausgabe und Benutzerführung,
- Modelllogik für individuelle Anpassung,
- teilweise Internetverbindung oder Updateserver notwendig.

Technische Anschlussfähigkeit mitdenken

Auch wenn viele dieser Systeme heute nur punktuell eingesetzt werden, ist es sinnvoll, bei der technischen Infrastruktur mögliche Erweiterungen mitzudenken. Wichtig sind:

- offene Schnittstellen (z. B. USB, WLAN, API),
- ausreichend Speicherplatz (lokal oder Netzwerk),
- erweiterbare Stromversorgung (z. B. für zusätzliche Geräte),
- skalierbare Rechnerleistung, besonders bei Echtzeitanalysen.

Tab. 4.4 fasst typische Systemtypen, ihre Hauptfunktionen und die dafür jeweils notwendigen technischen Voraussetzungen kompakt zusammen.

Zukunftsgerichtete Systeme bringen neue Optionen für Therapie, Verlaufskontrolle und Kommunikation mit Patient*innen. Für den flächendeckenden Einsatz sind sie derzeit noch zu aufwendig oder zu spezifisch. Wer jedoch mittelfristig plant oder Teil kooperativer Versorgungsstrukturen ist, sollte bei der Technik heute schon auf Anschlussfähigkeit achten. Nicht jedes Gerät muss sofort eingesetzt werden – aber jede Entscheidung für oder gegen eine bestimmte Infrastruktur kann spätere Entwicklungen erleichtern oder blockieren.

4.7 Zusammenfassung für die Praxis

Der Einsatz Künstlicher Intelligenz in der physiotherapeutischen Praxis ist weniger eine Frage von High-End-Technologie als von realistischen Voraussetzungen. Wie in diesem Kapitel gezeigt wurde, reichen für viele Anwendungen bereits ein-

Tab. 4.4 Zukunftsgerichtete Systeme – Technische Voraussetzungen im Überblick

Systemtyp	Typische Funktionen	Technische Voraussetzungen
Bewegungsanalyse (Sensorik)	Ganganalyse, Haltung, Übungskontrolle	Sensorgeräte, Echtzeitanalyse, Visualisierungseinheit, lokale Software
Robotik (z. B. Exoskelette)	Bewegungsunterstützung, Steuerung, Feedback	Geräteeigene Software, stabile Stromversorgung, ggf. Netzwerkanbindung
Assistenzsysteme (visuell/Audio)	Übungsanleitung, Sicherheitshinweise, Interaktion	Audioausgabe, Display, Regelbasis, ggf. Internetzugang für Updates
Datenerfassung für Verlaufsanalyse	Automatisierte Messwertdokumentation, Verlaufstracking	Lokale oder cloudbasierte Speicherung, standardisierte Schnittstellen (API)

fache digitale Arbeitsmittel – etwa ein aktueller Laptop, ein Mikrofon und eine stabile Internetverbindung. Wichtig ist nicht die technische Perfektion, sondern die Passung zur konkreten Arbeitsweise im Alltag.

Für den Einstieg genügt oft eine solide Grundausstattung, wie sie in Abschn. 4.2 beschrieben wurde. Wer einzelne Prozesse wie Dokumentation, Spracherkennung oder interne Auswertungen ergänzen möchte, kann seine Technik schrittweise erweitern. Dabei sind insbesondere modulare Lösungen flexibel anpassbar und ermöglichen eine Einführung im eigenen Tempo. Integrierte Systeme hingegen bieten bei geringerer Anpassbarkeit den Vorteil einer einheitlichen Bedienung und eines zentralen Supports.

Technik sollte jedoch nicht isoliert betrachtet werden. Sie entfaltet ihren Nutzen nur dann, wenn sie zur Praxisstruktur, zu den Abläufen und zur digitalen Kompetenz des Teams passt. Die Entscheidung zwischen einem integrierten oder modularen System (vgl. Abschn. 4.4), der Aufbau in Stufen (Abschn. 4.5) und die Offenheit für zukünftige Entwicklungen (Abschn. 4.6) sind wesentliche Faktoren für die langfristige Nutzbarkeit.

Orientierungsfragen für die Praxis
- Welche konkreten Aufgaben sollen mit KI unterstützt werden?
- Ist meine aktuelle Technik dafür ausreichend?
- Wie hoch ist der Bedarf an Datenschutz, Stabilität und Erweiterbarkeit?
- Habe ich die nötige Unterstützung im Team oder durch externe Dienstleister?

Die folgende Tab. 4.5 hilft dabei, die eigene Ausgangslage einzuschätzen und den nächsten sinnvollen Schritt in der technischen Entwicklung festzulegen.

Technik darf kein Hindernis sein, sondern soll ermöglichen. Deshalb ist es hilfreich, die Infrastruktur nicht als fertige Lösung zu betrachten, sondern als System, das sich mit den Anforderungen entwickeln darf. Die in diesem Kapitel dargestellten Stufen und Entscheidungshilfen sollen dabei unterstützen, tragfähige

Tab. 4.5 Technikstatus und Entwicklungsperspektiven – Überblick für die Praxis

Bereich	Bereits vorhanden?	Kurzfristig umsetzbar?	Langfristig geplant?
Stabiler PC oder Laptop	☐	☐	☐
Internet mit mind. 16 Mbit/s	☐	☐	☐
Mikrofon / Headset	☐	☐	☐
Office-Software	☐	☐	☐
Spracherkennung (z. B. Whisper)	☐	☐	☐
Nutzung von Copilot / KI-Texttools	☐	☐	☐
Gemeinsame Dateiablage	☐	☐	☐
Bewegungsanalyse / Sensorik	☐	☐	☐
Lokale KI-Anwendungen	☐	☐	☐
Technischer Support verfügbar	☐	☐	☐

Entscheidungen zu treffen – angepasst an den jeweiligen Stand der Digitalisierung, an den Versorgungsauftrag der Einrichtung und an die realen Möglichkeiten im Alltag.

Die rechtlichen, ethischen und datenschutzbezogenen Aspekte, die bei der technischen Entscheidung mitgedacht werden müssen, behandelt Kap. 7.

Weiterführende Literatur

Bünnagel W (2024) Künstliche Intelligenz und Unternehmenswissen. Betriebliches Wissensmanagement auf morgen ausrichten. Springer Gabler, Berlin

Carter L (2024) ChatGPT in Office 365: Der aktuellste Ratgeber für die Maximierung deiner Produktivität mit KI in Word, PowerPoint, Excel und mehr – für Einsteiger und Fortgeschrittene. Independently published, Zürich

Deng L, Yu D (2014) Deep learning: methods and applications. Foundations and Trends in Signal Processing 7(3–4):197–387. Now Publishers, Boston

Fessler R, Brakemeier M (2023) Das ChatGPT Powerhandbuch – Vom Einsteiger zum Profi: Entfesseln Sie das volle Potenzial der KI-Technologie. 2. überarbeitete Aufl. Verlag Mensch, Wien

Fessler R, Brakemeier M (2024) Microsoft 365 Copilot. Maximale Produktivität in Word, Outlook, PowerPoint, Excel & Teams: Der PRAXISGUIDE mit allen KI-Funktionen in MS Office 365 für Privatnutzer und Unternehmer Verlag Mensch, Wien

Fessler R, Denz A (2024) Künstliche Intelligenz optimal einsetzen: Vom KI-Anfänger zum Prompting-Profi. Strategien für ChatGPT, Claude, Copilot & Co – mit 20 Video-Tutorials und Expertentipps für effektives KI-Prompting. Verlag Mensch, Wien

Fessler R, Toklu A, Behnke Y, Pfiel U, Bolecek R (2023) Künstliche Intelligenz für Unternehmer – Mehr Produktivität mit ChatGPT und erprobten KI-Strategien: Der Praxisratgeber von 5 Experten mit 50 Tipps. Verlag Mensch, Wien

Gondlach K, Knappertsbusch I (Hrsg) (2021) Arbeitswelt und KI 2030: Herausforderungen und Strategien für die Arbeit von morgen. Springer Fachmedien, Wiesbaden

Hattenhauer R (2025) ChatGPT & Co. – Wie du KI richtig nutzt: schreiben, recherchieren, Bilder erstellen, programmieren. Rheinwerk Verlag, Bonn

Heiser A (2024) Texten mit ChatGPT. Einfach, schnell und kreativ: Ideenmaschine für Kommunikation, Marketing, Werbung und PR. Springer Gabler, Wiesbaden

Johnson S (2025) Microsoft 365 Copilot: KI im Büroalltag – Produktivitätssteigerung mit Copilot. Independently published, o. O, Taschenbuch

Jordan MI, Mitchell TM (2015) Machine learning: trends, perspectives, and prospects. Science 349(6245), S 255–260

Kranz-Opgen-Rhein B (2024) Digitalisierung in der Physiotherapie. Mit Beiträgen von Remo Laschet. Springer, Berlin

Lee KF (2019) AI Superpowers: China, Silicon Valley und die neue Weltordnung. Aus dem Englischen von Jan W. Haas. Campus Verlag, Frankfurt a. M

Lübken A, Wiemer M (2025) Gesundheit trifft Technologie: Einsatz von künstlicher Intelligenz in der Physiotherapie. Springer, Berlin

Marr B (2020) Künstliche Intelligenz in der Praxis. Wie 50 erfolgreiche Unternehmen KI einsetzen. Wiley-VCH, Weinheim

Nettesheim K (2024) KI-Kompetenz: Für eine Zukunft in Wohlstand. Verlag Franz Vahlen, München

Schilling G (Hrsg) (2023) 80 Spiele fürs Live-Online-Training. Online-Edition. managerSeminare Verlag, Bonn.

Widl M (2025) Microsoft 365 Copilot: Einstieg, Prompts, Best Practices. Das Handbuch zum Office-KI-Assistenten – mit zahlreichen Praxisbeispielen für den Arbeitsalltag. Gebundene Ausgabe. Rheinwerk, Bonn

Zuckarelli JL (2025) Programmieren mit ChatGPT. Eine kompakte Einführung. Springer Vieweg, Berlin

Clinical Reasoning mit KI

5

> **Zusammenfassung**
>
> Klinisches Denken ist das Herzstück physiotherapeutischer Entscheidungsprozesse. Dieses Kapitel zeigt, wie sich klassische Strukturen wie ICF, SORKC oder HOAC II mit KI-gestützten Tools sinnvoll verbinden lassen – ohne das therapeutische Urteilsvermögen zu ersetzen. Es beschreibt, wie Systeme wie ChatGPT, Whisper oder NotebookLM bei der Informationsaufnahme, Hypothesenbildung, Zieldefinition und Evaluation unterstützen können. Im Mittelpunkt steht ein realitätsnahes Fallbeispiel mit klaren Praxisbezügen. Fachspezifische Szenarien aus Orthopädie, Neurologie, Pädiatrie und Onkologie erweitern den Blick auf unterschiedliche Anwendungsfelder. Übungen und Reflexionsfragen helfen, das eigene Clinical Reasoning zu reflektieren und digitale Werkzeuge gezielt einzubinden. Das Kapitel richtet sich an Therapeut*innen, die ihren Entscheidungsprozess strukturieren und dabei die Möglichkeiten moderner Technologie sicher und verantwortungsvoll nutzen wollen.

5.1 Grundlagen des Clinical Reasoning

Klinisches Denken bildet das Rückgrat jeder physiotherapeutischen Entscheidung. Es beginnt nicht erst mit der Auswahl einer Maßnahme, sondern mit dem ersten Patientenkontakt – und begleitet den gesamten Therapieprozess. Clinical Reasoning beschreibt den systematischen Weg von der Erfassung von Informationen über die Bildung und Bewertung von Hypothesen bis hin zur Zielsetzung, Maßnahmenwahl und Verlaufskontrolle. Dabei wird nicht nur auf Fachwissen zurückgegriffen, sondern auch auf Erfahrung, Kontextverständnis und kommunikative Fähigkeiten. Dieser Abschnitt erläutert die zentralen Denkprozesse, Modelle und Strukturelemente, die das Clinical Reasoning in der Praxis prägen – unabhängig davon, ob digital unterstützt oder rein analog gearbeitet wird.

5.1.1 Begriff und Bedeutung im physiotherapeutischen Kontext

Clinical Reasoning bezeichnet den gedanklichen Prozess, mit dem Physiotherapeut*innen klinisch relevante Informationen erfassen, strukturieren und interpretieren, um daraus schrittweise zu nachvollziehbaren Behandlungsentscheidungen zu gelangen. Dieser Prozess unterscheidet sich von rein technischen Handlungsmustern, weil er bewusst Hypothesen bildet, alternative Möglichkeiten abwägt und patientenspezifische Kontextfaktoren einbezieht.

Im Gegensatz zur ärztlichen Diagnostik, die oft auf pathologische Befunde fokussiert, ist das Clinical Reasoning in der Physiotherapie stärker funktionell und ressourcenorientiert ausgerichtet. Es berücksichtigt sowohl körperliche Beeinträchtigungen als auch psychosoziale Einflussgrößen und richtet den Blick auf das individuelle Aktivitäts- und Teilhabepotenzial der Patient*innen.

Die Bedeutung dieses Denkprozesses liegt vor allem in seiner Funktion als Bindeglied zwischen Untersuchung und Intervention. Nur wenn physiotherapeutische Entscheidungen gut begründet sind, lassen sich Behandlungsziele transparent formulieren, Maßnahmen individuell anpassen und Ergebnisse gezielt evaluieren. Clinical Reasoning erhöht damit die Behandlungsqualität, stärkt das therapeutische Selbstverständnis und verbessert die interprofessionelle Kommunikation – insbesondere in komplexen oder multimorbiden Fällen.

Im Alltag läuft Clinical Reasoning nicht starr ab, sondern dynamisch und situativ angepasst. Es verbindet Fachwissen mit klinischer Erfahrung und erfordert eine kontinuierliche Reflexion. Der gezielte Einsatz von Strukturmodellen – wie der ICF oder dem SORKC-Modell – kann dabei helfen, die relevanten Informationen systematisch zu erfassen und Entscheidungen nachvollziehbar zu dokumentieren.

5.1.2 Ablauf des Clinical Reasoning in der Praxis

Der Clinical-Reasoning-Prozess beginnt mit der ersten Kontaktaufnahme und endet nicht mit der Auswahl einer Maßnahme, sondern begleitet den gesamten therapeutischen Verlauf. In der physiotherapeutischen Praxis läuft dieser Denkprozess meist nicht linear ab, sondern als wiederkehrende Schleife. Neue Informationen, Reaktionen der Patient*innen oder externe Befunde können jederzeit dazu führen, dass Hypothesen überarbeitet, Ziele angepasst oder Interventionen verändert werden müssen. Ziel ist es, die Patient*innen im Verlauf immer besser zu verstehen und die Therapie entsprechend weiterzuentwickeln.

Im Mittelpunkt steht die strukturierte Informationsaufnahme. Dazu zählen anamnestische Angaben, körperliche Untersuchungsergebnisse, klinische Tests sowie Beobachtungen zum Bewegungsverhalten und psychosozialen Kontext. Diese Informationen werden im Anschluss systematisch ausgewertet. Auf Basis der verfügbaren Daten entwickeln die Therapeut*innen erste Hypothesen zur Ursache der Beschwerden und zur Entstehungslogik des Problems.

5.1 Grundlagen des Clinical Reasoning

Die Hypothesenbildung ist kein rein theoretischer Vorgang, sondern orientiert sich an Erfahrungswerten, klinischen Mustern und wissenschaftlichen Erkenntnissen. Sie umfasst sowohl strukturbezogene als auch funktionelle, verhaltensbezogene und kontextuelle Aspekte. Ziel ist es, möglichst früh relevante Wirkfaktoren zu identifizieren, um darauf aufbauend ein geeignetes therapeutisches Vorgehen zu planen.

Im nächsten Schritt erfolgt die Zielsetzung. Diese wird idealerweise gemeinsam mit den Patient*innen entwickelt und orientiert sich sowohl an den erhobenen Befunden als auch an individuellen Ressourcen und Wünschen. Die Ziele dienen nicht nur der Motivation, sondern geben auch die Richtung für Auswahl und Dosierung der therapeutischen Maßnahmen vor.

Die darauffolgende Auswahl der Intervention basiert auf evidenzbasierten Empfehlungen, individuellen Prioritäten und den Hypothesen über Wirkzusammenhänge. Dabei ist entscheidend, dass die Auswahl regelmäßig überprüft wird – durch Verlaufsbeobachtungen, strukturierte Re-Assessments oder den Vergleich mit dem angestrebten Therapieziel.

Das Clinical Reasoning endet nicht mit der Dokumentation einer Maßnahme, sondern schließt eine kontinuierliche Bewertung der Wirksamkeit ein. Therapeut*innen beobachten, wie die Patient*innen auf die gewählte Intervention reagiert, und passen bei Bedarf die Herangehensweise an. Dieser zirkuläre Prozess ermöglicht eine flexible, aber nachvollziehbare therapeutische Steuerung – auch in komplexen oder dynamischen Verlaufsbildern.

5.1.3 Kernschritte des Clinical Reasoning

Ob bewusst gesteuert oder implizit durch Erfahrung geprägt – Clinical Reasoning verläuft in wiederkehrenden Schritten, die den therapeutischen Denkprozess strukturieren. Diese Schritte helfen dabei, aus einer Vielzahl von Informationen systematisch zu einer fundierten Entscheidung zu kommen. Sie orientieren sich an einem praxisnahen Ablauf, der sich in vielen physiotherapeutischen Situationen bewährt hat.

1. **Informationsaufnahme:** Der erste Schritt besteht in der gezielten Erhebung relevanter Informationen. Dazu gehören die subjektiven Angaben der Patient*innen, die strukturierte Anamnese, Beobachtungen im Bewegungskontext sowie Ergebnisse standardisierter Tests und Screenings. Ebenso fließen Kontextfaktoren wie berufliche Belastungen, psychosoziale Einflussgrößen und bisherige Therapieerfahrungen ein. Ziel ist es, ein umfassendes Bild der aktuellen Problemlage zu erhalten, ohne voreilige Schlüsse zu ziehen.
2. **Hypothesenbildung:** Auf Basis der erhobenen Daten formulieren die Therapeut*innen erste Annahmen darüber, welche Mechanismen zur aktuellen Problematik beigetragen haben könnten. Dabei werden unterschiedliche Hypothesen parallel betrachtet – etwa zu strukturellen, funktionellen, verhaltensbezogenen oder umgebungsbezogenen Ursachen. Diese Hypothesen dienen nicht als feste

Diagnosen, sondern als Arbeitsgrundlage, die im weiteren Verlauf geprüft und ggf. verworfen werden.
3. **Priorisierung und Interpretation:** Nicht alle Informationen sind gleich bedeutsam. In dieser Phase erfolgt eine kritische Gewichtung der vorhandenen Hinweise. Welche Befunde sind gesichert? Welche Hypothesen erscheinen plausibel, welche eher spekulativ? Die Priorisierung hilft dabei, die Aufmerksamkeit auf therapeutisch relevante Aspekte zu lenken und sich nicht in Details zu verlieren. Oft ist es hilfreich, die Befunde in Bezug zur Funktion, zur Teilhabe und zu den Zielen der Patient*innen zu interpretieren.
4. **Zieldefinition:** Die gemeinsame Formulierung konkreter, realistischer und überprüfbarer Ziele ist ein zentrales Element des Clinical Reasoning. Diese Ziele orientieren sich an den individuellen Bedürfnissen, aber auch an den potenziellen Beeinträchtigungen, Ressourcen und Alltagsanforderungen. Sie strukturieren den Therapieplan und geben klare Kriterien für den Therapieverlauf vor. Idealerweise erfolgen sie nach SMART-Kriterien, um ihre Überprüfbarkeit zu gewährleisten.
5. **Auswahl geeigneter Maßnahmen:** Basierend auf der Zielsetzung werden therapeutische Maßnahmen ausgewählt. Dabei spielen sowohl evidenzbasierte Empfehlungen als auch patientenspezifische Präferenzen und Kontraindikationen eine Rolle. Die Interventionen sollen nicht nur plausibel zur Hypothese passen, sondern auch praktikabel, sicher und angemessen dosiert sein. Je nach Verlauf können Maßnahmen variiert oder kombiniert werden.
6. **Evaluation und Re-Assessment:** Im letzten Schritt wird überprüft, ob die gesetzten Ziele erreicht wurden und ob die gewählten Maßnahmen den gewünschten Effekt hatten. Dies erfolgt durch wiederholte Assessments, strukturierte Verlaufsbeobachtungen oder Rückmeldungen der Patient*innen. Die Ergebnisse fließen unmittelbar in den weiteren Entscheidungsprozess ein – entweder zur Bestätigung des Vorgehens oder zur Anpassung von Hypothesen und Maßnahmen.

In der praktischen Arbeit laufen diese Schritte selten streng getrennt ab. Vielmehr überlagern sie sich, werden wiederholt oder in veränderter Reihenfolge durchlaufen – je nach Situation, Krankheitsbild und Reaktion der Patient*innen. Dennoch hilft ihre bewusste Anwendung dabei, klinische Entscheidungen nachvollziehbar, begründbar und dokumentierbar zu gestalten. Eine schematische Darstellung der einzelnen Prozessschritte zeigt Abb. 5.1.

5.1.4 Denkmodelle zur Strukturierung klinischer Entscheidungen

Clinical Reasoning kann als freier Denkprozess verstanden werden, doch in der Praxis hat sich gezeigt, dass strukturierende Modelle die Qualität und Nachvollziehbarkeit von Entscheidungen deutlich verbessern. Solche Modelle helfen, Informationen systematisch zu erfassen, relevante Zusammenhänge zu erkennen

5.1 Grundlagen des Clinical Reasoning

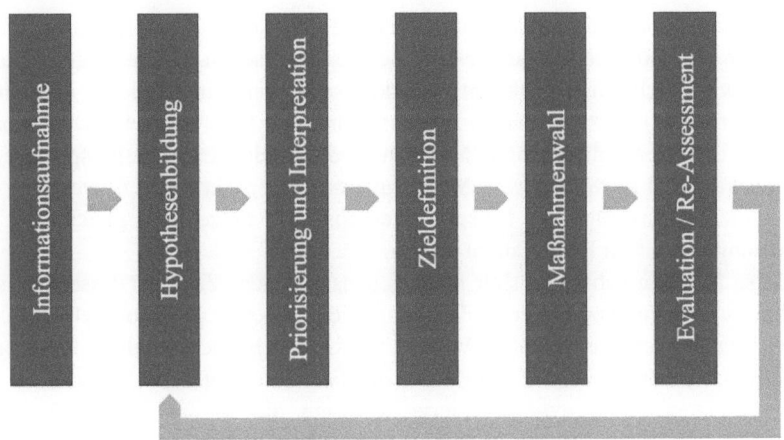

Abb. 5.1 Kernschritte des Clinical Reasoning in der Physiotherapie

und begründete therapeutische Hypothesen zu entwickeln. Sie unterstützen zudem die Dokumentation, die interprofessionelle Kommunikation und das eigene therapeutische Reflexionsvermögen.

Die Internationale Klassifikation der Funktionsfähigkeit, Behinderung und Gesundheit (ICF) dient als übergeordneter Bezugsrahmen. Sie ordnet die erhobenen Informationen den Kategorien Körperfunktionen und -strukturen, Aktivitäten, Partizipation sowie Umwelt- und personenbezogenen Faktoren zu. Diese systematische Einteilung unterstützt die umfassende Erfassung von Einschränkungen und Ressourcen und macht deutlich, wie stark funktionelle Beschwerden mit Kontextfaktoren verknüpft sein können. Die ICF eignet sich besonders in der Befunderhebung, in der Zieldefinition und zur strukturierten Verlaufsdokumentation.

Das SORKC-Modell entstammt der Verhaltenstherapie und hilft insbesondere bei der Analyse funktioneller Beschwerden, chronischer Schmerzen oder psychosomatischer Störungsbilder. Es steht für Stimulus – Organismus – Reaktion – Konsequenz und kann in der physiotherapeutischen Praxis genutzt werden, um die Wechselwirkungen zwischen Auslösern, innerer Verfassung, beobachtetem Verhalten und den sich daraus ergebenden Konsequenzen zu analysieren. Das Modell fördert ein analytisch-reflektiertes Vorgehen, besonders bei Patient*innen mit ausgeprägtem Coping-Bedarf oder bei fehlender struktureller Pathologie.

HOAC II (Hypothesis-Oriented Algorithm for Clinicians) ist ein klinisches Entscheidungsmodell, das speziell für die Physiotherapie entwickelt wurde. Es kombiniert die hypothesengestützte Analyse mit einem überprüfbaren Interventionsplan. Dabei werden nicht nur bestehende, sondern auch potenzielle Probleme einbezogen, etwa zur Prävention oder zur Berücksichtigung von Risikofaktoren. HOAC II ist hilfreich in komplexen oder unklaren Fällen, bei denen mehrere Hypothesen parallel verfolgt werden müssen.

Die evidenzbasierte Entscheidungsfindung (Evidence-Based Practice, EBP) bildet die methodische Grundlage für alle therapeutischen Überlegungen. Sie integriert wissenschaftliche Erkenntnisse, klinische Erfahrung und die individuellen Präferenzen der Patient*innen. Auch wenn EBP kein konkretes Denkmodell darstellt, ergänzt sie die genannten Verfahren durch eine kritische Perspektive auf die Auswahl und Bewertung von Maßnahmen. In der praktischen Anwendung bedeutet dies, die verfügbaren Belege systematisch zu nutzen und gleichzeitig die Praxistauglichkeit im Einzelfall zu prüfen.

Diese Modelle schließen sich nicht gegenseitig aus. Vielmehr lassen sie sich situationsabhängig kombinieren. Während die ICF eine übergeordnete Struktur bietet, eignet sich das SORKC-Modell zur tiefergehenden Analyse funktioneller Zusammenhänge. HOAC II hilft bei der Formulierung und Überprüfung von Hypothesen, während evidenzbasierte Kriterien die Maßnahmenselektion absichern. Ihre bewusste Anwendung kann das Clinical Reasoning nicht nur strukturieren, sondern auch professionell legitimieren – im interdisziplinären Austausch ebenso wie gegenüber Patient*innen.

Einige der genannten Denkmodelle lassen sich mit digitalen Werkzeugen kombinieren, um den Clinical-Reasoning-Prozess zu strukturieren, zu dokumentieren oder zu reflektieren. Konkrete Einsatzmöglichkeiten von KI-gestützten Anwendungen im Zusammenspiel mit diesen Modellen werden im folgenden Abschn. 5.2 dargestellt.

5.1.5 Grenzen, Einflussfaktoren und typische Herausforderungen

Trotz aller Strukturierungsmodelle bleibt Clinical Reasoning ein individueller, erfahrungsabhängiger und kontextsensitiver Prozess. In der Praxis ist er zahlreichen Einflussfaktoren unterworfen, die seine Qualität und Verlässlichkeit sowohl fördern als auch beeinträchtigen können.

Ein zentraler Einflussfaktor ist der klinische Erfahrungsstand. Berufseinsteiger*innen neigen dazu, sich stark auf formale Informationen und Lehrmeinungen zu stützen, während erfahrene Therapeut*innen oft implizite Entscheidungsmuster verwenden, die nicht immer vollständig reflektiert werden. In beiden Fällen besteht das Risiko, dass relevante Informationen übersehen oder vorschnelle Schlüsse gezogen werden.

Zeitdruck und organisatorische Rahmenbedingungen wirken sich ebenfalls auf die Tiefe und Sorgfalt des Clinical Reasoning aus. Wenn für Anamnese, Befundung und Dokumentation nur begrenzte Zeit zur Verfügung steht, werden Entscheidungen häufig vereinfacht oder nicht ausreichend überprüft. Das kann zu einem Verlust an therapeutischer Präzision führen – insbesondere in komplexen oder mehrdimensionalen Problemstellungen.

Ein weiteres Risiko besteht in kognitiven Verzerrungen. Dazu gehören etwa der Bestätigungsfehler („confirmation bias"), bei dem einmal formulierte Hypothesen trotz gegenteiliger Hinweise beibehalten werden, oder der sogenannte Verfügbarkeitsfehler („availability bias"), bei dem kürzlich erlebte Fälle überbewertet werden. Solche Denkfallen treten häufig unbewusst auf und können die klinische Beurteilung erheblich beeinflussen.

Auch unvollständige oder widersprüchliche Informationslagen stellen eine Herausforderung dar. In vielen Fällen sind medizinische Befunde lückenhaft oder weichen in ihrer Interpretation voneinander ab. Zudem bringen Patient*innen eigene Perspektiven, Erwartungen und Deutungsmuster ein, die mit den klinischen Einschätzungen nicht immer übereinstimmen. Clinical Reasoning erfordert in solchen Situationen ein hohes Maß an Dialogbereitschaft, Flexibilität und diagnostischer Zurückhaltung.

Darüber hinaus ist der Entscheidungsprozess oft durch Mehrdeutigkeiten geprägt. Beschwerden lassen sich nicht immer eindeutig auf eine Ursache zurückführen, funktionelle und strukturelle Aspekte sind häufig miteinander verflochten. In solchen Fällen ist es notwendig, mit vorläufigen Hypothesen zu arbeiten und diese im Verlauf gezielt zu überprüfen – etwa durch Re-Assessment, Verlaufsbeobachtung oder dialogische Rückmeldung.

Nicht zuletzt erfordert Clinical Reasoning eine stetige Selbstreflexion. Therapeut*innen müssen bereit sein, ihre Annahmen infrage zu stellen, Rückmeldungen aufzunehmen und Entscheidungen regelmäßig anzupassen. Das gilt sowohl für die Einschätzung des Problems als auch für die Wirksamkeit der Interventionen. Gerade in einem multiprofessionellen Umfeld ist die Fähigkeit zur Reflexion und Begründung des eigenen Handelns ein wesentlicher Bestandteil professioneller Kompetenz.

5.2 Rolle von KI im Clinical Reasoning

Die bisher beschriebenen Denkprozesse und Modelle des Clinical Reasoning lassen sich grundsätzlich auch ohne digitale Unterstützung anwenden. In der täglichen Praxis zeigt sich jedoch, dass die Komplexität moderner Fallkonstellationen, die Vielzahl an Informationsquellen und der Zeitdruck im Versorgungsalltag eine strukturierte, reflektierte Entscheidungsfindung erschweren können. An dieser Stelle setzen digitale Werkzeuge an – insbesondere Anwendungen auf Basis künstlicher Intelligenz (KI).

KI-Systeme können Therapeut*innen im Clinical Reasoning entlasten, indem sie große Datenmengen schneller analysieren, Muster erkennen, Informationen strukturieren oder Vorschläge generieren. Dabei übernehmen sie keine klinische Verantwortung und treffen keine Entscheidungen. Vielmehr stellen sie zusätzliche Werkzeuge bereit, die gezielt in den Denkprozess eingebunden werden können. Dieser Abschnitt zeigt auf, welche Funktionen KI im physiotherapeutischen Entscheidungsprozess übernehmen kann, an welchen Stellen sie sinnvoll integriert werden kann – und wo ihre Grenzen liegen.

5.2.1 Einordnung und Zielsetzung von KI im Entscheidungsprozess

Der Einsatz künstlicher Intelligenz im Clinical Reasoning verfolgt nicht das Ziel, therapeutische Entscheidungen zu automatisieren oder menschliche Expertise zu ersetzen. Vielmehr geht es darum, komplexe Informationslagen effizienter zu strukturieren, diagnostische und therapeutische Hypothesen fundierter zu entwickeln und den Denkprozess nachvollziehbar zu dokumentieren. KI kann dabei als kognitiver Verstärker verstanden werden – sie liefert keine Wahrheit, sondern erweitert und unterstützt die Analyse- und Reflexionsmöglichkeiten innerhalb eines professionellen Entscheidungsrahmens.

Die Verantwortung für den klinischen Prozess liegt stets bei den Therapeut*innen. Auch wenn KI-Systeme in der Lage sind, strukturierte Vorschläge zu formulieren, bleibt die klinische Bewertung, Priorisierung und Auswahl von Maßnahmen eine originär menschliche Aufgabe. Der gezielte Einsatz von KI kann diesen Prozess jedoch beschleunigen, standardisieren und absichern – insbesondere in Situationen mit großer Informationsfülle, unklarer Ausgangslage oder begrenzter Zeit.

Wichtig ist eine realistische Erwartung an die Leistungsfähigkeit dieser Systeme. KI-Modelle wie Sprachgeneratoren, Klassifikationsalgorithmen oder Dokumentationshilfen basieren auf Trainingsdaten, die nicht zwingend der aktuellen Leitlinienlage oder individuellen Fallkonstellation entsprechen. Die generierten Inhalte müssen daher stets kritisch geprüft, angepasst und in den therapeutischen Kontext eingebettet werden. Dies setzt nicht nur fachliches Wissen, sondern auch digitale Urteilskompetenz voraus.

Zudem hängt der Nutzen von KI im Clinical Reasoning stark von der Qualität der verfügbaren Daten ab. Ungenaue oder unvollständige Anamnesen, lückenhafte Vorbefunde oder fehlende Kontextinformationen können dazu führen, dass auch KI-basierte Auswertungen fehleranfällig oder irreführend sind. Die gezielte Vorbereitung der Eingabedaten sowie die reflektierte Interpretation der Ergebnisse sind daher unverzichtbare Voraussetzungen für einen sinnvollen Einsatz.

Nicht zuletzt verändert der Einsatz von KI auch die Kommunikation im Behandlungsprozess. Therapeut*innen müssen in der Lage sein, die Rolle digitaler Werkzeuge gegenüber Patient*innen transparent darzustellen, Rückfragen kompetent zu beantworten und den Einsatz der Technologie so zu gestalten, dass Vertrauen und therapeutische Beziehung nicht beeinträchtigt werden. Der Mehrwert von KI zeigt sich nicht in der technischen Raffinesse, sondern in ihrer Fähigkeit, den klinischen Denkprozess zugänglicher, nachvollziehbarer und überprüfbarer zu machen.

5.2.2 Funktionen von KI entlang des Reasoning-Prozesses

Der Clinical-Reasoning-Prozess besteht aus mehreren aufeinander aufbauenden Schritten, die jeweils unterschiedliche kognitive Anforderungen stellen. Künstliche Intelligenz kann in diesen Schritten gezielt eingesetzt werden, um den Denkprozess zu strukturieren, zu entlasten oder zu ergänzen. Dabei erfüllt KI nicht die Rolle eines eigenständigen Akteurs, sondern wirkt unterstützend – abhängig von der Datenlage, der Aufgabenstellung und der Entscheidungskompetenz der Therapeut*innen.

- **In der Informationsaufnahme** kann KI helfen, große Mengen an Vorbefunden, Arztberichten oder Fragebogenangaben effizient zu sichten und nach Relevanz zu strukturieren. Textanalysesysteme wie NotebookLM oder semantische Suchfunktionen sind in der Lage, zentrale Inhalte zu extrahieren, doppelte Informationen zu erkennen oder widersprüchliche Angaben kenntlich zu machen. Auch Sprachmodelle wie Whisper können zur Transkription von Anamnesegesprächen eingesetzt werden – inklusive Pausen, Betonungen oder nonverbaler Hinweise. Das schafft eine fundierte Ausgangsbasis für die weitere klinische Einschätzung.
- **Bei der Hypothesenbildung** unterstützen KI-Tools durch die Generierung alternativer Erklärungsansätze oder die Verknüpfung von Symptomen mit möglichen funktionellen Ursachen. ChatGPT kann aus den vorliegenden Informationen plausible Hypothesen formulieren, strukturieren und hinsichtlich möglicher Wechselwirkungen erläutern. Dadurch wird das diagnostische Spektrum erweitert, ohne dass voreilige Festlegungen getroffen werden müssen. Auch für unerfahrene Therapeut*innen bietet dies eine Orientierungshilfe im komplexen Ursachenraum.
- **In der Zieldefinition** kann KI dabei helfen, vage formulierte Anliegen der Patient*innen in überprüfbare Ziele zu überführen. Sprachmodelle können Zielaussagen sprachlich konkretisieren, nach SMART-Kriterien aufbereiten und passende Messinstrumente vorschlagen. Dies erleichtert nicht nur die Therapieplanung, sondern verbessert auch die interdisziplinäre Kommunikation, insbesondere bei Reha-Anträgen oder Berichten für ärztliche Partner.
- **Bei der Auswahl von Maßnahmen** kann KI strukturierte Vorschläge zu evidenzbasierten Interventionen machen, basierend auf Leitlinien, klinischen Fallbeispielen oder bekannten Wirkmechanismen. Dabei handelt es sich nicht um Therapieanweisungen, sondern um Vorschläge zur Orientierung. Die Auswahl, Dosierung und Anpassung der Maßnahmen bleiben, wie schon mehrfach erwähnt, in jedem Fall Aufgabe der Therapeut*innen.
- **Während des Therapieverlaufs** kann KI zur Evaluation und Reflexion beitragen. Transkriptionssysteme wie Whisper dokumentieren Gespräche und Beobachtungen, ChatGPT erstellt auf Basis dieser Dokumente zusammenfassende Berichte oder Fortschrittsanalysen. Auch Abweichungen vom geplanten Verlauf können so schneller erkannt und analysiert werden.

- **Über alle Phasen hinweg** kann KI eine strukturierende Funktion übernehmen: Sie hilft dabei, Informationen in die Logik bekannter Modelle wie ICF, SORKC oder HOAC II einzuordnen und stellt damit einen systematischen Rahmen zur Verfügung. Der Clinical-Reasoning-Prozess wird dadurch nicht standardisiert, wohl aber nachvollziehbarer.

5.2.3 Übersicht: KI-Einsatz in Denkmodellen

Die in Abschn. 5.2.2 beschriebenen Prozessphasen des Clinical Reasoning – von der Informationsaufnahme bis zur Evaluation – lassen sich in der physiotherapeutischen Praxis nicht immer eindeutig voneinander abgrenzen. In komplexen Fallverläufen überlagern sich mehrere Denk- und Handlungsebenen. Zur Strukturierung dieser Abläufe haben sich unterschiedliche Denkmodelle bewährt, die jeweils eigene Schwerpunkte setzen. Der gezielte Einsatz von KI kann dabei helfen, diese Modelle im klinischen Alltag wirksam zu nutzen, ohne deren therapeutische Logik zu ersetzen.

Die folgende Übersicht zeigt, wie einzelne Denkmodelle mit spezifischen KI-Tools kombiniert werden können – orientiert an typischen Anwendungssituationen. Sie ergänzt die zuvor beschriebenen Funktionen entlang des Reasoning-Prozesses um eine strukturelle Perspektive: Während Abschn. 5.2.2 die zeitliche Abfolge der Entscheidungsphasen betont, verdeutlicht die Tabelle nun, welche kognitiven Modelle in welcher Situation unterstützend wirken können – und wie KI zur praktischen Umsetzung beitragen kann.

Die Modelle stehen nicht in Konkurrenz zueinander, sondern lassen sich je nach Fallkonstellation kombinieren. So kann etwa die ICF der übergeordneten Strukturierung dienen, während HOAC II den hypothesengeleiteten Verlauf abbildet und SORKC bei verhaltensbezogenen Beschwerden eine vertiefende Analyse ermöglicht. KI-Systeme unterstützen dabei die Erhebung, Auswertung und Kommunikation der relevanten Inhalte – immer unter Wahrung der therapeutischen Verantwortung.

In Tab. 5.1 sind die Einsatzmöglichkeiten und Potenziale für KI-Unterstützung für die unterschiedlichen Denkmodelle aufgeführt.

Die Tabelle verdeutlicht, dass der Nutzen von KI im Clinical Reasoning nicht von der Technik allein abhängt, sondern vom Zusammenspiel aus Fallstruktur, therapeutischem Denkmodell und digitaler Unterstützung. Entscheidend ist, dass die Tools funktional eingebettet werden und dem professionellen Entscheidungsprozess dienen – nicht umgekehrt.

5.2.4 Tool-bezogene Anwendungsmöglichkeiten

Der Einsatz künstlicher Intelligenz im Clinical Reasoning erfolgt nicht durch ein einziges System, sondern durch eine Kombination spezialisierter Werkzeuge mit unterschiedlichen Funktionen. Diese Tools unterstützen jeweils ausgewählte

5.2 Rolle von KI im Clinical Reasoning

Tab. 5.1 Denkmodelle im Clinical Reasoning – Einsatzpotenziale für KI-gestützte Unterstützung

Modell	Zweck im Clinical Reasoning	Typische Anwendungssituation	Mögliche KI-Unterstützung
ICF (Internationale Klassifikation der Funktionsfähigkeit)	Strukturierung von Informationen entlang der Komponenten Körperfunktionen, Aktivitäten, Teilhabe und Kontextfaktoren	Befunderhebung, Zieldefinition, Verlaufskontrolle	• **Whisper** (Anamnese-Transkription), • **ChatGPT** (Zuordnung zu ICF-Komponenten, Formulierung von SMART-Zielen), • **Copilot** (strukturierte ICF-Dokumentation)
SORKC-Modell	Analyse funktioneller oder verhaltensbezogener Beschwerdeverläufe unter Einbezug von Kontext und Konsequenz	Chronischer Schmerz, Funktionelle Beschwerden, Patient*innen mit Verhaltensvermeidung	• **ChatGPT** (Formulierung offener Fragen, Hypothesengenerierung), • **DALL·E** (visuelle Darstellung von Verhalten-Zusammenhängen), • **NotebookLM** (Auswertung älterer Verläufe)
HOAC II (Hypothesis-Oriented Algorithm for Clinicians)	Hypothesengeleitetes, iteratives Vorgehen zur Behandlungsplanung und Verlaufskontrolle	Multimorbide oder komplexe Fälle mit mehreren gleichzeitig zu prüfenden Hypothesen	• **NotebookLM** (Befundanalyse, Extraktion relevanter Passagen), • **ChatGPT** (Vergleich und Bewertung von Hypothesen, Erstellung von Maßnahmenraster), • **Copilot** (Planung von Therapieschritten)
EBP (Evidenzbasierte Praxis)	Integration von wissenschaftlicher Evidenz, klinischer Erfahrung und Patientenpräferenzen in die Entscheidungsfindung	Maßnahmenselektion, Kommunikation mit Patient*innen oder Dritten, Therapiebegründung	• **ChatGPT** (Zusammenfassung evidenzbasierter Empfehlungen), • **NotebookLM** (Analyse von Leitlinien oder Studien), • **ChatGPT** (argumentative Aufbereitung patientennaher Erklärungen)

Schritte im Entscheidungsprozess – von der Informationsaufnahme über die Hypothesenbildung bis zur Evaluation. Ihr Nutzen entsteht dabei nicht durch technische Komplexität, sondern durch ihre gezielte Einbindung in den therapeutischen Kontext.

ChatGPT ist ein sprachbasiertes System, das auf der Verarbeitung großer Textmengen basiert. In der physiotherapeutischen Praxis kann es genutzt werden, um offene Fragen für die Anamnese zu entwickeln, Hypothesen sprachlich zu strukturieren oder aus Patientenangaben potenzielle funktionelle Zusammenhänge abzuleiten. In der Zieldefinition formuliert es patientennahe SMART-Ziele, die sich gut in die weitere Dokumentation einfügen. Ebenso können aufbereitete Textbausteine für Verlaufsberichte, Therapiepläne oder interdisziplinäre Kommunikation generiert werden. Die Qualität der Ergebnisse hängt dabei stark von der Präzision der Eingaben und der Fähigkeit zur kritischen Nachbearbeitung ab.

NotebookLM dient der strukturierten Analyse umfangreicher Dokumente wie Leitlinien, Arztbriefe oder Altakten. Das System kann Inhalte nach Relevanz sortieren, Zusammenfassungen erstellen und spezifische Fragestellungen mit passenden Textstellen verknüpfen. Therapeut*innen können damit gezielt Vorbefunde auswerten oder sich komplexe Sachverhalte – etwa zur Rehabilitationsplanung oder Komorbidität – in strukturierter Form anzeigen lassen. Auch für den Vergleich von Therapieverläufen ist das Tool hilfreich, sofern ausreichend Datenmaterial vorliegt.

Whisper ist ein Transkriptionssystem, das auch bei Nebengeräuschen oder undeutlicher Artikulation, Sprache in Text umwandelt. In der Anamnese kann es dazu dienen, Gespräche wortgetreu zu dokumentieren, inklusive Pausen, Betonungen oder Unterbrechungen. Die erzeugten Transkripte lassen sich im Anschluss durch andere Tools analysieren, strukturieren und in Befundsystematiken wie die ICF einordnen. Whisper eignet sich vor allem für Patient*innen mit komplexen Verlaufsdarstellungen oder bei umfangreichen Gesprächsinhalten.

Copilot unterstützt die Formatierung und Integration strukturierter Inhalte in gängige Textverarbeitungsprogramme. Es kann Befunddaten automatisch in Berichtsform bringen, Therapieziele in standardisierte Dokumente einfügen oder Verlaufsbeobachtungen in bestehende Vorlagen übertragen. In der Praxis eignet sich Copilot besonders zur Vorbereitung interdisziplinärer Besprechungen, zur Erstellung von Reha-Anträgen oder zur internen Qualitätssicherung. Es übernimmt keine inhaltliche Bewertung, aber erleichtert die Dokumentation durch automatisierte Strukturbildung.

DALL·E ist ein bildgenerierendes System, das auf textbasierte Eingaben hin visuelle Darstellungen erstellt. In der physiotherapeutischen Anwendung kann es genutzt werden, um anatomische Zusammenhänge, Übungsformen oder Arbeitsplatzsituationen anschaulich darzustellen – z. B. für Patient*innen mit geringem Gesundheitsverständnis oder in der Elternberatung. Auch Poster zur Edukation, Übungsanleitungen oder visuelle Therapiepläne lassen sich damit individuell gestalten. Der Nutzen ergibt sich vor allem in der patientennahen Kommunikation und im therapeutischen Alltag mit visuellen Lernhilfen.

Alle genannten Tools erfordern ein grundlegendes Verständnis für ihre Funktionsweise und Grenzen. Sie liefern keine validierten Diagnosen und treffen keine Entscheidungen, sondern stellen Inhalte zur Verfügung, die therapeutisch bewertet, angepasst und verantwortet werden müssen. Ihre Stärke liegt in der Strukturierung und Sichtbarmachung von Informationen – nicht in der Interpretation.

Für eine sichere und reflektierte Anwendung ist daher nicht nur fachliches Wissen, sondern auch digitale Urteilskompetenz erforderlich.

5.2.5 Voraussetzungen für sichere und reflektierte Anwendung

Der Einsatz künstlicher Intelligenz im Clinical Reasoning eröffnet neue Möglichkeiten, stellt jedoch auch besondere Anforderungen an die therapeutische Praxis. Eine sichere und fachlich verantwortungsvolle Nutzung setzt voraus, dass digitale Werkzeuge nicht als Ersatz für klinisches Denken verstanden werden, sondern als Ergänzung in einem reflektierten Entscheidungsprozess.

Zentrale Voraussetzung ist die digitale Urteilskompetenz. Therapeut*innen müssen in der Lage sein, die Herkunft, Funktionsweise und Limitierungen der eingesetzten Systeme zu verstehen. Dazu gehört das Wissen darüber, auf welchen Daten die Vorschläge eines Sprachmodells basieren, wie diese generiert werden und in welchen Fällen Ergebnisse kritisch zu hinterfragen sind. Ohne dieses Verständnis besteht die Gefahr, dass Vorschläge ungeprüft übernommen oder als fachlich gesichert interpretiert werden.

Darüber hinaus ist die Qualität der Eingabedaten entscheidend. KI-Systeme sind abhängig von den Informationen, die sie erhalten. Unvollständige Anamnesen, unscharf formulierte Befunde oder widersprüchliche Kontextangaben können dazu führen, dass die Ergebnisse fehlerhaft, unbrauchbar oder irreführend sind. Die Verantwortung für die Vorbereitung, Auswahl und Einordnung der Daten liegt bei den Therapeut*innen – nicht beim System.

Ein weiteres Kriterium ist die Transparenz der Anwendung. Patient*innen haben ein berechtigtes Interesse daran zu erfahren, ob und wie digitale Tools im Behandlungsprozess eingesetzt werden. Der Einsatz von KI sollte daher offen kommuniziert und auf Nachfrage nachvollziehbar erläutert werden können. Dies stärkt das Vertrauen in die therapeutische Beziehung und fördert die gemeinsame Entscheidungsfindung.

Ebenso wichtig ist der Umgang mit Unsicherheit und Widerspruch. Auch bei KI-gestützter Analyse wird es immer Situationen geben, in denen keine eindeutige Lösung erkennbar ist – etwa bei mehrdeutigen Symptomen, fehlender Evidenz oder divergierenden Patientenzielen. In solchen Fällen bleibt das Clinical Reasoning ein professioneller Aushandlungsprozess, der Dialog, Erfahrung und ethisches Abwägen erfordert. KI kann diesen Prozess unterstützen, aber nicht ersetzen.

Schließlich bedarf es klarer Regelungen zur Dokumentation und Verantwortlichkeit. Therapeut*innen sollten festlegen, wie KI-basierte Vorschläge dokumentiert, geprüft und in den Therapieverlauf integriert werden. Insbesondere bei interdisziplinären Fallkonferenzen, Qualitätssicherungsverfahren oder externen Anfragen ist es wichtig, nachvollziehbar darzulegen, auf welchen Grundlagen Entscheidungen getroffen wurden – und welche Rolle dabei digitale Tools gespielt haben.

Der bewusste und reflektierte Einsatz von KI im Clinical Reasoning verlangt somit mehr als technisches Interesse: Er erfordert eine Haltung, die technologische Unterstützung in den Dienst therapeutischer Verantwortung stellt.

5.3 Ein Fall aus der Praxis

Die zuvor beschriebenen Modelle, Prozessschritte und KI-gestützten Werkzeuge gewinnen an Bedeutung, wenn sie im konkreten Fall sinnvoll miteinander verknüpft werden. Anhand eines exemplarischen Fallbeispiels wird im Folgenden dargestellt, wie Clinical Reasoning in der physiotherapeutischen Praxis abläuft – und wie digitale Tools diesen Prozess unterstützen können, ohne die klinische Verantwortung zu ersetzen. Der Fokus liegt dabei nicht auf technischen Details, sondern auf der therapeutischen Entscheidungskompetenz und der methodischen Einbindung digitaler Hilfsmittel. Ziel ist es, die Verbindung zwischen Theorie und Alltag sichtbar zu machen und die Übertragbarkeit auf eigene Fälle zu erleichtern.

5.3.1 Ausgangslage und Patientenprofil

Frau Berger ist 52 Jahre alt und arbeitet seit über 20 Jahren als Sachbearbeiterin in einer Verwaltung. Sie stellt sich in der physiotherapeutischen Praxis mit der Angabe vor, seit mehreren Jahren unter wiederkehrenden Nackenbeschwerden mit ausstrahlenden Spannungskopfschmerzen zu leiden. Die Beschwerden treten insbesondere bei längerer Bildschirmarbeit auf und verstärken sich gegen Ende des Arbeitstags. Hinzu kommen Konzentrationsprobleme, Schlafstörungen und eine zunehmende Belastung im beruflichen Alltag. In den letzten Monaten ist ihre Arbeitsfähigkeit deutlich eingeschränkt, was zu Unsicherheit hinsichtlich ihrer weiteren beruflichen Perspektive geführt hat.

In der Vergangenheit wurden bereits mehrere physiotherapeutische und ärztliche Behandlungen durchgeführt – darunter Manuelle Therapie, Massagen, physikalische Anwendungen sowie bildgebende Diagnostik. Die Befunde sind heterogen, ein struktureller Befund mit therapeutischer Relevanz liegt nicht vor. Die Patientin beschreibt die bisherigen Maßnahmen als „kurzzeitig hilfreich, aber nicht nachhaltig". Eine verlässliche Diagnostik oder eine konsistente Therapieplanung sind aus ihrer Sicht bislang nicht erfolgt. Es liegt eine Vielzahl an Vorbefunden und Arztbriefen vor, die teilweise widersprüchlich sind und keine klare Handlungsstruktur erkennen lassen.

Frau Berger zeigt sich im Erstkontakt offen, aber auch kritisch. Sie wünscht sich vor allem eine bessere Einordnung ihrer Beschwerden, eine individuell angepasste Therapie und konkrete Hinweise für den Umgang mit ihrer Arbeitsbelastung. Ihre Motivation zur Mitarbeit ist grundsätzlich vorhanden, wird jedoch durch wiederholte Rückschläge und diffuse Erklärungen aus der Vergangenheit beeinträchtigt. Aus therapeutischer Sicht erscheint es daher notwendig, neben der funktionellen Befundung auch psychosoziale Einflussfaktoren systematisch zu erfassen und in die Planung einzubeziehen.

5.3.2 Strukturierte Vorbereitung mit KI-Unterstützung

Vor dem ersten persönlichen Kontakt wurde die umfangreiche Vorbefundlage von Frau Berger digital aufbereitet. Dazu zählten Arztbriefe aus der Orthopädie und Neurologie, physiotherapeutische Verlaufsdokumentationen, Reha-Entlassungsberichte sowie weitere Notizen zur bisherigen Krankengeschichte. Die Dokumente lagen teils als Scan, teils als editierbare Textdateien vor – in unterschiedlicher Tiefe und Qualität.

Zur systematischen Sichtung der Materialien kam NotebookLM zum Einsatz. Das Tool analysierte die Dokumente, extrahierte zentrale Inhalte wie Diagnosen, Empfehlungen, Verlaufseinschätzungen und bildete diese in einer thematisch gegliederten Struktur ab. Dabei wurden auch Redundanzen und inhaltliche Widersprüche sichtbar. Die Auswertung zeigte, dass die bisherige Diagnostik uneinheitlich war: Einige Berichte betonten strukturelle Faktoren, andere verwiesen auf psychosoziale Belastungen, manche zogen keine physiotherapeutische Relevanz in Betracht. Eine kohärente Gesamtbewertung fehlte.

Auf dieser Basis wurde ChatGPT gezielt zur Gesprächsvorbereitung eingesetzt. Ziel war es, eine offene, strukturierte und individualisierte Anamneseführung zu ermöglichen – ohne sich ausschließlich auf standardisierte Fragebögen zu stützen. Um qualitativ hochwertige Fragen zu generieren, wurden sogenannte Prompts formuliert. Diese Eingaben definieren Ziel, Kontext und Sprachebene der gewünschten Antworten. Drei Beispiele aus der Vorbereitung zeigen, wie die KI sinnvoll eingesetzt werden kann:

Prompt 1 – Ziel: Gesprächsstruktur für chronische Beschwerdebilder entwickeln

> **Prompt**
>
> *„Du bist eine klinisch erfahrene Physiotherapeutin. Erstelle eine strukturierte Liste von offenen Fragen für ein Erstgespräch mit einer Patientin, die unter chronischen Nackenschmerzen und Spannungskopfschmerzen leidet. Die Patientin hat bereits mehrere Therapien hinter sich. Ziel ist es, ein umfassendes Bild ihrer aktuellen Situation zu erhalten – körperlich, beruflich und emotional."*

Prompt 2 – Ziel: Kontextfaktoren erfassen, Sprache patientennah halten

> **Prompt**
>
> *„Formuliere 10 verständliche, nichtmedizinische Anamnesefragen zu den Themen Arbeitsplatz, Stress und Schlaf für eine Patientin mit chronischen Beschwerden. Die Fragen sollen respektvoll und motivierend wirken und zum Erzählen anregen."*

Prompt 3 – Ziel: Motivation und Selbstwirksamkeit einschätzen

> **Prompt**
>
> *„Welche gezielten Fragen helfen mir als Therapeutin, die Eigenmotivation und bisherigen Selbstmanagementstrategien einer Patientin besser zu verstehen? Die Patientin ist frustriert über fehlende Fortschritte und benötigt Struktur und Orientierung."*

Die von der KI generierten Fragen wurden im Anschluss gesichtet, angepasst und in die individuelle Gesprächsführung integriert. Sie dienten dabei nicht als starres Raster, sondern als kognitive Stütze, um wichtige Themenbereiche gezielt zu erschließen – ohne das Gespräch zu dominieren oder einzuschränken. Die Fragen betrafen unter anderem die subjektive Problembeschreibung, bisherige Erfahrungen mit medizinischem Personal, die Arbeitsplatzsituation, den Umgang mit Schmerz sowie eigene Bewältigungsstrategien.

Ergänzend wurde eine Zusammenfassung der Vorbefunde in patientenverständlicher Sprache erstellt. Diese umfasste die wesentlichen Diagnosen, bisherigen Maßnahmen und offenen Fragen – sprachlich reduziert, ohne Fachbegriffe, mit Fokus auf Nachvollziehbarkeit. Ziel war es, Frau Berger frühzeitig in die Lage zu versetzen, ihre Situation besser einzuordnen und informierte Fragen zu stellen. Diese Form der verständnisorientierten Rückmeldung diente als Brücke zwischen professioneller Vorbereitung und partizipativer Therapiegestaltung.

Durch den gezielten Einsatz digitaler Werkzeuge konnte der Einstieg in den diagnostischen Prozess effizient, strukturiert und gleichzeitig empathisch gestaltet werden. Die KI fungierte dabei als Vorbereitungshilfe – nicht als Entscheidungssystem. Sie ermöglichte eine bessere Orientierung im Vorfeld des Gesprächs und trug dazu bei, die erste Begegnung zwischen Therapeutin und Patientin auf Augenhöhe zu führen.

5.3.3 Anamnese und Informationsaufnahme

Das Anamnesegespräch mit Frau Berger wurde im Rahmen der ersten Behandlungseinheit geführt und durch eine ruhige, strukturierte Gesprächsatmosphäre geprägt. Aufbauend auf den zuvor entwickelten Frageimpulsen konnte ein offener Austausch stattfinden, bei dem die Patientin sowohl ihre Hauptbeschwerden als auch belastende Begleitaspekte frei schilderte. Sie berichtete von einem permanenten Spannungsgefühl im Schulter-Nacken-Bereich, das sich im Tagesverlauf verstärke und häufig in drückende Kopfschmerzen münde. Zusätzlich sprach sie über Schlafprobleme, innere Unruhe sowie ein Gefühl zunehmender Überforderung im Beruf.

Zur Dokumentation wurde Whisper eingesetzt. Das Tool zeichnete das Gespräch auf und transkribierte es vollständig, einschließlich Pausen, Betonungen und Sprechtempo. Dies ermöglichte eine präzisere Nachbereitung und Analyse – insbesondere im Hinblick auf nonverbale Aspekte und implizite Signale. Die Transkription diente nicht nur der Dokumentation, sondern auch als Grundlage für die spätere Strukturierung der Befunde nach ICF-Kategorien.

Die Erhebung und Einordnung der Informationen orientierte sich an der Internationalen Klassifikation der Funktionsfähigkeit (ICF). Die Beschwerden wurden systematisch den Bereichen Körperfunktionen (z. B. Muskeltonusregulation, Schlaffunktion), Aktivitäten (z. B. Bildschirmarbeit, Konzentrationsfähigkeit) und Partizipation (z. B. berufliche Rollen, soziale Teilhabe) zugeordnet. Ergänzend wurden Umweltfaktoren wie Arbeitsplatzgestaltung und kollegiale Unterstützung sowie personenbezogene Faktoren wie Perfektionsstreben und Frustrationstoleranz erfasst.

Besonders deutlich wurde dabei die Mehrdimensionalität der Problematik: Die Patientin berichtete nicht nur über körperliche Symptome, sondern thematisierte auch emotionale Belastungen und strukturelle Konflikte in ihrem Arbeitsumfeld. Der Einsatz der ICF half, diese verschiedenen Ebenen sichtbar zu machen, ohne sie vorschnell zu bewerten oder zu hierarchisieren. Die strukturierte Einordnung förderte das Verständnis für die wechselseitige Beeinflussung von körperlicher Funktion, Verhalten und Kontext.

Durch die Transkription mit Whisper konnten einzelne Aussagen der Patientin im Anschluss gemeinsam besprochen und kontextualisiert werden. So entstand eine dialogische Form der Befunderhebung, die über das klassische Frage-Antwort-Schema hinausging. Die Patientin fühlte sich gehört und ernst genommen, was sich positiv auf ihre Bereitschaft zur aktiven Mitarbeit auswirkte.

Die Anamnese zeigte, dass eine rein strukturelle Erklärung der Beschwerden nicht ausreicht. Vielmehr handelt es sich um ein komplexes Zusammenspiel aus muskulären, arbeitsbezogenen und emotionalen Einflussfaktoren. Die sorgfältige Erhebung und digitale Aufbereitung der Informationen bildeten eine tragfähige Grundlage für die nachfolgende Hypothesenbildung – unter Einbeziehung klinischer Erfahrung und digitaler Unterstützung.

5.3.4 Hypothesenbildung und Relevanzprüfung

Auf Grundlage der erhobenen Informationen wurden zunächst mehrere klinisch plausible Hypothesen formuliert, die als mögliche Erklärung für die Beschwerden von Frau Berger infrage kamen. Dabei handelte es sich nicht um abschließende Diagnosen, sondern um begründete Annahmen, die im weiteren Verlauf überprüft, gewichtet oder verworfen werden sollten. Ziel war es, ein funktionelles Verständnis der Problematik zu entwickeln, das sowohl körperliche als auch verhaltensbezogene und kontextuelle Einflussfaktoren berücksichtigt.

In einem ersten Schritt wurden die Hypothesen mithilfe von ChatGPT sprachlich strukturiert und gegliedert. Das System analysierte die Transkription des Anamnesegesprächs und formulierte auf dieser Basis mehrere plausible Ursachenzusammenhänge. Dazu zählten unter anderem:

- **Myofasziale Überlastung der Nackenmuskulatur** durch statisch einseitige Arbeitspositionen,
- **stressinduzierte muskuläre Spannungszunahme**, insbesondere im Schulter-Nacken-Bereich,
- **fehlende Regenerationsphasen** durch schlechten Schlaf und ungünstiges Pausenmanagement,
- **negativ konditionierte Schmerzerwartung** durch wiederholte Rückfälle ohne klaren Therapieplan,
- **reduzierte Selbstwirksamkeit** aufgrund von Intransparenz früherer Maßnahmen.

Um die Hypothesen sprachlich präzise und kontextbezogen zu formulieren, kamen gezielte Prompts zum Einsatz. Drei Beispiele zeigen, wie ChatGPT sinnvoll in diesen Denkprozess integriert wurde:

Prompt 1 – Ziel: funktionelle Hypothesen aus transkribiertem Gespräch ableiten

Prompt

„Du bist eine erfahrene Physiotherapeutin. Analysiere folgende Gesprächspassagen einer Patientin mit chronischem Zervikalsyndrom. Welche funktionellen, verhaltensbezogenen oder kontextuellen Ursachen könnten die Beschwerden erklären? Formuliere dazu 3–5 begründete Hypothesen in klarer Sprache."

Prompt 2 – Ziel: therapeutische Relevanz bewerten

> **Prompt**
>
> *„Bewerte jede der folgenden Hypothesen nach ihrer praktischen Relevanz für die Therapieplanung: Welche Hypothesen lassen sich im physiotherapeutischen Rahmen konkret überprüfen oder beeinflussen?"*

Prompt 3 – Ziel: Hypothesen für Patientin verständlich zusammenfassen

> **Prompt**
>
> *„Fasse die erarbeiteten Hypothesen so zusammen, dass sie für eine Patientin ohne medizinisches Vorwissen nachvollziehbar sind. Verwende bildhafte Sprache, Alltagssituationen und einen respektvollen Ton."*

Diese Prompts wurden jeweils mit konkreten Fallinformationen kombiniert und anschließend inhaltlich geprüft und angepasst. Sie trugen wesentlich dazu bei, die vorhandenen Informationen differenziert zu ordnen und für das therapeutische Vorgehen nutzbar zu machen.

Die Vorschläge wurden anschließend kritisch geprüft und durch die klinische Einschätzung der Therapeutin ergänzt. In einem dialogischen Prozess wurden die Hypothesen gemeinsam mit der Patientin besprochen und priorisiert. Dabei zeigte sich, dass Frau Berger vor allem eine funktionelle und nachvollziehbare Erklärung für ihre Beschwerden suchte – weniger eine medizinische Diagnose im engeren Sinne. Die transparente Kommunikation der Hypothesen – in Alltagssprache und mit Bezug zur konkreten Lebenssituation – trug zur Entlastung und zum Vertrauensaufbau bei.

Zur Relevanzprüfung wurde geprüft, welche Hypothesen sich mit den bisherigen Beobachtungen, Tests und Kontextfaktoren decken ließen. Auch hier diente ChatGPT als unterstützendes System, indem es z. B. die Verknüpfung zwischen Arbeitsplatzbelastung, muskulärer Reaktion und Alltagsverhalten aufzeigte – basierend auf allgemein bekannten Zusammenhängen aus evidenzbasierten Quellen. Die finale Auswahl der therapeutisch relevanten Hypothesen erfolgte jedoch durch die Therapeutin, unter Berücksichtigung der individuellen Zielsetzung und der verfügbaren Ressourcen.

Dieser Schritt verdeutlichte den Nutzen digitaler Unterstützung bei der sprachlichen Präzisierung und kontextbezogenen Gewichtung von Hypothesen. Gleichzeitig zeigte sich, dass die fachlich-klinische Bewertung, die Einbeziehung subjektiver Wahrnehmungen und die Erfahrung im Umgang mit funktionellen Beschwerdebildern weiterhin zentrale Elemente des Clinical Reasoning bleiben. Die KI erwies sich als wertvolles, unterstützendes Instrument zur Strukturierung und Reflexion.

5.3.5 Zieldefinition und Therapieplanung

Auf Grundlage der priorisierten Hypothesen und der gemeinsam gewonnenen Erkenntnisse wurde im nächsten Schritt die Zielsetzung für den Therapieprozess erarbeitet. Dabei stand im Vordergrund, die Ziele nicht ausschließlich therapeutisch zu definieren, sondern sie gemeinsam mit Frau Berger so zu formulieren, dass sie nachvollziehbar, realistisch und überprüfbar waren. Die Zielklärung hatte eine doppelte Funktion: Sie strukturierte den therapeutischen Prozess und stärkte zugleich die Motivation und Eigenverantwortung der Patientin.

Die Zieldefinition erfolgte auf Basis der SMART-Kriterien (spezifisch, messbar, attraktiv, realistisch, terminiert). ChatGPT wurde gezielt eingesetzt, um die zunächst vage formulierten Wünsche der Patientin – etwa „weniger Schmerzen", „besser schlafen" oder „im Job wieder durchhalten" – in klare Zielaussagen zu überführen. Beispielhafte Prompts zur Umformulierung lauteten:

Prompt – Ziel: SMART-Formulierung aus Patientenaussage ableiten

Prompt

„Die Patientin gibt an, dass sie nach längerer Bildschirmarbeit Schmerzen bekommt und schlecht schläft. Formuliere daraus 2 konkrete physiotherapeutische Ziele nach SMART-Kriterien."

Das System schlug unter anderem folgende Zielaussagen vor:

Antwort

- *„Die Patientin kann innerhalb von 6 Wochen mindestens 2 Stunden täglich beschwerdearm im Sitzen arbeiten, ohne Spannungskopfschmerzen zu entwickeln."*
- *„Die Patientin integriert innerhalb der nächsten 4 Wochen eine 10-minütige abendliche Entspannungsroutine, die ihr subjektiv hilft, schneller einzuschlafen."*

Diese Vorschläge wurden gemeinsam mit Frau Berger besprochen, angepasst und als gemeinsame Arbeitsziele in den Therapieplan aufgenommen. Die sprachlich klaren Formulierungen erleichterten die Dokumentation und konnten bei Bedarf auch für interdisziplinäre Rückmeldungen oder Anträge verwendet werden.

Für die strukturelle Erfassung und Darstellung des Therapieplans wurde Microsoft Copilot genutzt. Auf Basis der erhobenen Befunde, Hypothesen und Ziele erstellte das System ein gegliedertes Therapiedokument, das sowohl die geplanten Maßnahmen (z. B. aktive Haltungsarbeit, Entspannungsstrategien, Arbeitsplatzberatung) als auch die vorgesehenen Evaluationszeitpunkte enthielt. Copilot übernahm dabei nicht die inhaltliche Planung, sondern unterstützte die automatisierte

Formatierung und logische Gliederung – etwa durch vorstrukturierte Textbausteine, Tabellen oder Verlaufsabschnitte.

Die so erstellten Unterlagen dienten sowohl der internen Dokumentation als auch der Kommunikation mit der Hausärztin der Patientin. Zusätzlich erhielt Frau Berger eine ausgedruckte, für sie aufbereitete Version ihrer Therapieziele – als visuelle Rückmeldung, aber auch als Grundlage für ihre Eigenaktivität im Alltag.

Der gesamte Prozess – von der Zielentwicklung bis zur Maßnahmenplanung – zeigte, wie KI-gestützte Systeme dazu beitragen können, therapeutische Klarheit, sprachliche Präzision und organisatorische Effizienz zu verbinden. Die fachliche Bewertung, die Priorisierung und die Auswahl der konkreten Maßnahmen blieben dabei vollständig in der Verantwortung der Therapeutin.

5.3.6 Edukation und Motivation

Ein zentraler Bestandteil der Therapie war die verständliche Vermittlung funktioneller Zusammenhänge sowie die gezielte Förderung der Eigenaktivität von Frau Berger. In früheren Behandlungen hatte sie wiederholt das Gefühl gehabt, nicht genau zu wissen, *was* mit ihr passiert und *warum* bestimmte Maßnahmen gewählt wurden. Um diesem Eindruck entgegenzuwirken, wurde ein besonderer Fokus auf Edukation und Transparenz gelegt – sowohl im persönlichen Gespräch als auch mit unterstützenden Materialien.

Zur Visualisierung komplexer Inhalte kam das KI-gestützte Bildgenerierungstool DALL·E zum Einsatz. Ziel war es, abstrakte Begriffe wie „Haltungsbelastung", „Schmerzkonditionierung" oder „aktive Pause" bildlich zu veranschaulichen – in einer Form, die individuell auf Frau Bergers beruflichen Kontext zugeschnitten war. Beispielhafte Prompts zur Bildgenerierung lauteten:

Prompt – Ziel: Haltungssituation im Büroalltag visualisieren

> **Prompt**
>
> *„Erstelle eine neutrale Zeichnung einer Frau Anfang 50 an einem Schreibtisch mit schlechter Sitzhaltung, angestrengtem Blick und Schultern hochgezogen. Umgebung: modernes Büro, Bildschirm zu hoch eingestellt."*

Prompt – Ziel: funktionelle Gegenüberstellung darstellen

> **Prompt**
>
> *„Zeige zwei Szenen nebeneinander: rechts eine gestresste, verspannte Büroangestellte; links dieselbe Person in aufgerichteter Haltung mit entspannter Gesichtsmimik. Stil: sachlich, ohne emotionale Überzeichnung."*

Abb. 5.2 zeigt das Ergebnis. Die Bilder wurden nicht als Diagnosetool genutzt, sondern als visuelle Gesprächsunterstützung. Sie halfen dabei, die eigenen Bewegungs- und Verhaltensmuster zu erkennen, ohne belehrend zu wirken. In einem gemeinsamen Durchgang wurde etwa der Zusammenhang zwischen Bildschirmposition, Schultergürtelspannung und Kopfschmerzen anhand einer individuell generierten Darstellung nachvollziehbar erklärt. Frau Berger reagierte positiv auf diese Form der Aufbereitung, da sie ihren Alltag abbildete und konkrete Anknüpfungspunkte für Veränderungen bot.

Ergänzend wurden einfache Skizzen für Bewegungs- und Entspannungsübungen erstellt, die sie zu Hause umsetzen konnte – angepasst an ihre Situation und ohne technische Barrieren. Die Visualisierung wirkte dabei nicht nur instruktiv, sondern motivationsfördernd, da sie die Umsetzung erleichterte und das Gefühl von Kontrolle und Eigenverantwortung stärkte.

Im weiteren Verlauf diente DALL·E auch zur Darstellung von Arbeitsplatzvarianten, etwa der richtigen Monitorhöhe oder der Nutzung eines Ruheraums, wie es in ihrer Firma grundsätzlich möglich wäre. Die patientenspezifischen Bilder boten eine Gesprächsgrundlage für den Transfer in den Alltag und unterstützten Frau Berger dabei, ihre Anliegen gegenüber dem Arbeitgeber sachlich und sicher zu vertreten.

Die Kombination aus empathischer Gesprächsführung und gezielter Visualisierung erwies sich als wirksames Mittel zur Stärkung der therapeutischen Allianz. Frau Berger entwickelte zunehmend Vertrauen in das Vorgehen, zeigte Eigeninitiative und äußerte erstmals konkrete Vorstellungen für langfristige Veränderungen in ihrem Arbeitsalltag.

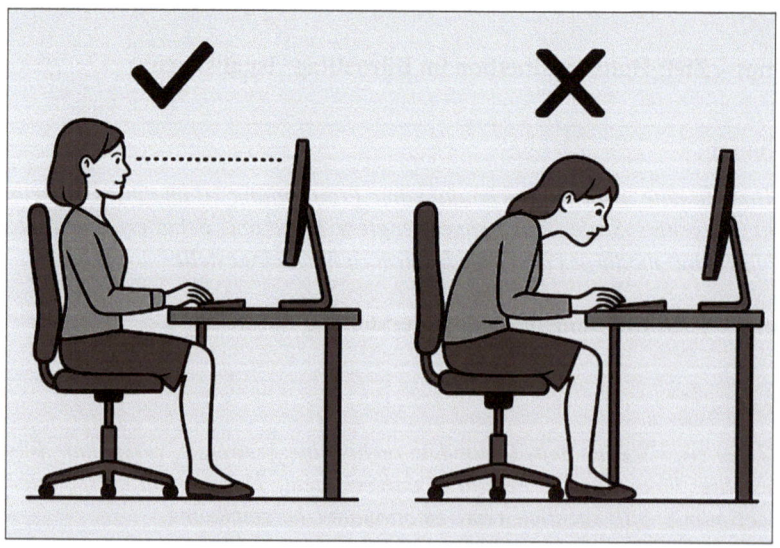

Abb. 5.2 Vergleich von funktioneller und ungünstiger Sitzhaltung am Arbeitsplatz

5.3.7 Dokumentation und Verlaufskontrolle

Im weiteren Therapieverlauf wurde die Entwicklung der Patientin systematisch dokumentiert und regelmäßig reflektiert. Ziel war es, sowohl subjektive Rückmeldungen als auch beobachtbare Veränderungen zu erfassen – in einer Form, die die Zielerreichung nachvollziehbar macht und Raum für Anpassungen lässt.

Zur Unterstützung der Dokumentation kam erneut Whisper zum Einsatz. In ausgewählten Sitzungen wurde das Gespräch zwischen Therapeutin und Patientin aufgezeichnet und automatisch transkribiert. Dabei wurde nicht jede Einheit erfasst, sondern gezielt solche, die relevante Veränderungen, neue Fragestellungen oder besondere Rückmeldungen enthielten. Die Transkripte dienten als Gedächtnisstütze, aber auch als Grundlage für spätere Auswertungen – etwa bei der Überprüfung von Zielerreichung oder der Ableitung neuer Teilziele.

Parallel wurde ChatGPT genutzt, um aus diesen Transkripten aussagekräftige Verlaufszusammenfassungen zu erstellen. Die Prompts wurden so formuliert, dass sie die Informationen aus den Transkripten in strukturierter Form verdichten sollten – etwa nach dem Muster: *„Was hat sich verändert? Was blieb konstant? Welche Interventionen wurden angepasst?"* Die so erstellten Texte dienten als Grundlage für die interne Dokumentation, aber auch für den Austausch mit anderen Fachpersonen oder zur Vorbereitung von Zwischengesprächen mit der Patientin.

Ein Beispiel für einen entsprechenden Prompt:

Prompt – Ziel: strukturierte Verlaufszusammenfassung erstellen

Prompt

„Fasse aus dem folgenden Transkript die wichtigsten therapeutischen Entwicklungen der letzten 3 Wochen zusammen. Gib an, welche Maßnahmen beibehalten, welche verändert wurden und welche Rückmeldungen die Patientin gegeben hat. Ziel ist eine übersichtliche, sachliche Dokumentation im physiotherapeutischen Kontext."

Die Ergebnisse wurden immer von der Therapeutin geprüft, sprachlich angepasst und gegebenenfalls ergänzt. Der Einsatz der KI diente hier in erster Linie der Entlastung bei der Strukturierung und Formulierung, nicht der Interpretation.

Zusätzlich kam Copilot bei der grafischen Darstellung des Therapieverlaufs zum Einsatz. Die aus den Zielen abgeleiteten Teilfortschritte wurden in einer Verlaufsübersicht eingetragen, die sowohl zeitliche Meilensteine als auch qualitative Einschätzungen enthielt. Dies erleichterte die Kommunikation im Team und half, die Wirksamkeit der gewählten Maßnahmen regelmäßig zu evaluieren.

Im Verlauf zeigte sich, dass die Kombination aus kontinuierlicher Reflexion, gezielter Rückmeldung und strukturierter Dokumentation zu einer höheren Therapietransparenz führte. Frau Berger konnte ihre Fortschritte besser nachvollziehen und war eher bereit, auch schwierige oder stagnierende Phasen aktiv mitzugestalten.

Die digitalen Tools unterstützten dabei nicht nur die Organisation des Prozesses, sondern trugen auch zur fachlichen Klarheit bei – vorausgesetzt, ihre Ergebnisse wurden kritisch eingeordnet und mit dem klinischen Urteil abgeglichen. So wurde die Dokumentation nicht zur Pflichtübung, sondern zu einem integrativen Bestandteil der therapeutischen Steuerung.

5.3.8 Fallreflexion: Chancen, Grenzen, offene Fragen

Der Fall von Frau Berger zeigt exemplarisch, wie digitale Werkzeuge entlang des gesamten Clinical-Reasoning-Prozesses eingesetzt werden können, ohne dabei die therapeutische Verantwortung zu ersetzen. Die Integration von KI-gestützten Anwendungen wie ChatGPT, Whisper, NotebookLM, DALL·E und Copilot ermöglichte eine strukturiertere Vorbereitung, eine zielgerichtete Gesprächsführung, eine präzisere Hypothesenbildung und eine effizientere Dokumentation. Insbesondere in komplexen, mehrdimensionalen Fallkonstellationen erwies sich diese Unterstützung als hilfreich – nicht im Sinne einer Automatisierung, sondern als Erweiterung klinischer Handlungsspielräume.

Gleichzeitig wurde deutlich, dass der Nutzen dieser Tools stark von der Art und Qualität der Anwendung abhängt. Ihre Ergebnisse sind nur so gut wie die Daten, mit denen sie gefüttert werden – und so präzise wie die Fragen, die ihnen gestellt werden. In diesem Fall war es die strukturierte Vorbereitung durch die Therapeutin, die den sinnvollen Einsatz der Systeme erst ermöglichte. Die sorgfältige Auswahl von Prompts, die kritische Prüfung der Resultate und die bewusste Einbettung in den Behandlungskontext waren entscheidend dafür, dass die Unterstützung durch KI tatsächlich einen Mehrwert brachte.

Deutlich wurden aber auch Grenzen. Nicht jeder Aspekt des therapeutischen Prozesses lässt sich digital abbilden. Intuition, nonverbale Kommunikation, situatives Feingefühl und die Erfahrung im Umgang mit ambivalenten oder emotional aufgeladenen Situationen bleiben menschliche Kompetenzen. Auch das gezielte Innehalten, Umdenken oder Zulassen von Nichtwissen ist Teil eines professionellen Entscheidungsprozesses – und kann nicht durch Software ersetzt werden.

Ein weiterer Punkt betrifft die Transparenz und Verständlichkeit gegenüber der Patientin. Frau Berger profitierte davon, dass die eingesetzten Tools erklärt und sichtbar gemacht wurden. Sie verstand, dass KI nicht über sie hinweg, sondern gemeinsam mit ihr arbeitete. Diese Form der Einbindung stärkte die therapeutische Beziehung und erleichterte die gemeinsame Zielverfolgung.

Der Fall wirft auch offene Fragen auf: Wie viel KI ist sinnvoll – und ab wann wird sie zur Belastung? Wie lassen sich Datenschutz, Nachvollziehbarkeit und therapeutische Autonomie in Einklang bringen? Und wie können Therapeut*innen gezielt darin geschult werden, digitale Werkzeuge nicht nur zu nutzen, sondern in ihr professionelles Selbstverständnis zu integrieren?

5.4 Fachspezifische Anwendungsszenarien

Tab. 5.2 Vorteile des KI-Einsatzes im Fallbeispiel

Aspekt	Beitrag durch KI-Unterstützung
Zeitgewinn	Schnellere Auswertung von Vorbefunden, automatische Transkripte mit Whisper
Struktur und Klarheit	Hypothesen und Ziele wurden mit ChatGPT sprachlich präzisiert und priorisiert
Patientenkommunikation	Visualisierung (DALL·E), alltagsnahe Zielübersetzung, verständliche Zusammenfassungen
Dokumentation	Copilot strukturierte Therapiepläne und Verlaufsberichte systematisch
Beziehungsarbeit	Partizipativer Einsatz der Tools förderte Vertrauen und Eigenverantwortung

Konkrete Vorteile im Überblick

In dem hier beschriebenen Fall konnten konkrete Vorteile aus dem gezielten Einsatz von KI im physiotherapeutischen Entscheidungsprozess gewonnen werden:

- **Zeitgewinn:** Durch strukturierte Voranalyse und automatisierte Transkription konnten Routinetätigkeiten reduziert und mehr Zeit für den therapeutischen Dialog genutzt werden.
- **Klarheit im Denkprozess:** ChatGPT erleichterte die Formulierung und Priorisierung von Hypothesen und Zielen und machte den Entscheidungsprozess nachvollziehbarer.
- **Bessere Kommunikation:** Patientenverständliche Zusammenfassungen, visualisierte Inhalte und klar formulierte Therapieziele förderten das Verständnis und die Mitwirkung der Patientin.
- **Effizientere Dokumentation:** Copilot unterstützte die standardisierte und strukturierte Erstellung von Verlaufs- und Planungsdokumenten.
- **Stärkung der therapeutischen Beziehung:** Der transparente, partizipative Umgang mit KI stärkte das Vertrauen und die Motivation der Patientin.

Diese Vorteile entfalten sich jedoch nicht automatisch. Sie setzen voraus, dass die KI-Tools gezielt ausgewählt, reflektiert eingesetzt und kontinuierlich im therapeutischen Prozess rückgekoppelt werden. Für das Fallbeispiel sind die Vorteile in Tab. 5.2 zusammengefasst.

5.4 Fachspezifische Anwendungsszenarien

Die im Fall von Frau Berger dargestellten Prinzipien lassen sich auf unterschiedliche physiotherapeutische Fachbereiche übertragen. In jedem dieser Bereiche ergeben sich spezifische Anforderungen an das Clinical Reasoning – etwa durch unterschiedliche Patientengruppen, Krankheitsbilder, Verlaufsdynamiken oder institutionelle Rahmenbedingungen. Entsprechend variiert auch der sinnvolle Einsatz künstlicher Intelligenz: Während in manchen Situationen strukturierende Funktionen im Vordergrund stehen, ist in anderen die kommunikative Unterstützung oder die evidenzbasierte Verknüpfung von Informationen besonders relevant.

Die folgenden Szenarien zeigen beispielhaft, wie KI-gestützte Tools im orthopädischen, neurologischen, pädiatrischen, onkologischen und arbeitsmedizinischen Kontext eingesetzt werden können. Sie basieren auf typischen klinischen Konstellationen und sind so gewählt, dass sich sowohl der Nutzen als auch die Grenzen digitaler Unterstützung sichtbar machen lassen. Im Mittelpunkt steht die therapeutische Handlungskompetenz – ergänzt, aber nicht ersetzt durch KI.

5.4.1 Orthopädie – Knie-TEP: Verlaufserfassung und automatisierte Berichtserstellung

Im orthopädischen Kontext gehört die Nachbehandlung nach Knietotalendoprothese (Knie-TEP) zu den häufigsten Aufgaben in der physiotherapeutischen Versorgung. Die Behandlung ist in der Regel standardisiert, folgt klaren phasenspezifischen Rehabilitationszielen und wird meist über mehrere Wochen begleitet. Gleichzeitig erfordert der Verlauf ein hohes Maß an Dokumentation – sowohl im Hinblick auf die therapeutische Wirkung als auch für Kostenträger, Ärzt*innen oder Reha-Teams. KI-gestützte Tools können hier insbesondere im Bereich der Verlaufserfassung und Berichtserstellung eine entlastende Rolle übernehmen.

Ausgangssituation
Herr M., 68 Jahre, befindet sich nach einer komplikationslosen Knie-TEP im häuslichen Rehabilitationsverlauf. Er kommt dreimal pro Woche zur ambulanten Physiotherapie. Zu Beginn der Behandlung bestehen funktionelle Einschränkungen bei der Kniestreckung, Gangunsicherheit, Schmerzen bei Belastung und ein stark reduzierter Bewegungsradius. Ziel ist die Wiederherstellung der Mobilität im Alltag, Treppengehen sowie das schmerzfreie Stehen und Gehen über längere Distanzen. Dokumentiert werden sollen regelmäßige Zwischenziele, die Reaktion auf einzelne Maßnahmen sowie der Gesamtverlauf im Hinblick auf die Therapieziele.

Einsatz von Whisper zur Verlaufsdokumentation
Bereits während der Sitzungen werden zentrale Beobachtungen, Rückmeldungen des Patienten und therapeutische Maßnahmen mithilfe von Whisper dokumentiert. Das Tool transkribiert kurze Gesprächsabschnitte oder gesprochene Notizen der Therapeutin automatisch in Textform. Diese „sprechende Dokumentation" spart Schreibzeit, ermöglicht es, Beobachtungen zeitnah festzuhalten, und reduziert das Risiko von Lücken in der Verlaufsbeschreibung.

5.4 Fachspezifische Anwendungsszenarien

Ein Beispiel

> **Prompt**
>
> „Heute Gehen ohne Hilfsmittel, aber mit deutlicher Unsicherheit in der Standbeinphase rechts. Patient meldet nach Belastung muskelkaterähnliche Schmerzen, aber kein Gelenkproblem. Treppentraining durchgeführt, 3-mal 10 Stufen unter Anleitung."

Diese Transkripte werden im Anschluss zur Auswertung herangezogen und dienen als Grundlage für die Zwischen- und Abschlussberichte. Sie können auch mit Fotos oder kurzen Videos kombiniert werden, wenn eine Verlaufskontrolle der Bewegungsausführung erforderlich ist.

Automatisierte Berichte mit ChatGPT

Kurz vor Ende der Verordnung soll der Verlauf in einem Bericht zusammengefasst werden – zur internen Qualitätssicherung oder zur Information des verordnenden Arztes. Statt einen solchen Bericht manuell zu verfassen, werden die gesammelten Transkripte und Beobachtungen in ChatGPT eingespeist. Mit einem präzise formulierten Prompt wird daraus ein strukturierter Bericht generiert.

Beispielhafter Prompt

> **Prompt**
>
> „Erstelle einen physiotherapeutischen Bericht auf Basis der folgenden Transkripte. Zielgruppe ist der überweisende Orthopäde. Gliedere den Bericht nach folgenden Punkten: 1. Verlauf der letzten 3 Wochen, 2. aktuelle Funktionslage, 3. Umsetzung der Therapieziele, 4. weitere Planung. Verwende eine sachliche, medizinisch angemessene Sprache."

Der resultierende Text wird anschließend durch die Therapeutin geprüft, ergänzt und bei Bedarf gekürzt. Dabei zeigt sich: Die sprachliche Qualität ist hoch, die Struktur nachvollziehbar und die Tonalität lässt sich durch das Prompting gut steuern. Besonders in Praxen mit hohem Dokumentationsaufwand oder bei hohem Patientenaufkommen kann diese Funktion zu einer spürbaren Entlastung führen.

Zusätzlicher Nutzen

Auch für die Patient*innen selbst kann der KI-gestützte Verlauf dokumentiert werden – in vereinfachter Form. ChatGPT kann aus denselben Daten eine Version generieren, die auf medizinische Fachsprache verzichtet, Ziele konkret benennt und den aktuellen Stand laienverständlich zusammenfasst. Das fördert Transparenz, Motivation und die Beteiligung am Reha-Prozess.

Beispielauszug

> **Antwort**
>
> *„In den letzten Wochen haben Sie Ihre Beweglichkeit im Kniegelenk und die Kraft der stabilisierenden Muskulatur deutlich verbessert. Besonders beim Treppengehen zeigen sich Fortschritte. Wir arbeiten weiterhin daran, dass Sie längere Strecken schmerzfrei bewältigen können."*

Kritische Bewertung

Der Nutzen der Tools hängt entscheidend vom strukturierten Einsatz ab. Transkripte müssen regelmäßig sortiert und geprüft werden, die Prompts klar formuliert und die Berichte fachlich kontrolliert. Auch muss der Datenschutz beachtet werden – etwa durch lokale Speicherung der Transkripte oder den Einsatz datenschutzkonformer KI-Anwendungen. Die Verantwortung für die Inhalte bleibt stets bei den Therapeut*innen.

In der orthopädischen Nachbehandlung wie bei der Knie-TEP ermöglicht KI eine deutliche Entlastung im Bereich der Dokumentation, ohne dabei auf klinische Einschätzung oder persönliche Rückmeldung zu verzichten. Gerade in Routineverläufen mit hohem Erfassungsbedarf bietet sich der gezielte Einsatz dieser digitalen Werkzeuge an – vorausgesetzt, sie werden professionell eingebettet.

5.4.2 Neurologie – Parkinson: SMART-Zielsetzung und visuelle Bewegungspläne

Die physiotherapeutische Versorgung von Patient*innen mit Morbus Parkinson stellt hohe Anforderungen an die Behandler. Der Krankheitsverlauf ist individuell unterschiedlich, zyklisch geprägt und von motorischen wie auch nichtmotorischen Symptomen begleitet. Besonders im ambulanten Setting ist eine kontinuierliche Anpassung der Therapieziele erforderlich – abhängig vom Stadium, von der Tagesform, der Medikation und der Motivation der Betroffenen.

Neben gezielten Übungen stehen Alltagsfunktionen wie Gehen, Ankleiden oder Gleichgewichtstraining im Mittelpunkt. KI-gestützte Anwendungen können dabei helfen, Therapieziele konkreter zu formulieren, visuelle Übungshilfen zu erstellen und die Patient*innen sowie evtl. Angehörige stärker in den Planungsprozess einzubeziehen.

Ausgangssituation

Frau L., 71 Jahre, lebt allein, ist leicht kognitiv eingeschränkt und befindet sich im mittleren Stadium der Parkinson-Erkrankung. Hauptproblem ist das Freezing beim Gehen, insbesondere in engen Räumen und beim Starten einer Bewegung. Zusätzlich bestehen Unsicherheiten beim Ankleiden und beim Wechsel zwischen Sitzen und Stehen. Die Patientin ist motiviert, zeigt aber eine reduzierte Selbstwirksamkeit und äußert Sorgen über den zunehmenden Funktionsverlust.

5.4 Fachspezifische Anwendungsszenarien

Einsatz von ChatGPT zur Zielklärung

Im Gespräch formuliert Frau L. ihre Ziele vage: „Ich möchte mich wieder sicherer fühlen" oder „Ich will nicht dauernd stecken bleiben". Um diese Aussagen in konkrete, überprüfbare SMART-Ziele zu überführen, wird ChatGPT unterstützend eingesetzt.

Ein Beispiel-Prompt

> **Prompt**
>
> *„Formuliere aus folgenden Aussagen einer Patientin mit Parkinson SMART-Ziele im physiotherapeutischen Kontext. Ziel ist die Verbesserung alltagsrelevanter Bewegungsübergänge. Aussagen: ‚Ich bleibe oft stecken. Ich möchte mich beim Aufstehen sicherer fühlen. Ich will mich wieder freier bewegen.'"*

Das System schlägt unter anderem folgende Ziele vor:

> **Antwort**
>
> *„Hier sind Vorschläge für SMART-Ziele für die Parkinson-Patientin:*
> - *Die Patientin steht innerhalb von 4 Wochen 5-mal täglich ohne Fremdhilfe vom Stuhl auf – mit festem Stand nach dem Aufstehen.*
> - *Die Patientin kann innerhalb von 6 Wochen in der Wohnung 5 Meter gehen, ohne Freezing-Episode, nach Einsatz einer auditiven Startstrategie.*
> - *Die Patientin setzt eine geübte Bewegungsstrategie beim Ankleiden selbstständig in mindestens 3 von 5 Situationen um."*

Diese Formulierungen wurden gemeinsam mit Frau L. geprüft, sprachlich vereinfacht und in einem kleinen Zielplan aufgeschrieben, den sie mit nach Hause nahm. Die verständliche und greifbare Formulierung erleichterte die Orientierung im Alltag und gab Struktur im Übungsprozess.

Visuelle Bewegungspläne mit DALL·E

Um die gelernten Strategien (z. B. bei Freezing) visuell zu verankern, wurde das Bildgenerierungstool DALL·E genutzt. Ziel war es, Bewegungsfolgen in Form einfacher, klarer Darstellungen zu erstellen, die Frau L. zuhause als Gedächtnisstütze nutzen konnte. Die Bilder sollten nicht wie medizinische Lehrtafeln wirken, sondern als leicht verständliche Handlungsanleitungen mit Wiedererkennungswert.

Ein Beispiel-Prompt:

> **Prompt**
>
> *„Erstelle eine Schwarz-Weiß-Zeichnung, die eine ältere Frau zeigt, wie sie mithilfe eines Startsignals (z. B. Fingerschnipsen) den Gang nach Freezing beginnt. Stil: schlicht, ohne Text, in vier Schritten."*

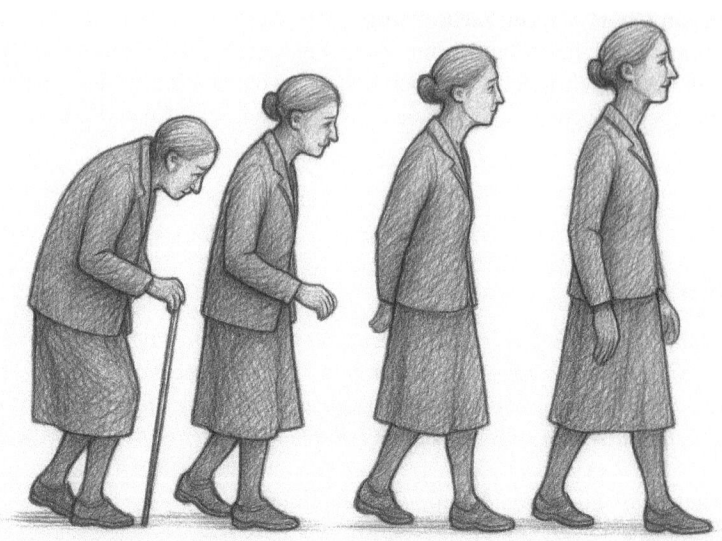

Abb. 5.3 Illustrative Schritt-für-Schritt-Abfolge Gang nach Freezing

Das Ergebnis zeigt Abb. 5.3: eine illustrative Schritt-für-Schritt-Abfolge, die gut als Übungsposter eingesetzt werden konnte. Weitere Darstellungen wurden für das Ankleiden, das Aufstehen vom Stuhl und das gezielte Anstoßen eines Bewegungsimpulses erstellt – jeweils auf Basis der konkreten Schwierigkeiten der Patientin.

Kombination mit analogen Strategien
Die KI-generierten Materialien ersetzten keine Therapieeinheit, sondern ergänzten sie. Im therapeutischen Setting wurden die Bilder gemeinsam besprochen, mit der Patientin beschriftet und als Kopien für zuhause mitgegeben. Dabei entstand eine stärkere Eigenverantwortung, da Frau L. die Übungen besser nachvollziehen konnte und die Bilder ihr halfen, die Strategien im Alltag zu erinnern.

Kritische Bewertung
Gerade bei Patient*innen mit kognitiven Einschränkungen ist es essenziell, dass alle Materialien einfach, klar und motivierend gestaltet sind. Die Qualität der KI-Ausgaben hängt stark vom Prompting und der Nachbearbeitung durch die Therapeut*in ab. Nicht jedes Bild ist sofort passend – oft sind mehrere Versuche notwendig. Zudem erfordert die Anwendung Zeit in der Vorbereitung, bringt jedoch in der Umsetzung deutliche Vorteile.

Die Kombination aus strukturierter Zielsetzung und visualisierten Bewegungsstrategien stärkt die Eigenaktivität, schafft Sicherheit und erleichtert die Umsetzung im Alltag. Entscheidend ist, dass KI-Werkzeuge nicht als Automatismus, sondern als bewusst eingesetzte Hilfen verstanden werden – eingebettet in ein tragfähiges therapeutisches Konzept.

5.4.3 Pädiatrie – Elternkommunikation und kindgerechte Darstellung

In der pädiatrischen Physiotherapie ist der Erfolg einer Maßnahme stark von der aktiven Mitwirkung der Bezugspersonen abhängig. Kinder äußern ihre Beschwerden oft indirekt. Ihr Spiel- und Bewegungsverhalten muss beobachtet und interpretiert werden, und Veränderungen zeigen sich meist in Alltagssituationen außerhalb der Behandlung. Gleichzeitig ist die Elternkommunikation anspruchsvoll: Sie erfordert Empathie, klare Sprache, pädagogisches Feingefühl – und oft auch Geduld im Umgang mit Unsicherheit oder Überforderung.

Digitale Werkzeuge wie ChatGPT und DALL·E können in diesem Setting unterstützend wirken – nicht als Ersatz für Beziehung, sondern als Verstärker für Verständlichkeit, Transparenz und Kreativität. Zwei Anwendungsfelder sind besonders hervorzuheben: die zielgerichtete Elternkommunikation und die kindgerechte Visualisierung von Übungen.

Ausgangssituation
Tim, 6 Jahre, kommt wegen Koordinationsschwierigkeiten und auffälligem Gangbild zur Behandlung. Er zeigt eine verzögerte motorische Entwicklung, neigt zu schneller Ermüdung und hat Schwierigkeiten beim Gleichgewicht. Die Eltern wirken engagiert, aber auch unsicher – sie haben viele Fragen, erhalten unterschiedliche Rückmeldungen von Ärzt*innen, Kita und Bekannten und wünschen sich konkrete Handlungsempfehlungen für den Alltag.

Im therapeutischen Gespräch äußern sie:

- „Wir wissen gar nicht genau, was wir zu Hause tun sollen."
- „Er ist schnell frustriert, wenn etwas nicht klappt."
- „Wir möchten ihm helfen, aber ihn nicht überfordern."

Einsatz von ChatGPT zur Elternkommunikation
Um den Informationsfluss zu strukturieren und individuell zugeschnittene Rückmeldungen zu formulieren, wird ChatGPT zur Vorbereitung von Gesprächsinhalten und schriftlichen Rückmeldungen genutzt. Dabei wird gezielt darauf geachtet, dass Fachbegriffe vermieden, Anregungen praxisnah formuliert und Eltern weder belehrt noch überfordert werden.

Ein Beispiel-Prompt:

> **Prompt**
>
> *„Formuliere eine verständliche Rückmeldung für Eltern eines 6-jährigen Jungen mit Koordinationsschwierigkeiten. Inhalt: Beobachtungen im Gleichgewicht, Umgang mit Frust, Fördermöglichkeiten im Alltag (z. B. Hüpfspiele, Balancieren, Motivation durch Erfolgserlebnisse). Verwende eine wertschätzende, zugewandte Sprache."*

Das Resultat ist ein Textbaustein, der in einem Elterngespräch oder als Mitgabe formuliert werden kann:

> **Antwort**
>
> *„Tim zeigt in der Therapie, dass er Bewegungen mutig ausprobiert – auch wenn es noch nicht immer klappt. Besonders bei Gleichgewichtsübungen kann er mit einfachen Hilfsmitteln wie Seilen, Kissen oder Linien auf dem Boden sicherer werden. Spielerische Wiederholungen helfen ihm, dranzubleiben. Bitte geben Sie ihm bei Erfolgen direkt Rückmeldung – das stärkt seine Motivation."*

Die Therapeutin überarbeitet den Text je nach Gesprächsverlauf, ergänzt Beobachtungen aus der Therapie und gestaltet daraus ein persönliches Feedback. Die KI dient hier nicht der automatischen Kommunikation, sondern der sprachlichen Entlastung und Strukturierung – insbesondere bei komplexen Elternfragen.

Kindgerechte Darstellung durch DALL·E
Im zweiten Schritt werden Bewegungsübungen so visualisiert, dass sie für Tim verständlich, lustvoll und umsetzbar sind. Dabei kommen Darstellungen zum Einsatz, die sich an Tiersymbolik, Bewegungsgeschichten oder kindlichen Vorbildern orientieren – je nach Interesse und Alter.

Beispielprompt

> **Prompt**
>
> *„Zeichne eine einfache Schwarz-Weiß-Illustration eines Kindes, das sich wie ein Flamingo auf einem Bein balanciert. Stil: kindgerecht, klar, ohne Text, keine übermäßigen Details."*

Weitere Übungen werden als „Krabbe", „Känguru" oder „Bär" visualisiert – je nachdem, was geübt werden sollen (z. B. Stützkraft, Sprungkraft, Koordination). Diese Bilder dienen im Setting als Mitmachanregung, können zuhause an die Wand gehängt werden oder in ein Übungsheft eingeklebt werden, das die Familie mitgestaltet.

Wichtig: Die Visualisierungen werden nicht als Anleitung, sondern als Bewegungsanregung genutzt. Die Kinder interpretieren sie frei, führen sie spielerisch aus und entwickeln dadurch eine eigene Bewegungssprache. In der Elternberatung wird besprochen, wie die Übungen im Alltag integriert werden können – z. B. als „Morgensprung", „Nachmittagsbalance" oder „Abendbär".

Kritische Bewertung
Der Einsatz von KI-Tools in der Pädiatrie verlangt eine klare pädagogische Haltung. ChatGPT kann Kommunikation strukturieren, aber nicht empathisches

5.4 Fachspezifische Anwendungsszenarien

Zuhören und Umgehen ersetzen. DALL·E kann Bilder erzeugen, aber nicht die Motivation oder Fantasie des Kindes steuern. Entscheidend ist daher, wie die Tools eingebettet werden: als kreative Ergänzung, nicht als digitale Steuerzentrale.

Die besten Ergebnisse entstehen, wenn Therapeut*innen die KI-Ergebnisse als Rohmaterial nutzen – zur Weiterverarbeitung, Individualisierung und Integration in ihr therapeutisches Vorgehen. Die kindliche Freude an Bewegung, die Beziehung zu den Eltern und die Erfahrung von Erfolg bleiben unerlässliche Faktoren und auch hier gilt – die Technik unterstützt, aber gestaltet nicht.

In der pädiatrischen Physiotherapie kann der KI-Einsatz Verständlichkeit, Motivation und Elternmitwirkung verbessern, wenn er professionell eingebunden wird. Sprachlich sensible Rückmeldungen, individuell zugeschnittene Übungsideen und visuelle Anreize können die Therapietreue und die Aktivität im Alltag fördern. Dabei sollte jedoch nie vergessen werden: Eltern sind die Expert*innen für ihr eigenes Kind. Ihre Perspektive ist unverzichtbar – und verdient Wertschätzung auf Augenhöhe.

Technische Hilfsmittel können diesen Dialog unterstützen, dürfen ihn aber niemals ersetzen.

5.4.4 Onkologie – Fatigue-Syndrom: evidenzbasierte Strukturierung mit NotebookLM und ChatGPT

In der onkologischen Physiotherapie nimmt die Unterstützung von Patient*innen mit krebsbedingter Fatigue eine zentrale Rolle ein. Fatigue beschreibt eine anhaltende Erschöpfung, die sich nicht durch Schlaf oder Ruhe bessert und sowohl körperliche als auch kognitive und emotionale Ebenen betrifft. Die Herausforderung liegt in der hohen Individualität der Beschwerden, der schwer fassbaren Symptomatik und der häufig unklaren Abgrenzung zu anderen Belastungen wie Depression, Inaktivität oder Nebenwirkungen der Therapie. Der physiotherapeutische Beitrag besteht meist in der Strukturierung, Aktivierung und Alltagsstabilisierung – eingebettet in ein interprofessionelles Netzwerk.

In diesem Kontext bietet der gezielte Einsatz von KI eine Möglichkeit, wissenschaftlich fundierte Empfehlungen effizient zu nutzen und für den individuellen Fall anwendbar zu machen. Besonders hilfreich ist der Einsatz von NotebookLM zur Auswertung von Leitlinien sowie von ChatGPT zur Formulierung konkreter, angepasster Maßnahmen.

Ausgangssituation
Herr F., 59 Jahre, hat eine Chemotherapie im Rahmen eines metastasierten Prostatakarzinoms abgeschlossen. Er lebt mit seiner Partnerin zusammen, ist beruflich nicht mehr aktiv und berichtet bei der Erstvorstellung von massiver Erschöpfung, Antriebslosigkeit und Konzentrationsproblemen. Körperlich zeigt er eine stark reduzierte Belastungstoleranz, eine allgemeine muskuläre Schwäche und Schwierigkeiten bei längerem Stehen. Er wirkt demotiviert, zweifelnd, aber offen für Unterstützung. Die ärztliche Verordnung lautet: „Physiotherapie bei Fatigue-Syndrom".

Leitliniengestützte Strukturierung mit NotebookLM

Um gezielte Inhalte für die physiotherapeutische Therapieplanung zu gewinnen, werden Leitliniendokumente, u. a. der European Society for Medical Oncology (ESMO), des National Comprehensive Cancer Network (NCCN) sowie der Deutschen Krebsgesellschaft, im PDF-Format, in NotebookLM eingelesen. Diese Leitlinien betonen übereinstimmend die zentrale Bedeutung individuell angepasster körperlicher Aktivität als evidenzbasierte Maßnahme zur Behandlung der krebsbedingten Fatigue. Ziel ist es, aus dem umfangreichen Material die für den physiotherapeutischen Bereich relevanten Abschnitte herauszufiltern.

Ein gezielter Prompt lautet

Prompt

„Analysiere die Leitlinie zu krebsbedingter Fatigue (aktuelle Version). Extrahiere alle Abschnitte, die physiotherapeutische Maßnahmen betreffen, und fasse sie in klarer Sprache zusammen. Füge Hinweise zu Intensität, Trainingsdauer und Warnzeichen hinzu."

NotebookLM liefert eine strukturierte Zusammenfassung, gegliedert nach Trainingszielen (Ausdauer, Kraft, Mobilisation), Intensitätsvorgaben und relevanten Warnzeichen (z. B. Fieber, starke Anämie). Dadurch kann die Therapeutin evidenzbasiert planen, ohne selbst die gesamte Leitlinie manuell durchsuchen zu müssen.

Die so aufbereiteten Informationen werden anschließend mithilfe von ChatGPT in ein patientengerechtes Format überführt.

Angepasste Übungsstruktur mit ChatGPT

Auf Grundlage der Empfehlungen und der individuellen Belastbarkeit wird mit ChatGPT ein sanfter Übungsplan erstellt. Auch hier ist das Ziel, ein machbares, motivierendes und realitätsnahes Programm zu formulieren, das den Alltag strukturiert und kleine Erfolgserlebnisse ermöglicht.

Beispiel-Prompt

Prompt

„Erstelle einen sanften physiotherapeutischen Übungsplan für einen 59-jährigen Mann mit onkologischer Fatigue. Ziele: tägliche Aktivierung, Förderung der Belastungstoleranz, psychische Stabilisierung. Begrenze die Maßnahmen auf max. 20 Minuten täglich. Sprache: motivierend, ohne Druck."

5.4 Fachspezifische Anwendungsszenarien

Das Ergebnis: Ein 7-tägiger Wochenplan mit einfachen Aktivitäten wie Atemübungen, angeleitetem Gehen, leichten Dehnungen, Achtsamkeitselementen und bewussten Ruhephasen. Der Ton ist unterstützend, realistisch und wertschätzend.

Ergebnis (Auszug)

> **Antwort**
>
> *„Montag: 10 Minuten Gehen in der Wohnung oder im Garten, im eigenen Tempo. Danach: 5 Minuten ruhiges Sitzen mit bewusster Atmung. Dienstag: Sanfte Dehnübungen für Nacken und Rücken. Ziel: Verspannungen lösen, Körpergefühl stärken."*

Die Therapeutin prüft den Vorschlag, passt ihn an die Vorlieben und Möglichkeiten von Herrn F. an und bespricht gemeinsam die Umsetzung. Besonders hilfreich: Die sprachliche Ausgewogenheit – aktivierend, aber nicht überfordernd.

Zusätzlicher Nutzen
Die KI-basierten Inhalte lassen sich auf Wunsch in schriftlicher Form mitgeben – entweder als Ausdruck oder als E-Mail. Herr F. erhält einen klar strukturierten, positiv formulierten Plan, der ihm hilft, trotz Erschöpfung ein Gefühl von Einfluss und Orientierung zu behalten. Zudem können im Verlauf neue Transkripte (z. B. mit Whisper) zur Dokumentation genutzt und durch ChatGPT wieder in aktualisierte Pläne überführt werden, angepasst an Fortschritte oder Rückmeldungen.

Kritische Bewertung
Gerade bei unspezifischen, schwer greifbaren Symptomen wie Fatigue ist eine strukturierte, aber sensible Kommunikation wertvoll. KI kann dabei helfen, große Textmengen zu sichten, konkrete Pläne zu entwickeln und sprachlich angemessen zu formulieren. Gleichzeitig darf die Individualität des Falls nie durch Automatisierung ersetzt werden. Auch hier gilt: Die KI unterstützt – die therapeutische Einschätzung steuert.

In der onkologischen Physiotherapie eröffnet der KI-gestützte Zugang zu Leitlinien und patientenspezifischen Übungsplänen erweiterte Möglichkeiten für eine effiziente und gleichzeitig einfühlsame Therapieplanung. Die Tools können Orientierung geben – für Therapeut*innen wie für Patient*innen.

5.4.5 Arbeitsmedizin – Büroarbeitsplatzanalyse mit DALL·E und ChatGPT

Arbeitsbezogene Beschwerden wie chronische Nackenschmerzen, Spannungskopfschmerzen oder unspezifische Rückenschmerzen gehören zu den häufigsten physiotherapeutischen Behandlungsanlässen im ambulanten Bereich. Der Übergang von muskulärer Dysbalance zu psychosomatischer Belastung ist oft fließend.

Neben der direkten Behandlung am Körper spielt die Analyse des Arbeitsplatzes, insbesondere bei Bildschirmtätigkeit, eine wichtige Rolle. Die Herausforderung besteht darin, Belastungsfaktoren zu erkennen, für die Patient*innen sichtbar zu machen und konkrete Veränderungsschritte anzuregen.

Digitale Tools wie DALL·E (für visuelle Arbeitsplatzsimulationen) und ChatGPT (für sprachlich angepasste Beratungstexte) ermöglichen es, ergonomische Empfehlungen greifbar und alltagsbezogen zu vermitteln – auch für Patient*innen ohne technisches oder gesundheitliches Vorwissen.

Ausgangssituation
Herr T., 44 Jahre, arbeitet seit über 15 Jahren im kaufmännischen Bereich, derzeit im Homeoffice. Er berichtet über seit Monaten zunehmende Verspannungen im Nacken, gelegentliche Kopfschmerzen sowie ein allgemeines Erschöpfungsgefühl nach langen Arbeitstagen. Die physiotherapeutische Befundung ergibt eine deutliche tonische Überlastung im Schultergürtel, eine reduzierte Rotation der HWS und eine statisch belastende Sitzhaltung. Im Gespräch wird deutlich, dass der Arbeitsplatz improvisiert ist: Der Laptop steht auf dem Küchentisch, der Stuhl ist nicht höhenverstellbar, und Pausen werden kaum eingehalten.

Visuelle Arbeitsplatzanalyse mit DALL·E
Da Herr T. Schwierigkeiten hat, die eigenen Belastungsmuster zu erkennen, wird die Ist-Situation visuell nachgestellt. Mithilfe von DALL·E werden realitätsnahe Schwarz-Weiß-Bilder generiert, die typische Fehlhaltungen im Homeoffice zeigen – etwa zu hoher Blickwinkel, eingezogene Schultern, vorgeneigter Kopf.

Beispiel-Prompt

Prompt

„Erstelle eine Schwarz-Weiß-Zeichnung im Querformat: ein Mann Anfang 40 sitzt an einem Küchentisch mit Laptop. Haltung: Schultern hochgezogen, Rücken rund, Kopf nach vorne verlagert. Umgebung: schlichtes Homeoffice."

Das Bild wird ausgedruckt und gemeinsam mit dem Patienten analysiert. Er erkennt sich wieder, kommentiert Details – und entwickelt erste Veränderungsideen selbst.

Im nächsten Schritt wird eine Vergleichsdarstellung mit funktioneller Haltung erzeugt:

Beispiel-Prompt

Prompt

„Zeige dieselbe Szene mit ergonomisch korrekter Haltung: Stuhl mit Lordosestütze, Laptop erhöht, Ober- und Unterschenkel im rechten Winkel, entspannte Schultern."

Die beiden Bilder werden nebeneinandergestellt. Die Differenz wird nicht bewertet, sondern als Anstoß genutzt, um im Rahmen der Möglichkeiten gemeinsam an der Umgestaltung des Arbeitsplatzes zu arbeiten.

Individuelle Beratungstexte mit ChatGPT

Ergänzend erhält Herr T. eine schriftliche Zusammenfassung mit konkreten Vorschlägen, nicht im Ton einer ergonomischen Vorschrift, sondern alltagsbezogen und motivierend. Zur Formulierung wird ChatGPT verwendet.

Beispiel-Prompt

> **Prompt**
>
> *„Formuliere eine individuelle Arbeitsplatzberatung für einen 44-jährigen Mann mit Nackenverspannungen im Homeoffice. Inhalt: einfache Maßnahmen zur Sitzhaltung, Pausengestaltung, Monitorposition. Sprache: verständlich, ermutigend, ohne Fachbegriffe."*

Ergebnis (Auszug)

> **Antwort**
>
> *„Ihr Arbeitsplatz kann bereits mit kleinen Veränderungen entlastender gestaltet werden. Eine Erhöhung des Laptops (z. B. mit einem stabilen Buchstapel) bringt den Blick auf Augenhöhe. Ein Kissen im Rücken unterstützt die Haltung. Versuchen Sie, jede Stunde kurz aufzustehen – auch 2 Minuten Bewegung helfen."*

Die Therapeutin passt den Text an, ergänzt ihn mit individuellen Beobachtungen und gibt ihn als Handout mit. Die Vorschläge sind so formuliert, dass sie innerhalb der eigenen Wohnsituation umsetzbar sind – ohne zusätzliche Kosten oder aufwendige Anschaffungen.

Zusätzlicher Nutzen

DALL·E und ChatGPT wirken in diesem Szenario als Vermittlungshelfer: Die visuellen Darstellungen helfen beim Erkennen, die Texte beim Verstehen und Umsetzen. Die gemeinsame Reflexion im Gespräch schafft Vertrauen und schafft ein Gefühl von Handlungsfähigkeit. Herr T. erlebt, dass die eigene Haltung beeinflussbar ist – und dass kleine Veränderungen große Wirkung zeigen können.

Kritische Bewertung

Die Qualität der Visualisierungen hängt stark vom Prompting und von der Auswahl der Darstellungsdetails ab. Auch müssen kulturelle, sprachliche und emotionale Aspekte berücksichtigt werden – nicht jeder Patient reagiert positiv auf visuelle Konfrontation. Wichtig ist ein sensibler Umgang, die Einladung zur Selbstbeobachtung und die respektvolle Begleitung bei Veränderungsprozessen.

Im arbeitsmedizinischen Setting – insbesondere bei Bildschirmarbeitsplätzen – können KI-gestützte Visualisierungen und textbasierte Empfehlungen den Transfer von Therapie in den Alltag erheblich erleichtern. Sie fördern Verständnis, Eigenverantwortung und Umsetzungsbereitschaft – vorausgesetzt, sie werden individuell angepasst, therapeutisch eingebettet und professionell vermittelt.

5.5 Didaktik und Übungen

Die in diesem Kapitel vorgestellten Konzepte und Werkzeuge entfalten ihren vollen Wert erst dann, wenn sie praktisch erprobt und kritisch reflektiert werden. Ziel dieses Abschnitts ist es, Therapeut*innen dazu anzuregen, den Einsatz von KI im eigenen Clinical Reasoning aktiv zu erproben, zu bewerten und an den eigenen Arbeitskontext anzupassen. Die folgenden Übungen sind so aufgebaut, dass sie sowohl zur Einzelarbeit als auch im Team oder in Fortbildungssituationen genutzt werden können. Dabei geht es nicht um die Beherrschung technischer Details, sondern um ein sicheres, verantwortungsvolles und reflektiertes Arbeiten mit digitalen Hilfsmitteln.

5.5.1 Übungen zur praktischen Anwendung

Übung 1: Prompt-Entwicklung zur Befunderhebung nach dem SORKC-Modell

Ziel der Übung
Mit dieser Übung wird die strukturierte Nutzung von Sprachmodellen im Rahmen des SORKC-Modells (Stimulus–Organismus–Reaktion–Kontingenz–Konsequenz) trainiert. Gezeigt wird, wie gezielte Prompt-Formulierung genutzt werden kann, um eine fallbezogene, verhaltensorientierte Befunderhebung sprachlich vorzubereiten. Verdeutlicht wird außerdem, in welchem Maße die Qualität der KI-Ausgabe von der Klarheit der Eingabe beeinflusst wird.

Ausgangssituation
Bei einer Patientin mit chronischen Rückenschmerzen sollen alltagsbezogene Verhaltensmuster erhoben werden, insbesondere im Hinblick auf Reiz-Reaktions-Zusammenhänge, Erwartungshaltungen, Verstärkermechanismen und Vermeidungsstrategien. Die KI soll zur Erstellung eines Fragenkatalogs entlang des SORKC-Modells genutzt werden.

Aufgabe
1. Es soll ein Prompt entwickelt werden, mit dem ein Sprachmodell (z. B. ChatGPT) beauftragt wird, offene Anamnesefragen nach dem SORKC-Modell zu generieren.

5.5 Didaktik und Übungen

2. Im Prompt sollen Zielgruppe, Zielstellung, Strukturwunsch und sprachlicher Stil präzise formuliert werden.
3. Nach der Generierung der Fragen soll die Ausgabe analysiert werden:
   - Wurden alle 5 SORKC-Komponenten berücksichtigt?
   - Wurde eine patientengerechte Sprache gewählt?
   - Müssen Teile des Prompts überarbeitet oder konkretisiert werden?

Beispiel für einen gut formulierten Prompt

> **Prompt**
>
> *„Du bist erfahrene*r Physiotherapeut*in. Es soll eine Liste offener Anamnesefragen nach dem SORKC-Modell erstellt werden. Die Fragen sollen für eine Patientin mit chronischen Rückenschmerzen geeignet sein und typische Alltagssituationen abdecken. Gesucht werden patientenverständliche Fragen zu auslösenden Reizen, inneren Bewertungen, sichtbarem Verhalten, Konsequenzen und Verstärkern."*

Übung 2: Tool-Mapping – Zuordnung von Aufgaben zu KI-Tools

Ziel der Übung
Mit dieser Übung wird das Verständnis für die funktionale Einsetzbarkeit verschiedener KI-Tools im Clinical-Reasoning-Prozess vertieft. Es soll nachvollzogen werden, welche digitalen Werkzeuge sich für welche Aufgaben eignen – und wie diese praxisbezogen zugeordnet werden können. Dadurch wird ein strukturierter Zugang zur Auswahl von Tools im therapeutischen Alltag gefördert.

Ausgangssituation
Im Verlauf der Kapitel wurden unterschiedliche Tools vorgestellt – darunter ChatGPT, Whisper, DALL·E, NotebookLM und Copilot. Jedes dieser Werkzeuge erfüllt spezifische Funktionen und ist für bestimmte Phasen des Clinical Reasoning besonders geeignet. Um den Transfer in die eigene Praxis zu erleichtern, sollen nun typische Aufgaben klinischen Denkens den jeweils passenden Tools zugeordnet werden.

Aufgabe
1. Die nachfolgend genannten Aufgaben sollen einem oder mehreren der bekannten KI-Tools zugeordnet werden.
2. Jede Zuordnung soll begründet und ggf. mit einem Beispiel ergänzt werden.
3. Optional kann das Mapping in tabellarischer Form oder als visuelle Darstellung (z. B. Kreisdiagramm oder Prozessleiste) erfolgen.

Aufgabenbeispiele für das Mapping
- Aufbereitung von Leitliniendokumenten
- Formulierung von SMART-Zielen
- Transkription eines Anamnesegesprächs
- Erstellung einer Bewegungsvisualisierung für Kinder
- Gliederung eines Zwischenberichts
- Analyse emotionaler Reaktionen in einem Verlaufsgespräch
- Zusammenfassung komplexer Vorbefunde
- Erstellung patientenverständlicher Texte

Beispielhafte Zuordnung „Die Transkription eines Anamnesegesprächs kann mit Whisper durchgeführt werden, da dieses Tool auf gesprochene Sprache spezialisiert ist und eine automatische Textumwandlung ermöglicht."

Übung 3: Fallbasierte Simulation – Frau Berger: Interventionen auswählen und bewerten

Ziel der Übung
Mit dieser Übung soll das Zusammenspiel zwischen klinischer Erfahrung und KI-gestützten Entscheidungshilfen reflektiert werden. Anhand des bekannten Fallbeispiels – Frau Berger – wird erprobt, wie verschiedene Vorschläge aus einem Sprachmodell bewertet, priorisiert und therapeutisch eingeordnet werden können. Im Fokus steht die Stärkung des klinischen Urteilsvermögens im Umgang mit digitalen Empfehlungen.

Ausgangssituation
Im Fall von Frau Berger (vgl. Abschn. 5.3) liegt eine komplexe Problemlage mit physischen, psychosozialen und arbeitsbezogenen Einflussfaktoren vor. Auf Basis der bekannten Befunde soll nun eine Intervention geplant werden. Zur Vorbereitung wird ChatGPT ein Prompt gegeben, mit dem verschiedene mögliche Maßnahmenvorschläge generiert werden.

Aufgabe
1. Es soll ein Prompt an ChatGPT formuliert werden, mit dem mehrere sinnvolle physiotherapeutische Interventionsvorschläge für Frau Berger angefordert werden.
2. Die generierten Vorschläge sollen anschließend systematisch bewertet werden:
   – Welche Vorschläge sind therapeutisch nachvollziehbar und umsetzbar?
   – Welche Vorschläge wirken unpassend, zu allgemein oder unrealistisch?
   – Welche fachlichen Ergänzungen wären nötig?
3. Abschließend soll ein Vorschlag aus der Liste ausgewählt und konkretisiert werden – inklusive möglicher Zielsetzung, Erklärung für die Patientin und Dokumentationsform.

5.5 Didaktik und Übungen

Beispiel für einen Prompt

> **Prompt**
>
> *„Erstelle 5 physiotherapeutische Interventionsvorschläge für eine 52-jährige Patientin mit chronischen Nackenbeschwerden, arbeitsbedingtem Stress und dem Gefühl reduzierter Selbstwirksamkeit. Die Vorschläge sollen auf Eigenaktivität und Alltagstransfer ausgerichtet sein."*

Beurteilungskriterien
- Relevanz für die Zielstellung
- Realisierbarkeit im ambulanten Setting
- Sprachliche Klarheit und fachliche Tiefe
- Bezug zur ICF (optional)

Übung 4: Whisper-Transkript analysieren – Anamnese zusammenfassen und SMART-Ziele formulieren

Ziel der Übung

Mit dieser Übung wird das strukturierte Arbeiten mit automatisch transkribierten Patientengesprächen trainiert. Es soll nachvollzogen werden, wie aus einem Whisper-Transkript zentrale Informationen extrahiert, inhaltlich verdichtet und in klare Zielaussagen überführt werden können. Gleichzeitig wird die Zusammenarbeit zwischen Spracherkennung, Sprachmodell und therapeutischer Bewertung reflektiert.

Ausgangssituation

Ein Anamnesegespräch mit einer Patientin (z. B. Frau Berger) wurde vollständig mit Whisper transkribiert. Das Transkript umfasst mehrere Aussagen zur Beschwerdesituation, zum Belastungserleben, zu bisherigen Strategien sowie zu Erwartungen an die Therapie. Der Text liegt in Rohform vor – ohne Struktur, Gliederung oder Zusammenfassung.

Aufgabe

1. Aus einem (bereitgestellten oder simulierten) Transkript sollen die wesentlichen Aussagen der Patientin extrahiert und thematisch geordnet werden.
2. Anschließend soll ein Prompt formuliert werden, mit dem ChatGPT beauftragt wird, daraus eine strukturierte Anamnesekurzfassung und passende SMART-Zielvorschläge zu erstellen.
3. Die Antwort der KI soll auf fachliche Relevanz, Verständlichkeit und Zielklarheit hin überprüft und bei Bedarf überarbeitet werden.

Beispiel für einen Prompt

> **Prompt**
>
> „Fasse das folgende Whisper-Transkript einer physiotherapeutischen Anamnese zusammen. Gliedere nach: 1. Hauptbeschwerden, 2. Belastungsfaktoren, 3. Ressourcen, 4. Therapieziele der Patientin. Formuliere außerdem drei SMART-Ziele basierend auf den Aussagen."

Beurteilungskriterien
- Wurden die zentralen Aussagen korrekt wiedergegeben?
- Sind die SMART-Ziele konkret, überprüfbar und alltagsrelevant?
- Welche Informationen fehlen, müssten ergänzt oder therapeutisch umformuliert werden?

5.6 Reflexion: Verantwortungsvoll entscheiden mit KI

Der Einsatz von KI im Clinical Reasoning erfordert nicht nur methodisches Verständnis, sondern auch eine reflektierte Haltung. Digitale Werkzeuge können helfen, Informationen zu strukturieren, Hypothesen zu generieren oder Entscheidungen vorzubereiten. Sie ersetzen jedoch weder klinische Erfahrung noch therapeutische Intuition.

Dieser Abschnitt lädt dazu ein, den eigenen Umgang mit KI im Entscheidungsprozess kritisch zu hinterfragen. Die Reflexion in Tab. 5.3 umfasst 3 zentrale Perspektiven: fachliche Einbindung, professionelle Abgrenzung und kommunikative Verantwortung. Sie eignet sich sowohl zur Einzelreflexion als auch für Teamsitzungen, Supervisionen oder Fortbildungen.

Diese Reflexion ersetzt kein Regelwerk, kann aber helfen, eine professionelle Haltung zu entwickeln. Sie unterstützt Therapeut*innen dabei, KI gezielt zu nutzen, in dem Bewusstsein, dass die Verantwortung für den Therapieprozess immer beim Menschen bleibt.

5.7 Zusammenfassung für die Praxis

Der Einsatz von KI im physiotherapeutischen Clinical Reasoning eröffnet neue Möglichkeiten, um Denkprozesse zu strukturieren, sprachlich zu präzisieren und patientenzentrierte Entscheidungen nachvollziehbar zu gestalten. Anhand des Fallbeispiels Frau Berger und der fachbezogenen Szenarien wurde deutlich, wie verschiedene Tools entlang des gesamten Therapieprozesses sinnvoll eingebunden werden können – von der Anamnese bis zur Dokumentation. Dabei steht nicht die Technologie im Vordergrund, sondern ihre therapeutisch begründete Anwendung im jeweiligen Kontext.

Tab. 5.3 Reflexion: Wie verantwortungsvoll nutze ich KI im Clinical Reasoning?

Themenfeld	Fragen zur Selbsteinschätzung	☐
Unterstützungsphasen erkennen	In welchen Phasen meines Clinical Reasoning kann mich KI konkret unterstützen?	
	Welche Aufgaben übernehme ich bereits digital – bewusst oder unbewusst?	
	Wo entsteht durch KI tatsächlich ein fachlicher, zeitlicher oder kommunikativer Mehrwert?	
Erfahrungswissen bewahren	Welche Entscheidungen treffe ich bewusst ohne digitale Unterstützung?	
	Wo helfen mir Intuition und Erfahrung, Ambivalenzen auszuhalten oder Behandlungsverläufe zu verlangsamen?	
	Wie sichere ich die therapeutische Qualität jenseits digitaler Effizienz?	
Kommunikation mit Patient*innen	Wie erkläre ich verständlich, dass und wie KI in meiner Arbeit unterstützend eingesetzt wird?	
	Welche Begriffe oder Bilder nutze ich zur vertrauensbildenden Kommunikation?	
	Wie reagiere ich auf Vorbehalte oder Unsicherheiten bei Patient*innen?	

ChatGPT unterstützt vor allem bei der Formulierung von Hypothesen, der Entwicklung klarer Zielaussagen und der Erstellung verständlicher Kommunikation für Patient*innen oder Kolleg*innen. Whisper erleichtert die strukturierte Gesprächsdokumentation, fördert die Nachbereitung und ermöglicht eine sachliche Reflexion des Gesagten. Mit DALL·E lassen sich visuelle Impulse erzeugen, die komplexe Inhalte oder Bewegungsmuster zugänglich machen – etwa bei Kindern, Patient*innen mit Fatigue oder zur Arbeitsplatzberatung. NotebookLM eignet sich zur evidenzbasierten Aufbereitung umfangreicher Fachtexte wie Leitlinien, und Copilot kann bei der Erstellung gegliederter Verlaufsdokumentationen entlastend wirken.

In der praktischen Anwendung zeigte sich, dass der Einsatz dieser Tools nur dann einen therapeutischen Mehrwert bietet, wenn sie zielgerichtet, reflektiert und mit klarer Haltung eingesetzt werden. Die Qualität der Ergebnisse hängt maßgeblich von der Formulierung der Eingaben ab, ebenso von der therapeutischen Kompetenz, die Inhalte sinnvoll zu bewerten und in den klinischen Alltag zu überführen. Eine offene Kommunikation gegenüber Patient*innen sowie ein kritischer Blick auf Chancen und Grenzen digitaler Unterstützung sind dabei zentrale Voraussetzungen.

Die Übungen und Reflexionsfragen dieses Kapitels bieten die Möglichkeit, die eigenen Handlungskompetenzen im Umgang mit KI gezielt zu erweitern. So kann ein sicherer, verantwortungsvoller und praxisnaher Umgang mit digitalen Werkzeugen entwickelt werden – als integrierter Bestandteil des physiotherapeutischen Denkens und Handelns.

Damit stellt sich nicht nur die Frage, wie KI einzelne Behandlungsschritte unterstützt, sondern auch, wie sie den physiotherapeutischen Praxisalltag als Ganzes entlasten kann. Denn neben der therapeutischen Arbeit gehören Terminplanung, Dokumentation, Qualitätsmanagement und Teamkommunikation zu den täglichen Anforderungen – Aufgaben, die viel Zeit kosten, häufig Medienbrüche verursachen und den Blick für die eigentliche therapeutische Arbeit verstellen.

Kap. 6 zeigt, wie künstliche Intelligenz gezielt eingesetzt werden kann, um Verwaltung zu vereinfachen, Kommunikation zu verbessern und Zeit für Therapie zu gewinnen. Der Fokus liegt nicht auf technischer Optimierung, sondern auf praktikablen Lösungen für den Alltag physiotherapeutischer Einrichtungen – von kleinen Praxen bis zu größeren Versorgungsstrukturen. Gezeigt wird, wie KI nicht das Praxismanagement ersetzt, sondern es ergänzt, strukturiert und sicherer macht.

Weiterführende Literatur

Bartrow K (2019) Untersuchen und Befunden in der Physiotherapie. Untersuchungstechniken und Diagnoseinstrumente. 3. Aufl. Springer, Berlin

Bünnagel W (2024) Künstliche Intelligenz und Unternehmenswissen. Betriebliches Wissensmanagement auf morgen ausrichten. Springer Gabler, Berlin

Carter L (2024) ChatGPT in Office 365: Der aktuellste Ratgeber für die Maximierung deiner Produktivität mit KI in Word, PowerPoint, Excel und mehr – für Einsteiger und Fortgeschrittene. Independently published, Zürich

Fessler R, Brakemeier M (2023) Das ChatGPT Powerhandbuch – Vom Einsteiger zum Profi: Entfesseln Sie das volle Potenzial der KI-Technologie. 2. überarbeitete Aufl. Verlag Mensch, Wien

Fessler R, Brakemeier M (2024) Microsoft 365 Copilot. Maximale Produktivität in Word, Outlook, PowerPoint, Excel & Teams: Der PRAXISGUIDE mit allen KI-Funktionen in MS Office 365 für Privatnutzer und Unternehmer Verlag Mensch, Wien

Fessler R, Denz A (2024) Künstliche Intelligenz optimal einsetzen: Vom KI-Anfänger zum Prompting-Profi. Strategien für ChatGPT, Claude, Copilot & Co – mit 20 Video-Tutorials und Expertentipps für effektives KI-Prompting. Verlag Mensch, Wien

Fessler R, Toklu A, Behnke Y, Pfiel U, Bolecek R (2023) Künstliche Intelligenz für Unternehmer – Mehr Produktivität mit ChatGPT und erprobten KI-Strategien: Der Praxisratgeber von 5 Experten mit 50 Tipps. Verlag Mensch, Wien

Gondlach K, Knappertsbusch I (Hrsg) (2021) Arbeitswelt und KI 2030: Herausforderungen und Strategien für die Arbeit von morgen. Springer Fachmedien, Wiesbaden

Hattenhauer R (2025) ChatGPT & Co. – Wie du KI richtig nutzt: schreiben, recherchieren, Bilder erstellen, programmieren. Rheinwerk, Bonn

Heiser A (2024) Texten mit ChatGPT. Einfach, schnell und kreativ: Ideenmaschine für Kommunikation, Marketing, Werbung und PR. Springer Gabler, Wiesbaden

Johnson S (2025) Microsoft 365 Copilot: KI im Büroalltag – Produktivitätssteigerung mit Copilot. Independently published, o. O, Taschenbuch

Keyßer G, Pfeil A, Reuß-Borst M, Frohne I, Schultz O, Sander O (2024) Welches Potential hat ChatGPT 3.5 für eine qualifizierte Patienteninformation? Versuch einer systematischen Analyse anhand einer Befragung zu komplementärmedizinischen Verfahren in der Rheumatologie. In: Zeitschrift für Rheumatologie. Verfügbar unter: https://doi.org/10.1007/s00393-024-01535-6. Zugegriffen am 05.05.2025

Kranz-Opgen-Rhein B (2024) Digitalisierung in der Physiotherapie. Mit Beiträgen von Remo Laschet. Springer, Berlin

Lee KF (2019) AI Superpowers: China, Silicon Valley und die neue Weltordnung. Aus dem Englischen von Jan W. Haas. Campus, Frankfurt a. M

Lübken A, Wiemer M (2025) Gesundheit trifft Technologie: Einsatz von künstlicher Intelligenz in der Physiotherapie. Springer, Berlin

Maurer J (Hrsg) (2024) Clinical Reasoning der unteren Extremität: Entscheidungsprozesse in der Physiotherapie. Springer, Berlin

Nettesheim K (2024) KI-Kompetenz: Für eine Zukunft in Wohlstand. Verlag Franz Vahlen, München

Reichert B (Hrsg.) (2024) Patientenmanagement in der Physiotherapie, Ergotherapie und Logopädie. Wissen und Kompetenzen für den therapeutischen Alltag. Springer, Berlin

Sarrion E (2023a) ChatGPT for Beginners: Features, Foundations, and Applications. Apress, New York

Sarrion E (2023b) Exploring the Power of ChatGPT: Applications, Techniques, and Implications. Apress, New York

Sarrion E (2023c) Exploring the Power of ChatGPT: Applications, Techniques, and Implications. Apress, New York

Sarrion E (2023) ChatGPT for Beginners: Features, Foundations, and Applications. Apress, New York

Schilling G (Hrsg) (2023) 80 Spiele fürs Live-Online-Training. Online-Edition. managerSeminare Verlag, Bonn

Schilling G (2024 33 KI-Methoden für den Seminareinsatz – ChatGPT im Training interaktiv nutzen. managerSeminare, Bonn

Wolfs A (2022) Systemisch-konstruktivistisches Clinical Reasoning. Im Präsenz- und Telesetting für Mediziner und Therapeuten. Springer, Berlin

Widl M (2025) Microsoft 365 Copilot: Einstieg, Prompts, Best Practices. Das Handbuch zum Office-KI-Assistenten – mit zahlreichen Praxisbeispielen für den Arbeitsalltag. Gebundene Ausgabe. Rheinwerk, Bonn

Zuckarelli JL (2025) Programmieren mit ChatGPT. Eine kompakte Einführung. Springer Vieweg, Berlin

Praxismanagement mit KI

6

> **Zusammenfassung**
>
> Der physiotherapeutische Alltag endet nicht mit dem letzten Handgriff an den Patient*innen: Terminplanung, Dokumentation, interne Kommunikation und Qualitätsmanagement gehören ebenso zur täglichen Realität wie Behandlungsplanung und klinisches Denken. Oft bleibt dafür wenig Zeit – und viele Prozesse laufen analog, fragmentiert oder unter hohem Druck ab. Künstliche Intelligenz kann genau hier unterstützen: nicht als Ersatz für organisatorische Verantwortung, sondern als digitale Ergänzung. In Kap. 6 wird gezeigt, wie KI konkret eingesetzt werden kann, um wiederkehrende Aufgaben zu automatisieren, Texte zu generieren, Arbeitsabläufe zu vereinfachen und Zeit für die eigentliche Therapie zu schaffen. Ob bei der Schichtplanung mit Copilot, der Gesprächsdokumentation mit Whisper oder der Flyer-Gestaltung mit DALL·E – im Fokus steht stets die praktische Umsetzung. Schritt für Schritt wird deutlich, wie KI nicht nur einzelne Tätigkeiten vereinfacht, sondern das gesamte Praxismanagement unterstützen kann.

6.1 Herausforderungen im Praxisalltag

Auch jenseits der therapeutischen Arbeit stellt der Praxisalltag hohe Anforderungen. Die Versorgung von Patient*innen erfolgt unter zunehmendem Zeitdruck, mit wachsendem Dokumentationsaufwand und oft in technisch fragmentierten Strukturen. Während der klinische Anspruch an Individualität und Qualität hoch bleibt, fehlen im Hintergrund häufig die personellen, zeitlichen oder digitalen Ressourcen, um Verwaltungsaufgaben reibungslos zu bewältigen.

Viele dieser Herausforderungen sind nicht neu – sie gehören seit Jahren zum Berufsalltag. Neu ist jedoch, dass digitale Werkzeuge wie KI zunehmend dazu beitragen können, solche Aufgaben zu strukturieren, Teilprozesse zu automatisieren und damit gezielt zu entlasten. Um Potenziale und Grenzen besser einordnen zu können, lohnt sich ein genauer Blick auf die zentralen Problembereiche, mit denen sich viele physiotherapeutische Einrichtungen täglich konfrontiert sehen.

Abb. 6.1 zeigt anschaulich, wie verschiedene KI-Werkzeuge entlang zentraler Praxisprozesse eingesetzt werden können – und dabei stets den Menschen im Mittelpunkt behalten. Die Patientin bzw. der Patient bildet den Kern der Darstellung. Um sie herum gruppieren sich in klarer, flacher Anordnung die wichtigsten digitalen Anwendungen: Whisper (für die sprachbasierte Dokumentation), ChatGPT (für strukturierte Textverarbeitung), Copilot (für Formatierung und Praxisorganisation), NotebookLM (für Wissensverknüpfung und Qualitätsmanagement) sowie DALL·E (für visuelle Aufbereitung von Informationen). Die Anordnung verdeutlicht, dass diese Tools keine Selbstzwecke sind, sondern Werkzeuge zur Unterstützung eines ganzheitlichen Behandlungs- und Organisationsprozesses. Auch menschliche Rollen – wie Therapeut*in oder Team – sind durch symbolische Figuren angedeutet, sodass klar wird: Die Verantwortung bleibt beim Menschen, auch wenn KI strukturiert unterstützt.

Die grafische Darstellung macht sichtbar, wie Anwendungen wie Whisper, ChatGPT, Copilot, NotebookLM und DALL·E als unterstützende Werkzeuge fungieren, ohne die menschliche Entscheidungskompetenz zu ersetzen. Der Fokus liegt auf einer klar strukturierten, unterstützenden Nutzung entlang realer Prozesse.

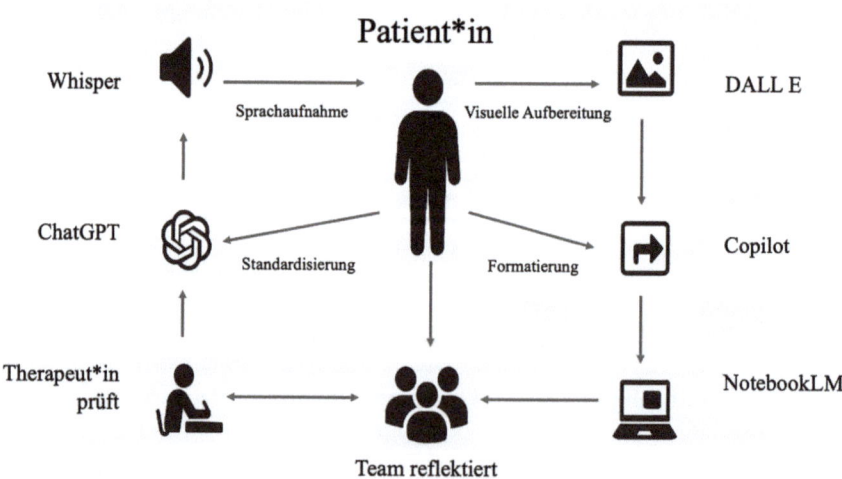

Abb. 6.1 Zentrale KI-Tools patientenzentriert eingesetzt

6.1.1 Verwaltungsaufwand und Zeitknappheit

Der organisatorische Alltag in physiotherapeutischen Praxen ist durch eine Vielzahl paralleler Aufgaben geprägt, die meist neben der eigentlichen Behandlungszeit bewältigt werden müssen. Dazu zählen die Terminvergabe, die Kommunikation mit Ärzt*innen, die Rezeptkontrolle, das Verfassen von Therapieberichten, das Führen von Verlaufsdokumentationen sowie die Abrechnung mit Krankenkassen oder Berufsgenossenschaften. Obwohl viele dieser Aufgaben routiniert durchgeführt werden, nehmen sie einen erheblichen Anteil der verfügbaren Arbeitszeit ein – oftmals auf Kosten der patientennahen Tätigkeit.

Hinzu kommt eine strukturelle Zeitknappheit, die sich in mehreren Bereichen zeigt: Zwischen Behandlungen bleibt wenig Raum für Nachbereitung oder Vorbereitung, Teamsitzungen werden verkürzt oder entfallen ganz, und die Kommunikation mit Kolleg*innen oder externen Stellen muss nebenbei erledigt werden. Die Folge ist nicht nur ein hohes Stressniveau, sondern auch das Risiko, dass wichtige Informationen verloren gehen, Maßnahmen nicht konsequent weiterverfolgt oder administrative Fristen versäumt werden.

Diese Engpässe treffen Praxen unabhängig von ihrer Größe. In kleineren Betrieben fehlen oft die personellen Ressourcen, um Aufgaben zu verteilen, während größere Strukturen mit interner Abstimmung und Dokumentationspflichten konfrontiert sind. Besonders belastend wirkt sich dabei aus, dass viele Prozesse weiterhin manuell oder in Einzelsystemen ablaufen – etwa durch handschriftliche Notizen, Excel-Listen oder individuell formulierte E-Mails. Eine durchgängige digitale Unterstützung fehlt vielerorts oder wird nur punktuell eingesetzt.

Die Folge ist ein organisatorisches Spannungsfeld: Auf der einen Seite steht der Anspruch, hochwertige physiotherapeutische Versorgung anzubieten – individuell, patientenzentriert, leitlinienbasiert. Auf der anderen Seite muss unter wirtschaftlichen und zeitlichen Bedingungen gearbeitet werden, die eine solche Versorgung erschweren. Dieses Spannungsverhältnis lässt sich nicht allein durch Effizienzsteigerung lösen, wohl aber durch gezielte digitale Entlastung. Künstliche Intelligenz kann dabei helfen, wiederkehrende Aufgaben zu automatisieren, Texte schneller zu formulieren und Dokumente strukturiert aufzubereiten. Mehr Zeit entsteht nicht durch bloßes Tempo, sondern durch die kluge Zuarbeit von Systemen, die bestimmte Abläufe gezielt unterstützen.

6.1.2 Medienbrüche und Informationsverluste

In vielen physiotherapeutischen Praxen sind die administrativen Abläufe durch heterogene oder unverbundene Systeme geprägt. Informationen werden an verschiedenen Stellen gesammelt, bearbeitet und aufbewahrt – häufig in unterschiedlichen Formaten und mit wechselnden Verantwortlichkeiten. Während Teile der Dokumentation digital erfolgen, werden andere Informationen weiterhin handschriftlich festgehalten oder per E-Mail, Telefon oder Messenger ausgetauscht.

Dieser Medienwechsel ist in der täglichen Praxis nicht ungewöhnlich – er führt jedoch regelmäßig zu Informationsverlusten, doppelten Arbeitsschritten und vermeidbarer Unsicherheit.

Typische Beispiele für solche Medienbrüche sind handschriftliche Notizen nach einem Telefonat, die später in die Praxissoftware übertragen werden müssen, Berichte, die in Word geschrieben, aber nicht ins zentrale System eingebunden werden, oder Terminabsprachen, die mündlich erfolgen und in Kalendern verschiedener Mitarbeitender landen. Hinzu kommt, dass viele Systeme – insbesondere ältere Softwarelösungen – keine Schnittstellen zu anderen Programmen bieten oder nur eingeschränkte Möglichkeiten zur strukturierten Datenerfassung bereitstellen.

Diese Fragmentierung betrifft nicht nur den Datenfluss, sondern auch die Kommunikation im Team und mit Patient*innen. Informationen werden mündlich weitergegeben, in Einzel-E-Mails formuliert oder mehrfach gespeichert – was zu Redundanzen, Missverständnissen oder Verzögerungen führt. Gleichzeitig entsteht ein permanenter Abstimmungsaufwand: Wer hat was dokumentiert? Welche Information fehlt noch? Wo wurde sie abgelegt? Besonders problematisch wird es, wenn Kolleg*innen erkranken, wechseln oder nur stundenweise vor Ort sind – dann ist die Lücke oft nicht nur personell, sondern auch informationsseitig spürbar.

Die Folge ist ein Verlust an Transparenz und Verlässlichkeit. Prozesse, die eigentlich standardisierbar wären, werden von Einzelpersonen getragen und sind damit fehleranfällig. Gerade in Zeiten mit hoher Auslastung oder personellen Engpässen entstehen daraus Risiken für die Qualität der Versorgung – etwa, wenn notwendige Verlaufsdokumentationen fehlen, Daten nicht regelmäßig erfasst oder Patient*innen doppelt terminiert werden.

KI-basierte Systeme können hier perspektivisch unterstützen, indem sie Informationen aus unterschiedlichen Quellen zusammenführen, automatisch strukturieren oder systematisch auswerten. Voraussetzung dafür ist jedoch, dass Medienbrüche erkannt und Prozesse entsprechend umgestellt werden. Erst wenn Informationen digital durchgängig erfasst und weiterverarbeitet werden, können sie auch intelligent genutzt werden. Dabei geht es nicht um Kontrolle, sondern um eine Unterstützung der täglichen Arbeit.

6.1.3 Qualitätsmanagement und interne Standards

Qualitätsmanagement (QM) gehört in vielen physiotherapeutischen Praxen zum verpflichtenden organisatorischen Rahmen, etwa im Rahmen von Zertifizierungen oder Anforderungen der Kostenträger. In der täglichen Umsetzung bleibt QM jedoch häufig ein formales Konstrukt: Konzepte und Verfahrensanweisungen existieren, sind aber oft schwer zugänglich, nicht aktuell oder nur wenigen Mitarbeitenden bekannt. Die Herausforderung liegt nicht allein in der Dokumentation, sondern vor allem in der gelebten Umsetzung – im Abgleich zwischen Anspruch und Alltag.

In der Praxis zeigt sich regelmäßig eine Diskrepanz zwischen dokumentierten Standards und realen Abläufen. Arbeitsanweisungen sind theoretisch vorhanden, werden im Alltag aber nicht genutzt oder sind nicht auf konkrete Situationen angepasst. Neue Teammitglieder müssen sich mühsam in bestehende Strukturen einarbeiten, Abläufe werden individuell interpretiert oder situativ entschieden. Die Folge ist eine hohe Variabilität bei gleichzeitiger Unsicherheit: Wie dokumentieren wir Sturzrisiken? Was gehört in einen Abschlussbericht? Wie wird mit unvollständigen oder fehlerhaften Verordnungen umgegangen?

Diese Unsicherheiten betreffen nicht nur die interne Qualitätssicherung, sondern auch externe Prüfungen. Sobald Audits, Abrechnungsprüfungen oder Reha-Nachsorgen anstehen, entsteht ein erheblicher Aufwand, um Dokumente zusammenzustellen, Zuständigkeiten zu klären oder Prozessabläufe nachzuweisen. Oft fehlt eine zentrale Übersicht, an der sich Mitarbeitende orientieren können – etwa in Form eines aktuellen, gut durchsuchbaren QM-Handbuchs.

Hinzu kommt, dass viele QM-Dokumente in Formaten abgelegt sind, die eine schnelle Auswertung erschweren: als PDF, in langen Word-Dokumenten oder verstreut in verschiedenen Ordnern. Das führt dazu, dass vorhandenes Wissen im System zwar gespeichert, im Alltag aber kaum genutzt wird. Die eigentlich sinnvolle Idee des Qualitätsmanagements – nämlich Abläufe zu vereinheitlichen, Fehlerrisiken zu minimieren und Lernprozesse zu fördern – verliert dadurch an Wirkung.

KI-gestützte Systeme wie NotebookLM können hier unterstützen, indem vorhandene Dokumente analysiert, Inhalte strukturiert und konkrete Antworten auf praxisrelevante Fragen gegeben werden. Voraussetzung dafür ist eine digitale Ablage der QM-Dokumente in durchsuchbarer Form sowie eine bewusste Verankerung im Arbeitsalltag. Erst wenn QM nicht als Pflicht, sondern als Ressource verstanden wird, kann es zu einer echten Unterstützung im täglichen Handeln werden – digital ergänzt und systematisch zugänglich gemacht.

6.1.4 Kommunikation und Außendarstellung

Kommunikation ist ein zentraler Bestandteil des physiotherapeutischen Arbeitsalltags – innerhalb des Teams, gegenüber Patient*innen sowie im Austausch mit Ärzt*innen, Kostenträgern und anderen Netzwerkpartnern. Hinzu kommt die öffentliche Darstellung der Praxis, etwa über Website, Social Media oder Flyer. In der Realität erfolgt diese Kommunikation oft unstrukturiert, situativ und unter hohem Zeitdruck. Häufig bleibt sie an einzelnen Personen hängen oder wird im Tagesgeschäft nachrangig behandelt.

Intern fehlen oft klare Zuständigkeiten oder einheitliche Kommunikationsstandards. Teamsitzungen werden knapp gehalten, Informationen werden mündlich weitergegeben oder in Einzelmails verteilt. Rückmeldungen an Kolleg*innen, Erinnerungen an Patient*innen oder Terminabsprachen mit externen Stellen erfolgen individuell und ohne zentrale Dokumentation. Dadurch entsteht ein permanenter Koordinationsaufwand – verbunden mit dem Risiko, dass Inhalte verloren gehen, doppelt kommuniziert oder missverstanden werden.

Auch die Kommunikation mit Patient*innen ist davon betroffen. Rückrufe müssen manuell erledigt, Terminverschiebungen einzeln bearbeitet und Informationen zu Behandlungsinhalten immer wieder neu formuliert werden – oft ohne Vorlagen oder standardisierte Textbausteine. Die schriftliche Patientenansprache ist zudem nicht immer auf Zielgruppen abgestimmt: medizinische Fachbegriffe werden übernommen, Inhalte sind zu allgemein oder wirken zu werbend. Der Ton ist oft entweder zu distanziert, zu emotional oder zu wenig informativ.

In der Außendarstellung zeigt sich ein ähnliches Bild. Websites werden unregelmäßig gepflegt, Flyer sind veraltet oder wenig ansprechend, Social-Media-Beiträge entstehen sporadisch oder fehlen ganz. Dabei bietet gerade die digitale Präsenz einer Praxis die Chance, Haltung, Kompetenz und Schwerpunkte sichtbar zu machen – vorausgesetzt, Inhalte sind gut aufbereitet, visuell ansprechend und verständlich formuliert.

Diese Kommunikationslücken entstehen nicht aus Desinteresse, sondern aus Ressourcenmangel. Es fehlt nicht an Ideen, sondern an Zeit, Struktur und sprachlicher Unterstützung. Genau hier können KI-basierte Werkzeuge entlasten, durch automatisierte Textvorschläge, grafische Aufbereitung und digitale Unterstützung bei der Nutzungsabstimmung. Voraussetzung ist allerdings ein bewusster Umgang mit Sprache, Zielgruppen und Kanälen. Es muss nicht alles kommuniziert werden, aber was kommuniziert wird, sollte klar, stimmig und professionell sein.

6.2 Terminplanung und Organisation

Die Organisation des Praxisbetriebs gehört zu den zeitintensivsten Aufgaben im physiotherapeutischen Alltag, insbesondere in interdisziplinär arbeitenden Praxen mit vielen Mitarbeitenden oder bei hoher Termindichte. Schichtpläne müssen erstellt, Urlaube abgestimmt, Räume koordiniert und Patient*innen termingerecht informiert werden. Dabei treffen dynamische Anforderungen auf enge Zeitfenster: kurzfristige Ausfälle, Therapieumstellungen, neue Verordnungen oder Wartezeiten erfordern laufende Anpassungen.

Wichtig ist jedoch: Prozesse, die mit der Leistungserfassung, der Patientendokumentation oder der Abrechnung im Zusammenhang stehen, dürfen nicht außerhalb der gesetzlich geforderten, GKV-kompatiblen Praxisverwaltungssysteme (PVS) durchgeführt werden. Nur diese Systeme gewährleisten die rechtssichere Datenhaltung, die korrekte Abrechnung gemäß § 302 SGB V in Verbindung mit den vertraglichen Vorgaben nach § 125 SGB V sowie die Einhaltung arbeitsrechtlicher und datenschutzrechtlicher Pflichten, insbesondere bei der Terminvergabe, Raumverfügbarkeit und Arbeitszeiterfassung.

KI-gestützte Tools wie Microsoft Copilot bieten die Möglichkeit, unterstützende organisatorische Aufgaben effizienter zu gestalten. Sie können etwa Vorschläge für Terminpläne automatisiert erstellen, Textnachrichten generieren oder Erinnerungen versenden, abgestimmt auf Kalenderdaten, personelle Verfügbarkeiten und Kommunikationskanäle. Im Folgenden wird ein typisches Anwendungsfeld vorgestellt, in dem KI zur strukturierten und zeitsparenden Organisation beitragen kann.

6.2.1 Einsatz von Copilot für Schicht- und Einsatzplanung

In digital gut aufgestellten Praxen, insbesondere solchen, die mit vollständig GKV-kompatiblen Praxisverwaltungssystemen wie z. B. TheOrg, oder anderen arbeiten, erfolgen Aufgaben wie Terminvergabe, Raumkoordination und Personaleinsatz vollständig systemgestützt. Diese Systeme beinhalten Funktionen zur automatisierten Verfügbarkeitsprüfung, zur Verwaltung von Arbeitszeiten und zur Einhaltung gesetzlicher Anforderungen bei Dokumentation und Abrechnung (§ 302 SGB V, § 125 SGB V, Arbeitszeitgesetz). Durch integrierte Prüfmechanismen werden bereits im Vorfeld Doppelbuchungen, Ressourcenkonflikte oder Versorgungslücken vermieden.

Manuelle Parallelplanungen, etwa in Excel, Outlook oder papierbasierten Systemen, sind in einem solchen Systemumfeld weder notwendig noch sinnvoll. Sie erhöhen das Risiko für Dateninkonsistenzen, unterlaufen die Systemlogik des PVS und gefährden im Zweifel die rechtssichere Dokumentation.

Gleichzeitig können KI-gestützte Assistenzsysteme wie Microsoft Copilot dennoch einen unterstützenden Nutzen bieten, etwa

- zur Visualisierung oder Simulation alternativer Dienstpläne,
- zur automatisierten Erstellung von Planungsvorschlägen anhand definierter Regeln oder
- zur Vorbereitung von Schichtmodellen außerhalb des Live-Systems, z. B. bei Vorüberlegungen zu Urlaubsvertretungen oder neuen Standortplanungen.

Ein Beispiel für eine solche Anwendung könnte sein.

Beispiel-Prompt

Prompt

„Plane den Schichtplan für nächste Woche. A arbeitet nur Montag bis Mittwoch, B ist im Urlaub, C soll am Nachmittag im Raum 2 eingeplant werden."

Solche Vorschläge können dann im Team besprochen, optimiert und, nach abschließender Prüfung und Freigabe durch die Praxisleitung, in das Praxisverwaltungssystem übernommen werden.

Aber: Alle dokumentations- und abrechnungsrelevanten Schritte müssen zwingend innerhalb des gesetzlich geforderten Praxisverwaltungssystems erfolgen. Copilot und vergleichbare KI-Werkzeuge sind Werkzeuge zur Entlastung und organisatorischen Unterstützung, nicht jedoch zur verbindlichen Praxissteuerung oder zur Abrechnungsdurchführung gemäß den geltenden rechtlichen Vorgaben.

6.2.2 ChatGPT für interne Kommunikation und Patientenbenachrichtigung

Neben der Einsatzplanung gehört auch die schriftliche Kommunikation zu den Aufgaben, die im Praxisalltag viel Zeit beanspruchen – sei es bei der Koordination im Team, der Information von Patient*innen oder der Abstimmung mit externen Partnern. Häufig müssen E-Mails, Aushänge oder Erinnerungen kurzfristig verfasst, an Zielgruppen angepasst und formal korrekt formuliert werden. Dabei entstehen viele Texte immer wieder aufs Neue – unter Zeitdruck, mit wechselnder Qualität und ohne systematische Vorlage.

An dieser Stelle kann der Einsatz von ChatGPT spürbar entlasten. Das Sprachmodell eignet sich besonders gut für die schnelle Erstellung, Anpassung und Umformulierung von Mitteilungen, Einladungen oder standardisierten Informationen, sowohl für die interne Kommunikation als auch für patientengerichtete Texte. Je nach Zielgruppe und Anlass kann der Ton angepasst, die Länge variiert und die Verständlichkeit optimiert werden.

Typische Anwendungen im Teamalltag sind zum Beispiel:

- Formulierungen für interne E-Mails, z. B. zur Erinnerung an Teamsitzungen, zur Mitteilung personeller Änderungen oder zur Klärung organisatorischer Fragen.
- Einladungsschreiben für Schulungen, Workshops oder externe Veranstaltungen.
- Aushänge im Pausenraum oder Infozettel für das Empfangsteam.

Für diese Texte muss kein neuer Entwurf gestartet werden. Ein einfacher Prompt wie ...

Beispiel-Prompt

Prompt

*„Formuliere eine freundliche, sachliche Erinnerung an die Teamsitzung am Donnerstag um 12 Uhr im Besprechungsraum. Zielgruppe: alle Therapeut*innen."*

genügt, um in Sekunden einen professionellen Textvorschlag zu erhalten. Änderungen in Sprache, Ton oder Format können direkt per Folgeanweisung vorgenommen werden.

Auch die Patientenkommunikation lässt sich durch ChatGPT vereinfachen. Erinnerungen an Termine, Rückfragen zur Terminverlegung, Informationen zu mitzubringenden Unterlagen oder die Ankündigung von Vertretungen können als Textbausteine erstellt und angepasst werden. Dabei kann zwischen formeller und informeller Ansprache gewählt, auf Lesbarkeit geachtet und medizinische Fachsprache vermieden werden.

Beispiel-Prompt

> **Prompt**
>
> „Formuliere eine kurze, verständliche Nachricht an eine Patientin. Inhalt: Termin am Dienstag verschiebt sich um 30 min nach hinten. Bitte um kurze Bestätigung."

Das System liefert eine passende Formulierung, die je nach Kommunikationskanal (E-Mail, SMS, Messenger) weiterverwendet werden kann. Wiederverwendbare Vorlagen können gespeichert und bei Bedarf aktualisiert werden, etwa mit neuem Datum oder geänderter Uhrzeit.

Selbstverständlich gilt auch hier, dass auch bei automatisierter Texterstellung die Verantwortung für Inhalt, Datenschutz und Tonalität bei der Praxis bleibt. Texte sollten vor dem Versand geprüft, an den konkreten Kontext angepasst und sensibel formuliert werden. ChatGPT liefert einen sprachlich hochwertigen Vorschlag, aber wie immer liegt die inhaltliche Entscheidung beim Anwender.

Praxisbeispiele: KI-gestützte E-Mails im physiotherapeutischen Alltag

In der physiotherapeutischen Praxis entstehen täglich wiederkehrende Kommunikationsanlässe, von einfachen Terminbestätigungen bis hin zur Antwort auf Beschwerden. Mithilfe eines gut formulierten Prompts lassen sich mit ChatGPT professionelle, freundliche und situationsgerechte E-Mails verfassen. Die folgenden Beispiele zeigen typische Szenarien.

Beispiel Terminerinnerung

> **Prompt**
>
> „Schreibe eine kurze, höfliche Terminerinnerung an eine Patientin. Termin: Donnerstag, 9:30 Uhr. Bitte um kurze Rückmeldung."

> **Antwort**
>
> „Betreff: Erinnerung an Ihren Termin am Donnerstag
> Liebe Frau Meier,
> wir möchten Sie freundlich an Ihren nächsten Termin am Donnerstag, den 14. März, um 9:30 Uhr erinnern.
> Bitte geben Sie uns kurz Bescheid, ob Sie den Termin wahrnehmen können.
> Mit freundlichen Grüßen
> Ihr Praxisteam"

Beispiel Rückmeldung nach Patientenbeschwerde

> **Prompt**
>
> „Formuliere eine professionelle und empathische Antwort auf eine Patientenbeschwerde wegen eines versäumten Rückrufs."

> **Antwort**
>
> „*Betreff: Ihre Rückmeldung – vielen Dank*
> *Sehr geehrter Herr Weber,*
> *vielen Dank für Ihre Nachricht. Es tut uns leid, dass Sie auf einen Rückruf von uns warten mussten. Aufgrund eines hohen Aufkommens ist Ihre Nachricht leider verzögert bearbeitet worden.*
> *Wir verstehen Ihren Ärger und möchten uns dafür entschuldigen. Gern vereinbaren wir einen Rückruf zu einer für Sie passenden Zeit.*
> *Freundliche Grüße*
> *[Praxisname]*"

Beispiel Bitte um Feedback zur Behandlung

> **Prompt**
>
> „Formuliere eine freundliche Nachricht an eine Patientin, um Feedback zur bisherigen Behandlung zu erfragen."

> **Antwort**
>
> „*Betreff: Ihre Meinung ist uns wichtig*
> *Liebe Frau Schubert,*
> *wir hoffen, Sie fühlen sich bei uns gut betreut. Um unsere Arbeit weiter zu verbessern, würden wir uns über ein kurzes Feedback zur bisherigen Behandlung freuen.*
> *Gibt es etwas, das wir noch verbessern können?*
> *Mit herzlichem Dank*
> *[Praxisteam]*"

Diese E-Mail-Beispiele zeigen, wie ChatGPT bei der patientenorientierten Kommunikation im Alltag unterstützt. Der Schlüssel liegt in einem klar formulierten Prompt, der Anlass, Ton und Zielgruppe benennt. So entstehen sprachlich stimmige Nachrichten, die direkt verwendet werden können oder als Vorlage zur weiteren Anpassung zur Verfügung stehen.

6.2.3 KI-basierte Terminkoordination mit Erinnerungsfunktion

Die Vergabe, Verschiebung und Bestätigung von Terminen gehört zu den organisatorisch aufwendigsten Bereichen in physiotherapeutischen Praxen. Besonders bei hoher Auslastung, wechselnden Therapiezeiten und komplexen Behandlungsplänen entsteht ein erheblicher Kommunikationsaufwand, mit Patient*innen, im Team und teilweise auch mit Angehörigen oder externen Stellen. Rückfragen, Terminwünsche und Erinnerungshinweise werden meist telefonisch oder manuell per E-Mail bearbeitet. Dabei besteht ein hohes Risiko für Verzögerungen, Missverständnisse oder doppelte Bearbeitungen.

KI-gestützte Systeme können in diesem Bereich durch Chatbot-basierte Lösungen und automatisierte Erinnerungsfunktionen eine spürbare Entlastung schaffen. Voraussetzung ist die Integration in ein bestehendes Terminverwaltungssystem oder eine digitale Schnittstelle, die Buchungen, Änderungen und Rückmeldungen erfassen kann. In vielen Praxissoftwares oder Kalendersystemen sind entsprechende Funktionen bereits vorbereitet oder lassen sich mit externen Tools ergänzen.

Ein typisches Anwendungsszenario ist der digitale Terminassistent, der über die Website, eine App oder eine Messenger-Funktion erreichbar ist. Patient*innen können dort eigenständig Termine anfragen, umbuchen oder sich an anstehende Behandlungen erinnern lassen, ohne Wartezeiten am Telefon oder Öffnungszeiten der Anmeldung. Die KI reagiert auf einfache Eingaben, schlägt verfügbare Zeitfenster vor und kann automatisiert Rückfragen stellen, z. B. bei Rezeptgültigkeit oder bestimmten Behandlungsformen.

Beispielinteraktion

> **Prompt**
>
> „Ich möchte meinen Termin am Donnerstag verschieben."
> „Gerne. Diese Alternativen stehen zur Verfügung: Montag 10:00, Dienstag 13:30 oder Mittwoch 15:00. Welcher Termin passt für Sie?"

Diese Form der Kommunikation spart nicht nur Zeit, sondern entlastet auch das Empfangsteam, das sich parallel um persönliche Anliegen oder administrative Aufgaben kümmern muss. Auch automatisierte Erinnerungsnachrichten per SMS oder E-Mail können mit einfachen Textbausteinen ergänzt werden, zum Beispiel mit dem Hinweis, welche Kleidung mitzubringen ist, ob die Verordnung noch vorgelegt werden muss oder wie lange die Therapie voraussichtlich dauert.

In Kombination mit Tools wie ChatGPT lassen sich die Textbausteine individuell anpassen, etwa in Sprache, Länge oder Tonalität. Auch spezifische Formulierungen für unterschiedliche Patientengruppen (z. B. Kinder, ältere Personen, Schmerzpatient*innen) können vorbereitet und je nach Bedarf ausgespielt werden.

Wichtig ist, dass solche Systeme nicht als Ersatz für persönliche Kommunikation verstanden werden, sondern als ergänzendes Serviceangebot. Nicht alle Anliegen lassen sich digital klären, und bei Unsicherheiten muss eine Rückmeldung durch Mitarbeitende möglich sein. Auch datenschutzrechtliche Anforderungen müssen berücksichtigt werden, insbesondere bei sensiblen Informationen oder der Speicherung personenbezogener Daten.

6.3 Dokumentation und Abrechnung

Dokumentation und Abrechnung sind unverzichtbare Bestandteile physiotherapeutischer Arbeit, nicht nur zur rechtlichen Absicherung, sondern auch zur Qualitätssicherung, interprofessionellen Zusammenarbeit und Abrechnungsfähigkeit. Gleichzeitig zählen sie zu den Aufgaben, die im Alltag häufig als belastend empfunden werden: Sie sind zeitaufwendig, formgebunden und unterliegen wechselnden Anforderungen durch Kostenträger, Ärzt*innen und interne Standards. Häufig fehlen klare Vorlagen, intuitive Systeme oder ausreichend Zeit zur Nachbereitung.

Digitale Hilfsmittel können hier einen entscheidenden Beitrag leisten, indem sie sprachliche, strukturelle und formale Prozesse unterstützen. Besonders in Kombination entfalten Tools wie Whisper, ChatGPT und Copilot ihr Potenzial: Befunde können direkt eingesprochen, automatisch verschriftlicht, strukturiert und in standardisierte Formate übertragen werden, ohne dass der therapeutische Fokus verloren geht.

Die folgenden Abschnitte zeigen, wie ein KI-gestützter Dokumentationsworkflow in der Praxis aussehen kann – effizient, nachvollziehbar und anschlussfähig an bestehende Systeme.

6.3.1 Sprachgestützte Dokumentation mit Whisper

Die schriftliche Dokumentation von Befunden, Behandlungsverläufen und Maßnahmen gehört zum Standard physiotherapeutischer Arbeit, gleichzeitig zählt sie zu den zeitlich am stärksten beanspruchenden Aufgaben im Praxisalltag. Häufig wird sie zwischen Terminen, am Ende eines Arbeitstags oder in Pausen erledigt, was nicht nur die Qualität der Einträge, sondern auch die Belastung für die Therapeut*innen erhöht. Die Schwierigkeit liegt dabei weniger im fachlichen Inhalt als in der Form: Informationen müssen vollständig, präzise und nachvollziehbar festgehalten werden, unter Zeitdruck und bei hoher Patientenzahl.

Mit Whisper, einem KI-gestützten Spracherkennungsmodell, kann die Dokumentation sprachlich erfasst und automatisiert in Text umgewandelt werden. Das Diktat ersetzt dabei nicht die therapeutische Entscheidung, wohl aber das manuelle Tippen oder handschriftliche Festhalten von Informationen. Therapeut*innen können direkt nach der Behandlung, oder während kurzer Pausen, ihre Beobachtungen, Verlaufsdaten oder Planungsschritte einsprechen. Die Software er-

6.3 Dokumentation und Abrechnung

kennt Sprache zuverlässig, auch bei freier Formulierung, und erstellt daraus eine schriftliche Version, die weiterverarbeitet werden kann.

Ein typisches Beispiel.

Beispiel-Prompt

> **Prompt**
>
> *„Patientin heute mit deutlich verbesserter Beweglichkeit in der oberen BWS, weiterhin Schmerzangabe bei Flexion unter Belastung. Mobilisation nach Maitland durchgeführt, anschließend funktionelles Training mit Theraband. Positives Feedback der Patientin zur Eigenübung."*

Dieser Text wird innerhalb weniger Sekunden verschriftlicht und steht sofort zur Verfügung – etwa zur Übernahme in die elektronische Patientenakte, zur Weitergabe an Kolleg*innen oder zur Vorbereitung eines Berichts. Dabei kann Whisper sowohl im Einzelplatzbetrieb genutzt als auch in mobile Endgeräte integriert werden, was die Anwendung im Behandlungsraum oder auf Hausbesuchen ermöglicht.

Der Mehrwert liegt nicht nur in der Zeitersparnis, sondern auch in der höheren Informationsdichte: Da der Ausdruck frei gewählt werden kann, lassen sich mehr Details erfassen als bei stichpunktartiger Notiz. Gleichzeitig wird die therapeutische Sprache erhalten, was die spätere Bearbeitung erleichtert. Fehler in der Transkription sind in der Regel gering und lassen sich mit geringem Aufwand korrigieren.

Voraussetzung für den Einsatz ist eine strukturierte Nachbearbeitung, insbesondere bei sensiblen Daten. Transkripte sollten vor der endgültigen Ablage geprüft, datenschutzkonform gespeichert und mit den relevanten Patientendaten verknüpft werden. Auch der Einsatz im Beisein von Patient*innen erfordert eine klare Kommunikation: Die Spracherkennung dient nicht zur Überwachung, sondern zur Dokumentationshilfe, ein Unterschied, der offen benannt werden sollte.

Insgesamt bietet Whisper eine effiziente und niedrigschwellige Möglichkeit, den Aufwand der Dokumentation zu reduzieren, ohne auf Qualität und Vollständigkeit zu verzichten. Die Entlastung zeigt sich zeitnah: Wiederholte manuelle Einträge entfallen, Inhalte werden präziser und schneller zugänglich.

6.3.2 Textstrukturierung und Formulierung mit ChatGPT

Die sprachliche Strukturierung von Berichten, Zielvereinbarungen oder Verlaufsdokumentationen ist ein zentraler Bestandteil physiotherapeutischer Arbeit, insbesondere dann, wenn Informationen an Dritte weitergegeben werden müssen. Ärzt*innen, Kostenträger oder Rehaeinrichtungen erwarten nachvollziehbare, sachlich formulierte und inhaltlich strukturierte Texte. Gleichzeitig fehlt im

Praxisalltag häufig die Zeit, komplexe Sachverhalte präzise und vollständig zu Papier zu bringen. Der Aufwand für Formulierungen, Gliederungen und wiederkehrende Textbausteine ist nicht zu unterschätzen, insbesondere bei mehreren parallelen Fällen.

Mit ChatGPT steht ein Werkzeug zur Verfügung, das genau in diesem Bereich unterstützen kann: beim sprachlichen Ordnen, Kürzen, Ergänzen oder Neuformulieren therapeutischer Inhalte. Auf Basis von Stichpunkten, Fließtexten oder Transkripten können strukturierte Textvorschläge generiert werden, etwa für Therapieberichte, Behandlungspläne, Therapiezusammenfassungen oder patientenverständliche Erklärungen.

Ein typischer Anwendungsfall ist die Erstellung eines Therapieberichts an eine verordnende Arztpraxis. Statt den Bericht manuell zu formulieren, wird der bisherige Therapieverlauf stichpunktartig notiert, z. B.: „Mobilisation BWS, Haltungsschulung, HWS-Stabilisation; Schmerzen rückläufig, Rotation verbessert, Eigenübungen regelmäßig durchgeführt, Ziel: alltagsbezogene Belastung wieder aufnehmen."

Ein entsprechender Prompt an ChatGPT könnte lauten.

Beispiel-Prompt

Prompt

„Formuliere auf Grundlage der folgenden Stichpunkte einen physiotherapeutischen Therapiebericht. Zielgruppe ist eine orthopädische Facharztpraxis. Verwende eine sachlich-klinische Sprache mit klarer Gliederung."

Das Ergebnis ist ein strukturiertes Textdokument mit Einleitung, Verlauf, aktuellem Befund und Ausblick. Tonalität und Detaillierungsgrad können über das Prompting angepasst werden, ebenso die Länge oder sprachliche Komplexität. Alternativ können mehrere Varianten angefordert und verglichen werden, z. B. für ärztliche Kommunikation und patientenverständliche Rückmeldung.

Ein weiterer Vorteil zeigt sich in der Anpassbarkeit an unterschiedliche Zielgruppen: Ein und derselbe Inhalt kann für ein Fachpublikum technisch formuliert, für Patient*innen hingegen vereinfacht und alltagsbezogen aufbereitet werden, ohne Mehraufwand, aber mit klarem Nutzen für das Verständnis.

Typische Einsatzbereiche in der Praxis sind:

- Strukturierung von Aufnahme- und Therapieberichten zum Rezeptende,
- Formulierung von SMART-Zielen und Therapiezielen,
- Zusammenfassung von Behandlungsverläufen für Verlängerungsanträge,
- Textbausteine für Patienteninformationen, Aufklärungen oder Empfehlungen.

Die Verantwortung für Inhalt, medizinische Plausibilität und rechtliche Korrektheit verbleibt dabei selbstverständlich bei den Therapeut*innen. ChatGPT liefert einen sprachlich gut strukturierten Vorschlag, dieser muss jedoch geprüft, angepasst und mit der fachlichen Einschätzung abgeglichen werden. Die KI unterstützt beim sprachlichen Ausdruck und der Dokumentationsqualität.

6.3.3 Workflow-Kombination: Whisper – ChatGPT – Copilot

Der volle Nutzen digitaler Unterstützung entsteht oft nicht durch den Einsatz einzelner Tools, sondern durch ihre systematische Kombination entlang eines klar strukturierten Workflows. Im Bereich der Dokumentation kann ein solches Zusammenspiel besonders effektiv sein – etwa durch die Verbindung von Spracherkennung (Whisper), Textstrukturierung (ChatGPT) und Formatierung (Copilot). So entsteht ein kontinuierlicher Prozess von der Datenerhebung bis zur fertigen Dokumentation, der inhaltlich nachvollziehbar und technisch anschlussfähig ist.

Ein typisches Beispiel ist die Bearbeitung eines Erstgesprächs bei Aufnahme einer neuen Patientin. Direkt nach dem Gespräch wird per Whisper ein Freitextdiktat erstellt, das Beobachtungen, Symptome, erste Hypothesen und Zielaussagen enthält. Dieses Transkript wird nicht direkt abgelegt, sondern im nächsten Schritt an ChatGPT übergeben, mit der Anweisung, die Inhalte in eine strukturierte, fachlich übliche Gliederung zu bringen.

Beispiel-Prompt

> **Prompt**
>
> *„Strukturiere den folgenden Text zu einem physiotherapeutischen Erstbefund mit den Rubriken: 1. Anamnese, 2. funktioneller Befund, 3. Zieldefinition, 4. erste Maßnahmen."*

ChatGPT verarbeitet das Transkript, kürzt gegebenenfalls Redundanzen, ergänzt Zwischentitel und schlägt eine sprachlich gut lesbare Fassung vor. Diese kann entweder direkt verwendet oder durch die Therapeutin angepasst werden. Anschließend wird der strukturierte Text in Copilot überführt, um in eine standardisierte Dokumentenvorlage (z. B. Arztbrief, Behandlungsplan, Reha-Antrag) eingefügt zu werden. Copilot kann die Inhalte automatisch in das passende Format bringen, Seitenumbrüche setzen, Tabellen ergänzen oder Exportfunktionen aktivieren, z. B. als PDF oder Word-Datei.

Durch diesen kombinierten Einsatz entsteht ein durchgängiger Arbeitsfluss:

- sprachliche Erfassung durch Whisper,
- inhaltliche Strukturierung durch ChatGPT,
- Formatierung und Dokumentenerstellung durch Copilot.

Die Vorteile liegen auf mehreren Ebenen: Der zeitliche Aufwand wird reduziert, die sprachliche Qualität erhöht und die Dokumentation an unterschiedliche Anforderungen angepasst. Gleichzeitig bleiben alle Schritte transparent und überprüfbar, jede automatisierte Ausgabe kann manuell korrigiert oder ergänzt werden.

Wichtig ist, dass die Übergänge zwischen den Tools klar definiert und datenschutzrechtlich abgesichert sind. Die eingesetzten Systeme sollten lokal oder DSGVO-konform betrieben, und Inhalte nur an Stellen weitergegeben werden, die Teil des internen Workflows sind. Auch eine Schulung im Umgang mit Schnittstellen, Dateiformaten und Vorlagensystemen ist sinnvoll, um Fehler zu vermeiden und die Potenziale der Tools voll auszuschöpfen.

Insgesamt zeigt sich: Wenn KI-Werkzeuge nicht isoliert, sondern als aufeinander abgestimmte Module gedacht werden, entsteht ein praxisnaher, effizienter und flexibler Dokumentationsprozess, der sowohl therapeutische als auch administrative Anforderungen erfüllt.

6.3.4 Standardisierung und Formatübertragung mit Copilot

Neben der inhaltlichen Dokumentation stellen auch formale Anforderungen einen erheblichen Aufwand im Praxisalltag dar. Berichte müssen nicht nur vollständig, sondern auch korrekt formatiert, eindeutig beschriftet und im passenden Format übermittelt werden – sei es für ärztliche Rückmeldungen, Reha-Anträge, Verlängerungsbegründungen oder interne Dokumentationen. Unterschiedliche Empfänger*innen erwarten unterschiedliche Strukturen: mal als Fließtext, mal tabellarisch, mal mit bestimmten Formulierungsvorgaben. Diese Anforderungen führen oft zu zusätzlichen Arbeitsschritten, die keine inhaltliche, aber sehr wohl eine zeitliche Belastung darstellen.

Mit Copilot, als KI-gestützte Assistenz in Microsoft Office, lassen sich solche formalen Aufgaben deutlich effizienter bewältigen. Das System kann bereits vorliegende Texte – etwa aus ChatGPT oder aus vorhandenen Dokumentationssystemen, in vordefinierte Formatvorlagen übertragen, ohne dass Inhalte manuell angepasst werden müssen. Absätze werden neu angeordnet, Überschriften formatiert, Standardformulierungen ergänzt oder Tabellen automatisch aufgebaut.

Ein praktisches Beispiel ist die Übertragung eines strukturierten Therapieverlaufs in eine standardisierte Arztbriefvorlage. Statt Inhalte einzeln zu kopieren oder umzuformatieren, genügt ein Prompt innerhalb von Word oder Excel wie der Folgende.

Beispiel-Prompt

Prompt

„Füge diesen Text in das Arztbrief-Template ein, formatiere ihn gemäß Vorlage, und ergänze eine Kopfzeile mit Patientendaten und Behandlungszeitraum."

Copilot erkennt die Struktur der Vorlage, ordnet die Abschnitte korrekt zu, passt Schriftart und Format an und fügt, falls gewünscht, ein automatisches Inhaltsverzeichnis ein. Auch Reha-Anträge, Anamnesebögen oder Qualitätsberichte lassen sich auf diese Weise effizient vorbereiten. Die generierten Dokumente können anschließend als PDF exportiert, archiviert oder digital verschickt werden.

Ein weiterer Vorteil liegt in der Möglichkeit, wiederkehrende Formatierungen zu automatisieren: Copilot kann auf Anweisung bestimmte Textbausteine immer gleich darstellen, Tabellen in vorgegebene Spaltenstruktur bringen oder standardisierte Formulierungen einfügen, etwa für Zieldefinitionen, Verlaufsbeschreibungen oder Empfehlungen. Dadurch entsteht eine einheitliche Sprache und Form, die nicht nur die Außendarstellung, sondern auch die interne Übersichtlichkeit verbessert.

Besonders wirksam wird diese Funktion, wenn sie mit bestehenden Praxis-Templates verknüpft wird. Bestehende Vorlagen, etwa für Therapieberichte oder Abrechnungsunterlagen, können so mit wenigen Befehlen befüllt und aktualisiert werden. Auch die Erstellung individueller Vorlagen für verschiedene Fachrichtungen oder Patientengruppen ist möglich.

Die KI übernimmt keine inhaltliche Bewertung, sondern dient der Vereinheitlichung, Strukturierung und Formatübertragung, wie immer als digitale Unterstützung, nicht als autorisierte Entscheidungsinstanz.

6.4 Qualitätsmanagement

Qualitätsmanagement (QM) wird in physiotherapeutischen Praxen häufig als Pflicht wahrgenommen, als formale Anforderung für Zulassung, Zertifizierung oder Abrechnung. Tatsächlich bietet ein gut strukturiertes QM-System jedoch weit mehr: Es schafft Orientierung, sichert Abläufe, fördert Transparenz und unterstützt die Einarbeitung neuer Mitarbeitender. In der Praxis ist das Potenzial dieser Dokumente jedoch häufig ungenutzt. Arbeitsanweisungen liegen in Ordnern oder Netzlaufwerken, werden selten aktualisiert oder im Alltag kaum herangezogen.

Digitale Werkzeuge wie NotebookLM oder ChatGPT können dabei helfen, vorhandenes Wissen zugänglich zu machen, nicht durch neue Regeln, sondern durch bessere Auffindbarkeit, strukturierte Aufbereitung und direkte Anwendbarkeit. Im Fokus steht dabei nicht die Erfüllung externer Vorgaben, sondern die Entlastung der Teams im Alltag: durch klare Antworten auf häufige Fragen, durch nachvollziehbare Standards und durch unterstützende Textvorschläge für QM-relevante Dokumente.

Die folgenden Abschnitte zeigen, wie KI gezielt eingesetzt werden kann, um bestehendes Qualitätsmanagement zu aktivieren, zu vereinfachen und anschlussfähig für die praktische Nutzung zu machen – auch ohne zusätzliche Verwaltungsstrukturen.

6.4.1 Einsatz von NotebookLM zur Analyse interner Dokumente

In vielen Praxen liegen die wichtigsten Qualitätsstandards, Abläufe und Richtlinien bereits vor – oft in Form von QM-Handbüchern, Verfahrensanweisungen (SOP), Protokollvorlagen oder internen Checklisten. Der Zugriff auf diese Dokumente ist jedoch im Alltag häufig erschwert: Die Ablage ist unübersichtlich, die Inhalte sind zu umfangreich oder die Formulierungen schwer verständlich. In der Folge werden vorhandene Informationen kaum genutzt, nicht, weil sie unbrauchbar wären, sondern weil sie im entscheidenden Moment nicht auffindbar oder nicht schnell genug auswertbar sind.

NotebookLM bietet in diesem Kontext eine funktionale Lösung: Es ermöglicht, umfangreiche Textdokumente, z. B. interne Leitlinien, QM-Handbücher oder Schulungsunterlagen – digital zu hinterlegen und gezielt analysieren zu lassen. Die Inhalte bleiben dabei vollständig erhalten, werden aber durchsuchbar und thematisch strukturierbar gemacht. Auf diese Weise können Informationen kontextbezogen abgerufen, verdichtet und für konkrete Fragestellungen genutzt werden.

Ein typisches Beispiel ist die Analyse eines bestehenden QM-Handbuchs mit mehreren Dutzend Seiten. Nach dem Upload der Datei kann per Texteingabe gezielt nach bestimmten Aspekten gefragt werden, etwa wie folgt.

Beispiel-Prompt

> **Prompt**
>
> *„Wie ist in unserem Handbuch die Dokumentation von Hygienemaßnahmen geregelt? Welche SOP beschreibt den Umgang mit Rezeptänderungen?"*

NotebookLM durchsucht daraufhin alle Abschnitte, filtert relevante Passagen heraus und gibt eine prägnante Zusammenfassung oder direkte Textauszüge zurück. Auf diese Weise kann internes Wissen verfügbar gemacht werden, ohne dass das gesamte Dokument gelesen oder manuell durchsucht werden muss.

Die Anwendung eignet sich insbesondere für folgende Einsatzbereiche:

- Schneller Zugriff auf bestehende Verfahrensstandards.
- Verdichtung von Schulungsinhalten für neue Mitarbeitende.
- Vergleich interner Dokumente mit externen Vorgaben (z. B. Leitlinien).
- Erstellung praxisnaher FAQ-Listen auf Basis vorhandener QM-Texte.

Voraussetzung ist, dass die Dokumente digital vorliegen, idealerweise im durchsuchbaren PDF- oder Textformat, und inhaltlich aktuell sind. Auch wenn NotebookLM in der Lage ist, unstrukturierte Texte auszuwerten, steigt die Qualität der Ergebnisse deutlich, wenn die Vorlagen logisch gegliedert und einheitlich benannt sind.

Der Einsatz entlastet dabei insbesondere die Personen, die bislang als „Wissensspeicher" fungieren, etwa Praxisleitungen, QM-Beauftragte oder erfahrene Kolleg*innen. Durch die digitale Auswertung kann das Wissen breiter im Team zugänglich gemacht und gleichzeitig dokumentiert werden, wer wann welche Version genutzt oder angepasst hat.

Die Integration in den Alltag gelingt am besten, wenn konkrete Fragestellungen bearbeitet werden, etwa im Rahmen einer Teamschulung oder bei der Vorbereitung auf eine externe Überprüfung. So wird die Nutzung nicht als zusätzliche Aufgabe empfunden, sondern als praxisnahe Unterstützung bei bestehenden Anforderungen.

6.4.2 Praxisnahe Anwendung für interne Rückfragen und Standards

Im Arbeitsalltag entstehen regelmäßig Situationen, in denen Teammitglieder gezielt auf interne Standards zurückgreifen möchten, etwa bei Unsicherheiten in der Dokumentation, der Patientenaufnahme oder bei haftungsrelevanten Abläufen. Oft wird in solchen Fällen Rücksprache mit erfahreneren Kolleg*innen gehalten, weil das nötige Wissen zwar vorhanden, aber schwer auffindbar ist. Häufige Fragen wie „Wo finde ich unsere Regelung zum Beschwerdemanagement?" oder „Welche Formulierung verwenden wir in Reha-Anträgen?" werden immer wieder gestellt, nicht aus Nachlässigkeit, sondern weil der Zugriff auf QM-Dokumente zu kompliziert oder zeitaufwendig ist.

Genau hier bietet der Einsatz von NotebookLM oder vergleichbaren textbasierten KI-Systemen einen praktischen Mehrwert: Statt auf persönliche Rückfrage oder zeitintensive Suche angewiesen zu sein, kann direkt in den bestehenden Dokumenten recherchiert werden, in natürlicher Sprache, thematisch fokussiert und innerhalb von Sekunden. Die KI fungiert dabei als strukturelle Schnittstelle zwischen dokumentiertem Wissen und praktischer Fragestellung.

Ein praxisnahes Beispiel: In Vorbereitung auf eine Patientenschulung fragt eine Kollegin, wie die Dokumentation der Aufklärung standardmäßig in der Praxis erfolgen soll. Statt in Ordnern oder alten E-Mails zu suchen, kann eine einfache Abfrage an das System gestellt werden.

Beispiel-Prompt

Prompt

„Wie dokumentieren wir in unserer Praxis die Aufklärung zu Kontraindikationen?"

NotebookLM greift auf das hinterlegte QM-Handbuch zu, lokalisiert den relevanten Abschnitt und liefert entweder ein direktes Zitat oder eine sinngemäße Zusammenfassung – zum Beispiel:

> **Antwort**
>
> *„Laut SOP 04.2 wird die Aufklärung im Eintrag ‚Besondere Hinweise' dokumentiert, inklusive Unterschrift der Patientin."*

Auf diese Weise entsteht ein interner Wissensdialog, der nicht auf einzelne Personen beschränkt ist. Das Team wird entlastet, Rückfragen werden effizient bearbeitet, und Abläufe bleiben einheitlich, auch bei hoher Fluktuation oder Teilzeitmodellen. Besonders nützlich ist die Anwendung bei komplexen oder seltenen Fragen, die nicht regelmäßig im Fokus stehen, aber dennoch korrekt umgesetzt werden müssen, etwa zur Aufbewahrungsfrist von Dokumenten, zum Vorgehen bei abgelaufenen Verordnungen oder zur Ablage von Einwilligungserklärungen.

Die Nutzung solcher Systeme fördert auch die Eigenverantwortung im Team: Mitarbeitende werden ermutigt, selbst nachzuschlagen, Entscheidungen zu begründen und sich auf dokumentierte Standards zu beziehen. Die Rolle der Praxisleitung verändert sich dadurch, weg von der ständigen Auskunftsinstanz mit Herrschaftswissen, hin zur Moderatorin eines gemeinsamen Informationszugangs.

Damit die Anwendung im Alltag greift, sollten häufige Fragen identifiziert, die zugrunde liegenden Dokumente aktuell gehalten und die Nutzung regelmäßig eingeübt werden, etwa im Rahmen von Fallbesprechungen, Kurzschulungen oder QM-Zirkeln. So wird aus einer formalen Dokumentation ein praktisches Arbeitsmittel, unterstützend, verbindlich und im besten Sinne entlastend.

6.4.3 Unterstützung bei Auditvorbereitung und Nachweisen

Audits, externe Überprüfungen oder interne Qualitätssicherungsmaßnahmen stellen Praxen regelmäßig vor die Aufgabe, Dokumente, Nachweise und Prozessbeschreibungen systematisch zusammenzustellen. Dabei geht es nicht nur um das Vorhandensein bestimmter Formulare oder Leitlinien, sondern auch um deren Aktualität, logische Verknüpfung und praktische Anwendbarkeit. In der Realität ist diese Vorbereitung oft mit erheblichem Zeitaufwand verbunden, insbesondere, wenn die Informationen auf verschiedene Speicherorte verteilt, nicht aktuell oder unvollständig dokumentiert sind.

Mithilfe KI-gestützter Systeme kann dieser Aufwand spürbar reduziert werden. NotebookLM ermöglicht die inhaltliche Sichtung großer Dokumentensammlungen, ohne dass diese vollständig manuell gelesen oder durchsucht werden müssen. Inhalte können thematisch geordnet, auf Konsistenz geprüft und gezielt auf bestimmte Auditfragen hin analysiert werden.

Beispiel-Prompt

> **Prompt**
>
> *„Welche Nachweise liegen zur regelmäßigen Hygieneschulung vor? Wo ist der Ablauf zur Überprüfung von Verordnungskorrekturen dokumentiert?"*

Die KI extrahiert relevante Passagen, ordnet sie strukturell zu und kann auf Wunsch eine zusammenfassende Darstellung erzeugen, z. B. als Fließtext oder tabellarische Übersicht. So wird sichtbar, ob bestimmte Anforderungen erfüllt, doppelt beschrieben oder widersprüchlich geregelt sind. Auch inhaltliche Lücken oder Unschärfen lassen sich dadurch frühzeitig erkennen und gezielt schließen.

Ergänzend kann ChatGPT zur sprachlichen Glättung, Vereinfachung oder Umformulierung von Nachweisdokumenten eingesetzt werden. Wenn z. B. eine interne Verfahrensbeschreibung zu lang, unstrukturiert oder sprachlich unklar ist, kann die KI beauftragt werden, daraus eine auditgerechte und verständliche Version zu erstellen.

Beispiel-Prompt

> **Prompt**
>
> *„Strukturiere den folgenden Text zu einem übersichtlichen Ablaufplan. Ziel: Vorlage im Rahmen eines internen Qualitätsaudits."*

Die KI erstellt daraufhin eine klare Gliederung mit Zwischenüberschriften, optional mit nummerierten Schritten oder Flussdiagrammen. Auch Einleitungen oder Erklärtexte lassen sich hinzufügen – etwa zur Einordnung der Maßnahme oder zur Bezugnahme auf gesetzliche Anforderungen.

Diese Kombination aus inhaltlicher Analyse (NotebookLM) und sprachlicher Überarbeitung (ChatGPT) macht die Auditvorbereitung nicht nur effizienter, sondern unterstützt auch das ordinäre Ziel eines Qualitätsmanagementsystems: Prozesse nachvollziehbarer zu gestalten. Das Team kann sich auf die fachliche Bewertung konzentrieren, während die Strukturierung, Formatierung, Verdichtung digital unterstützt erfolgen.

Voraussetzung für diesen Einsatz ist eine systematische, gut gepflegte Dokumentenbasis. Nur wenn die relevanten Inhalte digital vorliegen und regelmäßig aktualisiert werden, kann die KI gezielt unterstützen. Wird dies gewährleistet, wird die Auditvorbereitung von einer Belastung zu einem transparenten, gut steuerbaren Prozess, mit klaren Rollen, nachvollziehbaren Ergebnissen und höherer Sicherheit für alle Beteiligten.

6.5 Kommunikation und Öffentlichkeitsarbeit

Kommunikation nach außen ist ein wesentlicher Bestandteil professioneller Praxisführung. Ob in Form von Informationsmaterialien im Wartezimmer, Beiträgen auf der Website oder als direkte Ansprache in sozialen Medien. Der öffentliche Auftritt einer physiotherapeutischen Praxis trägt wesentlich dazu bei, Vertrauen aufzubauen, Leistungen sichtbar zu machen und Patient*innen zu binden. Im Praxisalltag fehlt oft die Zeit, um Inhalte gut zu formulieren, ansprechend zu gestalten oder regelmäßig zu aktualisieren.

Künstliche Intelligenz kann dabei unterstützen, Kommunikationsinhalte effizient zu erstellen, zielgruppengerecht aufzubereiten und visuell zu ergänzen. Besonders hilfreich ist die Kombination aus sprachlicher Unterstützung durch ChatGPT und visueller Gestaltung mit DALL·E. Dadurch entstehen Texte, Bilder und Formate, die nicht nur professionell wirken, sondern auch zum Stil der jeweiligen Praxis passen, ohne zusätzlichen personellen Aufwand.

In den folgenden Abschnitten wird gezeigt, wie mit einfachen Mitteln eine konsistente und ansprechende Öffentlichkeitsarbeit möglich wird, unterstützt durch KI, aber stets durchdacht, angepasst und kontrolliert durch die Praxis selbst.

6.5.1 Visuelle Unterstützung durch DALL·E

Bilder und visuelle Materialien spielen in der Kommunikation mit Patient*innen eine wichtige Rolle, sei es zur Verdeutlichung von Bewegungsabläufen, zur Unterstützung von Informationsangeboten oder zur Gestaltung einer positiven Praxisatmosphäre. Die Erstellung ansprechender, zielgruppengerechter und fachlich passender Visualisierungen ist jedoch oft aufwendig. Externe Gestaltung erfordert Budget und Abstimmung, während intern meist Zeit und gestalterische Mittel fehlen.

Mit DALL·E, einem bildgenerierenden KI-System, lassen sich schnell und unkompliziert individuelle Visualisierungen erstellen, passend zu konkreten Themen, Patientengruppen oder Kommunikationsanlässen. Das System wandelt Textbeschreibungen in Bilder um, die anschließend direkt in der Praxiskommunikation verwendet werden können. Dabei sind sowohl fotorealistische Darstellungen als auch gezeichnete Stile, Schwarz-Weiß-Bilder oder vereinfachte Illustrationen möglich.

Ein praktisches Beispiel ist die Erstellung eines Wartezimmerplakats, das Patient*innen zur Bewegung im Alltag motivieren soll. Anstatt auf vorgefertigte Stockfotos zurückzugreifen, kann ein passendes Bild selbst generiert werden.

Beispiel-Prompt

> **Prompt**
>
> *„Zeige eine realistisch gezeichnete Frau mittleren Alters, die im Büro einfache Dehnübungen im Stehen durchführt. Schwarz-weiß, klare Linien, freundlicher Ausdruck."*

Das Ergebnis kann als Bestandteil eines Posters, Faltblatts oder digitalen Screens genutzt werden. Auch themenspezifische Darstellungen, etwa Übungen für bestimmte Körperregionen, altersgerechte Motive oder visuelle Schritt-für-Schritt-Anleitungen, lassen sich generieren, ohne auf externe Designer*innen angewiesen zu sein.

Besonders hilfreich ist DALL·E auch in der Arbeit mit Kindern oder Personen mit Sprachbarrieren. Übungen können in Form von bildhaften Tierbewegungen dargestellt oder Alltagssituationen mit vereinfachten Symbolen visualisiert werden. Dadurch wird die Ansprache spielerischer, verständlicher und barriereärmer, etwa durch Bilder, die zeigen, wie sich „wie eine Katze strecken" oder „wie ein Frosch hüpfen" umsetzen lässt.

Weitere typische Einsatzfelder:

- Poster für Aktionstage (z. B. Rückenwoche, Balance-Check, Arbeitsplatzergonomie),
- Plakate oder Aushänge mit Tipps zur Selbsthilfe,
- Illustrationen für patientenindividuelle Übungsblätter,
- Serien von Bildern für Gruppenangebote, Elternkommunikation oder Schulungsunterlagen.

Die Qualität der Ergebnisse hängt maßgeblich von der Genauigkeit der Prompts ab. Deshalb sollte vor der Nutzung überlegt werden, welches Bildmotiv gebraucht wird, welcher Stil angemessen ist und welche Informationen visuell vermittelt werden sollen. Auf diese Weise lassen sich innerhalb weniger Minuten Materialien erstellen, die zur Sprache und Haltung der Praxis passen und gleichzeitig professionell und individuell wirken.

Wichtig bleibt: Auch hier liegt die inhaltliche und ethische Verantwortung bei der Praxis. Visualisierungen sollten respektvoll, inklusiv und fachlich korrekt sein, insbesondere dann, wenn sie gesundheitsbezogene Informationen transportieren.

6.5.2 Textgestaltung mit ChatGPT für externe Kommunikation

Die sprachliche Gestaltung von Texten für Website, Flyer oder Social Media gehört im Praxisalltag oft zu den Aufgaben, die nebenbei oder unter Zeitdruck erledigt werden. Dabei hängt der Eindruck, den eine Praxis hinterlässt, wesentlich von Tonalität, Verständlichkeit und Stil der Kommunikation ab.

Hier kann ChatGPT gezielt entlasten: Es erstellt Texte auf Basis weniger Stichworte, strukturiert Inhalte, vereinfacht Formulierungen oder passt den Stil an unterschiedliche Zielgruppen an. Ob Begrüßungstexte auf der Website, Infoblätter zu Therapiekonzepten oder Beiträge für soziale Netzwerke, mit wenigen Anweisungen lassen sich sprachlich stimmige und formal passende Texte erzeugen, die anschließend individuell angepasst und verwendet werden können.

Ein typisches Beispiel ist ein neuer Abschnitt auf der Praxis-Website zum Thema „Trainingstherapie bei Rückenschmerzen". Statt den Text komplett neu zu schreiben, kann eine einfache Anweisung an ChatGPT genügen.

Beispiel-Prompt

> **Prompt**
>
> *„Erstelle einen Text für unsere Website über die Trainingstherapie bei Rückenschmerzen. Zielgruppe: Patient*innen, ohne medizinisches Vorwissen. Der Ton soll freundlich, motivierend und gut verständlich sein."*

Die KI liefert daraufhin einen Textvorschlag, der je nach Bedarf gekürzt, erweitert oder sprachlich angepasst werden kann. Auch alternative Varianten – z. B. in sachlicher Sprache für Zuweiser*innen oder in vereinfachter Sprache für bestimmte Patientengruppen – lassen sich mit Zusatzanweisungen generieren.

Typische Einsatzbereiche für ChatGPT in der externen Kommunikation sind:

- **Website-Inhalte:** Startseite, Teamvorstellungen, Leistungsbeschreibungen
- **Social-Media-Beiträge:** aktuelle Hinweise, Gesundheitstipps, Eventankündigungen
- **Informationsmaterialien:** Faltblätter, E-Mail-Texte, Elterninformationen
- **Patientenbriefe:** Einladung zu Gruppenprogrammen, Hinweise zur Therapievorbereitung

Ein weiterer Vorteil liegt in der zeitlichen Unabhängigkeit: Texte können jederzeit erstellt, gespeichert und bei Bedarf angepasst werden, ohne auf externe Agenturen oder lange Abstimmungsprozesse angewiesen zu sein. Auch wiederkehrende Inhalte wie Terminankündigungen, Urlaubs- und Feiertagshinweise oder Erinnerungen lassen sich effizient vorbereiten.

Entscheidend für die Qualität ist, wie bei allen KI-gestützten Anwendungen, die Formulierung des Prompts. Je klarer das Ziel, Zielgruppe und gewünschter Stil beschrieben werden, desto passender fällt das Ergebnis aus. Zusätzlich sollten die Texte immer überprüft, an den eigenen Praxisstil angepasst und datenschutzkonform formuliert werden, insbesondere bei personenbezogenen Inhalten oder sensiblen Themen.

Richtig eingesetzt unterstützt ChatGPT nicht nur bei der Texterstellung, sondern auch bei der Entwicklung eines konsistenten sprachlichen Auftritts, professionell, wiedererkennbar und verständlich.

6.5.3 Kampagnen zur Patientenbindung und Gesundheitsbildung

Neben der Einzelkommunikation gewinnen strukturierte Informationskampagnen zunehmend an Bedeutung, sowohl zur Patientenbindung als auch zur Aufklärung über gesundheitliche Themen. Dabei geht es nicht nur um Werbung, sondern um sinnvolle Impulse, die den Kontakt zur Praxis vertiefen, Gesundheitskompetenz fördern und Vertrauen stärken. Typische Formate sind Themenwochen, Aktions-

6.5 Kommunikation und Öffentlichkeitsarbeit

plakate, Mitmachangebote oder digitale Newsletter, idealerweise abgestimmt auf die Bedürfnisse der jeweiligen Zielgruppen.

KI-gestützte Tools wie ChatGPT und DALL·E ermöglichen es, solche Kampagnen schnell, individuell und inhaltlich kohärent zu gestalten. Text, Bild und Format lassen sich kombinieren, ohne dass externe Dienstleister eingebunden werden müssen. So entstehen informative, ansprechende und wiederverwendbare Inhalte, mit minimalem Zeitaufwand und hoher Anschlussfähigkeit an bestehende Kommunikationskanäle.

Ein konkretes Beispiel ist eine thematische Aktionswoche zur „Bewegung im Büro". Ziel ist es, Patient*innen für körperliche Aktivität während der Arbeit zu sensibilisieren. Die Kampagne könnte aus Folgenden Bausteinen bestehen:

- **Wartezimmerplakat,** erstellt mit DALL·E: Visualisierung einfacher Dehnübungen am Arbeitsplatz,
- **Übungsposter zum Mitnehmen,** mit klaren Anleitungen für die Pause zwischendurch,
- **Social-Media-Beiträge,** formuliert mit ChatGPT, z. B.: *„3 Übungen für mehr Beweglichkeit im Arbeitsalltag",*
- **Newsletter,** der Hintergrundinformationen, Motivationstipps und Links zu weiterführenden Inhalten bündelt.

Alle Elemente basieren auf einem gemeinsamen Thema, verwenden eine einheitliche Bildsprache und greifen auf vorbereitete Textbausteine zurück. So entsteht ein geschlossener Auftritt, der sowohl intern als auch extern professionell wirkt.

Auch andere Anlässe bieten sich für solche Kampagnen an:

- **Saisonale Themen:** Frühjahrsfit, Rückenschule im Herbst, Sturzprophylaxe für den Winter
- **Zielgruppenspezifische Angebote:** Elterninfo zur Kinderrückenschule, Senior*innentage, Arbeitsplatzberatung
- **Präventionstage oder Bewegungswochen:** z. B. im Rahmen lokaler Gesundheitsinitiativen

Wichtig ist, dass solche Aktionen nicht als einmalige Werbemaßnahmen gedacht werden, sondern als kontinuierliche Kommunikationsstrategie. Durch regelmäßige, gut vorbereitete Impulse wird eine Beziehung zu bestehenden Patient*innen gepflegt, neue Interessierte werden erreicht, und die Positionierung der Praxis als fachlich engagierter, moderner Anbieter wird gestärkt.

Der Einsatz von KI dient dabei nicht der Automatisierung um der Automatisierung willen, sondern als Mittel zur Vereinfachung, damit kreative Ideen nicht an der Umsetzung scheitern und Gesundheitsbildung dort stattfindet, wo sie am wirksamsten ist: im direkten Kontakt mit den Menschen.

6.6 Einstieg und Training im Team

Die Einführung digitaler Werkzeuge in den Praxisalltag gelingt nicht über Technik allein – sie erfordert Beteiligung, Orientierung und gemeinsame Lernprozesse. Damit KI-basierte Anwendungen wie ChatGPT, Whisper, DALL·E oder Copilot im Team nicht nur ausprobiert, sondern tatsächlich integriert werden, braucht es klare Zuständigkeiten, transparente Ziele und die Bereitschaft, neue Routinen schrittweise aufzubauen. Entscheidend ist dabei nicht, alle Möglichkeiten auf einmal zu nutzen, sondern mit kleinen, realistischen Schritten zu beginnen, angepasst an die jeweilige Praxissituation.

Der Einstieg sollte dabei nicht nur funktional gedacht werden, sondern auch didaktisch: Wer soll was lernen? Wo liegen bestehende Stärken und Unsicherheiten im Team? Welche Aufgaben eignen sich für erste Erfahrungen mit KI und welche besser nicht? Durch gezielte Übungen, Rollenklarheit und eine offene Kommunikation über Chancen und Grenzen kann die Einführung digitaler Hilfsmittel zur gemeinsamen Entwicklungschance werden und zu mehr Entlastung, mehr Klarheit und mehr fachlicher Sicherheit beitragen.

Die folgenden Abschnitte zeigen, wie der Einstieg ins KI-gestützte Arbeiten praxisnah und teamorientiert gestaltet werden kann, ohne Überforderung, aber mit langfristiger Wirkung.

6.6.1 Tool-Matrix: Welche KI bei welcher Aufgabe?

Der gezielte Einsatz von KI-Tools im Praxisalltag beginnt mit einer einfachen Frage: Wofür kann welches System konkret genutzt werden? Viele Anwendungen sind leistungsfähig, aber ihre Funktion bleibt abstrakt, solange der Bezug zur eigenen Arbeitsrealität fehlt. Eine klare Übersicht hilft, Orientierung zu schaffen – nicht im Sinne technischer Vollständigkeit, sondern als praxisbezogene Entscheidungshilfe für das Team.

Die folgende Tab. 6.1 fasst typische Aufgaben im physiotherapeutischen Alltag zusammen und ordnet ihnen jeweils ein geeignetes KI-Tool zu. Diese Zuordnung dient nicht als feste Vorgabe, sondern als Anregung für die Auswahl und Kombination passender Werkzeuge.

Diese Übersicht kann in Schulungen, Teammeetings oder zur individuellen Orientierung eingesetzt werden, als Ausdruck, Whiteboard, interaktive Datei oder Poster im Pausenraum. Sie ersetzt keine individuelle Schulung, bietet aber einen klaren Ausgangspunkt für erste Anwendungsideen.

Entscheidend ist, dass die Tools nicht isoliert, sondern im Zusammenspiel betrachtet werden: Whisper kann Texte erfassen, ChatGPT diese strukturieren und Copilot sie in Dokumente übertragen. DALL·E ergänzt visuell, NotebookLM verschafft schnellen Zugang zu internem Wissen. So entsteht ein funktionales Zusammenspiel, das gezielt in den Arbeitsalltag integriert werden kann, Schritt für Schritt, aufgabenbezogen und teamkompatibel.

Tab. 6.1 Typische Aufgaben im physiotherapeutischen Alltag

Aufgabenbereich	Typische Tätigkeit	Empfohlenes Tool
Dokumentation	Transkription von Anamnesegesprächen	Whisper
	Strukturierung und Formulierung von Befunden	ChatGPT
	Formatierung in Vorlagen (z. B. Therapiebericht)	Copilot
Kommunikation (intern)	Teamsitzungseinladungen, E-Mails	ChatGPT
	Schichtplanerstellung	Copilot
Patientenkommunikation (extern)	Terminerinnerungen, Rückmeldungen	ChatGPT
	Übungsblätter mit Bild und Text	DALL·E + ChatGPT
Qualitätsmanagement	Nachschlagen in internen SOP	NotebookLM
	Erstellung auditfähiger Abläufe	ChatGPT
Öffentlichkeitsarbeit und Praxisdarstellung	Website-Texte, Social Media	ChatGPT
	Gestaltung von Plakaten und Flyern	DALL·E

6.6.2 Selbstanalyse: Engpässe und Chancen identifizieren

Bevor neue Werkzeuge in den Arbeitsalltag integriert werden, lohnt sich ein gezielter Blick auf bestehende Prozesse: Wo entstehen im Team regelmäßig Engpässe? Welche Aufgaben sind besonders zeitintensiv, fehleranfällig oder unklar strukturiert? Diese Fragen bilden die Grundlage für einen sinnvollen, praxisnahen KI-Einsatz, der dann nicht technikgetrieben erfolgt, sondern bedarfsorientiert.

Die Selbstanalyse dient dazu, das eigene Arbeitsumfeld systematisch zu betrachten. Sie kann im Rahmen eines Teamtreffens, einer Fortbildung oder als moderiertes Kurzformat durchgeführt werden. Dabei werden typische Aufgabenbereiche gesammelt, mit Aufwand und Belastung bewertet und mit konkreten Verbesserungswünschen verknüpft. Ziel ist es, Anwendungsfelder für KI dort zu identifizieren, wo sie tatsächlich entlasten kann – nicht theoretisch, sondern im konkreten Praxisgeschehen.

Typische Leitfragen für die Selbstanalyse:

- In welchen Bereichen fehlt im Alltag regelmäßig Zeit oder Struktur?
- Welche Aufgaben bleiben liegen oder werden unter Zeitdruck bearbeitet?
- Wo entstehen wiederkehrende Rückfragen, Unklarheiten oder Medienbrüche?
- Welche Aufgaben könnten (teilweise) automatisiert oder sprachlich unterstützt werden?
- Wo bestehen Unsicherheiten im Umgang mit Berichten, Dokumentationen oder Standards?

Ein praxisnahes Vorgehen ist die Arbeit mit der einfachen Tab. 6.2.

Tab. 6.2 Praxisnahes Vorgehen Selbstanalyse

Aufgabenbereich	Häufigkeit/Aufwand	Probleme/Engpässe	Verbesserungswunsch
Dokumentation	Hoch	Zeitdruck, fehlende Struktur	Strukturhilfe, Textbausteine
Terminorganisation	Mittel	Rückfragen, doppelte Einträge	Automatisierung, Erinnerungssystem
QM-Standards	Niedrig	Unklarheit bei Abläufen	Nachschlagehilfe, Suchfunktion
Patientenkommunikation	Hoch	Viele Einzelanfragen	Vorlagen, sprachliche Unterstützung

Solche Übersichten helfen dabei, die Diskussion zu fokussieren und Prioritäten zu setzen. Gleichzeitig machen sie sichtbar, dass nicht alle Prozesse sofort verändert werden müssen – ein gezielter Einstieg an den richtigen Stellen ist oft wirksamer als ein umfassender Umbau.

Wichtig ist, dass diese Analyse nicht im Sinne einer Bewertung verstanden wird, sondern als Ausgangspunkt für einen lernenden Umgang mit digitalen Werkzeugen. Sie schafft Klarheit darüber, wo im Team Bedarf besteht, welche Ziele verfolgt werden und wo KI dabei unterstützen kann.

6.6.3 Gestufter Einstieg: Technisch klein, praktisch wirksam

Der erfolgreiche Einstieg in den KI-gestützten Praxisalltag erfordert kein umfassendes Digitalisierungskonzept, sondern realistische, klar definierte erste Schritte. Besonders bewährt hat sich ein gestuftes Vorgehen, das technische Einstiegshürden niedrig hält und gleichzeitig konkrete Mehrwerte für das Team sichtbar macht. Der Fokus liegt dabei auf praktischer Anwendbarkeit.

Als besonders geeignet gelten Anwendungen, die sich in bestehende Arbeitsabläufe einfügen, sofort nachvollziehbare Entlastung bieten und keine aufwendige Implementierung erfordern. Dazu zählen etwa:

- das Diktieren von Behandlungsverläufen mit Whisper,
- das Erstellen von Terminerinnerungen mit ChatGPT,
- die Formatierung interner Dokumente mit Copilot.

Wichtig ist, dass vor dem Einstieg klare Rahmenbedingungen im Team abgestimmt werden – insbesondere zu folgenden Fragen:

- Wer darf welche Tools nutzen – und für welche Aufgaben?
- Welche datenschutzrechtlichen Vorgaben gelten (z. B. bei Patientendaten)?
- Wie wird dokumentiert, ob und wie KI-Ausgaben verwendet wurden?
- Wer trägt die Verantwortung für die Endfassung von Texten oder Bildern?

Die Rollenverteilung im Team sollte dabei ebenso klar geregelt sein wie der Umgang mit Unsicherheiten. Es empfiehlt sich, eine Person als Ansprechstelle für Fragen oder Feedback zu benennen – nicht als Technikexpert*in, sondern als koordinierende Unterstützung im Lernprozess.

Der Einstieg erfolgt idealerweise anhand eines konkreten Anwendungsfalls, der gemeinsam bearbeitet wird – z. B.:

- Ein Arztbrief wird zunächst diktiert, dann mit ChatGPT strukturiert und anschließend mit Copilot in die Praxisvorlage überführt.
- Eine Teamsitzungseinladung wird gemeinsam mit ChatGPT formuliert und im Stil der Praxis angepasst.
- Ein einfacher Flyer wird mit DALL·E visualisiert und mit patientenverständlichem Text ergänzt.

Durch solche punktuellen Anwendungen entsteht Vertrauen in die Handhabung, ohne dass gleich alle Arbeitsbereiche verändert werden müssen. Das Team kann eigene Erfahrungen sammeln, Abläufe reflektieren und gemeinsam entscheiden, welche nächsten Schritte sinnvoll sind.

Ziel ist es, ein stabiles Fundament für die weitere Integration zu legen – technisch klein gedacht, aber mit hoher Wirkung für die praktische Entlastung. Denn nachhaltige Veränderung entsteht nicht durch große Pläne, sondern durch wiederholbare, gut verankerte Routinen.

6.6.4 Schulungsmodell für die Teamentwicklung

Der nachhaltige Einsatz von KI in physiotherapeutischen Praxen gelingt nur, wenn alle Beteiligten Sicherheit im Umgang mit den neuen Werkzeugen entwickeln. Dazu braucht es keine aufwendigen Fortbildungskonzepte, sondern ein praxisnahes Schulungsmodell, das an realen Aufgaben ansetzt, die Teamstruktur berücksichtigt und ohne technischen Überbau auskommt. Entscheidend ist nicht nur das Kennenlernen einzelner Tools, sondern die gemeinsame Anwendung im konkreten Arbeitskontext. Diese sollte strukturiert, nachvollziehbar und dialogorientiert erfolgen.

Das hier beschriebene Modell folgt einem dreistufigen Aufbau, der schrittweise Kompetenzen fördert und zugleich die Einführung neuer Prozesse begleitet.

Phase 1 – Tool kennenlernen (Selbstlernphase)
In einem ersten Schritt erhält jedes Teammitglied die Möglichkeit, ein KI-Tool im eigenen Tempo kennenzulernen. Dies kann durch ein kurzes Erklärblatt, ein internes Video oder eine betreute Testanwendung erfolgen. Ziel ist nicht das vollständige Verstehen der Technologie, sondern das Erleben der konkreten Funktion, wie beispielsweise das Diktieren eines Befunds mit Whisper, das Formulieren eines Textes mit ChatGPT oder die Nutzung einer Vorlage mit Copilot.

Beispielaufgabe
„Diktiere einen fiktiven Tagesverlauf mit Whisper und lasse ihn anschließend durch ChatGPT in einen strukturierten Bericht überführen."

Phase 2 – Tandemarbeit an realem Fallbeispiel
In der zweiten Phase bearbeiten zwei Teammitglieder gemeinsam einen konkreten Fall – möglichst aus dem aktuellen Praxisalltag. Dabei wird das Zusammenspiel der Tools erprobt, Rollen werden verteilt (z. B. Eingabe, Überprüfung, Formatierung), und erste Rückfragen entstehen. Die technische Anwendung wird zum gemeinsamen Lernprozess, ohne externen Druck oder formalen Schulungsrahmen.

Beispielaufgabe
„Erstellt gemeinsam aus einem Fallgespräch mit Frau Berger ein kurzes Informationsblatt für die Patientin: Transkription, Struktur, patientenverständliche Sprache – mit Whisper, ChatGPT und DALL·E."

Phase 3 – Teamreflexion und Feedback
Im letzten Schritt werden die Ergebnisse im Team besprochen. Was hat gut funktioniert? Wo gab es Unsicherheiten? Welche Tools eignen sich für den Alltag – und in welcher Form? Die Reflexion dient nicht nur der Auswertung, sondern auch der Klärung von Verantwortlichkeiten, Schnittstellen und zukünftigen Einsatzfeldern. Auf dieser Basis können verbindliche Standards entwickelt werden, z. B. welche Dokumentation mit KI unterstützt wird oder wie Textvorschläge geprüft und archiviert werden.

Beispielfragen für die Teamrunde
- Welche Schritte waren besonders entlastend?
- Gab es Überraschungen im Ergebnis?
- Welche Aufgaben könnten wir künftig regelmäßig mit KI bearbeiten?

Dieses Modell setzt auf aktives Ausprobieren, kollegiales Lernen und offene Kommunikation. Es ist anpassbar an verschiedene Teamgrößen und Wissensstände und kann mehrfach durchlaufen werden, etwa bei der Einführung neuer Tools, bei personellen Veränderungen oder als Bestandteil interner Qualitätszirkel.

Die Schulung macht sichtbar, welche Schritte realistisch sind, welche Fragen geklärt werden müssen und welche Ressourcen bereits im Team vorhanden sind.

6.6.5 Übung: Einstiegsszenario für Teamschulung

Ein gemeinsamer Einstieg in die KI-gestützte Arbeit gelingt besonders dann, wenn er an einer praxisnahen Aufgabe erprobt wird. Die folgende Übung ist so konzipiert, dass sie in Teams unterschiedlicher Größe und Zusammensetzung durch-

6.6 Einstieg und Training im Team

geführt werden kann. Ziel ist es, gemeinsam ein typisches Anwendungsszenario zu bearbeiten, die Werkzeuge kennenzulernen und ein erstes gemeinsames Ergebnis zu erarbeiten.

Ziel der Übung
Erprobung eines durchgängigen Workflows zur Erstellung eines Arztbriefs und einer Patienteninformation auf Basis eines Fallbeispiels.

Praxisbeispiel: KI-gestützte Textarbeit im Team
- Zwei bis vier Teammitglieder aus unterschiedlichen Bereichen.
- Zugriff auf Whisper, ChatGPT und Copilot.
- Vorlage für Arztbrief und Patientenmerkblatt.
- Fiktiver Fall, z. B. Patientin „Frau Berger", Schulteroperation, Nachsorgephase.

Ablauf

Schritt 1 – Diktat mit Whisper
- Ein Teammitglied diktiert die wichtigsten Inhalte aus dem fiktiven Gespräch mit der Patientin
- Inhalte: Beschwerden, aktueller Stand, Zielsetzung, geplante Maßnahmen
- Ergebnis: Transkription als Textbasis

Schritt 2 – Strukturierung mit ChatGPT
- Transkription wird in ChatGPT eingefügt
- Prompt: Strukturvorschlag für Arztbrief, mit Gliederung in Befund, Maßnahmen, Verlauf
- Zielgruppe: ärztliche Kolleginnen und Kollegen
- Ergebnis: gegliederter, sachlicher Fließtext

Schritt 3 – Formatierung mit Copilot
- Text wird in eine vorliegende Arztbriefvorlage übertragen
- Copilot hilft bei Layout, Zwischenüberschriften, Einfügen von Datenfeldern
- Ergebnis: fertiger Arztbrief im einheitlichen Praxisformat

Schritt 4 – Erstellung einer Patienteninformation
- ChatGPT wird genutzt, um eine kurze und verständliche Information für die Patientin zu formulieren
- Inhalt: Ziel der Therapie, nächste Schritte, Hinweise zur Eigenübung
- Ergebnis: Textentwurf für einen Handzettel oder Ausdruck

Reflexion im Team
- Was hat gut funktioniert?
- Wo gab es Schwierigkeiten oder Unsicherheiten?
- Welche Formulierungen oder Prompts waren hilfreich?

- Welche Aufgaben können künftig regelmäßig auf diese Weise bearbeitet werden?

Diese Übung eignet sich als Startpunkt für eine teamweite Einführung, als Baustein in einer internen Fortbildung oder zur wiederholten Anwendung im Rahmen von Qualitätssicherung oder Einarbeitung. Der Ablauf kann je nach Zielsetzung angepasst oder erweitert werden.

6.7 Reflexion: Wie gezielt setze ich KI im Praxismanagement ein?

Künstliche Intelligenz kann das Praxismanagement spürbar entlasten – wenn sie zur Struktur der Einrichtung passt und gezielt eingesetzt wird. Der in Tab. 6.3 zusammengefasste Vorschlag zur Reflexion hilft Praxisinhaber*innen, Teamleitungen und Mitarbeitenden, den eigenen Umgang mit KI im organisatorischen Bereich einzuschätzen. Sie dient auch als Gesprächsgrundlage für Teambesprechungen, Fortbildungen oder Entscheidungsprozesse zur Einführung neuer Tools.

Tab. 6.3 Reflexion: KI im Praxismanagement – Bin ich vorbereitet?

Bereich	Fragen zur Selbsteinschätzung	☐
Ziele und Bedarf klären	Welche Prozesse in unserer Praxis könnten durch KI sinnvoll unterstützt werden?	
	Wo liegen aktuell die größten Zeit- oder Kommunikationsverluste?	
Tool-Eignung prüfen	Haben wir bereits Tools wie Copilot, Whisper oder ChatGPT in Nutzung oder getestet?	
	Welches Tool passt am besten zu welchem Aufgabenbereich (z. B. Dokumentation, Befundauswertung)?	
Team und Kommunikation einbeziehen	Ist das gesamte Team über Einsatz und Funktion der KI-Anwendungen informiert?	
	Gibt es Vorbehalte oder offene Fragen, die im Team noch geklärt werden müssen?	
Datenschutz und Verantwortung	Kennen wir die datenschutzrechtlichen Rahmenbedingungen für den KI-Einsatz in der Praxis?	
	Wer übernimmt im Team die Verantwortung für KI-generierte Inhalte oder automatisierte Prozesse?	
Schulung und Weiterentwicklung	Haben wir klare Schulungsbedarfe definiert, um mit KI sicher und effizient arbeiten zu können?	
	Wie wird die Nutzung im Alltag dokumentiert, reflektiert und ggf. angepasst?	

Diese Reflexion kann auch als Checkliste zur Vorbereitung einer schrittweisen Einführung von KI im Praxismanagement genutzt werden – unabhängig von der Größe der Einrichtung.

6.8 Zusammenfassung für die Praxis

Der Einsatz von KI im Praxismanagement bietet zahlreiche Möglichkeiten, um organisatorische Abläufe zu entlasten, administrative Aufgaben zu strukturieren und die Kommunikation innerhalb des Teams sowie mit Patient*innen zu verbessern. Dabei steht nicht die technische Neuerung im Mittelpunkt, sondern der konkrete Nutzen im Arbeitsalltag: weniger Zeitaufwand bei Routineaufgaben, mehr Klarheit in der Dokumentation und eine höhere Verlässlichkeit bei internen Standards und Abläufen.

Anhand typischer Tätigkeitsbereiche, Personalplanung, Dokumentation, Qualitätsmanagement, oder Öffentlichkeitsarbeit wurde gezeigt, wie KI-gestützte Werkzeuge wie ChatGPT, Whisper, Copilot, DALL·E und NotebookLM praxisnah eingesetzt werden können. Ihre Funktion liegt nicht in der Automatisierung um jeden Preis, sondern in der gezielten Unterstützung entlang realer Engpässe. Die Verbindung sprachlicher, visueller und struktureller Hilfen ermöglicht eine neue Form der Arbeitsteilung, bei der die menschliche Entscheidung im Zentrum bleibt, aber durch digitale Mittel vorbereitet und vereinfacht wird.

Voraussetzung für den erfolgreichen Einsatz ist ein geplanter Einstieg: mit übersichtlicher Tool-Auswahl, interner Abstimmung und einer offenen Haltung gegenüber Lernprozessen im Team. Das vorgestellte Schulungsmodell und die Übungsszenarien bieten einen niedrigschwelligen Rahmen, um Erfahrungen zu sammeln und eigene Standards zu entwickeln. So entsteht eine Form von Digitalisierung, die nicht überfordert, sondern stärkt – im Sinne einer besseren Versorgung, klareren Abläufe und eines handlungsfähigen Teams.

Weiterführende Literatur

Bartrow K (2019) Untersuchen und Befunden in der Physiotherapie. Untersuchungstechniken und Diagnoseinstrumente. 3. Aufl. Springer, Berlin

Bünnagel W (2024) Künstliche Intelligenz und Unternehmenswissen. Betriebliches Wissensmanagement auf morgen ausrichten. Springer Gabler, Berlin

Carter L (2024) ChatGPT in Office 365: Der aktuellste Ratgeber für die Maximierung deiner Produktivität mit KI in Word, PowerPoint, Excel und mehr – für Einsteiger und Fortgeschrittene. Independently published, Zürich

Fessler R, Brakemeier M (2023) Das ChatGPT Powerhandbuch – Vom Einsteiger zum Profi: Entfesseln Sie das volle Potenzial der KI-Technologie. 2. überarbeitete Aufl. Verlag Mensch, Wien

Fessler R, Brakemeier M (2024) Microsoft 365 Copilot. Maximale Produktivität in Word, Outlook, PowerPoint, Excel & Teams: Der PRAXISGUIDE mit allen KI-Funktionen in MS Office 365 für Privatnutzer und Unternehmer. Verlag Mensch, Wien

Fessler R, Denz A (2024) Künstliche Intelligenz optimal einsetzen: Vom KI-Anfänger zum Prompting-Profi. Strategien für ChatGPT, Claude, Copilot & Co – mit 20 Video-Tutorials und Expertentipps für effektives KI-Prompting. Verlag Mensch, Wien

Fessler R, Toklu A, Behnke Y, Pfiel U, Bolecek R (2023) Künstliche Intelligenz für Unternehmer – Mehr Produktivität mit ChatGPT und erprobten KI-Strategien: Der Praxisratgeber von 5 Experten mit 50 Tipps. Verlag Mensch, Wien

Gondlach K, Knappertsbusch I (Hrsg) (2021) Arbeitswelt und KI 2030: Herausforderungen und Strategien für die Arbeit von morgen. Springer Fachmedien, Wiesbaden

Hattenhauer R (2025) ChatGPT & Co. – Wie du KI richtig nutzt: schreiben, recherchieren, Bilder erstellen, programmieren. Rheinwerk Verlag, Bonn

Heiser A (2024) Texten mit ChatGPT. Einfach, schnell und kreativ: Ideenmaschine für Kommunikation, Marketing, Werbung und PR. Springer Gabler, Wiesbaden

Johnson S (2025) Microsoft 365 Copilot: KI im Büroalltag – Produktivitätssteigerung mit Copilot. Taschenbuch. Independently published, o. O.

Keyßer G, Pfeil A, Reuß-Borst M, Frohne I, Schultz O, Sander O (2024) Welches Potential hat ChatGPT 3.5 für eine qualifizierte Patienteninformation? Versuch einer systematischen Analyse anhand einer Befragung zu komplementärmedizinischen Verfahren in der Rheumatologie. In: Zeitschrift für Rheumatologie. https://doi.org/10.1007/s00393-024-01535-6. Zugegriffen: 5. Mai 2025

Kranz-Opgen-Rhein B (2024) Digitalisierung in der Physiotherapie. Mit Beiträgen von Remo Laschet. Springer, Berlin

Lee KF (2019) AI Superpowers: China, Silicon Valley und die neue Weltordnung. Aus dem Englischen von Jan W. Haas. Campus, Frankfurt a. M

Lübken A, Wiemer M (2025) Gesundheit trifft Technologie: Einsatz von künstlicher Intelligenz in der Physiotherapie. Springer, Berlin

Maurer J (Hrsg) (2024) Clinical Reasoning der unteren Extremität: Entscheidungsprozesse in der Physiotherapie. Springer, Berlin

Nettesheim K (2024) KI-Kompetenz: Für eine Zukunft in Wohlstand. Vahlen, München

Reichert B (Hrsg) (2024) Patientenmanagement in der Physiotherapie, Ergotherapie und Logopädie. Wissen und Kompetenzen für den therapeutischen Alltag. Springer, Berlin

Schilling G (Hrsg) (2023) 80 Spiele fürs Live-Online-Training. managerSeminare Verlag, Bonn

Schilling G (2024) 33 KI-Methoden für den Seminareinsatz – ChatGPT im Training interaktiv nutzen. managerSeminare Verlag, Bonn

Wolfs A (2022) Systemisch-konstruktivistisches Clinical Reasoning. Im Präsenz- und Telesetting für Mediziner und Therapeuten. Springer, Berlin

Widl M (2025) Microsoft 365 Copilot: Einstieg, Prompts, Best Practices. Das Handbuch zum Office-KI-Assistenten – mit zahlreichen Praxisbeispielen für den Arbeitsalltag. Gebundene Ausgabe. Rheinwerk Verlag, Bonn

Zuckarelli JL (2025) Programmieren mit ChatGPT. Eine kompakte Einführung. Springer Vieweg, Berlin

Der Mensch und die Verantwortung 7

> **Zusammenfassung**
>
> Künstliche Intelligenz verändert zunehmend den Arbeitsalltag in der Physiotherapie. Automatisierte Analysen, digitale Assistenzsysteme und lernende Algorithmen bieten neue Möglichkeiten, um Therapien zu optimieren und den Praxisalltag effizienter zu gestalten. Doch mit diesen Chancen gehen auch Fragen einher: Welche Rolle bleibt dem Menschen, wenn KI immer mehr Aufgaben übernimmt? Welche ethischen, rechtlichen und sozialen Aspekte müssen berücksichtigt werden? Und wie lässt sich Vertrauen in eine Technologie aufbauen, deren Entscheidungswege oft nicht vollständig nachvollziehbar sind? Dieses Kapitel beleuchtet die Verantwortung, die mit dem Einsatz von KI verbunden ist. Es geht um ethische Grundsätze, den Schutz sensibler Patientendaten und die Frage, wie sich Therapeut*innen auf den technologischen Wandel vorbereiten können. Zudem wird aufgezeigt, dass der Mensch auch in einer zunehmend digitalisierten Physiotherapie unverzichtbar bleibt, als Gestalter*in, Entscheider*in und zentraler Ansprechpartner für die Patient*innen.

7.1 Warum ist Ethik beim Einsatz von KI in der Physiotherapie relevant?

Der Einsatz von Künstlicher Intelligenz in der Physiotherapie wirft nicht nur technische, sondern auch ethische Fragen auf. Während KI-Anwendungen Therapieentscheidungen unterstützen, Bewegungsanalysen automatisieren und administrative Abläufe erleichtern, bleibt unklar, welche Verantwortung den Menschen in diesem Prozess trägt. Wer entscheidet über den Einsatz der Technologie?

Wie kann sichergestellt werden, dass KI die therapeutische Beziehung stärkt und nicht schwächt? Und welche moralischen Prinzipien sollten für den Umgang mit maschinellen Systemen gelten?

Dieses Kapitel untersucht, welche ethischen Grundsätze für den Einsatz von KI im Gesundheitswesen relevant sind. Es geht darum, den Menschen als entscheidenden Faktor in der Therapie zu verstehen und die Grenzen technologischer Unterstützung zu erkennen. Dabei wird aufgezeigt, dass KI keine eigenständigen Entscheidungen trifft, sondern immer in der Verantwortung des Menschen bleibt. Ein reflektierter und bewusster Umgang mit dieser Technologie ist entscheidend, um Chancen zu nutzen und Risiken zu minimieren.

7.1.1 Bedeutung ethischer Grundsätze in der Physiotherapie

Die Physiotherapie basiert auf einem tiefen Verständnis für den individuellen Menschen und seiner Bedürfnisse. Jede Behandlung erfordert eine bewusste Abwägung zwischen therapeutischem Wissen, wissenschaftlicher Evidenz sowie dem persönlichen Erleben und Wünschen der Patient*innen. Der Einsatz Künstlicher Intelligenz bringt neue Möglichkeiten, aber auch ethische Herausforderungen mit sich. Systeme, die Therapieempfehlungen geben oder Patientenbewegungen analysieren, greifen in den Behandlungsprozess ein. Dabei stellt sich die Frage, welche Rolle die menschliche Entscheidungskompetenz in Zukunft spielen wird und wie sichergestellt werden kann, dass KI nicht über den Menschen bestimmt, sondern ihn unterstützt.

Die grundlegenden Werte aller Gesundheits- und Heilberufe, Autonomie, Gerechtigkeit, Fürsorge (Benefizienz) und das Prinzip des Nichtschadens (Non-Malefizienz), behalten auch im digitalen Zeitalter ihre zentrale Bedeutung. Sie wurden durch Beauchamp und Childress (1979) in ihrem Werk *Principles of Biomedical Ethics* erstmals systematisch beschrieben und prägen bis heute den ethischen Rahmen in Medizin, Pflege und Therapieberufen.

Der Einsatz von KI darf diese Werte nicht gefährden, sondern sollte sie stärken. Besonders die Autonomie der Patient*innen muss gewahrt bleiben. Sie dürfen nicht in eine Situation geraten, in der sie sich von einer Maschine bewertet oder gesteuert fühlen. Vielmehr sollte KI dazu beitragen, fundierte Entscheidungen zu erleichtern und Therapeut*innen in ihrer Arbeit zu unterstützen.

Ein weiterer wesentlicher Aspekt ist die Gerechtigkeit in der Versorgung. Der Zugang zu physiotherapeutischen Leistungen darf nicht davon abhängen, ob eine Praxis oder Klinik über fortschrittliche KI-Systeme verfügt. Bestehende soziale oder regionale Unterschiede in der Gesundheitsversorgung dürfen sich nicht weiter verstärken. Gleichzeitig muss die Frage gestellt werden, ob Algorithmen unbewusste Vorurteile übernehmen und damit bestehende Ungleichheiten verstärken könnten. Die Qualität von KI-gestützten Empfehlungen hängt direkt von den Daten ab, mit denen das System trainiert wurde. Verzerrungen in diesen Daten können dazu führen, dass bestimmte Patientengruppen benachteiligt werden. Eine bewusste und transparente Gestaltung von KI-Systemen ist daher entscheidend, um diskriminierende Effekte zu vermeiden.

Auch die therapeutische Beziehung verändert sich durch den Einsatz von Technologie. Der persönliche Kontakt zwischen Patient*in und Therapeut*in bleibt essenziell für eine erfolgreiche Behandlung. Digitale Anwendungen dürfen nicht dazu führen, dass das vertrauensvolle Gespräch oder die individuelle Einschätzung der Therapie in den Hintergrund treten. KI kann Diagnosen und Therapiepläne unterstützen, die Interpretation der Ergebnisse und die Einbindung in den persönlichen Behandlungsverlauf bleiben eine menschliche Aufgabe.

Technologie, Gesundheit und Dialog – gemeinsam mit Haltung gestalten

Die Integration von Künstlicher Intelligenz in die physiotherapeutische Versorgung ist mehr als eine Frage der technischen Machbarkeit. Sie berührt grundlegende Werte und Haltungen, die das berufliche Selbstverständnis prägen. KI kann dabei unterstützen, Prozesse zu strukturieren, Informationen zu ordnen und Vorschläge zu generieren, doch wie diese Vorschläge in die Behandlung einfließen, liegt nicht in der Hand der Technologie, sondern in der Verantwortung der handelnden Person.

Ein Kompetenzprofil, das dieser Balance Rechnung trägt, benennt drei zentrale Dimensionen einer verantwortungsvollen, zukunftsfähigen Gesundheitsarbeit: Gesundheit, Technologie und das Begleiten im Dialog. Alle drei Perspektiven sind notwendig, wenn moderne Versorgung gelingen soll – fachlich fundiert, digital gestützt und menschlich getragen.

Die Darstellung im Abb. 7.1 bringt diesen Dreiklang auf den Punkt:

Im Zentrum steht der Mensch, nicht nur als Patient*in, sondern auch als Therapeut*in. KI ist in diesem Verständnis kein Ersatz, sondern ein Werkzeug, das mit Fachwissen, Reflexion und ethischer Haltung eingesetzt wird. Verantwortung in der digitalen Welt bedeutet: Technologie bewusst zu nutzen, ohne den Blick für die individuelle Situation und die zwischenmenschliche Beziehung zu verlieren.

Letztlich ist KI ein Werkzeug, das sorgfältig in die therapeutische Praxis integriert werden muss. Damit sie ihre Vorteile entfalten kann, müssen Therapeut*innen klare ethische Leitlinien beachten. Sie entscheiden, wie und wann KI zum Einsatz kommt, und tragen die Verantwortung für die Ergebnisse. Die Reflexion über die ethischen Grundsätze ist daher ein wesentlicher Schritt, um den Einsatz von KI in der Physiotherapie sinnvoll und verantwortungsvoll zu gestalten.

7.1.2 KI als Unterstützung, nicht als Ersatz

Die Einführung Künstlicher Intelligenz in der Physiotherapie wird den Behandlungsalltag verändern. Der Umfang der Veränderung, wird bestimmt durch die Frage, welche Aufgaben von der KI übernommen werden können und wo die Grenzen ihrer Anwendung liegen.

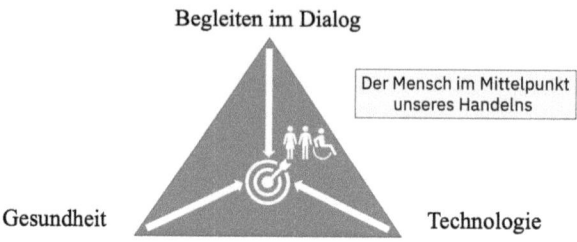

Abb. 7.1 Der Mensch im Mittelpunkt

Der therapeutische Prozess umfasst weit mehr als die Auswahl geeigneter Behandlungen. Die Interaktion mit den Patient*innen, das Verstehen seiner Beschwerden im individuellen Kontext und die Anpassung der Therapie an situative Veränderungen erfordern menschliches Feingefühl. KI kann dabei unterstützen, indem sie Daten analysiert, Muster erkennt und Therapeut*innen wertvolle Hinweise liefert. Die Entscheidung über die Behandlung bleibt jedoch eine menschliche Aufgabe. Kein Algorithmus kann das subjektive Erleben der Patient*innen vollständig erfassen oder die emotionale Komponente einer Therapie ersetzen.

Ein weiterer entscheidender Punkt ist die Anpassungsfähigkeit an komplexe Situationen. Während KI darauf trainiert ist, bekannte Muster zu erkennen und darauf basierende Empfehlungen abzugeben, bleibt sie auf ihre Datenbasis beschränkt. Patient*innen mit Mehrfacherkrankungen oder atypischen Beschwerden stellen eine besondere Herausforderung dar, bei der rein datengetriebene Systeme an ihre Grenzen stoßen. Hier sind klinische Erfahrung, Intuition und situatives Denken gefragt, Fähigkeiten, die ausschließlich Menschen besitzen.

Auch die Motivation und das Vertrauen der Patient*innen spielen eine wesentliche Rolle im therapeutischen Erfolg. Eine KI-gestützte Trainingsanleitung mag inhaltlich korrekt sein, doch oft ist es das persönliche Gespräch mit Therapeut*innen, das Patient*innen dazu motiviert, eine Übung konsequent durchzuführen. Studien zeigen, dass zwischenmenschliche Faktoren wie Empathie, nonverbale Kommunikation und die individuelle Ansprache einen erheblichen Einfluss auf den Behandlungserfolg haben. KI kann unterstützen, indem sie personalisierte Übungspläne erstellt oder Erinnerungen zur Therapietreue versendet, doch die persönliche Betreuung bleibt unverzichtbar.

Der gezielte Einsatz von KI kann dennoch erhebliche Vorteile bieten. Dokumentationssysteme mit Spracherkennung reduzieren den bürokratischen Aufwand und ermöglichen eine stärkere Fokussierung auf die Patient*innen. Intelligente Analysetools können subtile Bewegungsabweichungen erkennen und so Therapeut*innen bei der Diagnostik unterstützen. In der telemedizinischen Versorgung können KI-Systeme dabei helfen, Fernbehandlungen effektiver zu gestalten. Diese Anwendungsbereiche zeigen, dass KI keine Bedrohung, sondern eine wertvolle Ergänzung darstellt, sofern sie mit Bedacht eingesetzt wird.

Letztlich hängt der Nutzen von KI in der Physiotherapie von der richtigen Integration ab. Sie sollte als unterstützendes Instrument verstanden werden, nicht als

Ersatz für fachliche Kompetenz oder Einfühlungsvermögen der Therapeut*innen. Nur durch einen reflektierten Einsatz lassen sich die Vorteile der Technologie nutzen, ohne die essenziellen Werte der Physiotherapie aus dem Blick zu verlieren.

7.1.3 Ethische Leitlinien für den Einsatz von KI im Gesundheitswesen

Der Einsatz von Künstlicher Intelligenz im Gesundheitswesen erfordert klare ethische Leitlinien. Ein zentraler ethischer Grundsatz ist dabei, dass der Mensch jederzeit die Kontrolle über die Technologie behalten muss.

Internationale Organisationen wie die Weltgesundheitsorganisation (WHO), die UNESCO und die Europäische Union haben Leitlinien entwickelt, die als Grundlage für einen verantwortungsvollen Umgang mit KI dienen. Diese betonen insbesondere die Transparenz und Nachvollziehbarkeit von KI-gestützten Entscheidungen, die Sicherheit und Verlässlichkeit der Systeme sowie die Vermeidung von Diskriminierung.

Ein wesentlicher ethischer Aspekt betrifft die Chancengleichheit und Inklusion. Digitale Innovationen sollten den Zugang zu physiotherapeutischer Versorgung erleichtern, nicht erschweren. KI kann dabei eine unterstützende Rolle spielen, indem sie beispielsweise barrierefreie Anwendungen ermöglicht. Spracherkennungstechnologien helfen Menschen mit motorischen Einschränkungen, während automatische Übersetzungsfunktionen die Therapie für fremdsprachige Patient*innen zugänglicher machen. Auch KI-gestützte Systeme zur visuellen Unterstützung für Menschen mit Sehbehinderungen oder zur personalisierbaren digitalen Therapieplanung für kognitiv eingeschränkte Patienten können den therapeutischen Zugang verbessern.

Allerdings besteht die Gefahr, dass KI-Modelle unbewusste Verzerrungen übernehmen und bestimmte Patientengruppen systematisch benachteiligen. Wenn Algorithmen mit nicht ausreichend diversifizierten Daten trainiert wurden, kann dies dazu führen, dass sie beispielsweise bestimmte Bewegungsmuster nicht zuverlässig analysieren, oder Therapieempfehlungen bevorzugt für eine bestimmte Bevölkerungsgruppe optimieren. Algorithmische Diskriminierung stellt daher ein ernstzunehmendes Risiko dar, das durch eine bewusste Gestaltung der KI-Systeme minimiert werden muss.

Neben der Inklusion ist der Schutz der Patientendaten ein weiteres zentrales ethisches Anliegen. Gesundheitsdaten gehören zu den sensibelsten Informationen und unterliegen strengen gesetzlichen Regelungen, darunter die Datenschutz-Grundverordnung (DSGVO) und der EU AI Act. Patient*innen müssen wissen, welche Daten verarbeitet werden, zu welchem Zweck sie genutzt werden und welche Schutzmaßnahmen bestehen. Ein transparenter Umgang mit diesen Informationen ist unerlässlich, um Vertrauen in die Nutzung von KI zu schaffen.

Ein weiteres zentrales Prinzip ist die menschliche Kontrolle über KI-Entscheidungen. Die Verantwortung für die Patient*innen darf nicht an eine Maschine delegiert werden. Das Konzept der „Human-in-the-loop"-Entscheidungsfindung stellt sicher, dass KI keine eigenständigen medizinischen Entscheidungen trifft, sondern stets als Assistenzsystem fungiert. Dies trägt dazu bei, dass KI nicht die therapeutische Beziehung ersetzt, sondern sie sinnvoll ergänzt.

Ethische Leitlinien sind daher weit mehr als eine theoretische Richtlinie. Sie stellen sicher, dass KI als Werkzeug genutzt wird, das den Menschen dient, statt ihn zu bevormunden. Nur wenn diese Grundsätze aktiv berücksichtigt werden, lassen sich die Vorteile der Technologie nutzen, ohne die grundlegenden Werte der Gesundheitsversorgung zu gefährden.

7.2 Welche Faktoren beeinflussen das Vertrauen in KI?

Der Einsatz von Künstlicher Intelligenz in der Physiotherapie kann viele Vorteile bieten, stößt aber auch auf Skepsis. Viele Therapeut*innen stehen neuen Technologien zurückhaltend gegenüber, da unklar ist, wie Entscheidungen getroffen werden und welche Konsequenzen sich daraus ergeben. Auch Patient*innen können Vorbehalte haben, wenn sie nicht genau wissen, wie KI in der Behandlung eingesetzt wird. Vertrauen in eine Technologie entsteht nicht von selbst, sondern muss bewusst gefördert werden.

Mehrere Faktoren spielen dabei eine Rolle. Die Nachvollziehbarkeit der KI-Entscheidungen ist ein entscheidender Punkt. Wenn Therapeut*innen verstehen, auf welcher Grundlage eine Empfehlung gegeben wird, steigt die Bereitschaft, sie in die Entscheidungsfindung einzubeziehen. Ebenso wichtig ist die Verlässlichkeit der Technologie. Systeme, die konsistente und qualitativ hochwertige Ergebnisse liefern, werden langfristig eher akzeptiert.

Ein weiterer Aspekt ist die Sicherheit im Umgang mit KI. Die Angst vor Datenmissbrauch oder fehlerhaften Diagnosen kann dazu führen, dass neue Technologien abgelehnt werden. Klare Datenschutzrichtlinien und der verantwortungsvolle Umgang mit sensiblen Informationen sind daher unerlässlich. Neben technischen und rechtlichen Rahmenbedingungen spielen auch persönliche Erfahrungen eine wesentliche Rolle. Vertrauen in eine Technologie wächst mit der Nutzung, insbesondere wenn sie den Arbeitsalltag tatsächlich erleichtert.

In diesem Abschnitt wird erläutert, warum Vertrauen eine zentrale Rolle spielt, welche Prinzipien eine vertrauenswürdige KI ausmachen und welche Strategien dazu beitragen, Vorbehalte abzubauen.

7.2.1 Warum Vertrauen eine zentrale Rolle bei der Einführung von KI spielt

Die Einführung von Künstlicher Intelligenz in der Physiotherapie hängt maßgeblich davon ab, ob Therapeut*innen, Patient*innen und andere Beteiligte Vertrauen in die Technologie entwickeln. Skepsis gegenüber neuen Systemen ist eine natürliche Reaktion, insbesondere wenn ihre Funktionsweise nicht vollständig verstanden wird. In der Gesundheitsbranche ist dieses Misstrauen besonders ausgeprägt, da Entscheidungen direkte Auswirkungen auf den Therapieerfolg und die Sicherheit der Patient*innen haben.

Ein wesentlicher Aspekt sind Unsicherheiten in der Akzeptanz neuer Technologien. Während einige Praxen offen für Innovationen sind, gibt es Vorbehalte gegenüber Systemen, deren Entscheidungsgrundlagen nicht transparent sind. Viele Therapeut*innen fragen sich, ob eine KI wirklich eine sinnvolle Unterstützung bietet oder ob sie fehleranfällig und schwer kontrollierbar ist. Ähnliche Bedenken bestehen bei Patient*innen, die möglicherweise nicht möchten, dass eine Maschine an ihrer Behandlung beteiligt ist.

Skepsis entsteht häufig durch mangelnde Transparenz. Wenn nicht klar ist, wie eine KI zu einer bestimmten Empfehlung kommt, fällt es schwer, dieser zu vertrauen. Menschen neigen dazu, eher auf Erfahrungswissen und bewährte Methoden zu setzen, anstatt sich auf ein System zu verlassen, das auf mathematischen Modellen basiert. Im Gesundheitsfachberufen, wo individuelle Anpassungen und persönliche Einschätzungen eine große Rolle spielen, verstärken sich diese Vorbehalte.

Gleichzeitig gibt es konkrete Aspekte, die das Vertrauen in KI erschweren. Eine davon ist die Sorge, dass Systeme voreingenommene oder fehlerhafte Empfehlungen geben. Algorithmen sind immer nur so gut wie die Daten, mit denen sie trainiert wurden. Falls diese unvollständig oder verzerrt sind, kann es zu problematischen Ergebnissen kommen. Ein weiteres Problem ist die Angst, dass KI langfristig menschliche Expertise ersetzt oder die therapeutische Beziehung verändert.

Es gibt jedoch Möglichkeiten, Skepsis und Vertrauen in ein Gleichgewicht zu bringen. Eine zentrale Voraussetzung ist, dass KI nicht als eigenständige Entscheidungsinstanz wahrgenommen wird, sondern als Unterstützung für Therapeut*innen. Die Kombination aus klinischer Erfahrung und datenbasierter Analyse kann dazu beitragen, den Arbeitsalltag zu erleichtern, ohne dass der Mensch an Bedeutung verliert. Klare Kommunikation über die Rolle der KI ist entscheidend, um unrealistische Erwartungen oder unbegründete Ängste zu vermeiden.

Langfristig zeigt sich, dass Vertrauen durch kontinuierliche Erfahrung mit der Technologie wächst. Systeme, die nachvollziehbare und hilfreiche Ergebnisse liefern, werden eher akzeptiert als solche, die in ihrer Arbeitsweise nicht verstanden werden. Deshalb ist es wichtig, KI schrittweise in den Praxisalltag zu integrieren, sodass Anwender sich mit den Möglichkeiten und Grenzen vertraut machen können.

7.2.2 Prinzipien von vertrauenswürdiger KI

Damit Künstliche Intelligenz in der Physiotherapie sinnvoll eingesetzt werden kann, muss sie bestimmten Prinzipien entsprechen, die ihr eine verlässliche und nachvollziehbare Nutzung ermöglichen. Wie bereits erläutert, werden Systeme, deren Entscheidungswege und Funktionsweise nicht verständlich sind, in der Praxis auf Widerstand stoßen. Daher ist es entscheidend, dass KI-gestützte Anwendungen klare Kriterien erfüllen, die Vertrauen schaffen und Risiken minimieren.

Ein grundlegendes Prinzip ist die Erklärbarkeit. Therapeut*innen müssen nachvollziehen können, wie eine KI zu einer bestimmten Empfehlung gelangt. Wenn eine Anwendung beispielsweise vorschlägt, eine Übung zu verändern oder eine andere Therapiemethode zu wählen, muss ersichtlich sein, auf welcher Basis diese Entscheidung getroffen wurde. Nur wenn die Herleitung transparent bleibt, können Therapeuten die Ergebnisse in ihren klinischen Alltag integrieren. Die Entwicklung von erklärbarer KI, auch als „Explainable AI" bezeichnet, zielt darauf ab, Entscheidungsprozesse transparenter zu gestalten, sodass nachvollziehbar ist, welche Faktoren zu einem bestimmten Vorschlag geführt haben.

Neben der Erklärbarkeit spielt die Verlässlichkeit eine wesentliche Rolle. Systeme müssen in der Lage sein, konsistente und korrekte Ergebnisse zu liefern. Wenn eine KI bei identischen Ausgangsdaten zu unterschiedlichen Schlussfolgerungen kommt oder fehlerhafte Empfehlungen gibt, wird sie langfristig nicht akzeptiert werden. Die Qualität einer KI-Anwendung hängt dabei stark von der Datenbasis ab, auf der sie trainiert wurde. Unzureichende oder einseitige Daten können zu fehlerhaften Einschätzungen führen. Daher müssen solche Systeme regelmäßig überprüft und weiterentwickelt werden, um Verzerrungen zu vermeiden und eine gleichbleibend hohe Qualität sicherzustellen.

Ein weiteres wichtiges Kriterium ist Sicherheit. Besonders im Gesundheitsbereich darf eine KI nur eingesetzt werden, wenn gewährleistet ist, dass sie keine Risiken für Patient*innen oder Therapeut*innen mit sich bringt. Dies betrifft nicht nur die medizinische Genauigkeit der Empfehlungen, sondern auch den Schutz sensibler Daten. Patientendaten müssen sicher verarbeitet und vor unbefugtem Zugriff geschützt werden. Entsprechend gelten strenge gesetzliche Vorgaben, die sicherstellen, dass KI-gestützte Systeme den Datenschutzbestimmungen entsprechen.

Neben diesen technischen Aspekten muss auch garantiert sein, dass KI die therapeutische Beziehung nicht negativ beeinflusst. In der Physiotherapie basiert der Behandlungserfolg nicht nur auf der korrekten Auswahl von Übungen oder Methoden, sondern auch auf der Interaktion zwischen Therapeut*in und Patient*in. Eine KI, die rein datenbasierte Empfehlungen gibt, kann nicht die Empathie und das persönliche Gespür eines Menschen ersetzen. Daher muss sie so gestaltet sein, dass sie die Arbeit der Therapeut*innen unterstützt, ohne die zwischenmenschliche Ebene zu beeinträchtigen.

Zusammenfassend ist vertrauenswürdige KI durch mehrere Prinzipien gekennzeichnet. Sie muss nachvollziehbar sein, damit Anwender ihre Entscheidungen verstehen können. Sie muss zuverlässig arbeiten und konstante, qualitativ hochwertige Ergebnisse liefern. Sie muss sicher sein, indem sie Datenschutzbestimmungen einhält und keine Risiken für Patient*innen mit sich bringt. Schließlich muss sie so eingesetzt werden, dass sie Therapeut*innen unterstützt, anstatt ihre Rolle in der Behandlung zu schwächen.

7.2.3 Erfolgreiche Strategien zur Förderung von Akzeptanz

Skepsis und Vorbehalte lassen sich nicht allein durch technische Weiterentwicklungen abbauen, sondern erfordern gezielte Maßnahmen, um den Nutzen der KI erlebbar zu machen. Die Einführung neuer Systeme sollte daher sorgfältig geplant und an die Bedürfnisse der Anwender angepasst werden.

Neben der Kommunikation über den Einsatz der KI spielt praktische Erfahrung eine wesentliche Rolle. Vertrauen entsteht oft erst durch den direkten Umgang mit einer neuen Technologie. Wenn Therapeut*innen erleben, dass KI sie bei der Analyse von Bewegungsmustern oder der Dokumentation von Therapieverläufen zuarbeitet, steigt die Bereitschaft, das System langfristig zu nutzen. Eine schrittweise Einführung kann dabei helfen, Unsicherheiten zu reduzieren. Anstatt ein vollständig neues System auf einmal zu implementieren, kann es sinnvoll sein, zunächst einzelne Funktionen in den Praxisalltag zu integrieren und die Nutzung nach und nach auszubauen.

Ein weiterer entscheidender Faktor ist die Anpassung der KI an die spezifischen Anforderungen in der Physiotherapie. Systeme, die flexibel einsetzbar sind und sich an unterschiedliche Arbeitsweisen anpassen lassen, werden eher akzeptiert als starre Lösungen, die den bestehenden Workflow verändern. Wenn Therapeut*innen die Möglichkeit haben, Einfluss auf die Konfiguration der KI zu nehmen und deren Empfehlungen individuell an ihre Patient*innen anzupassen, steigt die Akzeptanz erheblich.

Auch Fortbildungen spielen eine zentrale Rolle. Der erfolgreiche Einsatz von KI setzt voraus, dass Anwender die Technologie verstehen und wissen, wie sie sie bestmöglich nutzen können. Schulungen, die sich gezielt an Physiotherapeut*innen richten und praxisnah vermitteln, wie KI in den Behandlungsalltag integriert werden kann, tragen dazu bei, Berührungsängste abzubauen. Hierbei ist es wichtig, nicht nur technische Grundlagen zu vermitteln, sondern auch auf die konkreten Vorteile und Herausforderungen im therapeutischen Alltag einzugehen.

Schließlich ist es hilfreich, Erfolgsbeispiele sichtbar zu machen. Wenn Praxen, die bereits mit KI arbeiten, ihre Erfahrungen teilen und zeigen, wie sie die Technologie in den Alltag integriert haben, kann dies andere ermutigen, sich mit den Möglichkeiten auseinanderzusetzen. Der Austausch mit Kolleg*innen, die bereits erste Schritte unternommen haben, kann dazu beitragen, Unsicherheiten zu reduzieren und realistische Erwartungen an den Nutzen der Technologie zu schaffen.

Die Akzeptanz von KI lässt sich durch verschiedene Maßnahmen gezielt fördern. Eine transparente Kommunikation über den Nutzen und die Grenzen der Technologie, der praktische Umgang mit KI im Alltag, die Möglichkeit zur individuellen Anpassung, gezielte Fortbildungen und der Austausch über erfolgreiche Anwendungsbeispiele tragen dazu bei, dass KI als sinnvolle Unterstützung wahrgenommen wird.

7.3 Was geschieht mit den eingegebenen Daten

Der Einsatz von Künstlicher Intelligenz in der Physiotherapie bringt eine Vielzahl neuer Möglichkeiten mit sich – von der automatisierten Dokumentation über die Bewegungsanalyse bis hin zur Erstellung individueller Therapieempfehlungen. Gleichzeitig bedeutet jede Interaktion mit einem KI-gestützten System, dass sensible Informationen verarbeitet werden. Dazu zählen personenbezogene Daten wie Name, Alter, Diagnosen oder Therapieverläufe, aber auch detaillierte Messdaten aus sensomotorischen Tests, Bildmaterialien oder klinische Verlaufskurven. In der praktischen Anwendung stellt sich daher unweigerlich die Frage, was mit diesen Daten geschieht, wie sie gespeichert, verarbeitet und gesichert werden und ob der Schutz der Patientendaten ausreichend gewährleistet ist.

Datenschutz ist ein zentrales Thema im Zusammenhang mit dem Einsatz von KI im Gesundheitswesen. Insbesondere im europäischen Raum gelten mit der DSGVO und dem seit Februar 2025 geltenden EU AI Act klare gesetzliche Rahmenbedingungen. Sie legen fest, wie personenbezogene Daten verwendet werden dürfen, welche Sicherheitsmaßnahmen getroffen werden müssen und unter welchen Voraussetzungen eine Verarbeitung zulässig ist. Der AI Act ergänzt die DSGVO dabei um spezifische Vorgaben für KI-Systeme, insbesondere wenn diese als sogenannte Hochrisikoanwendungen eingestuft werden – was bei medizinischen Systemen häufig der Fall ist. Für therapeutische Einrichtungen ergibt sich daraus ein erhöhter Bedarf an Transparenz, Dokumentation und Schulung im Umgang mit KI.

Dabei reicht es nicht aus, sich auf gesetzliche Regelungen allein zu verlassen. Ebenso entscheidend ist die praktische Umsetzung dieser Vorgaben im Alltag. Therapeut*innen müssen genau wissen, welche Daten durch ein KI-System verarbeitet werden, ob diese dauerhaft gespeichert oder weitergegeben werden, und ob sie lokal oder cloudbasiert verarbeitet werden. Bestehen hier Unsicherheiten oder Unklarheiten, kann das dazu führen, dass KI-Systeme aus Sorge vor Datenschutzverstößen nicht eingesetzt oder fehlerhaft verwendet werden. Gleichzeitig braucht es eine klare, verständliche Kommunikation gegenüber den Patient*innen. Nur wenn diese nachvollziehen können, in welchen Zusammenhängen ihre Daten erfasst und analysiert werden, kann Vertrauen entstehen. Dieses Vertrauen ist die Voraussetzung dafür, dass neue Technologien nicht als Bedrohung empfunden, sondern als sinnvolle Unterstützung akzeptiert werden.

In diesem Abschnitt werden daher die zentralen rechtlichen und praktischen Voraussetzungen für den datenschutzkonformen Einsatz von KI in der Physiotherapie beleuchtet. Es wird erläutert, welche Maßnahmen notwendig sind, um personenbezogene Daten zu schützen, welche Risiken bei der Verarbeitung bestehen können und welche gesetzlichen Anforderungen gemäß DSGVO und AI Act zu berücksichtigen sind. Darüber hinaus werden konkrete Strategien aufgezeigt, wie Praxen, Kliniken und therapeutische Einrichtungen den sicheren Umgang mit KI-gestützten Systemen im Sinne von Transparenz, Qualität und Verantwortlichkeit gestalten können.

7.3.1 Verarbeitung von Patientendaten in KI-Systemen

Künstliche Intelligenz in der Physiotherapie stützt sich auf Datenanalysen und Systeme zur Bewegungsanalyse, digitale Dokumentationslösungen und KI-gestützte Therapieempfehlungen benötigen Informationen, um sinnvolle Vorschläge zu machen. Dabei stellt sich die Frage, welche Daten verarbeitet werden, wie sie gespeichert und geschützt werden und ob Patient*innen und Therapeut*innen die volle Kontrolle darüber behalten.

Patientendaten gehören zu den sensibelsten Informationen im Gesundheitswesen. Neben persönlichen Angaben wie Name, Alter und Krankengeschichte können KI-gestützte Anwendungen auch detaillierte Bewegungsprofile, Therapiehistorien und Bildmaterial aus der Ganganalyse oder funktionellen Tests erfassen. In vielen Fällen werden diese Daten genutzt, um Muster zu erkennen, individuelle Behandlungspläne zu optimieren oder Therapieerfolge zu dokumentieren. Die Nutzung dieser Informationen wirft selbstverständlich Datenschutzfragen auf.

Ein wesentlicher Punkt ist die Art der Datenspeicherung. Viele KI-Systeme arbeiten cloudbasiert, das heißt, die erfassten Informationen werden auf externen Servern verarbeitet. Dies ermöglicht eine schnelle Analyse und den Zugriff von verschiedenen Geräten, birgt aber auch Risiken, wenn nicht klar geregelt ist, wo und wie die Daten gespeichert werden. Lokale Lösungen, bei denen Daten ausschließlich auf dem eigenen Praxisserver verbleiben, bieten mehr Kontrolle, sind aber oft mit höheren technischen Anforderungen verbunden.

Zusätzlich ist zu beachten, welche Daten für den Betrieb einer KI überhaupt notwendig sind. Nicht jedes System benötigt eine dauerhafte Speicherung, um sinnvoll zu funktionieren. In vielen Fällen kann eine KI bereits mit anonymisierten oder temporär verarbeiteten Daten arbeiten. Je weniger persönliche Informationen gespeichert werden, desto geringer sind die Risiken eines Datenmissbrauchs.

Auch die Frage, wer Zugriff auf die gespeicherten Daten hat, ist entscheidend. Therapeut*innen müssen sich bewusst sein, ob und in welchem Umfang Anbieter von KI-Software die Daten weiterverarbeiten oder für andere Zwecke nutzen. Klare Regelungen zur Datennutzung und die Möglichkeit, gespeicherte Informationen bei Bedarf zu löschen, tragen dazu bei, die Kontrolle über die eigenen und die Patientendaten zu behalten.

Letztlich hängt der sichere Umgang mit KI-gestützten Systemen stark davon ab, wie transparent und nachvollziehbar die Datenverarbeitung gestaltet wird. Therapeut*innen sollten sich frühzeitig mit den Datenschutzrichtlinien der eingesetzten Anwendungen vertraut machen, um sicherzustellen, dass Patientendaten nicht ungewollt weitergegeben oder dauerhaft gespeichert werden. Nur wenn klare Vorgaben eingehalten werden, kann KI in der Physiotherapie verantwortungsvoll eingesetzt werden.

7.3.2 Rechtliche Vorgaben und Datenschutzmaßnahmen

Die DSGVO bildet nach wie vor die zentrale rechtliche Grundlage für den Umgang mit personenbezogenen Daten in der Europäischen Union. Sie verpflichtet alle datenverarbeitenden Stellen dazu, personenbezogene Informationen nur zu einem vorher klar definierten Zweck zu erheben und zu verarbeiten. Für den Einsatz von KI in der Physiotherapie bedeutet das: Es darf nur das gespeichert werden, was für die konkrete therapeutische Aufgabe unbedingt notwendig ist. Das Prinzip der Datenminimierung ist dabei besonders hervorzuheben – es fordert, dass nur die absolut erforderlichen Informationen erhoben und gespeichert werden dürfen. Übermäßige oder nicht begründbare Datenerhebungen sind unzulässig, auch wenn ein KI-System theoretisch in der Lage wäre, mehr Daten zu analysieren.

Ergänzt wird dieser rechtliche Rahmen durch den EU AI Act, die europaweit gültige Verordnung zur Regulierung Künstlicher Intelligenz. Sie enthält spezifische Vorgaben für die Entwicklung, den Einsatz und die Kontrolle von KI-Systemen und hat insbesondere Auswirkungen auf den Gesundheitsbereich. Der EU AI Act stuft medizinische KI-Anwendungen in der Regel als sogenannte Hochrisikosysteme ein. Dazu zählen Systeme, die diagnostische oder therapeutische Entscheidungen vorbereiten oder direkt beeinflussen. Für solche Anwendungen gelten besonders hohe Anforderungen an Sicherheit, Transparenz und Nachvollziehbarkeit. Die Systeme müssen nachvollziehbar dokumentiert, kontinuierlich überwacht und von geschultem Personal eingesetzt werden. Der Gesetzgeber will damit sicherstellen, dass die Integrität therapeutischer Entscheidungen gewahrt bleibt und keine unkontrollierte Nutzung von KI-Systemen erfolgt.

Darüber hinaus enthält der AI Act klare Verbote: Unzulässig sind etwa KI-Systeme, die soziale Bewertungen (Social Scoring) vornehmen, emotionale Zustände analysieren, ohne dass ein medizinisch klar begründeter Nutzen vorliegt, oder gezielt Schwachstellen bestimmter Personengruppen ausnutzen – etwa bei Menschen mit Behinderungen oder kognitiven Einschränkungen. Derartige Praktiken sind unabhängig vom Kontext verboten und dürfen in keinem Gesundheitsbereich – auch nicht in der Physiotherapie – eingesetzt werden.

Ein weiteres zentrales Regelwerk ist die Medizinprodukteverordnung (MDR). Sie legt fest, wann eine KI-Anwendung als Medizinprodukt einzustufen ist – zum Beispiel dann, wenn sie aktiv in den therapeutischen Entscheidungsprozess eingreift oder die klinische Bewertung von Patient*innen beeinflusst. In solchen Fällen unterliegt die Anwendung strengen Zulassungskriterien. Hersteller müssen durch Studien, Tests und Nachweise belegen, dass ihre Systeme sicher, zuverlässig und klinisch wirksam sind. Auch hier spielt die Dokumentation eine wesentliche Rolle – sowohl für den Hersteller als auch für die Anwender in der Praxis.

Neben den gesetzlichen Grundlagen gibt es zahlreiche praktische Datenschutzmaßnahmen, die von therapeutischen Einrichtungen umgesetzt werden können. Eine zentrale Maßnahme ist die konsequente Verschlüsselung sensibler Patientendaten – sowohl während der Übertragung als auch bei der Speicherung. Dadurch

7.3 Was geschieht mit den eingegebenen Daten

wird sichergestellt, dass unbefugte Dritte keinen Zugriff auf medizinische Informationen erhalten. Auch die Wahl des Speicherorts ist rechtlich relevant: Während cloudbasierte Systeme häufig einen hohen Bedienkomfort bieten, ermöglichen lokale Speicherlösungen eine stärkere Kontrolle über den Datenfluss. Wenn externe Anbieter genutzt werden, sollten diese ihren Sitz innerhalb der Europäischen Union haben, um die Einhaltung der DSGVO-Vorgaben sicherzustellen. Serverstandorte außerhalb der EU bedürfen gesonderter rechtlicher Prüfung.

Eine weitere Pflicht betrifft die Einwilligung der Patient*innen. Diese müssen vor dem Einsatz eines KI-gestützten Systems umfassend darüber informiert werden, welche Daten erhoben, wie diese verarbeitet und wie lange sie gespeichert werden. Die Informationen müssen in einer klar verständlichen Sprache bereitgestellt werden. Patient*innen müssen jederzeit das Recht haben, der Nutzung zu widersprechen oder die Löschung ihrer Daten zu verlangen. Auch diese Transparenzpflichten werden durch den EU AI Act bekräftigt und ausgeweitet.

Neu hinzugekommen ist durch den AI Act zudem die Verpflichtung, das eigene Personal im Umgang mit KI-Systemen zu schulen. Es reicht nicht mehr aus, ein technisches System lediglich zu implementieren – vielmehr müssen alle Beteiligten in der Lage sein, das System sachgerecht zu bedienen, seine Funktionsweise kritisch zu hinterfragen und potenzielle Risiken zu erkennen. Diese Schulungspflicht betrifft nicht nur große Kliniken, sondern auch kleinere Praxen, die KI im Alltag einsetzen.

Der sichere Einsatz von KI in der Physiotherapie erfordert somit ein Zusammenspiel aus präzisen rechtlichen Vorgaben, praktischen Schutzmaßnahmen und kontinuierlicher Reflexion im Umgang mit sensiblen Daten. Die Einhaltung der Datenschutzrichtlinien schützt nicht nur die Rechte der Patient*innen, sondern schafft auch Vertrauen in die Technologie und in diejenigen, die sie verantwortungsvoll nutzen. Nur wenn diese Voraussetzungen erfüllt sind, kann KI als sinnvolle Unterstützung in der Physiotherapie eingesetzt werden – im Einklang mit den gesetzlichen Regelungen und im Dienst am Menschen.

7.3.3 Haftungsfragen und Verantwortlichkeiten

Mit der Nutzung von Künstlicher Intelligenz in der Physiotherapie stellt sich unweigerlich die Frage nach der Verantwortung. KI-gestützte Systeme können bei der Analyse von Bewegungsmustern, der Bewertung funktioneller Testergebnisse oder der Dokumentation von Behandlungsverläufen wertvolle Unterstützung bieten. Doch was passiert, wenn eine Empfehlung fehlerhaft ist, ein System auf veraltete Daten zugreift oder eine Entscheidung auf unzureichender Grundlage getroffen wird? Die rechtliche Einordnung solcher Situationen ist essenziell, um die Sicherheit der Patient*innen zu gewährleisten und den rechtskonformen Einsatz von KI in therapeutischen Einrichtungen zu ermöglichen.

Ein wesentlicher Grundsatz im Gesundheitswesen ist, dass die Verantwortung für die Behandlung von Menschen grundsätzlich in menschlicher Hand verbleibt. Auch wenn KI-Systeme zur Entscheidungsfindung beitragen, dürfen Behandelnde nicht blind auf deren Vorschläge vertrauen. Vielmehr müssen alle Empfehlungen kritisch geprüft und mit dem eigenen therapeutischen Fachwissen abgeglichen werden. Die Anwendung von KI entbindet nicht von der persönlichen Verantwortung – sie kann diese bestenfalls ergänzen, aber niemals ersetzen.

Gleichzeitig stehen auch Hersteller und Anbieter von KI-gestützten Lösungen in der Pflicht. Wenn ein System direkt in die Behandlungsentscheidung eingreift, ist der Anbieter verpflichtet, umfassend darzulegen, dass es zuverlässig, sicher und nachvollziehbar funktioniert. Rechtliche Regelwerke wie die Medizinprodukteverordnung (MDR) und der EU AI Act schreiben genau diese Nachweispflichten vor. Hersteller müssen beispielsweise dokumentieren, wie ihre Systeme Entscheidungen treffen, welche Datenquellen sie nutzen und wie sie auf Fehler reagieren. Kommt es zu Schäden durch fehlerhafte Systeme, können Anbieter haftbar gemacht werden – insbesondere dann, wenn Sicherheits- oder Qualitätsstandards nicht eingehalten wurden.

Der verbindliche EU AI Act führt hier zusätzliche rechtliche Präzisierungen ein. Er verpflichtet nicht nur die Hersteller, sondern auch die Anwender solcher Systeme zu konkreten Maßnahmen. Für alle sogenannten Hochrisiko-KI-Systeme – darunter fallen typischerweise Anwendungen im medizinischen Kontext – gelten erweiterte Dokumentations- und Prüfpflichten. Verantwortliche in Praxen und Kliniken müssen sicherstellen, dass die verwendete Software den Anforderungen entspricht, regelmäßig aktualisiert und überwacht wird und ausschließlich durch entsprechend geschultes Personal zum Einsatz kommt. Die Vernachlässigung dieser Pflichten kann zu erheblichen Konsequenzen führen – sowohl zivilrechtlich als auch im Sinne von Bußgeldern.

Der AI Act sieht für Verstöße gegen die Vorschriften empfindliche Strafen vor: Geldbußen von bis zu 35 Mio. Euro oder 7 % des weltweiten Jahresumsatzes sind möglich, wenn beispielsweise ein nicht zugelassenes oder fehlerhaft betriebenes KI-System eingesetzt wird. Zwar richten sich solche Sanktionen primär an große Unternehmen, doch auch kleinere Einrichtungen tragen Verantwortung. Die Verpflichtung zur rechtssicheren Anwendung betrifft jede Institution – unabhängig von ihrer Größe.

Auch die Information und Aufklärung der Patient*innen gehört zur rechtlichen Verantwortung. Diese müssen nachvollziehen können, in welchen Bereichen ein KI-System verwendet wird, welche Rolle es in ihrer Behandlung spielt und wie sie selbst darauf Einfluss nehmen können. Eine offene Kommunikation über den KI-Einsatz fördert das Vertrauen und schützt gleichzeitig die Rechte der Betroffenen. Dies gilt insbesondere bei sensiblen Gesundheitsdaten, deren Verarbeitung durch KI zusätzliche Aufklärungsbedarfe erzeugt.

Die Frage der Haftung im Kontext von KI ist dynamisch und wird in den kommenden Jahren weiter konkretisiert werden – durch Rechtsprechung, neue Richtlinien und praktische Erfahrungen. In der Zwischenzeit ist es notwendig, dass sich alle Beteiligten – von den Entwicklerteams über die Praxisleitungen bis hin zu den Therapeut*innen – regelmäßig über den Stand der Gesetzgebung informieren und ihre Abläufe entsprechend anpassen. Nur wenn alle Beteiligten ihre jeweilige

Verantwortung kennen und aktiv wahrnehmen, kann Künstliche Intelligenz in der Physiotherapie sicher, verantwortungsvoll und rechtskonform genutzt werden.

7.3.4 Praktische Empfehlungen für den sicheren Einsatz von KI

Die erfolgreiche Integration von Künstlicher Intelligenz in der Physiotherapie beginnt mit einer sorgfältigen Auswahl geeigneter Anwendungen. Dabei sollten nicht nur Funktionalität und technischer Komfort im Vordergrund stehen, sondern vor allem rechtliche Konformität, Qualitätssicherung und Datenschutz. Systeme, die in gesundheitsbezogene Entscheidungsprozesse eingreifen, gelten gemäß EU AI Act als Hochrisikoanwendungen und müssen daher besonders hohe Anforderungen erfüllen. Zertifizierungen, Herkunft und Qualität der Datenbasis, dokumentierte Entscheidungsprozesse und eine transparente Informationspolitik sind unerlässliche Kriterien bei der Entscheidung für oder gegen ein bestimmtes System.

Ein zentrales Auswahlkriterium ist der Schutz sensibler Patientendaten. Um die Integrität dieser Daten zu wahren, sind technische Schutzmaßnahmen wie Ende-zu-Ende-Verschlüsselung, rollenbasierte Zugriffsbeschränkungen und klar definierte Serverstandorte essenziell. Besonders empfohlen wird die Speicherung auf Servern innerhalb der Europäischen Union, da hier die Vorgaben der DSGVO vollständig greifen. Wann immer möglich, sollte mit anonymisierten oder pseudonymisierten Daten gearbeitet werden – nicht nur aus datenschutzrechtlichen Gründen, sondern auch um das Risiko unbeabsichtigter Re-Identifizierung zu minimieren.

Neben technischen Aspekten ist eine offene und transparente Kommunikation gegenüber den Patient*innen unerlässlich. Sie sollten genau wissen, wo und in welchem Umfang KI-Systeme in ihrer Behandlung zum Einsatz kommen. Nur so lassen sich Unsicherheiten abbauen und Vertrauen aufbauen. Patient*innen müssen zu jedem Zeitpunkt die Möglichkeit haben, Fragen zu stellen, sich über Alternativen zu informieren und selbstbestimmte Entscheidungen zu treffen. Dabei ist eine verständliche Sprache ohne technisches Fachvokabular hilfreich – insbesondere bei komplexen Themen wie Datenverarbeitung, Prognosemodellen oder KI-gestützter Entscheidungsfindung.

Ein weiterer zentraler Punkt ist die kontinuierliche Überprüfung der eingesetzten Systeme. KI-Modelle arbeiten auf Basis von Daten, die sich im Laufe der Zeit verändern – sei es durch neue wissenschaftliche Erkenntnisse, veränderte therapeutische Standards oder eine breitere Patientendiversität. Systeme, die heute zuverlässige Ergebnisse liefern, können morgen bereits Verzerrungen aufweisen oder inadäquate Empfehlungen geben. Daher ist es notwendig, klare Prozesse zur Qualitätssicherung zu etablieren. Dazu gehören regelmäßige Updates, die Überprüfung von Trainingsdaten und Ergebnissen sowie – wenn möglich – Audits durch unabhängige Fachleute.

Der EU AI Act verpflichtet Betreiber hochriskanter KI-Systeme zudem dazu, interne Kontrollmechanismen zu etablieren und deren Wirksamkeit nachzuweisen.

Dazu zählt auch die Dokumentation der konkreten Nutzung eines Systems in der Praxis. Wer hat wann welches KI-Modul eingesetzt? Wurde das Ergebnis hinterfragt oder direkt übernommen? Welche Konsequenzen hatte die Empfehlung für den Therapieverlauf? Die Beantwortung dieser Fragen muss nachvollziehbar und transparent erfolgen – nicht nur aus juristischen Gründen, sondern auch zur Qualitätssicherung und zur Verbesserung der internen Prozesse.

Empfehlenswert ist auch die Erstellung praxisnaher Leitlinien und Checklisten, mit deren Hilfe alle beteiligten Personen im Team sicherstellen können, dass ein System regelkonform genutzt wird. Solche Checklisten könnten beispielsweise folgende Fragen enthalten:

- Ist das KI-System als Hochrisikoanwendung eingestuft?
- Liegt eine gültige Zertifizierung oder Zulassung als Medizinprodukt vor?
- Wurden alle Mitarbeitenden ausreichend geschult?
- Ist die Einwilligung der Patient*innen dokumentiert?
- Werden Daten gemäß DSGVO und AI Act verarbeitet und gespeichert?

Die systematische Integration solcher Verfahren hilft nicht nur, rechtliche Risiken zu minimieren, sondern auch die Akzeptanz von KI im Alltag zu fördern. Sie stärkt das Vertrauen in die Technologie, das Team und die Institution – ein wichtiger Faktor, wenn es darum geht, innovative Systeme nicht nur technisch, sondern auch menschlich erfolgreich einzuführen.

7.3.5 Neue Sicherheitsfragen durch agentenbasierte Systeme

Mit der Entwicklung von KI-Agenten entsteht eine neue Dimension in der Nutzung künstlicher Intelligenz im Gesundheitswesen. Agenten handeln nicht nur auf Anfrage, sondern verfolgen eigenständig definierte Ziele, greifen auf verschiedene Datenquellen zu, führen mehrere Schritte hintereinander aus und kommunizieren dabei proaktiv mit Nutzer*innen. Für physiotherapeutische Praxen und Einrichtungen ergeben sich daraus nicht nur neue Möglichkeiten, sondern auch neue sicherheitsrelevante Herausforderungen – insbesondere im Hinblick auf Kontrolle, Transparenz und Verantwortung.

Während klassische KI-Tools wie ChatGPT auf Prompts reagieren und somit eine enge Steuerung durch den Menschen ermöglichen, agieren Agenten zunehmend eigenständig. Ein Beispiel: Ein Agent analysiert Patientendaten aus Wearables, erstellt auf dieser Basis automatisch angepasste Übungsvorschläge, überprüft deren Umsetzung per Chatfeedback – und schlägt schließlich eine Anpassung des Therapieplans vor, ohne dass eine direkte menschliche Eingabe erfolgt ist. Das entlastet zwar den Alltag, wirft aber grundlegende Fragen auf: Wer hat die Kontrolle über diesen Prozess? Wer ist in die Entscheidungen eingebunden? Und wie lässt sich sicherstellen, dass die automatisierten Empfehlungen medizinisch vertretbar sind?

Ein zentrales Problem besteht in der sogenannten Zurechenbarkeit von Entscheidungen. Je komplexer die Abläufe eines Agenten, desto schwieriger ist es nachzuvollziehen, wie ein bestimmter Vorschlag entstanden ist – und wer ihn letztlich zu verantworten hat. In einem Umfeld, das auf fachlicher Einschätzung, individueller Anpassung und Vertrauen basiert, ist das eine kritische Herausforderung.

Auch die Datenschutzfrage stellt sich neu. Agenten benötigen Zugriff auf personenbezogene Gesundheitsdaten, um ihre Aufgaben sinnvoll zu erfüllen. Das bedeutet: Es müssen nicht nur die Daten selbst geschützt, sondern auch alle Zwischenschritte dokumentiert und kontrolliert werden. Ein Agent, der unbemerkt zu viele oder nicht ausreichend geprüfte Informationen verarbeitet, stellt ein ernstzunehmendes Risiko dar – insbesondere bei sensiblen Patientendaten.

Neben rechtlichen Aspekten sind es vor allem ethische und organisatorische Fragen, die im Raum stehen:

- Wie viel Autonomie darf ein Agent in einer Praxis oder Ausbildungseinrichtung haben?
- Wie stellen Teams sicher, dass Agenten als Hilfsmittel verstanden und nicht als Entscheidungsträger missverstanden werden?
- Welche Kompetenzen brauchen Therapeut*innen, um mit solchen Systemen sicher und verantwortlich umzugehen?

Sicherheitsfragen bei Agenten betreffen daher nicht nur Technik, sondern auch Prozesse, Haltungen und Teamkultur. Es braucht klare Regelungen: Wer überwacht die Entscheidungen des Agenten? Wer gibt Empfehlungen frei? Wie wird dokumentiert, wann ein Agent eingegriffen hat – und mit welchem Ergebnis?

Gleichzeitig sind Agenten kein Risiko per se – sondern ein Werkzeug mit Potenzial. Richtig konfiguriert, transparent gesteuert und im Team reflektiert eingesetzt, können sie Arbeitsabläufe strukturieren, Wissen bündeln und Versorgungsqualität verbessern. Die zentrale Voraussetzung dafür ist jedoch: Agenten benötigen Grenzen. Keine autonome Therapieentscheidung, keine unkontrollierte Anpassung von Behandlungsplänen, keine automatische Patientenkommunikation ohne menschliche Prüfung.

In der Summe zeigt sich: Die Einführung agentenbasierter Systeme verlangt einen deutlichen Sicherheitsfokus. Technische Möglichkeiten dürfen nicht über bewährte Strukturen und Verantwortlichkeiten hinwegrollen. Es geht nicht darum, neue Technik aufzuhalten – sondern ihre Integration so zu gestalten, dass sie zur Sicherheit beiträgt, statt sie zu gefährden.

7.4 Fit für den KI-Alltag

Der Einsatz von KI in der Physiotherapie erfordert nicht nur technologische Voraussetzungen, sondern auch gezielte Schulung. Viele Unsicherheiten entstehen nicht durch die Technologie selbst, sondern durch fehlende Erfahrung im Umgang mit ihr.

Therapeut*innen und Teams sollten lernen, wie KI funktioniert, wo ihre Grenzen liegen und wie sie sinnvoll eingesetzt wird. Um KI als Unterstützung verstehen zu können, sollten Schulungen technische Grundlagen, ethische Fragestellungen und praktische Anwendungsbeispiele verbinden.

Praxisorientierte Schulungskonzepte, etwa durch Workshops mit Fallbeispielen, Simulationen oder Vergleichsaufgaben, fördern den kritischen Umgang mit KI-Systemen. Kollegialer Austausch und kontinuierliche Weiterbildung stärken zusätzlich die Kompetenz im Team.

Langfristig sollte KI-Schulung ein fester Bestandteil der beruflichen Fortbildung sein. Nur wer das Potenzial und die Grenzen dieser Technologie kennt, kann sie sicher, reflektiert und verantwortungsvoll nutzen.

Dieser Abschnitt zeigt, welche Schritte notwendig sind, um sich gezielt auf den Einsatz von KI vorzubereiten. Dabei wird erläutert, welche Kompetenzen geschult werden sollten, wie eine effektive Einführung in den Praxisalltag gelingt und welche Strategien den langfristigen Umgang mit KI erleichtern.

7.4.1 Warum Schulung und Weiterbildung im Bereich KI notwendig sind

Der Einsatz von Künstlicher Intelligenz in der Physiotherapie kann den Arbeitsalltag erleichtern, erfordert aber ein grundlegendes Verständnis der Technologie. Viele Unsicherheiten gegenüber KI entstehen nicht aus tatsächlichen Risiken, sondern aus fehlender Erfahrung im Umgang mit den Systemen. Ohne gezielte Schulung besteht die Gefahr, dass KI-gestützte Anwendungen entweder nicht genutzt oder falsch interpretiert werden. Eine frühzeitige Weiterbildung kann dazu beitragen, dass Therapeut*innen und Praxisteams die Vorteile der Technologie gezielt für sich nutzen.

Ein wichtiger Aspekt ist das Bewusstsein darüber, welche KI-gestützten Anwendungen in der Physiotherapie sinnvoll eingesetzt werden können.

Gleichzeitig ist es entscheidend, nicht nur die technischen Funktionen einer KI zu verstehen, sondern auch ihre Grenzen zu kennen. Sprachmodelle wie ChatGPT liefern beispielsweise schnelle Antworten, basieren aber auf bestehenden Daten und können keine eigenständigen medizinischen Entscheidungen treffen. Ohne das Wissen um diese Einschränkungen besteht das Risiko, dass KI-gestützte Systeme überbewertet oder unkritisch eingesetzt werden.

Neben dem technischen Verständnis ist auch die Fähigkeit zur kritischen Reflexion ein wichtiger Bestandteil der Weiterbildung. Therapeut*innen sollten lernen, KI-generierte Vorschläge mit ihrer eigenen klinischen Erfahrung zu vergleichen und zu bewerten. Sie als Therapeut*innen bleiben immer die letzte Entscheidungsinstanz, und eine Schulung hilft dabei, ein ausgewogenes Verhältnis zwischen digitaler Unterstützung und persönlicher Expertise zu schaffen.

Der Wissenserwerb kann auf verschiedene Weise erfolgen. Fortbildungen, Online-Kurse oder praxisnahe Workshops ermöglichen eine strukturierte Einführung in die Thematik. Besonders wertvoll sind Schulungsangebote, die praxisbezogene

Beispiele aus dem physiotherapeutischen Alltag integrieren, um den unmittelbaren Nutzen erlebbar zu machen. Auch der regelmäßige Austausch mit Kolleg*innen, die bereits Erfahrung mit KI-gestützten Systemen gesammelt haben, kann den Einstieg erleichtern.

Langfristig wird die Auseinandersetzung mit KI zu einem festen Bestandteil der physiotherapeutischen Weiterbildung gehören. Schon jetzt gibt es erste Fortbildungsangebote zu digitalen Assistenzsystemen und KI-gestützten Analysetools. Wer sich frühzeitig mit diesen Themen beschäftigt, kann die Entwicklungen aktiv mitgestalten und sicherstellen, dass die Technologie nicht als unverständliches Hindernis, sondern als hilfreiches Instrument wahrgenommen wird.

7.4.2 Schulungsansätze für die sichere Anwendung von KI

Ein effektives Schulungskonzept orientiert sich an den praktischen Bedürfnissen der Anwender*innen. Ein bewährter didaktischer Ansatz ist die Arbeit mit Vergleichsaufgaben: Zwei Gruppen bearbeiten identische Fragestellungen mithilfe von KI-Tools wie ChatGPT, deren Ergebnisse anschließend gemeinsam analysiert werden. Dies fördert das Verständnis für die Rolle von Prompt-Gestaltung, die Möglichkeiten und Grenzen von KI sowie potenzielle Fehlerquellen wie sogenannte Halluzinationen.

Schulungsmaßnahmen können auf verschiedene Weise umgesetzt werden. Präsenzseminare, Online-Kurse oder praxisnahe Workshops bieten unterschiedliche Möglichkeiten, um Wissen zu vermitteln. Besonders effektiv sind Formate, die konkrete Anwendungsfälle aus der Physiotherapie aufgreifen und interaktive Elemente beinhalten. Je stärker die Schulung an den tatsächlichen Arbeitsalltag angelehnt ist, desto leichter fällt die Integration des Gelernten in die Praxis.

Neben der praktischen Anwendung sind theoretische Grundlagen notwendig: Funktionsweise von KI-Systemen, Bedeutung der Datenqualität sowie ethische und datenschutzrechtliche Fragestellungen sollten in jeder Schulung behandelt werden. Diese Inhalte können auch in Curricula von Fachhochschulen und Berufsfachschulen integriert werden.

Ein weiterer wichtiger Schulungsansatz ist das kollegiale Lernen und der Erfahrungsaustausch. Der Austausch mit Therapeut*innen, die bereits Erfahrung mit KI-gestützten Anwendungen gesammelt haben, kann besonders wertvoll sein. Praxisnahe Tipps und Fallberichte helfen dabei, Unsicherheiten abzubauen und realistische Erwartungen an die Technologie zu entwickeln. Regelmäßige interne Schulungen innerhalb von Praxen oder Kliniken bieten die Möglichkeit, gemeinsam Lösungen für den konkreten Arbeitsalltag zu erarbeiten und KI als Team sinnvoll zu integrieren.

Damit Schulungsmaßnahmen nachhaltig wirken, sollten sie nicht als einmalige Veranstaltung betrachtet werden, sondern als kontinuierlicher Prozess. Die Technologie entwickelt sich stetig weiter, und auch der Wissensstand der Anwender sollte regelmäßig aktualisiert werden. Fortlaufende Weiterbildungsmöglichkeiten stellen sicher, dass KI-gestützte Systeme langfristig sinnvoll und sicher genutzt werden können.

7.4.3 Schrittweise Integration von KI in den Praxisalltag

Der Einsatz von Künstlicher Intelligenz in der Physiotherapie sollte gut geplant erfolgen. Ein plötzlicher Wechsel zu KI-gestützten Systemen kann Unsicherheiten hervorrufen und bestehende Abläufe stören. Sinnvoller ist eine schrittweise Einführung, bei der sich Therapeut*innen und Praxisteams mit den neuen Technologien vertraut machen und gezielt entscheiden, welche Anwendungen den größten Nutzen bringen.

Ein bewährter Ansatz ist es, zunächst kleine, klar definierte Bereiche auszuwählen, in denen KI eine spürbare Entlastung bieten kann. Dazu gehören zum Beispiel die automatisierte Dokumentation, Spracherkennungssysteme für die Patientenakte oder KI-gestützte Terminplanungen. Solche Anwendungen greifen nicht direkt in den therapeutischen Entscheidungsprozess ein, reduzieren aber administrative Aufgaben.

In einem nächsten Schritt kann KI gezielt in die Therapieplanung und Bewegungsanalyse eingebunden werden, als Instrument zur Entscheidungsunterstützung. Wichtig ist, das gesamte Team in den Einführungsprozess einzubeziehen. Regelmäßige interne Besprechungen, Schulungen und offene Kommunikation helfen, Unsicherheiten abzubauen und tragfähige Lösungen für den Einsatz im Alltag zu entwickeln.

Jede Einführung sollte mit klaren Zielsetzungen verbunden sein: Welche Prozesse sollen verbessert werden? Wo liegen messbare Vorteile? Die kontinuierliche Bewertung der eingesetzten Systeme stellt sicher, dass die Technologie ihren Nutzen dauerhaft entfaltet.

Eine schrittweise Integration erlaubt es, Erfahrungen zu sammeln, Kompetenzen aufzubauen und Vertrauen in den Umgang mit KI zu entwickeln, die Voraussetzung für einen sicheren und reflektierten Einsatz im therapeutischen Alltag.

7.5 KI als Werkzeug zur Selbstschulung

Künstlicher Intelligenz kann auch gezielt zur eigenen Weiterbildung genutzt werden und damit eine flexible, individuelle und praxisnahe Schulungsmöglichkeit bieten.

Die Möglichkeiten zur Selbstschulung mit KI sind vielfältig. Sprachmodelle wie ChatGPT können dabei helfen, Fachwissen verständlich aufzubereiten, komplexe Themen zu erklären oder aktuelle wissenschaftliche Studien zusammenzufassen. KI-gestützte Tools ermöglichen es, interaktive Lernszenarien zu entwickeln, in denen individuelle Fragen gestellt und praxisnahe Fälle simuliert werden können. Durch die direkte Interaktion mit der Technologie kann das Wissen gezielt vertieft und die Kompetenz im Umgang mit KI gesteigert werden.

Neben der reinen Wissensvermittlung kann KI auch dazu genutzt werden, personalisierte Lernpläne zu erstellen und den individuellen Fortschritt zu analysieren. Damit entsteht eine neue Form der Fortbildung, die unabhängig von festen Schulungsterminen genutzt werden kann und sich flexibel an den persönlichen Lernrhythmus anpasst.

In diesem Abschnitt wird aufgezeigt, wie KI zur Selbstschulung genutzt werden kann, welche Tools dafür besonders geeignet sind und welche Vorteile sich durch den eigenständigen Lernprozess ergeben.

7.5.1 KI-gestützte Lernmethoden für Physiotherapeut*innen

Kontinuierliche Weiterbildung ist ein wesentlicher Bestandteil der physiotherapeutischen Praxis. Neue wissenschaftliche Erkenntnisse, veränderte Therapieansätze und der Einsatz digitaler Technologien erfordern eine ständige Anpassung des eigenen Wissens. KI-gestützte Lernmethoden bieten eine flexible Möglichkeit, sich unabhängig von festen Schulungsterminen fortzubilden.

Ein wesentlicher Vorteil liegt in der interaktiven und personalisierbaren Wissensvermittlung. Sprachmodelle ermöglichen es, gezielt Fragen zu stellen, komplexe Sachverhalte erklären zu lassen oder medizinische Studien zusammenzufassen. Auch lange Fachtexte lassen sich mithilfe von KI analysieren und auf ihre Kernaussagen reduzieren. Dadurch wird der Zugang zu neuen Forschungsergebnissen erleichtert.

Darüber hinaus kann KI als virtueller Trainingspartner fungieren: In praxisnahen Szenarien können Clinical-Reasoning-Prozesse geübt, unterschiedliche Patientensituationen simuliert und therapeutische Entscheidungen reflektiert werden. Außerdem lassen sich auf Basis des individuellen Kenntnisstands personalisierte Lernpläne entwickeln, um gezielt Wissenslücken zu schließen.

7.5.2 Empfehlungen für den effektiven Einsatz von KI in der Selbstschulung

Damit KI als Lernhilfe sinnvoll genutzt werden kann, ist ein bewusster und strukturierter Umgang erforderlich. Zunächst sollten geeignete Werkzeuge gewählt werden, die auf verlässlichen Quellen basieren und eine hohe Datenqualität aufweisen. Die Qualität der KI-Antworten hängt stark von der Formulierung der Eingaben (Prompts) ab, daher ist methodisches Wissen im Umgang mit Sprachmodellen notwendig.

Besonders im medizinischen Bereich ist es wichtig, KI-generierte Inhalte kritisch zu hinterfragen. Da die Systeme auf bestehenden Daten basieren, können Fehler oder Verzerrungen auftreten. Generierte Informationen sollten stets mit wissenschaftlicher Literatur oder anerkannten Leitlinien abgeglichen werden.

KI sollte nicht als Ersatz, sondern als Ergänzung zu bewährten Lernmethoden verstanden werden. Die Verbindung von klassischen Materialien wie Fachbüchern mit KI-gestützten Vertiefungen kann den Lernerfolg deutlich steigern. Dabei hilft ein strukturierter Lernplan, das Lernen zielgerichtet zu organisieren und Fortschritte nachvollziehbar zu gestalten.

Der Austausch mit Kolleg*innen über KI-generierte Inhalte fördert die Reflexion und stärkt den kompetenten Umgang mit der Technologie. So lässt sich KI als sinnvolle Unterstützung in die professionelle Weiterentwicklung integrieren.

7.6 Ethische Fragen beim Einsatz von ChatGPT

Der Einsatz von KI wirft neben allen Unterstützungsoptionen auch ethische Fragen auf. Besonders ChatGPT und andere Sprachmodelle stehen im Fokus, da sie direkt mit Nutzern interagieren, Informationen generieren und therapeutische Entscheidungen beeinflussen können. Die Nutzung solcher Systeme erfordert daher eine bewusste Auseinandersetzung mit den damit verbundenen Chancen und Risiken.

Ein wichtiger Aspekt ist der Umgang mit sensiblen Daten. Viele KI-Anwendungen sind cloudbasiert und speichern Eingaben zumindest temporär, um Modelle zu verbessern. Dies wirft die Frage auf, ob Patientendaten sicher sind und welche Maßnahmen ergriffen werden müssen, um Datenschutzrichtlinien einzuhalten. Ebenso stellt sich die Frage nach der Qualität und Zuverlässigkeit der bereitgestellten Informationen. Da Sprachmodelle auf bestehenden Daten basieren, können sie Fehler oder Verzerrungen enthalten, die zu Fehlinformationen führen.

Neben diesen technischen Aspekten sind auch Fragen der Verantwortung von Bedeutung. Wer trägt die Konsequenzen, wenn eine KI fehlerhafte Empfehlungen gibt? Wie kann sichergestellt werden, dass ChatGPT keine unbegründeten Therapieentscheidungen beeinflusst? Diese Überlegungen sind entscheidend für einen sicheren und ethisch vertretbaren Einsatz von KI in der Physiotherapie.

Dieser Abschnitt beleuchtet die ethischen Herausforderungen, die beim Einsatz von ChatGPT entstehen, und zeigt auf, wie Therapeut*innen mit diesen Fragestellungen umgehen können.

7.6.1 Ethische Herausforderungen

Eine Reihe ethischer Fragen, die der Einsatz von KI in der Physiotherapie aufwirft, bezieht sich vor allem auf den Umgang mit sensiblen Informationen, die Qualität der generierten Inhalte und die Verantwortung für therapeutische Entscheidungen. Da Sprachmodelle auf einer Vielzahl von Datenquellen basieren, aber keine eigene klinische Erfahrung besitzen, müssen Therapeut*innen sorgfältig abwägen, wie sie die KI im Praxisalltag nutzen.

Ein zentrales Thema ist der Umgang mit sensiblen Patientendaten. ChatGPT verarbeitet alle eingegebenen Informationen, um Antworten zu generieren. Viele dieser Systeme speichern zumindest temporär Eingaben, um das Modell zu ver-

7.6 Ethische Fragen beim Einsatz von ChatGPT

bessern. Das bedeutet, dass potenziell vertrauliche Daten auf externen Servern verarbeitet werden, was Fragen zum Datenschutz aufwirft. Für die Nutzung in der Physiotherapie ist daher besonders wichtig, keine personenbezogenen oder gesundheitsbezogenen Daten direkt in ein öffentliches KI-System einzugeben, um mögliche Datenschutzverstöße zu vermeiden.

Ein weiteres ethisches Problem ist die Qualität und Zuverlässigkeit der KI-generierten Inhalte. ChatGPT kann zwar auf eine große Menge an Informationen zugreifen, doch es gibt keine Garantie, dass die ausgegebenen Antworten korrekt oder aktuell sind. Gerade im medizinischen Bereich besteht das Risiko, dass falsche oder missverständliche Informationen generiert werden. Therapeut*innen müssen daher sicherstellen, dass alle von ChatGPT bereitgestellten Inhalte kritisch geprüft und mit etablierten Fachquellen abgeglichen werden.

Zusätzlich stellt sich die Frage nach der Neutralität und Objektivität der KI. Sprachmodelle sind nicht frei von Verzerrungen, da sie auf bestehenden Daten trainiert wurden, die selbst bereits Vorurteile enthalten können. Dies kann dazu führen, dass bestimmte Patientengruppen unbewusst benachteiligt oder bestimmte Therapieansätze bevorzugt dargestellt werden. Es ist daher essenziell, dass Therapeut*innen ein Bewusstsein für mögliche Verzerrungen entwickeln und darauf achten, dass sie KI-generierte Inhalte reflektiert und nicht unkritisch übernehmen.

Ein weiteres ethisches Dilemma betrifft die Rolle von ChatGPT in der Entscheidungsfindung. KI kann Therapeut*innen unterstützen, indem sie Fachwissen strukturiert aufbereitet oder Dokumentationen erleichtert. Sie darf jedoch nicht als Ersatz für die klinische Erfahrung oder als eigenständige Entscheidungsinstanz betrachtet werden. Wenn Patient*innen den Eindruck gewinnen, dass ihre Behandlung primär durch eine KI beeinflusst wird, kann dies das Vertrauensverhältnis zwischen Therapeut*in und Patient*in beeinträchtigen.

Schließlich stellt sich die Frage nach der Transparenz im Umgang mit KI. Patient*innen sollten wissen, ob und in welcher Form KI in ihre Behandlung integriert wird. Dies erfordert eine klare Kommunikation darüber, dass ChatGPT keine therapeutischen Entscheidungen trifft, sondern lediglich als unterstützendes Werkzeug dient. Transparenz trägt dazu bei, Vertrauen in die Nutzung von KI zu schaffen und sicherzustellen, dass die Technologie verantwortungsvoll eingesetzt wird.

Die Nutzung von KI erfordert eine sorgfältige Auseinandersetzung mit den damit verbundenen ethischen Aspekten. Datenschutz, Qualitätssicherung, Neutralität, Entscheidungsfindung und Transparenz müssen bei der Integration der Technologie beachtet werden.

7.6.2 Datenschutz und Datensicherheit bei der Nutzung von ChatGPT

Der Einsatz von ChatGPT in der Physiotherapie erfordert besondere Vorsicht im Umgang mit sensiblen Daten. Patientengespräche, medizinische Anamnesen und Therapiepläne enthalten vertrauliche Informationen, die einem hohen Schutz unterliegen. Da KI-Modelle wie ChatGPT über cloudbasierte Server betrieben werden, stellt sich die Frage, ob und wie sicher diese Daten verarbeitet werden und welche Maßnahmen notwendig sind, um den Datenschutz zu gewährleisten.

Ein zentrales Problem ist, dass ChatGPT standardmäßig keine eingebauten Datenschutzmechanismen für den medizinischen Bereich bietet. Alle eingegebenen Daten werden an die Server des Anbieters gesendet, verarbeitet und unter bestimmten Umständen für die Verbesserung des Modells genutzt. Dies kann dazu führen, dass sensible Informationen in einer Art und Weise gespeichert oder analysiert werden, die nicht mit den gesetzlichen Datenschutzvorgaben im Gesundheitswesen vereinbar ist. Besonders in der Europäischen Union gelten mit der DSGVO strenge Regeln für die Verarbeitung personenbezogener Daten, die auch für den Einsatz von KI gelten.

Ein sicherer Umgang mit ChatGPT setzt voraus, dass keine direkten Patientendaten eingegeben werden. Namen, Diagnosen oder detaillierte Gesundheitsinformationen sollten niemals in ein öffentliches KI-System übertragen werden. Stattdessen können allgemeine oder anonymisierte Fallbeschreibungen verwendet werden, um KI-gestützte Unterstützung zu erhalten, ohne gegen Datenschutzrichtlinien zu verstoßen.

Zusätzlich ist es wichtig zu überprüfen, welche technischen Sicherheitsmaßnahmen der Anbieter von ChatGPT implementiert hat. Einige Unternehmen bieten spezielle Versionen für den medizinischen Bereich an, die höhere Datenschutzstandards einhalten und garantieren, dass keine Nutzerdaten gespeichert oder weiterverarbeitet werden. Wer KI in der Praxis nutzen möchte, sollte sich über solche Lösungen informieren und prüfen, ob sie den geltenden Anforderungen entsprechen.

KI-generierte Inhalte im Zusammenhang mit der therapeutischen Arbeit sollten nie unkritisch übernommen, sondern sorgfältig geprüft und lokal abgespeichert werden. In vielen Fällen ist es sinnvoll, zusätzliche Verschlüsselungsmaßnahmen oder gesicherte Netzwerke zu nutzen, um den Zugriff auf sensible Informationen einzuschränken.

Die Transparenz im Umgang mit KI ist ebenfalls ein wichtiger Aspekt des Datenschutzes. Patient*innen sollten darüber informiert werden, ob und wie KI-gestützte Anwendungen genutzt werden. Eine klare Kommunikation schafft Vertrauen und stellt sicher, dass Betroffene ihre Rechte wahrnehmen können. Nur durch eine bewusste Handhabung in Bezug auf den Datenschutz und Datensicherheit, die Vermeidung der Eingabe sensibler Daten und die Nutzung sicherer Systeme kann KI sinnvoll in den Praxisalltag integriert werden, ohne Risiken für Patient*innen oder Therapeut*innen zu schaffen.

7.6.3 Wer trägt die Verantwortung?

Der Einsatz von ChatGPT im Gesundheitswesen wirft immer auch rechtliche und ethische Fragen auf. Besonders relevant ist die Frage der Verantwortung: Wer haftet, wenn eine KI-gestützte Empfehlung fehlerhaft ist oder zu einer falschen Entscheidung führt? Da ChatGPT keine medizinische Zulassung besitzt und auf allgemeinem Wissen basiert, ist es besonders wichtig, die Grenzen seiner Nutzung klar zu definieren und rechtliche Risiken zu vermeiden.

Grundsätzlich liegt die endgültige Verantwortung für jede therapeutische Entscheidung beim Menschen. ChatGPT kann zwar Informationen bereitstellen, ist jedoch nicht in der Lage, individuelle klinische Beurteilungen oder Diagnosen zu treffen. Wird eine KI-generierte Empfehlung unkritisch übernommen und führt zu einem Schaden bei Patient*innen, liegt die Haftung bei den behandelnden Therapeut*innen oder der Praxis. Dies entspricht dem Grundsatz, dass KI als Unterstützung, nicht aber als Entscheidungsinstanz fungieren sollte.

Ein weiteres Risiko besteht in falschen oder verzerrten Informationen, die von der KI ausgegeben werden können. Sprachmodelle basieren auf Wahrscheinlichkeiten und generieren Antworten, die auf bestehendem Wissen beruhen – allerdings ohne Gewähr für Richtigkeit oder Aktualität. Fehlerhafte oder unvollständige Informationen können zu einer falschen Einschätzung führen, wenn sie nicht sorgfältig überprüft werden. Es ist daher essenziell, alle durch ChatGPT erstellten Inhalte mit anerkannten Fachquellen oder eigenen klinischen Erfahrungen abzugleichen, bevor sie in der Praxis genutzt werden.

Auch die Kommunikation mit Patient*innen kann rechtliche Konsequenzen haben. Falls eine therapeutische Auskunft auf einer KI-generierten Analyse basiert, sollte dies den Patient*innen transparent gemacht werden. Vermeintlich objektive Aussagen der KI können als fachliche Einschätzung wahrgenommen werden, obwohl sie keine medizinische Validierung durchlaufen haben. Werden Patient*innen dadurch in ihrer Entscheidungsfreiheit beeinflusst oder entstehen falsche Erwartungen, kann dies zu rechtlichen Problemen führen.

Zusätzlich stellt sich die Frage nach der Haftung des Herstellers. KI-Anbieter wie OpenAI weisen in ihren Nutzungsbedingungen darauf hin, dass sie keine Verantwortung für die Inhalte übernehmen, die von ihren Modellen generiert werden. Das bedeutet, dass im Schadensfall keine rechtliche Verantwortung auf den Entwickler des Modells übertragen werden kann. Die alleinige Haftung bleibt somit beim Anwender, der ChatGPT im professionellen Umfeld nutzt.

Um rechtliche Risiken zu minimieren, empfiehlt es sich, klare interne Richtlinien für die Nutzung von zu definieren. Dazu gehört, dass KI-generierte Informationen ausschließlich als Ergänzung genutzt, aber nicht ohne Überprüfung in den Behandlungsprozess integriert werden. Auch eine sorgfältige Dokumentation, wie KI-gestützte Inhalte verwendet wurden, kann im Zweifelsfall helfen, die Entscheidungsprozesse nachvollziehbar zu machen.

Der sichere Einsatz von KI in der Physiotherapie erfordert daher eine bewusste Abgrenzung zwischen Unterstützung und Entscheidungsfindung. Solange ChatGPT als reines Werkzeug zur Informationsbeschaffung genutzt und nicht als eigenständige Instanz betrachtet wird, kann es wertvolle Hilfe leisten, ohne das Risiko, dass unklare Verantwortlichkeiten entstehen.

7.6.4 Wo stößt ChatGPT in der Physiotherapie an seine Grenzen?

KI-gestützte Systeme sind darauf ausgelegt, Informationen bereitzustellen und bei der Organisation von Wissen zu unterstützen, stoßen im klinischen Kontext jedoch an klare Grenzen, die sich aus der Natur physiotherapeutischer Arbeit ergeben.

Ein zu beachtender Aspekt liegt in der fehlenden individuellen Patientenbewertung. KI kann zwar große Datenmengen analysieren und allgemeine Muster erkennen, ist aber nicht in der Lage, spezifische Beschwerden zu erfassen oder eine direkte Untersuchung durchzuführen. Die persönliche Kommunikation, visuelle Beobachtung und taktile Rückmeldung gehören zu den Grundpfeilern physiotherapeutischer Diagnostik und Behandlung und können durch kein technisches System ersetzt werden.

Hinzu kommt, dass ChatGPT zwar sprachlich kohärente Antworten liefert, diese aber nicht zwangsläufig fachlich korrekt oder aktuell sind. In der medizinischen Praxis kann dies zu Fehlschlüssen führen, wenn Informationen ungeprüft übernommen werden. Daher ist es unerlässlich, KI-generierte Inhalte stets mit wissenschaftlicher Literatur oder etablierten Leitlinien abzugleichen.

Darüber hinaus stellt sich die Frage nach ethischer und rechtlicher Verantwortung. Patient*innen haben das Recht zu wissen, wenn KI im Rahmen ihrer Behandlung eingesetzt wird. Transparenz ist hier entscheidend, um Unsicherheiten zu vermeiden und klare Verantwortlichkeiten zu gewährleisten.

Insgesamt liegt der sinnvolle Einsatz von KI in der Physiotherapie in ihrer Funktion als unterstutzendes Werkzeug und nicht als Ersatz für fachliche Kompetenz. Sobald es um individuelle Diagnosen, Therapieentscheidungen oder direkten Patientenkontakt geht, bleibt der Mensch die wesentliche Instanz. Auch mit fortschreitender technologischer Entwicklung wird sich daran nichts ändern.

7.6.5 Handlungsempfehlungen für den ethischen Einsatz von ChatGPT

Der sinnvolle und ethische Einsatz von ChatGPT in der Physiotherapie erfordert klare Leitlinien, um Risiken zu minimieren und gleichzeitig die Vorteile der Technologie zu nutzen. Damit KI-gestützte Systeme zur Unterstützung von Therapeut*innen beitragen, ohne Unsicherheiten oder Fehlnutzungen zu fördern, sollten einige Prinzipien beachtet werden.

Ein wichtiger Grundsatz ist die bewusste und reflektierte Nutzung von KI. ChatGPT kann hilfreiche Informationen liefern, aber die Qualität der Antworten hängt stark von der Fragestellung und der Formulierung ab. Therapeut*innen sollten daher gezielt und präzise fragen, um verlässliche Ergebnisse zu erhalten. Gleichzeitig muss jede Antwort kritisch hinterfragt und mit Fachwissen oder anerkannten Quellen abgeglichen werden.

Auch der Datenschutz spielt eine entscheidende Rolle. Sensible Patientendaten dürfen nicht direkt in ein KI-gestütztes System eingegeben werden, wenn nicht klar ist, wie die Daten verarbeitet oder gespeichert werden. Besonders bei öffentlich zugänglichen KI-Diensten sollte sichergestellt sein, dass keine Informationen preisgegeben werden, die Rückschlüsse auf einzelne Patient*innen zulassen. Stattdessen können anonymisierte oder abstrakte Fallbeispiele genutzt werden, um datenschutzrechtliche Risiken zu vermeiden.

Ein weiterer wesentlicher Aspekt ist die Transparenz gegenüber Patient*innen. Wenn KI in der Praxis genutzt wird, sollten Patient*innen darüber informiert sein, in welchen Bereichen sie eingesetzt wird und welche Rolle die Therapeut*innen in der Entscheidungsfindung übernimmt. Die Nutzung von ChatGPT sollte nicht den Eindruck erwecken, dass eine KI den menschlichen Experten ersetzt. Eine klare Kommunikation darüber, dass KI lediglich als Hilfsmittel dient, kann Vertrauen schaffen und Missverständnisse vermeiden.

Die Schulung von Therapeut*innen im Umgang mit KI ist ein zentraler Faktor für den ethischen Einsatz. Wer versteht, wie KI funktioniert und welche Einschränkungen bestehen, kann die Technologie gezielt und verantwortungsvoll einsetzen. Fortbildungen oder Workshops zur Nutzung von Sprachmodellen in der Physiotherapie können dazu beitragen, Ängste abzubauen und einen reflektierten Umgang mit KI-gestützten Tools zu fördern.

Neben diesen individuellen Maßnahmen sollte auch die Praxisorganisation klare Richtlinien für den KI-Einsatz entwickeln. Es kann sinnvoll sein, verbindliche Regeln zu formulieren, die festlegen, in welchen Bereichen ChatGPT genutzt werden darf und welche Anwendungen vermieden werden sollten. Eine regelmäßige Überprüfung dieser Richtlinien stellt sicher, dass neue Entwicklungen und rechtliche Vorgaben berücksichtigt werden.

Langfristig wird der ethische Umgang mit KI ein fester Bestandteil des digitalen Wandels in der Physiotherapie sein. Wer sich frühzeitig mit den Möglichkeiten und Grenzen der Technologie auseinandersetzt und klare Prinzipien für ihren Einsatz definiert, kann die Vorteile von ChatGPT gezielt nutzen ohne ethische oder rechtliche Risiken einzugehen.

7.7 Checkliste für den verantwortungsvollen KI-Einsatz

Die in diesem Kapitel behandelten Themen zeigen, dass KI nicht nur technische, sondern auch ethische, rechtliche und praktische Herausforderungen mit sich bringt. Eine erfolgreiche Integration setzt voraus, dass Datenschutzbestimmungen eingehalten, KI-generierte Inhalte kritisch hinterfragt und klare Verantwortlichkeiten definiert werden.

Um den sicheren und verantwortungsvollen Einsatz von KI im Praxisalltag zu erleichtern, fasst dieser Abschnitt die wichtigsten Erkenntnisse in einer kompakten Checkliste (siehe Tab. 7.1) zusammen. Sie soll als Orientierungshilfe dienen, um wesentliche Aspekte bei der Nutzung von KI-gestützten Systemen zu berücksichtigen. Dabei werden sowohl rechtliche Anforderungen als auch praxisnahe

Tab. 7.1 Handlungsempfehlungen

Themenbereich	Detaillierte Handlungsempfehlung
Ethische Überlegungen	Die Nutzung von KI sollte als unterstützendes Werkzeug und nicht als Ersatz für klinische Entscheidungen betrachtet werden. Behandlungsentscheidungen sollten stets durch menschliche Expertise validiert werden
	KI-generierte Inhalte sollten mit aktuellen wissenschaftlichen Erkenntnissen und eigenen Fachkenntnissen abgeglichen werden, um Fehlinformationen zu vermeiden
	Es sollte sichergestellt werden, dass KI keine unbewusste Diskriminierung oder Verzerrung in der Entscheidungsfindung fördert. Regelmäßige Überprüfung von Ergebnissen auf Bias ist erforderlich
	Vor jeder KI-gestützten Anwendung sollte eine ethische Reflexion erfolgen: Inwiefern beeinflusst die KI die Beziehung zwischen Therapeut*in und Patient*in?
Vertrauen in KI	Es sollte transparent kommuniziert werden, in welchen Bereichen KI im Praxisalltag Anwendung findet, um Vertrauen aufzubauen
	Zur Bewertung von KI-generierten Ergebnissen sollten klare Kriterien definiert und dokumentiert werden. Beispielsweise könnte eine Skala zur Einschätzung der Zuverlässigkeit genutzt werden
	Unsicherheiten und Vorbehalte gegenüber KI sollten regelmäßig innerhalb des Teams thematisiert und reflektiert werden, um Missverständnisse frühzeitig auszuräumen
	Erfahrungsberichte über den KI-Einsatz sollten gesammelt werden, um die Technologie kontinuierlich zu optimieren und Vertrauen in den Fortschritt zu stärken
Rechtliche Rahmenbedingungen und Datenschutz	Es sollten keine persönlichen oder gesundheitsbezogenen Patientendaten in öffentliche KI-Systeme eingegeben werden, um Datenschutzverletzungen zu vermeiden
	Es sollten ausschließlich DSGVO-konforme, zertifizierte KI-Lösungen für den medizinischen Bereich genutzt werden. Anbieter sollten regelmäßig auf ihre Datenschutzrichtlinien überprüft werden
	Falls Cloud-Dienste unvermeidbar sind, sollte überprüft werden, ob die Server innerhalb der EU betrieben werden und DSGVO-konform arbeiten. Es sollten bevorzugt Lösungen mit lokaler Speicherung genutzt werden
	Daten sollten vor der Verarbeitung durch KI-Anwendungen anonymisiert oder pseudonymisiert werden, um das Risiko von Rückschlüssen auf einzelne Patienten zu minimieren
	Interne Schulungen zu Datenschutzbestimmungen sollten regelmäßig durchgeführt werden, um sicherzustellen, dass alle Mitarbeitenden über die notwendigen Sicherheitsmaßnahmen informiert sind
Schulung und Weiterbildung	KI sollte in einer sicheren Testumgebung erprobt werden, bevor sie in den Praxisalltag integriert wird. Testphasen mit definierten Erfolgskriterien sind empfehlenswert
	Regelmäßige Fortbildungen zu den Möglichkeiten und Grenzen von KI sollten in den Weiterbildungsplan aufgenommen werden. Praxisnahe Fallbeispiele sollten einbezogen werden
	Das erworbene Wissen über KI sollte kontinuierlich aktualisiert und mit dem Team geteilt werden, um ein gemeinsames Verständnis zu schaffen. Interne Workshops oder Fallstudien können dabei helfen
	Erfahrungsberichte aus anderen physiotherapeutischen Praxen sollten genutzt werden, um von bewährten Strategien zu profitieren

(Fortsetzung)

7.7 Checkliste für den verantwortungsvollen KI-Einsatz

Tab. 7.1 (Fortsetzung)

Themenbereich	Detaillierte Handlungsempfehlung
Rolle des Menschen	Die endgültige Entscheidungsgewalt sollte immer bei den Therapeut*innen bleiben und nicht durch KI ersetzt werden. Eine klare Abgrenzung zwischen KI-Unterstützung und klinischer Entscheidungsfindung sollte bestehen
	Es sollten klare Grenzen zwischen KI-gestützten Therapieempfehlungen und menschlicher Entscheidungsfindung gezogen werden. KI sollte als Vorschlagswerkzeug, nicht als Entscheidungsinstanz fungieren
	Patient*innen sollten darüber informiert werden, dass KI den Behandlungsprozess unterstützt, aber keine eigenständige Diagnose oder Therapieentscheidung trifft. Dies sollte in der Patientenaufklärung schriftlich festgehalten werden
	KI-generierte Therapiepläne sollten stets durch eine menschliche Fachkraft überprüft werden, bevor sie in die Praxis umgesetzt werden
Einsatz von ChatGPT	ChatGPT sollte für Recherche, Zusammenfassungen und Ideen genutzt, jedoch nicht für direkte Therapieentscheidungen eingesetzt werden. Therapieansätze sollten immer kritisch hinterfragt werden
	KI-generierte Inhalte sollten stets mit wissenschaftlichen Quellen abgeglichen werden, bevor sie für therapeutische Maßnahmen genutzt werden. Eine systematische Validierung kann durch den Abgleich mit Fachliteratur erfolgen
	Für wiederkehrende Aufgaben sollten strukturierte Prompts entwickelt und in der Praxis erprobt werden. Eine Sammlung bewährter Eingabeformate kann die Effizienz der KI-Nutzung erhöhen
	Der Einsatz von ChatGPT sollte dokumentiert werden, um nachzuvollziehen, wie stark KI-gestützte Inhalte in den Entscheidungsprozess einfließen
Umgang mit Halluzinationen von KI	KI kann plausible, aber falsche Informationen generieren. Daher sollten alle Inhalte sorgfältig geprüft und mit Fachquellen verglichen werden. Eine Verifizierung sollte immer durch eine zweite Quelle erfolgen
	Falls eine KI-Antwort unsicher erscheint, sollten gezielt Nachfragen gestellt oder alternative Formulierungen getestet werden. KI-Antworten können durch präzisere Fragestellungen verbessert werden
	Es sollte eine interne Liste mit häufig auftretenden Halluzinationen der KI erstellt werden, um wiederkehrende Fehlinformationen frühzeitig zu erkennen. Diese Liste sollte regelmäßig aktualisiert werden
	Es sollten Schulungen zur Erkennung von KI-Fehlinformationen durchgeführt werden, damit das Team sicher im Umgang mit potenziell falschen Informationen ist
Grenzen der KI und Haftung	Die Nutzung von KI in der Praxis sollte dokumentiert werden, um nachvollziehbar zu machen, wann und wie KI-generierte Inhalte in den Entscheidungsprozess eingeflossen sind. Eine standardisierte Dokumentationsvorlage kann hilfreich sein
	Das Team sollte über die rechtlichen Rahmenbedingungen und Haftungsfragen bei der Nutzung von KI informiert werden. Hierzu können externe Datenschutz- und Rechtsexperten konsultiert werden
	KI sollte vorrangig für organisatorische und unterstützende Tätigkeiten eingesetzt werden, während kritische Therapieentscheidungen weiterhin durch den Menschen getroffen werden
	Es sollte eine klare interne Richtlinie zur Haftungsfrage im Umgang mit KI geben, um Missverständnisse und rechtliche Risiken zu vermeiden

Tab. 7.2 Reflexion: Wie bewusst und verantwortlich gehe ich mit KI um?

Themenfeld	Fragen zur Selbsteinschätzung	☐
Ethische Orientierung	Welche Grundprinzipien (z. B. Autonomie, Transparenz, Fairness) sind mir im Umgang mit KI wichtig?	
	Nutze ich KI bewusst als Werkzeug – nicht als Ersatz für klinische Entscheidungen?	
Vertrauen gestalten	Habe ich verstanden, wie KI-Systeme arbeiten – und wo ihre Grenzen liegen?	
	Wie schaffe ich Vertrauen bei Patient*innen in den Einsatz digitaler Hilfsmittel?	
Datenschutz und Verantwortung	Bin ich mit den datenschutzrechtlichen Anforderungen vertraut?	
	Kann ich nachvollziehen, welche Daten wie verarbeitet werden – und wer die Verantwortung trägt?	
Kommunikationsverantwortung	Erkläre ich transparent, wann und warum ich KI nutze?	
	Reagiere ich sensibel auf Vorbehalte oder Unsicherheiten im Patientengespräch?	
Persönliche Haltung weiterentwickeln	Habe ich das Gefühl, dass ich meine Haltung zu KI bewusst gestalten kann – nicht nur technisch, sondern menschlich?	
	Wie kann ich mein Team dabei unterstützen, eine gemeinsame ethische Basis im Umgang mit KI zu entwickeln?	

Empfehlungen zur Schulung, Transparenz und ethischen Nutzung von KI aufgeführt.

Die Checkliste hilft dabei, den Einsatz von ChatGPT und anderen KI-gestützten Anwendungen gezielt zu planen und Risiken zu minimieren.

7.8 Reflexion: Verantwortung, Vertrauen und Haltung im Umgang mit KI

Der Einsatz von KI in der Physiotherapie ist nicht neutral, er berührt Werte, Entscheidungen und zwischenmenschliche Beziehungen. Dieses Kapitel zeigt, dass Verantwortung nicht an Maschinen delegiert werden kann. Die therapeutische Qualität hängt entscheidend davon ab, wie bewusst, kritisch und offen der Umgang mit KI gestaltet wird.

Die folgende Reflexion unterstützt Therapeut*innen und Teams dabei, ihre Haltung zu hinterfragen und zu klären, wie Vertrauen aufgebaut, Verantwortung übernommen und patientenzentriertes Handeln auch im digitalen Kontext gewahrt werden kann (Tab. 7.2).

Diese Reflexion ist als persönlicher Denkraum gedacht und nicht als Kontrolle. Sie hilft dabei, eine ethisch fundierte und professionell tragfähige Haltung zu entwickeln, auf deren Basis KI verantwortungsvoll in die Praxis integriert werden kann.

7.9 Zusammenfassung für die Praxis

Die Einführung von KI in der physiotherapeutischen Praxis wirft keine abstrakten Zukunftsfragen auf, sondern ganz konkrete Herausforderungen – und eröffnet zugleich neue Gestaltungsspielräume. Kap. 7 hat gezeigt: Wer KI sinnvoll nutzen will, muss nicht nur technische Möglichkeiten verstehen, sondern auch die damit verbundenen Verantwortlichkeiten neu denken. Denn mit jedem Tool, das Aufgaben übernimmt oder Prozesse verändert, entstehen neue Fragen: Wer prüft Vorschläge? Wer entscheidet über den Einsatz? Und wie bleibt die therapeutische Fachlichkeit im Zentrum?

Besonders deutlich wird dies am Beispiel sogenannter Agentensysteme. Diese KI-basierten Mitakteure können Aufgaben über mehrere Schritte hinweg autonom ausführen – etwa Therapiepläne analysieren, Patientenfeedback einholen oder Verlaufskontrollen vorbereiten. Doch je komplexer diese Systeme werden, desto wichtiger wird eine klare Rollendefinition. Agenten benötigen Kontrolle, nicht nur technisch, sondern auch professionell. Es reicht nicht, dass ein System funktioniert – es muss in bestehende Strukturen integriert, überprüfbar und nachvollziehbar sein. Dabei gilt: Die Verantwortung bleibt immer beim Menschen.

Ein zentraler Aspekt ist die Entwicklung neuer Rollen im therapeutischen Team. KI-Koordinator*innen, Datenschutzverantwortliche, digitale Lernbegleiter*innen oder Prozessarchitekt*innen sind keine Zukunftsvision, sondern realistische Rollenprofile, die mit der zunehmenden Digitalisierung entstehen. Wer sich frühzeitig mit diesen Aufgaben auseinandersetzt, schafft nicht nur Klarheit, sondern legt die Basis für ein sicheres, ethisch reflektiertes Arbeiten mit KI – im Sinne der Patient*innen und des Teams.

Gleichzeitig zeigt sich: KI verändert die Praxis nicht durch Technologie allein, sondern durch die Art, wie sie genutzt wird. Technische Systeme können Abläufe vereinfachen, aber sie ersetzen kein therapeutisches Urteil. Sie können Vorschläge liefern, aber keine Verantwortung übernehmen. Und sie können Kommunikation unterstützen, aber kein Vertrauen erzeugen. Deshalb ist es entscheidend, dass jede Praxis die Einführung von KI bewusst steuert – mit kleinen Schritten, konkreten Anwendungsfällen und klarer Rückkopplung im Team.

Wer heute KI in der Praxis etablieren möchte, sollte mit reflektierten Pilotprojekten beginnen. Ein Beispiel kann die Nutzung eines GPT-gestützten Assistenten für Verlaufsdokumentation oder Patienteninformation sein. Entscheidend ist, die Erfahrungen im Team auszuwerten, gemeinsam Kriterien zu entwickeln und daraus Standards abzuleiten. KI wird nicht durch einmalige Entscheidungen integriert, sondern durch kontinuierliches Lernen und Anpassen.

Für die Praxisentwicklung bedeutet das: KI ist kein Add-on, sondern ein Auslöser für neue Formen der Zusammenarbeit, neue Rollen und neue Anforderungen. Wer Verantwortung nicht nur übernimmt, sondern strukturiert, schafft Vertrauen – bei Kolleg*innen ebenso wie bei Patient*innen. Die Grundlage dafür ist nicht Technikbegeisterung, sondern eine professionelle Haltung: zu Qualität, zu Verantwortung und zum eigenen Berufsverständnis.

Der Weg in eine KI-gestützte Praxis ist kein Sprint, sondern ein Prozess. Er beginnt mit klaren Fragen: Welche Aufgaben lassen sich durch KI sinnvoll ergänzen? Welche Kompetenzen benötigen wir dafür? Wie sichern wir Qualität und Transparenz? Und wie schaffen wir eine Kultur, in der Technik als Werkzeug verstanden wird – nicht als Bedrohung, sondern als Ermöglichung.

Literatur

Beauchamp TL, Childress JF (1979) Principles of Biomedical Ethics. Oxford University Press, New York

Weiterführende Literatur

Abuzaid M, Elshami W, Hegazy F, Aboelnasr EA, Tekin HO (2022) The Impact of Artificial Intelligence (AI) in Physiotherapy Practice: A Study of Physiotherapist Willingness and Readiness. Journal of Hunan University Natural Sciences 49(2):113–123. https://doi.org/10.55463/issn.1674-2974.49.3.21

Balint M (2010) Der Arzt, sein Patient und die Krankheit. Klett-Cotta, Stuttgart

Bandelow B (2006) Das Angstbuch. Woher Ängste kommen und wie man sie bekämpfen kann. Rowohlt, Hamburg

Bargh JA, Chen M, Burrows L (1996) Automaticity of social behavior: Direct effects of trait construct and stereotype priming on action. In: Journal of Personality and Social Psychology 71(2):230–244

Barthelmess M (2014) Systemische Beratung: Eine Einführung für psychosoziale Berufe. Carl-Auer, Heidelberg

Bauer G (2015) Einführung in das systemische Controlling. Carl-Auer, Heidelberg

Bear MF, Connors BW, Paradiso MA (2008) Neurowissenschaften: Ein grundlegendes Lehrbuch für Biologie, Medizin und Psychologie, 3. Aufl. Spektrum Akademischer Verlag, Heidelberg

Behrens J, Langer G (2022) Evidence-based nursing and caring: Methoden und Ethik der Pflegepraxis und Versorgungsforschung. 5., überarb. Aufl., Hogrefe, Bern

Bridle J (2019) New Dark Age: Der Sieg der Technologie und das Ende der Zukunft. Hanser, München

Bruggemann H, Ehret K, Klütmann C (2020) Systematische Beratung in fünf Gängen. Springer, Wiesbaden

Brynjolfsson E, McAfee A (2014) The Second Machine Age: Work, Progress, and Prosperity in a Time of Brilliant Technologies. W.W. Norton & Company, New York

Carr N (2010) The Shallows: What the Internet Is Doing to Our Brains. W.W. Norton & Company, New York

Ceradini M (2024) Immersive VR for upper-extremity rehabilitation in patients with neurological disorders: A scoping review. Journal of NeuroEngineering and Rehabilitation 21(1):75. https://doi.org/10.1186/s12984-024-01367-0

Chew J, Ong WS, Sim WY (2023) How artificial intelligence is shaping assistive technology. Technology and Disability 35(3):125–138

Cipriani C, Controzzi M, Carrozza MC (2011) The SmartHand transradial prosthesis. Journal of NeuroEngineering and Rehabilitation 8(1):29. https://doi.org/10.1186/1743-0003-8-29

Costa S (2023) Künstliche Intelligenz im Gesundheitswesen: Die Zukunft der medizinischen Versorgung verändern. Springer Gabler, Wiesbaden

Costa S (2024) Künstliche Intelligenz: Ethische und politische Herausforderungen. Springer, Wiesbaden

De Jong P, Berg IK (2023) Lösungen (er-)finden: Das Werkstattbuch der lösungsorientierten Kurztherapie. Carl-Auer, Heidelberg

Ebell H (2017) Hypno-therapeutische Kommunikation: Kernelement einer auf Resonanz basierten Medizin (Resonance Based Medicine). Hypnose-ZHH, 12(1+2). MEG-Stiftung, München, S 173–202

Eidenschink K (2024) Die Kunst des Konflikts: Konflikte schüren und beruhigen lernen. (Beratung, Coaching, Supervision). Carl-Auer, Heidelberg

Enders A (2020) Neurobiologische Grundlagen zum Verständnis des therapeutischen Vorgehens im Castillo Morales-Konzept. In: Türk S, Söhlemann S, Rummel H (Hrsg) Das Castillo Morales-Konzept. Thieme, Stuttgart. S, S 38–51

Ernst & Young (EY) (2024) European AI Barometer 2024 – Die Akzeptanz und Nutzung von Künstlicher Intelligenz in Europa. EYGM Limited, London

Floridi L (2014) The fourth revolution: how the infosphere is reshaping human reality. Oxford University Press, Oxford

Foerster H, von Pörksen B (2022) Wahrheit ist die Erfindung eines Lügners: Gespräche für Skeptiker. (Systemische Horizonte). Carl-Auer, Heidelberg

Fonagy P, Gergely G, Jurist EL, Target M (2019) Affektregulierung, Mentalisierung und die Entwicklung des Selbst, 7. Aufl. Klett-Cotta, Stuttgart

Gopal M, Singh R (2021) Ethical implications of assistive AI technologies in rehabilitation. Journal of Ethics and Technology 7(3):205–219

Grawe K (2004) Neuropsychotherapie. Hogrefe, Göttingen

Grote G, Riener A (2020) Co-Agency in Human-Machine Interaction. Nature Human Behaviour 4(6):574–577

Haftenberger A (2023) Die Produkthaftung für künstlich intelligente Medizinprodukte: Eine Analyse der Anwendbarkeit und Eignung der europäischen Produkthaftungsrichtlinie. Springer, Berlin

Hao K (2019) The biggest threat of deepfakes isn't deepfakes themselves. MIT Technology Review. https://www.technologyreview.com/2019/10/10/132667/the-biggest-threat-of-deepfakes-isnt-deepfakes-themselves/. Zugegriffen: 5. Mai 2025

Haseeb M, Lu K, Ahmed M (2022) AI-driven assistive technology: Enhancing inclusivity in health care. Healthcare Technology Letters 9(4):175–181

Heinemann S, Matusiewicz D (Hrsg) (2020) Digitalisierung und Ethik in Medizin und Gesundheitswesen. Medizinisch Wissenschaftliche Verlagsgesellschaft, Berlin

Hensen P (2023) Qualitätsmanagement im Gesundheitswesen: Grundlagen für Studium und Praxis. Springer, Berlin

Ishmael D (2023) Digital equity through assistive technology. Advances in Healthcare Equity 12(1):67–79

Jentzsch S, Niehaus P, Wiedemann G, Weber I (2019) Semantics Derived Automatically from Language Corpora Contain Human-like Moral Choices. In: Proceedings of the 2019 AAAI/ACM Conference on AI, Ethics, and Society (AIES 2019), S 37–44. https://doi.org/10.1145/3306618.3314267

Jetter K (2013) Leben und Arbeiten mit behinderten und gefährdeten Säuglingen und Kleinkindern. epubli GmbH, Berlin

Jungmann S, Lindemann T (2024) Wie gesund wollen wir sein? Warum KI und Digitalisierung das Gesundheitssystem menschlicher machen. Springer, Berlin

Kahneman D (2011) Schnelles Denken, langsames Denken. Siedler Verlag, München

Kahneman D, Sibony O, Sunstein C (2021) Noise: was unsere Entscheidungen verzerrt – und wie wir sie verbessern können. Siedler Verlag, München

Klappenbach-Lentz D (2024) Mediative Kommunikation: mit Rogers. Rosenberg & Co. konfliktfähig für den Alltag werden, Springer, Berlin

Klein A, Dennerlein S, Ritschl H (2024) Health Care und Künstliche Intelligenz: ethische Aspekte verstehen – Entwicklungen gestalten. Springer, Berlin

Knauff M, Lee C-L, Lin Y-M (2024) Künstliche Intelligenz, Ethik und Recht. Springer, Berlin

Kotter JP (2012) Leading Change – Wie Sie Ihr Unternehmen in acht Schritten erfolgreich verändern. Vahlen, München

Kroll M (2018) Achtsam lernen: Psychische Gesundheit systemisch bilden. Logos, Berlin

Kräuter T (2023) Revolution der Barrierefreiheit: Wie KI die Inklusion verbessert. Computerwoche. https://www.computerwoche.de/article/2823893/wie-ki-die-inklusion-verbessert.html Zugegriffen: 5. Mai 2025

Kusner MJ, Loftus J, Russell C, Silva R (2017) Counterfactual Fairness. In: Advances in Neural Information Processing Systems 30 (NIPS 2017), S 4066–4076. https://proceedings.neurips.cc/paper/2017/file/a486cd. Zugegriffen: 5. Mai 2025

Lee Y, Kim S (o. D.) Enabling AI and robotic coaches for physical rehabilitation therapy: Iterative design and evaluation with therapists and post-stroke survivors. arXiv.. Zugegriffen: 5. Mai 2025

Lenzen, M (2024) Künstliche Intelligenz: Fakten, Chancen, Risiken. Beck'sche Reihe. Beck, München

Longoni C, Bonezzi A, Morewedge CK (2019) Resistance to Medical Artificial Intelligence. Journal of Consumer Research 46(4):629–650. https://doi.org/10.1093/jcr/ucz013

Louie DR, Eng JJ (2016) Powered robotic exoskeletons in post-stroke rehabilitation of gait: a scoping review. Journal of NeuroEngineering and Rehabilitation 13(1):53. https://doi.org/10.1186/s12984-016-0162-5

Lübken A, Wiemer M (2025) Gesundheit trifft Technologie: Einsatz von künstlicher Intelligenz in der Physiotherapie. Springer, Berlin

Maggioni S, Melendez-Calderon A, van Asseldonk E et al. (2016) Robot-aided assessment of lower extremity functions: a review. Journal of NeuroEngineering and Rehabilitation 13(1):72. https://doi.org/10.1186/s12984-016-0180-3

MedBridge (o. D.) Plattform für die Weiterbildung von Physiotherapeuten. Inhalte zu KI-gestützten Tools und digitalen Kompetenzen. https://www.medbridge.com. Zugegriffen: 5. Mai 2025

Müller S (2022) THERESA: KI-basiertes, interaktives Übungsfeedback aus Smartphone-Aufnahmen zur Förderung und Erhaltung der Gesundheit beim Training mit therapeutischen Kleingeräten. Hochschule Trier. https://www.hochschule-trier.de/informatik/forschung/projekte/mobiles-3d-bewegungs-system-1. Zugegriffen: 5. Mai 2025

Obermeyer Z, Powers B, Vogeli C, Mullainathan S (2019) Dissecting racial bias in an algorithm used to manage the health of populations. Science 366(6464):447–453. https://doi.org/10.1126/science.aax2342

Palmer J (2021) Accessibility and AI in modern rehabilitation services. Journal of Accessibility and Design 29(4):88–102

Permantier M (2019) Haltung entscheidet: Führung und Unternehmenskultur zukunftsfähig gestalten. Vahlen, München

Prinz R (2023) Lernen mit ChatGPT: Lernbuch und Referenz. Springer Vieweg, Mannheim

Radatz S (2010) Einführung in das systemische Coaching. (Carl-Auer Compact). Carl-Auer, Heidelberg

Richter T, Groth T (2023) Wirksam führen mit Systemtheorie: Kernideen für die Praxis. (Management). Springer Gabler, Wiesbaden

Roth G (2011) Fühlen, Denken, Handeln. Wie das Gehirn unser Verhalten steuert. Suhrkamp, Frankfurt a. M

Rowe M (2023) Artificial intelligence in clinical practice: implications for physiotherapy education. OpenPhysio Journal. https://www.openphysiojournal.com. Zugegriffen: 5. Mai 2025

Rüegg-Stürm J (2000) Jenseits der Machbarkeit. Idealtypische Herausforderungen tiefgreifender unternehmerischer Wandelprozesse aus einer systemisch-relational-konstruktivistischen Perspektive. In: Schreyögg G, Conrad P (Hrsg) Organisatorischer Wandel und Transformation. Gabler, Wiesbaden

Ruschemeier H, Steinrötter B (2024) Der Einsatz von KI & Robotik in der Medizin: Interdisziplinäre Fragen (Datenrecht und neue Technologien). Springer, Berlin von Schlippe A, Schweitzer J (2013a) Lehrbuch der systemischen Therapie und Beratung I: Das Grundlagenwissen. Vandenhoeck & Ruprecht, Göttingen

Schmidt G (2010) Liebesaffären zwischen Problem und Lösung: hypnosystemisches Arbeiten in schwierigen Kontexten, 3. Aufl. Carl Auer, Heidelberg

Schmidt G (2019) Der Realitätenkellner: Hypnosystemisches Arbeiten in schwierigen Kontexten. Carl-Auer, Heidelberg

Schmidt G (Hrsg) (2022) Gut beraten in der Krise: Konzepte und Werkzeuge für alltägliche Ausnahmesituationen. Psychiatrie Verlag, Bonn

Schmidt G (2024) Einführung in die hypnosystemische Therapie und Beratung. Carl-Auer, Heidelberg

Schlee G (2022) Gut beraten in der Krise: Konzepte und Werkzeuge für alltägliche Ausnahmesituationen. Eigenverlag, Bonn

Schröder L, Höfers P (2022) Praxishandbuch Künstliche Intelligenz: die Balance zwischen künstlicher Intelligenz und menschlichen Werten. Springer Gabler, Wiesbaden

Schulze-Hobeling H (Hrsg) (2019) Ich habe einen Therapeuten gesucht und einen Realitätenkellner gefunden: Die hypnosystemische Methode in der Praxis. (LebensWert!). Carl-Auer, Heidelberg

Shinohara K, Wobbrock JO (2016) In the shadow of misperception: Assistive technology use and social interactions. CHI Conference Proceedings 2016:879–888. https://doi.org/10.1145/1978942.1979044. 10.1145/1978942.1979044

Shneiderman B (2022) Human-Centered AI. Oxford University Press, Oxford

Simon FB (2012) Die andere Seite der „Gesundheit": Ansätze einer systemischen Krankheits- und Therapietheorie. 3., korr. u. überarb. Aufl., Carl-Auer, Heidelberg

Sommer M (2023) Künstliche Intelligenz: Dem Menschen überlegen – wie KI uns rettet und bedroht. Droemer Knaur, München

Starker V, Peschke T (2021) Hypnosystemische Perspektiven im Change Management: Veränderung steuern in einer volatilen, komplexen und widersprüchlichen Welt, 2. Aufl. Springer Gabler, Wiesbaden

Taylor A (2018) The automation charade. Logic Magazine, Issue 5. https://logicmag.io/05-the-automation-charade/. Zugegriffen: 5. Mai 2025

Tschacher W, Storch M, Hüther G, Cantieni B (2022a) Embodiment: die Wechselwirkung von Körper und Psyche verstehen und nutzen. Springer, Berlin

Topol E (2019a) Deep Medicine: künstliche Intelligenz in der Medizin. Wie KI das Gesundheitswesen menschlicher macht. mitp Verlag, Frechen

Türcke M (2018) Das Geheimnis kluger Entscheidungen: Von Bauchgefühl und Körpersignalen. 11., überarb. und erw. Aufl., Piper, München

Strümke I (2024) Künstliche Intelligenz: Wie sie funktioniert und was sie für uns bedeutet. Fischer Verlag, Frankfurt a. M.

Suresh J et al. (2023) Artificial intelligence in physical rehabilitation: A systematic review. In: Artificial Intelligence in Medicine, 146, 102693. https://doi.org/10.1016/j.artmed.2023.102693

Thompson A (2018) The Automation Charade. In: Logic, Nr. 5, 2018

Topol E (2019) Deep Medicine: Künstliche Intelligenz in der Medizin. Wie KI das Gesundheitswesen menschlicher macht. mitp, Frechen

Tschacher W et al (2022b) Embodiment: Die Wechselwirkung von Körper und Psyche verstehen und nutzen. Springer, Berlin

United Nations (2009) Convention on the Rights of Persons with Disabilities (CRPD). https://www.un.org/disabilities/documents/convention/convoptprot-e.pdf. Zugegriffen: 5. Mai 2025

Weizenbaum J (1978) Die Macht der Computer und die Ohnmacht der Vernunft. Suhrkamp, Frankfurt a. M.

Weiß Y (2021) Digitale Transformation im Unternehmen erfolgreich gestalten. Springer Gabler, Wiesbaden

Weiß Y (2022) New Leadership in Zeiten der Digitalisierung: Wie Führungskräfte den Wandel gestalten können. Springer Gabler, Wiesbaden

Weiß Y (2023) Zukunftskompetenzen: Wie Unternehmen und Mitarbeiter auf die Zukunft vorbereitet werden können. Springer Gabler, Wiesbaden

Zander-Schreindorfer U (2021) Praxishandbuch systemisches Gesundheitscoaching: Grundlagen, Methoden und Anwendungsbeispiele. Vandenhoeck & Ruprecht, Göttingen

Zhang Y et al. (2023) Innovations in AI and inclusive rehabilitation technologies. International Journal of Rehabilitation Research 46(2):115–128

Perspektiven für Physiotherapie, Ausbildung und Praxisentwicklung

8

> **Zusammenfassung**
>
> Künstliche Intelligenz verändert nicht nur, *wie* Physiotherapie organisiert wird – sondern auch, *was* sie künftig ausmacht. Kap. 8 bietet einen realistischen Ausblick auf die nächsten Entwicklungsschritte in Praxis, Ausbildung und Berufsbild. Im Mittelpunkt steht die Frage, wie sich neue Technologien sinnvoll einbinden lassen, ohne Fachlichkeit oder Menschlichkeit zu verdrängen. Anhand konkreter Anwendungsbeispiele zeigt das Kapitel, welche Kompetenzen jetzt wichtig werden, wie KI-gestützte Lern- und Dokumentationssysteme den Berufsalltag verändern und welche neuen Rollen in der Praxis entstehen – vom KI-Coach bis zur digitalen Lernbegleitung. Das Kapitel gibt Orientierung für Teams, Lehrende und Praxisinhaber*innen, die den Wandel aktiv mitgestalten wollen: differenziert, praxisnah und verantwortungsvoll.

8.1 Zwischen Bilanz und Aufbruch: Wo stehen wir?

Künstliche Intelligenz ist in der Physiotherapie angekommen, nicht als visionäres Konzept, sondern als funktionales Werkzeug im Praxisalltag. Die vorangegangenen Kapitel haben gezeigt, wie sich generative KI-Modelle wie ChatGPT, NotebookLM, Whisper oder Copilot in verschiedenen Aufgabenfeldern gezielt einsetzen lassen: zur strukturierten Dokumentation, zur Teambesprechungsvorbereitung, zur visuellen Unterstützung bei Patientenerklärungen oder zur Transkription von Audioinhalten. Dabei wurde deutlich: KI ist kein Selbstzweck, sondern dann nützlich, wenn sie einen klaren Zweck erfüllt, die Arbeitsqualität unterstützt und zur Entlastung beiträgt.

In vielen physiotherapeutischen Praxen werden KI-Tools bereits erfolgreich genutzt, teilweise täglich. ChatGPT hilft beim Erstellen verständlicher Therapieinformationen und strukturiertem Feedback an Ärzt*innen. Mit Whisper werden Supervisionen oder Befundgespräche effizient transkribiert. NotebookLM erschließt Fortbildungsinhalte oder Qualitätsunterlagen systematisch. Copilot automatisiert wiederkehrende Textaufgaben in Word und Outlook – etwa bei Terminbestätigungen oder Serienbriefen. Diese Einsätze bringen nicht nur Effizienz, sie schaffen zeitliche Spielräume, z. B. für komplexere Gespräche, individuelle Therapieplanung oder Teamabstimmungen.

Gleichzeitig gilt: Nicht jedes Versprechen hält der Realität stand. Viele Potenziale sind heute sichtbar, aber noch nicht verlässlich in der Breite verfügbar. Die folgenden Funktionen gelten als technologisch realistisch, aber in der praktischen Umsetzung noch eingeschränkt:

- Kombination verschiedener Modalitäten (Text, Bild, Sprache) in einem System mit stabilem Datenschutz,
- Echtzeitunterstützung bei Therapieplanung auf Basis von Wearable-Daten,
- automatische Verlaufskontrolle mit individualisierter Anpassungsempfehlung,
- kontinuierlich lernende Systeme mit rollenbasierter Interaktion (Agenten),
- interoperable Schnittstellen zu Praxissoftware, Abrechnung oder Teletherapieplattformen.

Aktuell ist die technologische Basis dafür vorhanden, aber die Integration in therapeutische Strukturen, Datenschutzvorgaben und Softwarelandschaften steht vielerorts noch am Anfang. Die meisten Systeme arbeiten autark, nicht integriert. Das erzeugt Medienbrüche, aber auch Gestaltungsspielräume.

Die Schlüsseltechnologien, auf denen aktuelle Entwicklungen beruhen, sind bekannt:

- **ChatGPT-4** verarbeitet komplexe Texte, kontextsensitiv und in mehreren Sprachen,
- **Microsoft Copilot** unterstützt direkt in Office-Programmen, eingebettet in Word, Excel und Outlook,
- **Whisper** ermöglicht zuverlässige Sprachtranskription – auch offline,
- **NotebookLM** strukturiert interne Dokumente und erstellt daraus nutzbares Wissen,
- **DALL·E** generiert einfache Illustrationen für Aufklärung und Öffentlichkeitsarbeit.

Neben diesen etablierten Werkzeugen entstehen laufend weitere spezialisierte Systeme, etwa für die automatisierte Erstellung von Übungsplänen, die KI-gestützte Dokumentation in der Teletherapie oder adaptive Lernplattformen in der Ausbildung. Viele dieser Tools basieren auf ähnlichen technologischen Prinzipien, sind jedoch stärker auf bestimmte Aufgaben oder Zielgruppen ausgerichtet. Für Praxen wird es künftig wichtiger, nicht „das eine richtige Tool" zu finden, sondern aus einer wachsenden Zahl an Lösungen gezielt diejenigen auszuwählen, die zum eigenen Arbeitskontext passen.

Ergänzt werden diese Werkzeuge zunehmend durch sogenannte Agentensysteme, die Aufgaben über mehrere Schritte hinweg eigenständig ausführen können – etwa Informationen beschaffen, bewerten und weiterverarbeiten. Erste Prototypen existieren, etwa im Bereich der automatisierten Recherche, Fallplanung oder interaktiven Patientenkommunikation. Für den Praxisalltag fehlen hier jedoch noch robuste, datensichere und medizinisch kontrollierbare Lösungen.

Wichtig ist daher eine differenzierte Standortbestimmung:

- Was kann ich heute mit vertretbarem Aufwand einführen?
- Welche Aufgaben in meiner Praxis sind für KI geeignet – welche nicht?
- Wo ergänzen Tools sinnvoll vorhandene Kompetenzen?
- Welche Anforderungen entstehen für mein Team – methodisch, technisch, ethisch?

KI ist kein Ersatz für klinisches Denken, aber ein Verstärker für gute Strukturen. Sie kann helfen, Abläufe zu vereinfachen, Wissen verfügbar zu machen, Kommunikation zu verbessern. Aber sie verlangt, wie jedes neue Instrument, eine bewusste Auswahl, klare Grenzen und die Bereitschaft, Verantwortung nicht abzugeben, sondern neu zu definieren.

Dieses Kapitel will keine Zukunftsprognose liefern, sondern einen realistischen Orientierungsrahmen: Was steht heute zur Verfügung? Was verändert sich in absehbarer Zeit? Welche Kompetenzen werden wichtiger? Und wie können Praxen aktiv gestalten, statt nur zu reagieren?

8.2 Die nächste Generation KI im Praxisalltag

Die Entwicklung generativer KI schreitet mit hoher Geschwindigkeit voran, und mit ihr verändern sich die Möglichkeiten im physiotherapeutischen Alltag. Wo heute einzelne Tools Aufgaben unterstützen, entstehen bereits Systeme, die verschiedene Funktionen intelligent kombinieren: Spracheingabe, Dokumentenanalyse, visuelle Rückmeldung, automatisierte Vorschläge. Das Ziel ist nicht die Vollautomatisierung, sondern die Entlastung von Routinen und die Erweiterung professioneller Handlungsmöglichkeiten.

Ein zentrales Merkmal kommender KI-Generationen ist die Multimodalität. Systeme wie GPT-4 und seine Nachfolger können nicht mehr nur Texte verarbeiten, sondern auch Bilder, Audiodateien und strukturierte Daten auswerten – und ihre Ergebnisse kombinieren. So lassen sich künftig z. B. ein gesprochenes Anamnesegespräch (per Whisper), ein Foto oder Video eines Übungsablaufs (z. B. über Smartphone oder Wearable) und ein kurzer Textbericht zu einem Gesamtbild verknüpfen, ohne dass alle Eingaben manuell zusammengeführt werden müssen.

In Kombination mit sogenannten Agentensystemen entsteht daraus eine neue Klasse von Anwendungen: KI-basierte Assistenten, die Aufgaben eigenständig übernehmen können, auf Basis vordefinierter Ziele, mit Zugriff auf mehrere Datenquellen und in enger Abstimmung mit den Nutzer*innen. Dabei geht es nicht mehr um einzelne Prompts, sondern um Zielvorgaben wie:

- „Fasse die Patientenrückmeldungen der letzten Woche zusammen und gib 3 Handlungsempfehlungen für Behandler*innen."
- „Erstelle einen Wochenplan für die Reha-Nachsorge auf Basis der Wearable-Daten und des Therapieverlaufs."

Die Umsetzung solcher Szenarien erfordert drei technologische Grundlagen, die derzeit in vielen Systemen erprobt werden:

- **Persistent Memory** – die Fähigkeit, sich an frühere Inhalte zu erinnern und sie in neue Kontexte einzubetten.
- **API-Steuerung** – das heißt, die Einbindung von KI in bestehende Softwareumgebungen, z. B. Terminverwaltung, Dokumentation oder Trainingspläne.
- **Kontextbezogene Interaktion** – nicht nur auf Anfrage, sondern als proaktive Unterstützung („Du wolltest heute den Sturzprophylaxeplan aktualisieren – soll ich dir die letzten 3 Rückmeldungen anzeigen?").

Diese Entwicklung ist keine ferne Vision. Erste Anwendungen existieren bereits in Pilotprojekten – etwa in Rehabilitationszentren, in digitalen Lernumgebungen oder in Software für Telemedizin und Pflege. Auch in der Physiotherapie zeichnen sich konkrete Szenarien ab, die mittelfristig realisierbar sind.

Praxisbeispiele aus der nächsten Generation

Therapieplanung mit KI und Bewegungsdaten
- Wearables erfassen Bewegungsqualität, Aktivitätslevel oder Gangbild.
- GPT-basierte Systeme interpretieren diese Daten in Alltagssprache und schlagen angepasste Übungen vor.
- Therapeut*innen erhalten Vorschläge, die auf individuelle Entwicklungen reagieren, statt statischer Programme.

Interaktive Rückmeldung per Chatbot
- Patient*innen geben über einen KI-gestützten Assistenten Rückmeldung zur Übungsausführung, Befinden oder Alltagshindernissen.
- Die KI erkennt Muster, leitet Rückfragen ab oder informiert das Team.
- Beispiel: „Ich hatte nach der Übung X heute Schmerzen im unteren Rücken" → automatische Rückfrage + Hinweis ans therapeutische Team.

Verlaufsanalyse mit automatisierter Dokumentation
- Whisper transkribiert Therapienotizen.
- GPT fasst wiederkehrende Inhalte zusammen, erkennt Veränderungen und bereitet sie für die Verlaufskontrolle auf.
- Notwendige Änderungen am Behandlungsplan werden als Vorschläge markiert – final freigegeben vom Menschen.

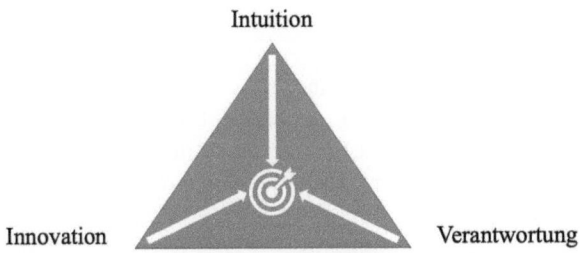

Abb. 8.1 Die Magie der drei Elemente – Intuition, Innovation und Verantwortung – prägt den Weg der KI

Diese Anwendungen sind technisch bereits möglich – in Pilotumgebungen, als Prototypen oder in spezialisierten Softwarelösungen. Die Herausforderung besteht darin, sie rechtssicher, praxistauglich und datenschutzkonform in den Alltag zu integrieren. Für physiotherapeutische Praxen stellt sich daher nicht die Frage, ob solche Systeme kommen – sondern wann, wie und in welchem Umfang sie sinnvoll nutzbar werden. Die Orientierung an konkreten Anwendungsfällen ist dabei entscheidend:

- Was würde eine KI wirklich vereinfachen – ohne den therapeutischen Prozess zu verfälschen?
- Wo entstehen durch Automatisierung Freiräume – und wo neue Anforderungen an Prüfung, Reflexion, Verantwortung?

Der technologische Wandel bringt keine Entlastung per se. Aber er eröffnet neue Möglichkeiten, Beratung, Anleitung und Entscheidungsunterstützung auf ein anderes Niveau zu heben, vorausgesetzt, die Fachpersonen behalten die Steuerung.

Dieses Zusammenspiel von Intuition, Innovation und Verantwortung zeigt sich nicht nur in der täglichen Anwendung, sondern auch in der Haltung, mit der KI in die physiotherapeutische Arbeit integriert wird. Die Darstellung in Abb. 8.1 bringt diese Verbindung auf den Punkt: Drei gleichwertige Elemente Gesundheitskompetenz, digitale Technologien und menschlich-dialogische Begleitung, bilden gemeinsam den Rahmen verantwortungsvoller Versorgung.

Die nächsten Kapitel werden zeigen, was das für die therapeutische Rolle (8.3), die Ausbildung (8.4) und die Versorgungsmodelle (8.5) bedeutet, und wie sich Praxen vorbereiten können, ohne sich zu überfordern.

8.3 Wandel der therapeutischen Rolle

Mit dem Einzug KI-gestützter Werkzeuge in den Praxisalltag verändert sich nicht nur, wie Aufgaben erledigt werden, sondern auch, wer sie wie verantwortet. Die Rolle von Physiotherapeut*innen befindet sich im Übergang: weg vom „alles selbst machen", hin zum Orchestrieren von Prozessen, zum filtern und bewerten digitaler Informationen und zum Begleiten von Patient*innen in einem zunehmend technikgestützten Versorgungssystem.

KI-Systeme liefern Vorschläge, keine Entscheidungen. Sie strukturieren Informationen, ohne deren Bedeutung zu verstehen. Und sie analysieren Daten, ohne klinischen Kontext. Damit entsteht für Therapeut*innen eine neue Funktion: nicht mehr der alleinige Wissensgeber, sondern moderierender Partner zwischen System, Patient*in und Team.

Vom Behandelnden zum Koordinator
In vielen Praxen ist die therapeutische Rolle traditionell stark handlungszentriert: Befund, Planung, Durchführung und Evaluation liegen in einer Hand. KI-gestützte Systeme eröffnen nun die Möglichkeit, einzelne Schritte, etwa Dokumentation, Wissensrecherche oder Verlaufsauswertung, auszulagern oder zu automatisieren. Das entlastet, verlangt aber auch neue Kompetenzen:

- **Interpretation von KI-Ergebnissen:** Wo sind Vorschläge nützlich – wo irreführend?
- **Kommunikation mit Patient*innen:** Wie vermittle ich, dass ein KI-System an der Information beteiligt war – ohne Vertrauen zu verlieren?
- **Kritische Urteilsfähigkeit:** Welche Informationen lasse ich in die Entscheidungsfindung einfließen – welche nicht?

Therapeut*innen werden damit mehr und mehr zu Koordinator*innen digital gestützter Prozesse, mit klarer Verantwortung für Auswahl, Bewertung und Vermittlung.

Neue Aufgaben und erweiterte Kompetenzen
Die Arbeit mit KI verlangt keine Programmierkenntnisse, aber ein sicheres methodisches Verständnis. Drei Kompetenzfelder gewinnen an Bedeutung:

- **Prompt-Kompetenz:** Die Fähigkeit, zielführende Eingaben zu formulieren. Wer präzise fragt, erhält präzise Ergebnisse – wer vage bleibt, bekommt Streuverluste.
- **Digitale Urteilskraft:** Einschätzen, ob ein Vorschlag fachlich sinnvoll, ethisch vertretbar oder juristisch zulässig ist – ohne sich auf das System zu verlassen.
- **Digitalpädagogik:** Patient*innen (und teilweise Kolleg*innen) anleiten, mit digitalen Rückmeldungen, Übungen oder Systemen umzugehen, z. B. bei Chatbots, Übungs-Apps oder automatisierten Verlaufsberichten.

Dazu kommen Aufgaben, die bisher oft informell erledigt wurden, künftig aber eine zentrale Rolle spielen könnten:

- **Qualitätssicherung** der durch KI generierten Inhalte,
- **Feedback-Moderation** bei automatisierten Patientenrückmeldungen,
- **Begleitung digitaler Tools** im Rehabilitationsalltag (z. B. bei älteren oder sprachunsicheren Menschen).

KI als Spiegel, Verstärker, Filter, aber nicht als Ersatz
Die Perspektive auf KI als Bedrohung wird zunehmend ersetzt durch ein differenziertes Bild: Sie verstärkt bestehende Muster, macht Denkwege sichtbar, hilft bei Strukturierung und Standardisierung, aber ersetzt keine zwischenmenschliche Einschätzung, kein Vertrauensverhältnis, keine fachliche Intuition.

Besonders im Clinical Reasoning zeigt sich: KI kann eine zweite Meinung simulieren, Perspektiven erweitern oder auf Widersprüche hinweisen, trotzdem bleibt die fachliche Expertise bei den Therapeut*innen. Die therapeutische Rolle wandelt sich daher nicht durch Abgabe, sondern durch Aufwertung: wer gut erklären kann, wer Entscheidungen transparent macht, wer Menschen digital wie analog begleiten kann, wird wichtiger denn je.

Rolle im Team: Schnittstelle statt Nebenrolle
Mit wachsender Digitalisierung verändert sich auch die Teamdynamik. Therapeut*innen werden zur Brücke zwischen Mensch und Maschine und zwischen Technikangebot, ethischer Verantwortung und individueller Umsetzung. Gerade im Zusammenspiel mit Verwaltung, ärztlichen Kolleg*innen oder IT-gestützten Plattformen kommt der Physiotherapie eine vermittelnde Rolle zu: Sie übersetzt, integriert, balanciert.

Diese Rolle muss aktiv entwickelt werden, durch Fortbildung, durch klare Haltungen im Team und durch berufspolitische Positionierungen. Nur wer sich in der digitalen Versorgungslandschaft klar verortet, kann Gestaltungsspielräume nutzen.

8.4 KI in Ausbildung, Lehre und Fortbildung

Die Integration von KI in den Praxisalltag verändert nicht nur die therapeutische Rolle, sie stellt auch neue Anforderungen an die Aus- und Weiterbildung. Wer künftig souverän mit KI-gestützten Systemen arbeiten will, muss deren Möglichkeiten verstehen, Grenzen einschätzen und konkrete Anwendungsszenarien beherrschen. Das gilt für Berufseinsteiger*innen ebenso wie für erfahrene Therapeut*innen. Es braucht neue Inhalte, neue Lernformate und neue Rollenbilder, ohne dabei das Fundament professioneller Physiotherapie aus dem Blick zu verlieren.

KI-gestützte Lernprozesse in der Ausbildung
Bereits heute zeigen erste Pilotprojekte, wie KI in der physiotherapeutischen Ausbildung sinnvoll eingebunden werden kann. ChatGPT unterstützt Auszubildende und Studierende bei der Analyse von Fallbeispielen, bietet Erklärungen zu anatomischen Zusammenhängen oder hilft beim Strukturieren von Prüfungsinhalten. Lernende nutzen GPT-gestützte Tools als „Reflexionspartner", der bei der Fallinterpretation Rückfragen stellt oder verschiedene Perspektiven anbietet.

In simulationsgestützten Lernsettings werden GPT-Modelle eingesetzt, um Patientenrollen zu übernehmen, beispielsweise in Form eines Chatdialogs mit einer simulierten COPD-Patientin, deren Antworten je nach Fragestellung, Wortwahl und Gesprächsführung variieren. Dadurch lässt sich kommunikatives und diagnostisches Verhalten gezielt trainieren, ohne auf reale Patient*innen oder aufwendige Rollenspiele angewiesen zu sein.

Ein weiterer wertvoller Ansatz sind adaptive Lernumgebungen, die mittels KI individuell auf Lernbedürfnisse und -geschwindigkeit der Auszubildenden und Studierenden eingehen. Systeme wie „CogBooks®" ermöglichen, Inhalte flexibel und dynamisch an die Kompetenzen und den Lernfortschritt jedes einzelnen Lernenden anzupassen. Studien zeigen, dass der Einsatz adaptiver Lernsysteme in der Hochschullehre den Lernerfolg messbar erhöht, sowohl in klassischen Präsenzveranstaltungen als auch im digitalen Fernunterricht (Maktala 2024). So erzielen Studierende, die mit adaptiven KI-Lösungen arbeiten, nachweislich bessere Ergebnisse, unabhängig vom Unterrichtsformat (Maktala 2024). Diese adaptive Steuerung könnte insbesondere in anspruchsvollen physiotherapeutischen Kernfächern (z. B. funktionelle Anatomie, Pathologie oder Clinical Reasoning) eingesetzt werden, um den Lernprozess gezielt zu personalisieren und Lernende noch wirksamer zu unterstützen.

Besonders wertvoll ist der KI-Einsatz in der individuellen Lernsteuerung. Systeme wie NotebookLM ermöglichen es, eigene Skripte, Leitlinien oder Unterrichtsmaterialien einzubinden und daraus direkt Fragen, Zusammenfassungen oder Fallbeispiele zu generieren. Lernende können so eigene Schwerpunkte setzen und erhalten gleichzeitig automatisiertes Feedback auf ihre Inhalte oder Zwischenfragen.

Neue Inhalte für Lehre und Curricula

Damit KI sinnvoll genutzt werden kann, braucht es mehr als Neugier. Es braucht strukturiertes Wissen und praktische Kompetenzen. Drei Themenfelder sollten in zukünftige Ausbildungen und Fortbildungen systematisch aufgenommen werden:

- **KI-Kompetenz:** Verständnis der Funktionsweise generativer Systeme (z. B. Sprachmodelle), ihrer Stärken und Grenzen sowie typischer Fehlermuster. Dazu gehört auch der Überblick über rechtliche Rahmenbedingungen (z. B. Datenschutz, Urheberrecht) und ethische Fragestellungen im Umgang mit algorithmischen Systemen.
- **Prompt-Kompetenz:** Die Fähigkeit, mit präzisen Eingaben verlässliche Ergebnisse zu erzielen – und gleichzeitig zu wissen, wie man eine KI zur Selbstüberprüfung auffordert. Prompting ist kein Technikwissen, sondern eine kommunikationsnahe Schlüsselkompetenz im Umgang mit Sprach-KI.
- **Kritische Mediennutzung:** Die Fähigkeit, KI-generierte Informationen systematisch zu hinterfragen, Quellen zu prüfen, und Ergebnislücken zu erkennen. Dies betrifft insbesondere klinische Zusammenhänge, bei denen KI-Vorschläge nicht ohne Fachprüfung übernommen werden dürfen.

Diese Inhalte sollten nicht als Zusatz, sondern als integraler Bestandteil berufsbezogener Bildung verstanden werden, etwa in der Befundaufnahme, in Fallseminaren oder in der Prüfungsvorbereitung.

8.4 KI in Ausbildung, Lehre und Fortbildung

Zudem gewinnt die simulationsbasierte Ausbildung (SBE) zunehmend an Bedeutung. KI-unterstützte Simulationen bieten realitätsnahe Trainingssituationen, in denen Lernende psychomotorische Fertigkeiten und klinische Urteilsfähigkeit trainieren. Durch den Einsatz von KI-Technologien lassen sich dynamische, realistische Szenarien erstellen, die sich unmittelbar und flexibel an den individuellen Lernfortschritt anpassen. So können typische klinische Situationen, von der akuten Behandlung einer Sportverletzung bis zur Kommunikation in komplexen Fällen, authentisch geübt werden, ohne reale Patient*innen zu involvieren. Diese Methode stärkt nicht nur fachliche, sondern auch kommunikative und entscheidungsbezogene Kompetenzen und bereitet Studierende gezielt auf den Praxisalltag vor.

Ein Modell, das diese Veränderung veranschaulicht, ist das sogenannte Lerndreieck in Abb. 8.2.

Mit dem Einsatz von KI in der Aus- und Weiterbildung verändert sich die klassische Struktur des Lehrens und Lernens grundlegend. Während der Zugang zu Wissen traditionell stark über die Lehrperson vermittelt wurde, erhalten Lernende durch Systeme wie ChatGPT oder interaktive Lernplattformen einen direkteren, selbstgesteuerten Zugriff auf Inhalte. Dadurch entsteht ein neues Lernverständnis, in dem nicht mehr nur die reine Wissensvermittlung im Vordergrund steht, sondern die Fähigkeit, Informationen einzuordnen, zu bewerten und gezielt zu nutzen.

Die Rolle der Lehrenden wandelt sich entsprechend: Sie übernehmen zunehmend moderierende, reflektierende und begleitende Funktionen. Ihr Auftrag besteht nicht mehr primär darin, Wissen zu vermitteln, sondern darin, Lernprozesse zu gestalten und Orientierung zu geben. Besonders wichtig ist dabei die Fähigkeit, Lernende mit den richtigen Fragen in die richtige Richtung zu lenken und sie dabei zu unterstützen, KI-generierte Inhalte kritisch zu reflektieren. Lehrende müssen ihr Fachwissen und ihre Erfahrung einbringen, um die Ergebnisse aus KI-gestützten Systemen gemeinsam mit den Lernenden zu bewerten und sinnvoll in den jeweiligen Kontext einzuordnen.

Gleichzeitig liegt auch bei den Lernenden eine neue Verantwortung. Sie müssen lernen, die Qualität von Informationen selbst einzuschätzen, Fragen präzise zu formulieren und die Rolle von KI im Lernprozess zu verstehen. Nur wenn sie sich dieser aktiven Mitgestaltung bewusst sind, kann selbstgesteuertes Lernen mit KI sinnvoll gelingen.

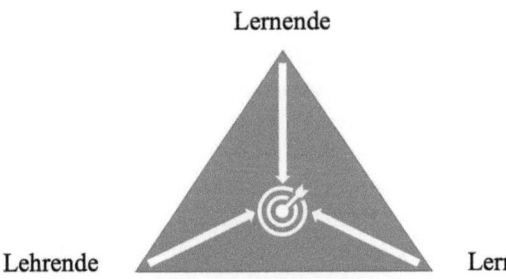

Abb. 8.2 Das Lerndreieck – Generierung von Wissen

Das Lerndreieck in Abb. 8.2 verdeutlicht diesen Wandel: Wissen entsteht künftig verstärkt im Zusammenspiel zwischen Lernenden, Inhalten und didaktischer Rahmung, unterstützt durch intelligente Systeme. KI kann Lernprozesse anregen und strukturieren, ersetzt aber nicht die pädagogische Verantwortung und das kritische Denken, das sowohl Lehrende als auch Lernende einbringen müssen.

Praxisbeispiele aus Fortbildung und Lehre
In der beruflichen Fortbildung zeigen sich bereits heute praxisnahe Einsatzformen:

- ChatGPT wird genutzt, um Differenzialdiagnosen zu diskutieren, auf Basis eingegebener Fallverläufe.
- Dozierende erstellen mit KI-Unterstützung interaktive Quizze oder Lernkarten für Online-Module.
- NotebookLM dient als Recherche- und Diskussionshilfe im Qualitätsmanagement, z. B. bei der Auswertung interner Dokumente oder Patientenrückmeldungen.

Ein weiteres Beispiel: Im Rahmen eines Fortbildungstags erstellen Teilnehmende gemeinsam Prompts zu typischen Praxisfragen (z. B. Umgang mit Patientenmotivation oder Rückmeldung an Angehörige) und reflektieren anschließend die Ergebnisse, fachlich, sprachlich und ethisch.

Neue Rollenbilder für die Lehre
Die Einführung von KI verändert nicht nur das „Was", sondern auch das „Wie" und „Wer" in der Lehre:

- Lehrende werden zunehmend zu Lernbegleiter*innen, die kritische Auseinandersetzung mit KI moderieren, statt nur Inhalte zu vermitteln.
- Lernende benötigen Unterstützung beim Umgang mit Unsicherheit, beim Reflektieren automatisierter Vorschläge und beim Abgleichen von digitaler Rückmeldung mit klinischem Wissen.
- Fortbildungsanbieter stehen vor der Aufgabe, Tools nicht nur zu zeigen, sondern deren Verantwortungsdimensionen aktiv zu thematisieren, z. B. bei der Beurteilung von Bewegungsanalysen auf Basis KI-gestützter Analyse.

Ein weiterer wichtiger Aspekt ist die objektive Kompetenzbewertung durch KI-Systeme. KI-Technologien können künftig dabei unterstützen, Kompetenzen von Lernenden objektiv und vergleichbar zu beurteilen. Anhand KI-gestützter Assessments lassen sich klinische Fähigkeiten standardisiert und nachvollziehbar überprüfen. Diese Technologien ermöglichen automatisiertes, unmittelbares Feedback, wodurch Dozierende ihre Lehrinhalte und Curricula noch gezielter auf individuelle Lernbedürfnisse abstimmen können. Auch das wird das Rollenbild der Lehrenden verändern: Sie werden nicht nur als Vermittler*innen, sondern auch als kontinuierliche Begleiter*innen und Moderator*innen von Lernprozessen agieren, die mithilfe von KI-Feedback ihre Lehre ständig an die Erfordernisse der Praxis anpassen.

8.5 Neue Versorgungsmodelle und Praxisstrukturen

Künstliche Intelligenz verändert nicht nur einzelne Arbeitsprozesse, sondern stellt auch grundlegende Fragen an die Organisation physiotherapeutischer Leistungen. Wie lässt sich Versorgung neu denken, wenn digitale Systeme Teile der Kommunikation, Planung oder Verlaufskontrolle übernehmen? Welche Praxisformen sind zukunftsfähig, auch für kleinere Teams? Und wie gelingt es, die menschliche Beziehung zu stärken, statt sie durch Technik zu verdrängen?

Der Blick auf bestehende Entwicklungen zeigt: Es geht um kluge Erweiterungen, etwa durch hybride Settings, digitale Rückkoppelungskanäle oder automatisierte Begleitprozesse.

Hybride Therapieformen und KI-gestützte Begleitung

Teletherapie ist in vielen Bereichen längst etabliert, als Ergänzung zur Präsenzbehandlung, als niedrigschwellige Anschlussversorgung oder als Übergangslösung. KI kann hier neue Qualität ermöglichen: durch automatisierte Check-ins, individualisierte Erinnerungen, Feedback-Systeme oder Rückmeldschleifen zwischen Patient*in und Praxis.

Beispiel: Eine Patientin erhält 2 Tage nach dem letzten Termin eine automatisierte Nachricht: „Wie ging es Ihnen nach der letzten Einheit? Gab es Beschwerden bei Übung X?" – formuliert von einem GPT-basierten Chatbot, basierend auf den letzten Verlaufsdaten. Die Antwort wird klassifiziert, zusammengefasst und als Hinweis an das therapeutische Team weitergeleitet.

Solche Lösungen bieten nicht nur kontinuierliche Rückmeldung, sondern auch verlässliche Verlaufskontrolle, die den therapeutischen Alltag entlastet und dabei gleichzeitig dokumentiert, sensibilisiert und informiert.

Neue Rollen: Fallmanager*innen, KI-Coaches, Digital-Partner*innen

Mit zunehmender Digitalisierung verändern sich auch die Rollen im Team:

- **Fallmanager*innen** könnten künftig Abläufe koordinieren – unterstützt durch KI, aber fachlich und menschlich verantwortet.
- **KI-Coaches** begleiten Patient*innen im Umgang mit digitalen Tools, motivieren, vermitteln oder übersetzen.
- **Digital-Partner*innen** innerhalb von Teams übernehmen die Rolle der internen Schnittstelle zwischen Fachlichkeit und Technologie.

Diese Rollen entstehen nicht über Nacht, aber sie bieten eine Antwort auf die zunehmende Komplexität digital unterstützter Versorgung.

Agenten im Versorgungsalltag

Mit der zunehmenden Integration künstlicher Intelligenz in den Praxisalltag entstehen nicht nur neue Tools, sondern neue Systemakteure: sogenannte KI-Agenten. Anders als klassische Assistenten reagieren diese nicht nur auf Eingaben, sondern handeln zielgerichtet und in mehreren Schritten, greifen eigenständig auf Datenquellen und Werkzeuge zu und verfolgen dabei definierte Ziele – etwa die

Optimierung eines Therapieplans, die Kommunikation mit Patient*innen oder die Analyse von Verlaufsdaten. Damit verändert sich nicht nur, *wie* gearbeitet wird, sondern *wer* welche Aufgaben übernimmt – und mit welcher Verantwortung.

In Zukunft könnte ein solcher Agent als eigenständiger digitaler Mitakteur agieren – beispielsweise als Verlaufsmanager, der regelmäßig alle Therapieverläufe prüft, bei Auffälligkeiten Handlungsvorschläge unterbreitet und relevante Fälle automatisch für eine Teambesprechung zusammenstellt. Auch als Reha-Koordinator denkbar: Der Agent erstellt Vorschläge für Therapiepläne, integriert Wearable-Daten und gibt proaktiv Rückmeldung bei Zielabweichungen. Damit entstehen echte Teilaufgaben, die von einem System übernommen werden – nicht bloß als Vorschlag, sondern als proaktive Prozessunterstützung.

Für physiotherapeutische Teams bedeutet das: Es braucht neue Rollen und klare Verantwortlichkeiten. Wer entscheidet, ob ein Vorschlag umgesetzt wird? Wer prüft die Ergebnisse eines Agenten? Wer haftet im Fehlerfall? Diese Fragen lassen sich nicht durch Technik allein klären – sie erfordern organisatorische und berufspolitische Antworten.

Weitere neue Rollen werden entstehen, etwa:

- **KI-Koordinator*innen,** die Agenten konfigurieren, überwachen und als Schnittstelle zwischen Team, Technik und Patient*innen fungieren.
- **Datenschutz- und Qualitätspartner*innen,** die sicherstellen, dass Agenten verantwortungsvoll eingesetzt werden, insbesondere im Umgang mit sensiblen Daten.
- **Versorgungsarchitekt*innen,** die hybride Modelle mit digitalen Akteuren gestalten und dabei den Überblick über Rollen, Schnittstellen und Zuständigkeiten behalten.

Diese Entwicklungen bieten große Chancen – insbesondere in kleineren Praxen oder regionalen Netzwerken, in denen Prozesse automatisiert, Fehlerquellen reduziert und administrative Tätigkeiten entlastet werden können. Zugleich wächst die Bedeutung beruflicher Haltung und fachlicher Reflexion. Ein Agent kann Zusammenhänge erkennen, Daten strukturieren und Vorschläge machen – aber er kann keine therapeutische Verantwortung übernehmen. Deshalb bleibt die Entscheidung, ob und wie eine Empfehlung umgesetzt wird, stets beim Menschen.

Der Übergang vom Tool zum digitalen Teammitglied ist nicht nur eine technische, sondern eine kulturelle Veränderung. Sie betrifft Vertrauen, Verantwortungsbewusstsein und Teamkultur. Wer Agenten einführt, führt neue Rollen ein – und neue Formen der Zusammenarbeit. Entscheidend ist nicht die Technik, sondern die Art, wie sie eingebunden wird: als Ergänzung, nicht als Ersatz.

Praxismodelle der Zukunft: kleiner, vernetzter, datenbasiert
Viele Entwicklungen deuten darauf hin, dass sich die klassische Einzelpraxis verändern wird. Statt autarker Vollversorger entstehen:

- **kleine, spezialisierte Einheiten,** die eng mit digitalen Plattformen oder anderen Versorgern kooperieren,
- **vernetzte Praxen,** die Daten gemeinsam auswerten, Fortbildungen teilen oder überregionale Angebote bündeln,
- **KI-gestützte Abläufe,** die auch ohne großes Personal-Backoffice professionell wirken: automatisierte Terminvergabe, sprachgesteuerte Dokumentation, Chatbots für Erstkontakt oder Nachfragen.

Diese Modelle setzen allerdings voraus, dass Technik nicht isoliert eingeführt, sondern in bestehende Abläufe integriert wird, mit klaren Verantwortlichkeiten und überprüfbaren Standards.

Kooperationsmodelle mit Plattformen und digitalen Dienstleistern
Zunehmend entstehen Angebote, die Physiotherapie mit anderen Gesundheitsbereichen verknüpfen, über Plattformen, die Anamnese, Übungspläne, Rückmeldung und Abrechnung bündeln. KI kann hier helfen, Datenflüsse zu organisieren, Rückmeldungen zu priorisieren oder Verwaltungsaufwand zu reduzieren.

Für Praxen entstehen daraus neue Kooperationsformen:

- Partnerschaften mit Anbietern digitaler Bewegungs- oder Reha-Apps,
- Integration in digitale Versorgungsnetzwerke (z. B. Telemedizinverbünde),
- gemeinsame Nutzung von KI-basierten Dokumentations- oder Planungsmodulen.

Die Herausforderung dabei: Datenschutz, Standardisierung und fachliche Verantwortung müssen mitwachsen, damit klar ist wie Ergebnisse entstehen und wer dafür verantwortlich ist.

Grenzen und Voraussetzungen für eine gelingende Umsetzung
Trotz aller Chancen gilt: Nicht jede Praxis wird und muss voll digital arbeiten. Entscheidend ist, was zur eigenen Versorgungsrealität passt. Dabei sind folgende Punkte zu beachten:

- **Technik muss an bestehende Systeme andocken können** – z. B. Praxissoftware, E-Mail, Kalender.
- **Daten müssen sicher und nachvollziehbar verarbeitet werden** – mit klarer Transparenz gegenüber Patient*innen.
- **Verantwortung darf nicht diffundieren** – auch bei KI-gestützten Prozessen bleibt die therapeutische Einschätzung entscheidend.

Die Zukunft gehört nicht dem Entweder-Oder – sondern durchdachten Mischformen, die Mensch und Maschine sinnvoll kombinieren.

8.6 Chancen und Herausforderungen im Überblick

Künstliche Intelligenz verändert die Arbeitsweise in physiotherapeutischen Praxen, mit spürbaren Vorteilen, aber auch mit neuen Unsicherheiten. Während einige Tools bereits im Alltag angekommen sind, stellt sich auch die Frage: Wie lässt sich der Nutzen realisieren, ohne Qualität, Verantwortung oder Vertrauen aufs Spiel zu setzen?

Ein zentraler Gewinn liegt in der Zeitersparnis. Wer Dokumentationen oder Patienteninformationen mit KI erstellt, schafft Freiräume. Gleichzeitig wird therapeutisches Wissen durch KI besser zugänglich. Fachliche Zusammenfassungen, Leitlinien oder erklärende Visualisierungen lassen sich ohne großen Aufwand generieren und an den jeweiligen Bedarf anpassen. Vor allem für kleinere Teams und Berufseinsteiger*innen eröffnet sich dadurch eine neue Qualität der Informationsnutzung.

Auch auf der Patientenseite zeigen sich positive Effekte. Individuelle Rückmeldungen, verständlich formulierte Therapiepläne oder interaktive Nachsorge per Chatbot stärken die Beteiligung und fördern Selbstwirksamkeit. Gleichzeitig können KI-gestützte Systeme dazu beitragen, Fehlerquellen zu reduzieren, etwa bei der Planung, Kommunikation oder Verlaufskontrolle.

Trotz dieser Potenziale bleibt der Einsatz von KI mit Herausforderungen verbunden. Noch fehlen klare Standards für Qualität und Verantwortlichkeit. Es ist häufig unklar, wer haftet, wenn ein System fehlerhafte Empfehlungen gibt, oder wie vertrauliche Daten abgesichert werden sollen. Ohne verbindliche Regelungen entsteht Unsicherheit, sowohl bei Therapeut*innen als auch bei Patient*innen.

Ein weiteres Risiko besteht in der schleichenden Überautomatisierung. Wenn Vorschläge ungeprüft übernommen oder Entscheidungsprozesse an Systeme ausgelagert werden, droht ein Verlust an klinischer Urteilskraft. In solchen Fällen wird KI nicht zur Hilfe, sondern zur Quelle von Vereinfachung, mit potenziellen Folgen für Behandlungsqualität und berufliche Verantwortung.

Hinzu kommt eine wachsende Abhängigkeit von externen Plattformen. Die meisten KI-Anwendungen stammen von internationalen Anbietern, die eigene Geschäftsmodelle verfolgen. Änderungen in Lizenzmodellen, Datenschutzrichtlinien oder Funktionsumfang wirken sich direkt auf den Arbeitsalltag aus, ohne Einflussmöglichkeiten aufseiten der Praxis.

Nicht zuletzt zeigt sich auch innerhalb des Berufsstands ein gewisses Ungleichgewicht in der digitalen Entwicklung. Während manche Teams schnell experimentieren und digitale Routinen entwickeln, fehlen anderen die Ressourcen, die Zeit oder das Wissen, um mitzuhalten. Damit droht eine Spaltung in digitale Vorreiter und abgehängte Kolleg*innen, mit langfristigen Folgen für Qualität, Arbeitszufriedenheit, aber auch Versorgungsgerechtigkeit.

Was also braucht es, um die Chancen zu nutzen und die Risiken zu begrenzen? Unerlässlich ist der Aufbau digitaler Kompetenz. Nur wer Funktionsweise, Grenzen und Verantwortung im Umgang mit KI versteht, kann souverän entscheiden, wo der Einsatz sinnvoll ist, und wo nicht. Fortbildungen sollten nicht bei der Bedienung von Tools stehen bleiben, sondern methodische, ethische und rechtliche Aspekte einbeziehen. Es braucht ein gemeinsames Verständnis von Qualität im digitalen Raum.

Gleichzeitig sind klare berufspolitische Leitlinien notwendig. Der Berufsstand sollte definieren, unter welchen Bedingungen KI in der Therapie eingesetzt werden darf, wie Dokumentation gestaltet sein muss und welche Verantwortung Therapeut*innen behalten, auch wenn technische Systeme beteiligt sind.

Ein dritter Ansatzpunkt liegt in der Zusammenarbeit. Teams, die KI gemeinsam einführen, entwickeln sichere Routinen und lernen schneller, worauf es ankommt. Gemeinsame Prompts, offene Reflexion über Erfahrungen und klare Vereinbarungen stärken nicht nur die Fachlichkeit, sondern auch das Vertrauen in neue Werkzeuge.

Künstliche Intelligenz kann nur dann ein Gewinn für die Physiotherapie sein, wenn sie eingebettet wird in eine reflektierte, fachlich fundierte und verantwortungsbewusste Praxis.

8.7 Handlungsimpulse für die eigene Praxisentwicklung

Nach der Lektüre dieses Buches stellt sich möglicherweise für viele Leser*innen die Frage: Was mache ich mit diesen Erkenntnissen in meinem eigenen Praxisalltag? Nicht alle Anwendungen lassen sich sofort umsetzen, und nicht jede technische Möglichkeit ist sinnvoll. Aber es gibt praktische Schritte, mit denen sich der Einstieg in den KI-gestützten Alltag gestalten lässt, angepasst an individuelle Bedingungen, Interessen und Ressourcen.

Am Anfang steht oft die persönliche Reflexion. Wo sehe ich in meinem Arbeitsalltag wiederkehrende Aufgaben, die sich durch strukturierte Unterstützung entlasten ließen? Welche Tätigkeiten binden überdurchschnittlich viel Zeit, ohne dass sie zwingend von mir als Person erledigt werden müssen? Welche Aufgaben verlangen hohe Genauigkeit, strukturierte Sprache oder klare Information?

Besonders wertvoll für diesen Reflexionsprozess ist die Nutzung von KI-basierten Predictive-Analytics-Systemen. Solche Systeme unterstützen Praxisinhaber*innen und Therapeut*innen dabei, potenzielle Therapieergebnisse frühzeitig abzuschätzen und Behandlungskomplikationen zu antizipieren. Durch Analyse bisheriger Behandlungsdaten und Patientenverläufe können KI-gestützte Vorhersagen getroffen werden, welche Maßnahmen besonders erfolgversprechend sind. Diese vorausschauende Analyse erlaubt es, Therapiepläne gezielt zu optimieren und Entscheidungen auf einer fundierten, datengestützten Basis zu treffen, was nicht nur die Behandlungsqualität verbessert, sondern auch Effizienzvorteile mit sich bringt.

Genauso wichtig ist der Blick auf das eigene Team. Wer bringt bereits Erfahrungen mit digitalen Tools mit? Wo gibt es Neugier, aber noch Unsicherheit? Und wer könnte davon profitieren, wenn einzelne Prozesse durch KI klarer, strukturierter oder nachvollziehbarer ablaufen würden?

Ein möglicher Einstieg besteht darin, mit einem konkreten Praxisproblem zu beginnen, etwa bei der Dokumentation, der Erstellung von Patienteninformationen oder der Nachbereitung von Teamgesprächen. ChatGPT oder Copilot können hier als Schreibassistenten dienen, die Rohfassungen liefern oder vorhandene Texte optimieren. Entscheidend ist nicht Perfektion, sondern der Erfahrungsgewinn: Was funktioniert? Was irritiert? Was muss angepasst werden?

Zudem bietet KI umfassende Unterstützung bei klinischen Entscheidungsprozessen. KI-Algorithmen sind in der Lage, große Mengen von Patientendaten, Behandlungsnotizen oder diagnostischen Befunden zu analysieren, Muster zu erkennen und Therapeut*innen zusätzliche Entscheidungshilfen zu bieten. Durch diese Analyse eröffnen sich häufig neue Perspektiven, die in der klassischen Entscheidungsfindung weniger sichtbar wären. KI ersetzt dabei nicht die menschliche Fachkompetenz, sondern erweitert diese um datenbasierte Einblicke, wodurch die diagnostische und therapeutische Qualität in der Praxis weiter gesteigert werden kann.

Hilfreich ist es auch, das Thema KI im Team bewusst anzusprechen. Eine einfache Übung könnte darin bestehen, gemeinsam verschiedene Prompts zu formulieren, zum Beispiel für die Zusammenfassung eines Therapieplans oder für ein Informationsblatt zur Rückenschule. Anschließend kann gemeinsam reflektiert werden: Wie hilfreich sind die Vorschläge? Wo stimmen sie? Wo fehlen Aspekte? Welche Verantwortung bleibt bei uns?

Auch Rückmeldungen von Patient*innen können wertvoll sein, etwa wenn KI-generierte Erklärungen oder Visualisierungen zum Einsatz kommen. Die Perspektive der Nutzer*innen zeigt oft, ob Technik wirklich etwas verständlicher macht oder nur zusätzliches Erklärungsbedürfnis erzeugt.

Für viele Praxen bietet es sich an, kleine Pilotphasen einzuplanen, beispielsweise für ein Quartal. In dieser Zeit kann eine bestimmte Anwendung gezielt getestet werden: etwa der Einsatz eines Transkriptionssystems für Supervisionen oder ein digitaler Assistent zur Vorbereitung von Fortbildungseinheiten. Nach der Testphase wird gemeinsam ausgewertet: Was hat funktioniert? Was wurde kaum genutzt? Was könnte der nächste Schritt sein?

Darüber hinaus zeigt sich großes Potenzial bei der Nutzung von KI zur Optimierung administrativer Abläufe. KI-basierte Systeme ermöglichen es, organisatorische Tätigkeiten wie Terminplanung, Verwaltung von Patientenakten oder Abrechnungsvorgänge zu automatisieren und somit deutlich effizienter zu gestalten. Indem administrative Lasten reduziert werden, bleibt Therapeut*innen und Mitarbeitenden mehr Zeit für die direkte Patientenversorgung. Kleine Pilotprojekte können sich hierbei auf spezifische Verwaltungsaufgaben konzentrieren und nach einer Testphase zeigen, welche Erleichterungen tatsächlich eintreten und wie sich diese auf die Zufriedenheit und Effizienz des Praxisteams auswirken.

Zur Unterstützung können Checklisten, Toolübersichten oder kurze Tutorials hilfreich sein. Ein optionaler QR-Code am Ende dieses Kapitels könnte Leser*innen direkt zu einem digitalen Starterpaket führen, mit Links zu Testversionen, Beispielen für Prompts und Vorschlägen für Teamübungen. Auch Fortbildungsanbieter oder Berufsverbände können hier eine wichtige Rolle übernehmen, indem sie konkrete, niedrigschwellige Angebote machen, die nicht technikzentriert, sondern praxisnah ausgerichtet sind.

Am Ende steht keine abschließende Empfehlung, sondern eine Haltung: Künstliche Intelligenz ist kein Allheilmittel, aber sie ist auch kein Fremdkörper. Sie ist ein Werkzeug, das in der Hand von reflektierten Fachpersonen einen Unterschied machen kann. Nicht durch Geschwindigkeit allein, sondern durch Klarheit, Struktur und neue Möglichkeiten der Interaktion.

Wer die eigene Praxis weiterentwickeln will, sollte dabei auch den Wandel im Gesundheitssystem im Blick behalten. Digitale Assistenten, Plattformversorgung und automatisierte Prozesse verändern nicht nur Werkzeuge, sondern zunehmend auch Rollenverständnisse, Zuständigkeiten und Kooperationsformen im Gesundheitswesen. Die Einführung von KI betrifft daher nicht nur technische Abläufe, sondern auch ethische, rechtliche und strukturelle Fragen – von der Verantwortungsverteilung bis zur interprofessionellen Kommunikation. Für physiotherapeutische Teams heißt das: Wer heute klug einführt, schafft morgen Anschluss. Wer jetzt dokumentiert, reflektiert und evaluiert, gestaltet künftige Standards mit. Praxisentwicklung mit KI beginnt im Kleinen – wirkt aber ins Große hinein. Entscheidend ist, diesen Wandel nicht nur mitzumachen, sondern mitzugestalten. Nicht durch Perfektion, sondern durch Haltung.

Die zentrale Frage für jede Praxis lautet daher: Welcher Teil meiner Arbeit lässt sich durch KI sinnvoll ergänzen und wo bleibt das, was mich als Therapeut*in ausmacht, unverzichtbar? KI wird die Physiotherapie verändern, nicht abrupt, aber spürbar. Die Technik wird präziser, zugänglicher und vernetzter. Doch was sie bewirken kann, hängt davon ab, wie wir sie nutzen. Die Zukunft gehört nicht denen, die alles automatisieren. Sie gehört denen, die Technik mit Augenmaß einsetzen und dabei menschlich bleiben.

8.8 Reflexion: Wie gestalte ich meine Rolle im Wandel?

Künstliche Intelligenz verändert nicht nur Werkzeuge, sondern auch Rollen, Erwartungen und Arbeitsweisen in der Physiotherapie. Kap. 8 zeigt: Die Integration digitaler Systeme ist kein Zukunftsthema, sondern Teil der aktuellen Berufsrealität. Therapeut*innen, die ihre Rolle aktiv gestalten wollen, brauchen neben Fachwissen auch eine klare Haltung und Bereitschaft zur Weiterentwicklung.

Die Reflexionsfragen in Tab. 8.1 helfen, sich selbst im digitalen Wandel zu verorten, nicht nur technisch, sondern professionell, teambezogen und ethisch. Sie eignet sich für Einzelreflexionen, Teamsupervision oder als Impuls für berufspolitische Diskussionen.

Diese Reflexion ist offen angelegt. Sie soll helfen, Zukunft nicht nur zu erwarten, sondern mitzugestalten, in kleinen Schritten und mit klarer Haltung.

Tab. 8.1 Reflexion: Mein Platz im Wandel – beruflich wachsen mit KI

Themenfeld	Fragen zur Selbsteinschätzung	☐
Veränderungsbereitschaft	Bin ich grundsätzlich offen für neue Technologien in meinem Berufsalltag?	
	Wo habe ich bereits positive Erfahrungen mit digitalen Tools gemacht – und was hat mich gebremst?	
Berufliches Selbstverständnis	Wie verändert sich meine Rolle als Therapeut*in durch den Einsatz von KI – und was bleibt unverändert?	
	Welche Fähigkeiten werden wichtiger: z. B. Kommunikation, Bewertung, Moderation, Entscheidung?	
Bildung und Entwicklung	Welche Fortbildungen oder Austauschformate helfen mir, meine Kompetenzen im Umgang mit KI auszubauen?	
	Plane ich, mein Wissen an Kolleg*innen, Auszubildende oder das Team weiterzugeben?	
Beteiligung am Wandel	Wo kann ich mich aktiv einbringen – z. B. in Teams, Fachgruppen, Netzwerken oder Diskussionen?	
	Welche Werte möchte ich dabei vertreten – z. B. Teilhabe, Qualität, Patientenorientierung?	
Persönliche Perspektive	Was wünsche ich mir für meine berufliche Zukunft im Kontext von Digitalisierung und KI?	
	Welche nächsten Schritte möchte ich konkret gehen – fachlich, organisatorisch oder persönlich?	

8.9 Zusammenfassung für die Praxis

Künstliche Intelligenz verändert die Physiotherapie nicht nur punktuell, sondern grundlegend – in Ausbildung, im Praxisalltag und in der Rolle therapeutischer Fachpersonen. Die bisherigen Kapitel haben gezeigt: Es geht nicht um den Ersatz menschlicher Kompetenz, sondern um deren gezielte Erweiterung. KI kann Routinen vereinfachen, Informationen strukturieren, Entscheidungen vorbereiten. Aber ob daraus ein echter Fortschritt entsteht, hängt nicht von der Technik ab, sondern vom Menschen, der sie einsetzt.

Zukunftsfähige physiotherapeutische Arbeit wird sich nicht daran messen, wie viele Systeme implementiert wurden – sondern daran, wie bewusst, kritisch und patientenzentriert sie eingesetzt werden. Denn KI verlangt nicht weniger Verantwortung, sondern mehr: mehr Urteilsfähigkeit, mehr Dialogbereitschaft, mehr Klarheit in der Rollenverteilung.

Gerade in der Ausbildung eröffnen KI-gestützte Lernumgebungen neue Chancen für individuelles, selbstgesteuertes Lernen. Adaptive Systeme passen sich an, Simulationen ermöglichen praxisnahe Erfahrungen, objektive Kompetenzbewertungen fördern Transparenz. Doch all diese Potenziale entfalten nur dann Wirkung, wenn Lehrende ihre Rolle aktiv weiterentwickeln – als Begleitende, Fragende, Strukturierende. Wissen bleibt wichtig, aber die Fähigkeit, kritisch mit Wissen umzugehen, wird entscheidend.

Für den Praxiskontext gilt Ähnliches: Wer KI einführen will, braucht keine Großprojekte, sondern Klarheit. Welche Aufgaben lassen sich sinnvoll ergänzen? Welche Prozesse profitieren von Struktur, wo bleibt Intuition unverzichtbar? Kleine, gezielt ausgewählte Pilotanwendungen bieten den besten Einstieg – immer mit Rückkopplung im Team, mit Raum für Fehler und mit dem Mut zur Korrektur. Praxisentwicklung bedeutet hier nicht, alles neu zu machen, sondern Bestehendes weiterzudenken.

Auch Patient*innen sollten frühzeitig einbezogen werden – nicht als passive Nutzende, sondern als Mitgestaltende. Ihre Rückmeldungen helfen, KI so zu gestalten, dass sie wirklich unterstützt, nicht verwirrt. Nur wenn Technik zur Verständigung beiträgt, wird sie akzeptiert – und nur wenn sie Orientierung schafft, entsteht Vertrauen.

Am Ende dieses Buches steht kein Patentrezept, sondern eine Einladung zur Haltung. Künstliche Intelligenz ist weder Heilsbringer noch Risiko per se. Sie ist ein Werkzeug – und wie jedes Werkzeug kann sie hilfreich sein, wenn sie von kompetenten, reflektierten und verantwortungsbewussten Menschen geführt wird. Entscheidend ist nicht, wie schnell eine Praxis digitalisiert wird, sondern wie gut sie dabei Menschlichkeit, Fachlichkeit und Innovation miteinander verbindet.

Die Zukunft der Physiotherapie ist nicht rein digital. Aber sie wird ohne digitale Elemente nicht mehr denkbar sein. Wer heute damit beginnt, Schritt für Schritt zu erproben, zu lernen und gemeinsam im Team zu gestalten, sichert nicht nur Anschluss – sondern gestaltet Standards von morgen aktiv mit.

Literatur

Maktala A (2024) Revolutionizing Healthcare education: the power of adaptive learning for improved patient care. medium. https://medium.com/@anil.maktala/revolutionizing-healthcare-education-the-power-of-adaptive-learning-for-improved-patient-care-5730aae673cc. Zugegriffen: 5. Mai 2025

Weiterführende Literatur

Almeida R, Sousa H, Cunha LF, Guimarães N, Campos R, Jorge A (2024) Physio: An LLM-Based Physiotherapy Advisor. https://arxiv.org/abs/2401.01825. Zugegriffen: 5. Mai 2025
Bajwa J, Munir U, Nori A, Williams B (2021) Artificial intelligence in healthcare: transforming the practice of medicine. Future Healthc J 8(2):e188–e194. https://doi.org/10.7861/fhj.2021-0078
Bundesregierung (2018) Strategie Künstliche Intelligenz der Bundesregierung. Die Bundesregierung, Berlin
Mittelstand-Digital B (2019) Künstliche Intelligenz im Mittelstand. BWH Verlag, Bad Honnef
Bullinger A (2019) Künstliche Intelligenz: Wo stehen China, die EU und die USA? https://www.kooperation-international.de/aktuelles/nachrichten/detail/info/kuenstliche-intelligenz-wo-stehen-china-die-eu-und-die-usa/. Zugegriffen: 5. Mai 2025
Burns DM, Leung N, Hardisty M, Whyne CM, Henry P, McLachlin S (2018) Shoulder physiotherapy exercise recognition: machine learning the inertial signals from a smartwatch. Physiol Meas 39(7):075007

Chaudhari A, Walke R (2022) Role of artificial intelligence and machine learning in musculoskeletal physiotherapy. J Pharm Negative Results 13:2868–2870. https://www.pnrjournal.com/index.php/home/article/view/2337. Zugegriffen: 22. Dez. 2024

Costa S (2023) Künstliche Intelligenz im Gesundheitswesen: Die Zukunft der medizinischen Versorgung verändern. Springer Gabler, Wiesbaden

Davids J, Lidströmer N, Ashrafian H (2021) Artificial intelligence for physiotherapy and rehabilitation. Artif Intell Med. Springer, Cham, S 339–341

Götz-Neumann K (2023) Gehen verstehen. 4. Aufl. Thieme, Stuttgart

Hatzius J, Briggs J, Kodnani D, Pierdomenico G (2023) The potentially large effects of artificial intelligence on economic growth. https://www.gspublishing.com/content/research/en/reports/2023/03/27/d64e052b-0f6e-45d7-967b-d7be35fabd16.html. Zugegriffen: 5. Mai 2025

Hesse S, Mehrholz J, Werner C (2008) Roboter- und gerätegestützte Rehabilitation nach Schlaganfall. Deutsches Ärzteblatt, 105(18):330–336. https://doi.org/10.3238/arztebl.2008.0330

Huss R (2019) Künstliche Intelligenz, Robotik und Big Data in der Medizin. Springer, Berlin/Heidelberg

Jungmann S, Lindemann T (2024) Wie gesund wollen wir sein? Warum KI und Digitalisierung das Gesundheitssystem menschlicher machen. Springer, Berlin

Kreutzer RT, Neugebauer T, Pattloch A (Hrsg.) (2021) Künstliche Intelligenz im Dienstleistungsmanagement. In: Künstliche Intelligenz im deutschen Mittelstand – Empfehlungen für eine erfolgreiche Implementierung. Springer Gabler, Wiesbaden

Kreyenschulte T (2023) Robotik: Einsatzmöglichkeiten in der Rehabilitation. In: Handbuch Digitale Gesundheitswirtschaft, Springer Gabler, Wiesbaden, S. 191–194. https://doi.org/10.1007/978-3-658-41781-9_40

Kwiatkowski R, Lipson H (2019) Task-agnostic self-modeling machines. Sci Robot 4. https://doi.org/10.1126/scirobotics.aau9354

Lee KF, Chen Q (2022) KI 2041: Zehn Zukunftsvisionen. (Übers. Schmidt T). Deutsche Verlags-Anstalt, München

Lim JH, He K, Yi Z, Hou C, Zhang C, Sui Y, Li L (2023) Adaptive learning based upper-limb rehabilitation training system with collaborative robot. https://arxiv.org/abs/2305.10642. Zugegriffen: 5. Mai 2025

Lübken A, Wiemer M (2025) Gesundheit trifft Technologie: Einsatz von künstlicher Intelligenz in der Physiotherapie. Springer, Berlin

McCarthy J, Minsky ML, Rochester N, Shannon CE (1955) A proposal for the dartmouth summer research project on artificial intelligence. http://raysolomonoff.com/dartmouth/boxa/dart-564props.pdf. Zugegriffen: 5. Mai 2025

Meckel M, Steinacker L (2024) Alles überall auf einmal: Wie Künstliche Intelligenz unsere Welt verändert und was wir dabei gewinnen können. Rowohlt, Reinbek

Monnet M (2023) Frauenhofer IKS: Quantencomputing – Fortschritte in der medizinischen Diagnostik mit quantengestützter KI. https://safe-intelligence.fraunhofer.de/artikel/quantum-computing---advancing-medical-diagnostics-with-quantum-powered-ai. Zugegriffen: 5. Mai 2025

Müller F, König A (2023) Robotik zur Unterstützung der neurologischen Rehabilitation – ein Überblick. Assistive Technologien, technische Rehabilitation und Unterstützte Kommunikation, Springer, Berlin/Heidelberg, S. 161–173. https://doi.org/10.1007/978-3-662-64118-7_16

Onfiani D, Caramaschi M, Biagiotti L, Pini F (2024) Optimizing Design and Control Methods for Using Collaborative Robots in Upper-Limb Rehabilitation. https://arxiv.org/abs/2407.18661. Zugegriffen: 5. Mai 2025

Scheuer S, Holzki L (2024) Inside KI: Wie Künstliche Intelligenz und ihre Pioniere unser Leben und Arbeiten revolutionieren. C.H. Beck, München

Suleyman M (2024) The Coming Wave: Künstliche Intelligenz, Macht und das größte Dilemma des 21. Jahrhunderts. C.H. Beck, München

Topol E (2019) Deep medicine: how artificial intelligence can make healthcare human again. Basic Books, New York

Winnicott DW (2018) Vom Spiel zur Kreativität, 15. Aufl. Klett-Cotta, Stuttgart

Glossar

Dieses Glossar bietet präzise Erklärungen zu zentralen Begriffen des Buches. Es dient als Orientierungshilfe für Fachbegriffe, Konzepte und Technologien rund um die Künstliche Intelligenz in der Physiotherapie, insbesondere mit Blick auf Spracheingaben („Prompts"), digitale Assistenzsysteme und klinische Entscheidungsprozesse. Ziel ist es, einen einheitlichen Wissensstand für Leser*innen mit unterschiedlichem fachlichem und technischem Hintergrund und damit eine gleiche Sprache zu ermöglichen.

Adaptive Algorithmen Algorithmen, die sich dynamisch an neue Informationen oder veränderte Bedingungen anpassen können. In der Physiotherapie werden sie verwendet, um Therapiepläne kontinuierlich auf die Fortschritte und Rückmeldungen der Patient*innen abzustimmen. Sie bilden die Grundlage vieler KI-gestützter Entscheidungsprozesse.

Adaptives Feedback Ein Mechanismus, bei dem Rückmeldungen individuell auf die aktuelle Leistung oder das Verhalten eines Nutzers abgestimmt werden. In der Physiotherapie helfen KI-gestützte Systeme dabei, Patient*innen während der Übungsausführung direktes, korrigierendes Feedback zu geben – z. B. durch visuelle oder auditive Hinweise.

Adaptives Lernen Ein Bereich des maschinellen Lernens, bei dem Algorithmen aus neuen Daten kontinuierlich lernen und sich anpassen. In der Therapie ermöglicht dies die Entwicklung dynamischer Behandlungspläne, die individuell auf die Fortschritte der Patient*innen reagieren.

Agent Ein KI-System, das eigenständig Ziele erkennen, Entscheidungen treffen und auf diese Ziele hinarbeiten kann – ohne ständige manuelle Steuerung. In physiotherapeutischen Anwendungen können Agenten z. B. Therapievorschläge machen, Trainingspläne anpassen oder Patientenkommunikation übernehmen, ohne dass jede Entscheidung vom Menschen angestoßen werden muss.

Aktivitätsdaten Von Sensoren, Wearables oder Apps erfasste Informationen über Bewegung, Dauer, Intensität und Häufigkeit körperlicher Aktivitäten. Diese Daten können von KI-Systemen genutzt werden, um Fortschritte in der Therapie zu bewerten, Adhärenz zu prüfen oder Therapieanpassungen zu empfehlen.

Akzeptanz Die Bereitschaft von Therapeut*innen und Patient*innen, KI-basierte Technologien zu nutzen. Ein Schlüsselfaktor ist das Vertrauen in die Technologie, das durch transparente Erklärungen (z. B. Explainable AI) und positive Nutzererfahrungen gefördert werden kann.

Anamneseunterstützung durch KI Der Einsatz von KI-Tools wie ChatGPT zur strukturierten Erfassung relevanter Informationen aus der Krankheitsgeschichte eines Menschen. Sie bieten vordefinierte Fragen, helfen bei der Priorisierung und dokumentieren Eingaben automatisch. In der physiotherapeutischen Praxis ermöglicht dies eine systematische und zeitsparende Datenerhebung.

Anwendungsdreieck Ein Strukturierungsprinzip zur Auswahl geeigneter KI-Werkzeuge, bestehend aus Tool, Eingabeform und Aufgabenstellung. In der Praxis wird damit analysiert, welches Werkzeug (z. B. ChatGPT, Copilot), mit welcher Art der Eingabe (z. B. Text, Sprache) für welche Aufgabe (z. B. Analyse, Dokumentation) am besten geeignet ist. Das Anwendungsdreieck fördert Klarheit in der Tool-Auswahl.

Anwendungsszenarien für KI in der Physiotherapie Konkret beschriebene Einsatzmöglichkeiten von KI-Technologien in physiotherapeutischen Kontexten, z. B. Dokumentation, Trainingsplanung, Patientenkommunikation oder Qualitätsmanagement. Das Buch zeigt Beispiele für Erwachsene, Kinder, ältere Menschen und Sportler auf.

Audit Eine systematische Überprüfung von Prozessen, Abläufen oder Ergebnissen nach definierten Kriterien. In der Praxis kann ein Audit z. B. die Einhaltung von Qualitätsstandards in der Dokumentation oder die korrekte Anwendung von KI-Tools betreffen. Audits dienen der kontinuierlichen Verbesserung und der Nachvollziehbarkeit von Entscheidungen.

Automatisierung Die Übertragung wiederkehrender oder regelbasierter Aufgaben an digitale Systeme. In der Praxis kann dies die automatische Erstellung von Verlaufsdokumentationen, das Ausfüllen von Formularen oder die Generierung von Zwischenberichten durch KI umfassen. Automatisierung spart Zeit und reduziert Routineaufwand im therapeutischen Alltag.

Automatisierte Dokumentation Der Einsatz von KI zur Erstellung, Strukturierung oder Formatierung von Therapieprotokollen, Befunden oder Verlaufsdokumentationen. Tools wie Whisper (für Spracherkennung) oder Copilot (für Formatierung und Layout) werden genutzt, um Inhalte effizient zu erfassen und aufzubereiten.

Automatisierte Prompt-Generierung Der Vorgang, bei dem Eingabeanweisungen (Prompts) nicht manuell, sondern durch eine KI selbst formuliert oder angepasst werden. Systeme erkennen dabei den Zielkontext und schlagen passende Eingaben vor – z. B. für die Therapiezieldefinition, die Trainingsbeschreibung oder die Evaluation.

Bayes`sche Wahrscheinlichkeit Ein mathematisches Konzept zur Bewertung von Wahrscheinlichkeiten, das es ermöglicht, bestehende Annahmen (Hypothesen) durch neue Informationen schrittweise zu aktualisieren. Grundlage ist der Satz von Bayes aus dem 18. Jahrhundert. In der Künstlichen Intelligenz dient dieser Ansatz dazu, auf Basis vorhandener Daten und neuer Beobachtungen die Wahrscheinlichkeit bestimmter Ergebnisse anzupassen, etwa bei der Entscheidungsunterstützung oder Mustererkennung. Das Verfahren ist besonders relevant für maschinelles Lernen und prädiktive Modelle.

Befundtextgenerator Ein auf ChatGPT basierendes Tool zur automatisierten Erstellung von physiotherapeutischen Befundtexten. Nutzer geben gezielte Angaben zu Befunden, Zielen und Diagnosen ein, die KI generiert daraus standardisierte Texte, die manuell überprüft und angepasst werden können.

Berichtserstellung mit KI Der Einsatz von KI-Tools zur Erstellung von Verlaufs-, Entlass- oder Arztberichten auf Basis zuvor erhobener Daten. Dabei kommen häufig strukturierte Prompts zum Einsatz, die von ChatGPT verarbeitet und in Fließtextform ausgegeben werden.

Bias (künstliche Intelligenz) Verzerrungen oder systematische Fehler in den Ergebnissen eines KI-Modells, die durch unvollständige, einseitige oder fehlerhafte Trainingsdaten entstehen. In der Praxis kann sich Bias z. B. dadurch äußern, dass bestimmte Patientengruppen über- oder unterrepräsentiert sind oder bestimmte Sichtweisen bevorzugt dargestellt werden. Im therapeutischen Kontext ist es wichtig, sich dieser Verzerrungen bewusst zu sein, insbesondere wenn KI bei der Entscheidungsfindung, Dokumentation oder Patientenkommunikation zum Einsatz kommt. Bias kann unbeabsichtigt entstehen, lässt sich aber durch kritische Reflexion und kontrollierte Eingaben reduzieren.

BLUF („bottom line up front") BLUF steht für „bottom line up front" und bezeichnet eine Strukturierungstechnik, bei der das wichtigste Anliegen oder Ziel einer Aussage direkt am Anfang genannt wird. Ursprünglich aus der militärischen Kommunikation stammend, hilft das Prinzip auch bei der Erstellung von Prompts, da Sprachmodelle besonders stark auf die ersten Worte einer Eingabe reagieren. Durch die klare Fokussierung gleich zu Beginn lassen sich präzisere und besser strukturierte Antworten erzielen – insbesondere bei komplexen oder mehrschichtigen Aufgabenstellungen.

„Chain of thought" Bezeichnet eine Prompt-Technik, bei der das Sprachmodell dazu aufgefordert wird, in mehreren gedanklichen Schritten zu argumentieren, bevor es eine Antwort gibt. Typische Formulierungen sind z. B. „Denke Schritt für Schritt nach". Diese Technik erhöht die Nachvollziehbarkeit der Antwort und hilft besonders bei komplexen Fragestellungen oder Entscheidungsprozessen.

Classification of Functioning, Disability and Health (ICF) Ein weltweit anerkanntes Rahmenwerk der Weltgesundheitsorganisation (WHO), dass die funktionale Gesundheit, Behinderung und den Gesundheitszustand von Menschen systematisch beschreibt. Die ICF dient in der Physiotherapie dazu, die Auswirkungen von Gesundheitsproblemen auf Körperfunktionen, Aktivitäten und die Teilhabe am sozialen Leben unter Berücksichtigung der Kontextfaktoren zu bewerten.

Clinical-Reasoning-Prozess Ein kognitiver und reflexiver Prozess, bei dem Physiotherapeut*innen patientenspezifische Informationen sammeln, analysieren und zu therapeutischen Entscheidungen zusammenführen. KI-Systeme können diesen Prozess unterstützen, indem sie Hypothesen vorschlagen, Daten strukturieren oder Therapieverläufe visualisieren. Die Verantwortung bleibt immer bei den Therapeut*innen.

Cloud-Computing Bereitstellung von Rechen- und Speicherkapazitäten über das Internet. Cloud-Computing ermöglicht KI-Systemen in der Physiotherapie, große Datenmengen effizient zu analysieren, ohne dass lokal leistungsstarke Hardware benötigt wird.

Cloud-Infrastruktur Die technische Grundlage für Cloud-Computing, einschließlich Server, Speicher und Netzwerke. In der Physiotherapie ermöglicht die Cloud-Infrastruktur den Zugriff auf KI-Tools und Datenanalysen von jedem Ort aus.

Copilot (Microsoft 365) Ein KI-gestütztes Assistenzsystem zur Unterstützung bei der Arbeit mit Microsoft Word, Excel oder PowerPoint. In der Physiotherapie kann Copilot zur Formatierung von Berichten, zur Tabellenanalyse oder zur Präsentationserstellung genutzt werden, z. B. im Praxismanagement oder in der Fortbildung.

Checklisten für Prompts Hilfsmittel zur systematischen Erstellung effektiver Eingaben an Sprachmodelle. Sie beinhalten Bestandteile wie Rolle, Aufgabe, Ziel, Kontext und Formatvorgabe. In der Praxis dienen sie zur Standardisierung von Prompt-Qualität und als Schulungsinstrument für Teams.

ChatGPT Ein großes Sprachmodell von OpenAI, das menschenähnliche Texte generieren kann. In der Physiotherapie wird ChatGPT für Anwendungszwecke wie Anamneseführung, Zieldefinition, Übungsanleitung, Patientenbriefe, Therapieprotokolle und Fortbildungsinhalte verwendet. Das Modell liefert Vorschläge auf Basis eingegebener Prompts, benötigt jedoch immer fachliche Kontrolle.

Co-Creation mit KI Die gemeinsame Entwicklung von Inhalten durch Mensch und KI. In der Physiotherapie wird Co-Creation z. B. bei der Erstellung von Übungsplänen, Fortbildungsunterlagen oder Patienteninformationen genutzt. Der Mensch gibt Rahmen und Ziel vor, die KI liefert Textvorschläge, die weiterbearbeitet werden.

Custom-GPT Individuell konfigurierbare Varianten von ChatGPT, die auf spezifische Aufgaben, Rollen oder Themenbereiche zugeschnitten sind. In der Praxis lassen sich mit ChatGPT Plus eigene GPT erstellen, z. B. für Fachbereiche wie Pädiatrie, Dokumentation oder Supervision. Custom-GPT können mit zusätzlichen Informationen, Beispiel-Prompts und Anweisungen versehen werden.

DALL·E Ein KI-Modell von OpenAI zur Generierung von Bildern aus Texteingaben. In der Physiotherapie kann DALL·E genutzt werden, um individuelle Übungsillustrationen, Schulungsvisualisierungen oder patientenverständliche Darstellungen von Bewegungsabläufen zu erstellen. Es erzeugt Bilder basierend auf genauen Prompt-Beschreibungen, z. B. „Eine ältere Frau macht eine Kniebeuge mit Theraband – Seitenansicht".

Datenbank Eine strukturierte Sammlung digital gespeicherter Informationen, die gezielt abgerufen, gefiltert oder ausgewertet werden können. In der Praxis dienen Datenbanken z. B. der Archivierung von Therapieplänen, Patientendaten oder internen SOP. KI-Modelle wie NotebookLM können auf solche Inhalte zugreifen und daraus kontextbezogene Antworten generieren.

Datenethik Ein Bereich, der sich mit den ethischen Fragen bei der Erhebung, Verarbeitung und Nutzung von Daten befasst. In der Physiotherapie betrifft dies den Umgang mit sensiblen Patientendaten.

Datenextraktion mit KI Der Einsatz von Sprachmodellen wie ChatGPT oder NotebookLM, um gezielt Inhalte aus längeren Texten, Leitlinien oder Berichten zu filtern und strukturiert darzustellen. In der physiotherapeutischen Praxis dient dies z. B. der Vorbereitung von Team-Meetings, der Auswertung von Fallberichten oder der Analyse von Therapieempfehlungen.

Datenkategorisierung Die Einteilung großer Informationsmengen in strukturierte Kategorien mithilfe von KI-gestützten Systemen. In der Therapieplanung können z. B. Symptome, Einschränkungen, Ziele und Maßnahmen automatisiert zugeordnet werden. Dies erleichtert die Erstellung strukturierter Befunde und fördert die Konsistenz in der Dokumentation.

Datensicherheit Maßnahmen zum Schutz sensibler Patientendaten vor unbefugtem Zugriff. Dazu gehören Verschlüsselung, Zugangskontrollen und andere Technologien, die den Datenschutz gewährleisten.

Datentransparenz Die Nachvollziehbarkeit und Offenheit in der Verarbeitung von Daten. In der Physiotherapie trägt Datentransparenz dazu bei, Vertrauen in KI-Systeme aufzubauen und sicherzustellen, dass Entscheidungen nachvollziehbar sind.

Decision Tree (Entscheidungsbaum) Ein Algorithmus, der Entscheidungen basierend auf „Wenn-Dann"-Regeln trifft. Häufig wird er zur Klassifizierung von Bewegungsmustern oder zur Auswahl von Behandlungsoptionen eingesetzt.

DSGVO (Datenschutz-Grundverordnung) Eine europäische Verordnung zum Schutz personenbezogener Daten. In der Praxis regelt die DSGVO u. a. den Umgang mit Patientendaten, die Einwilligung zur Datennutzung und die Anforderungen an technische Systeme. Bei der Nutzung von KI müssen alle datenschutzrechtlichen Vorgaben beachtet und sichergestellt werden.

Digitale Assistenzsysteme Software- oder sprachbasierte Anwendungen, die Prozesse in der Praxis unterstützen. Beispiele sind KI-basierte Dokumentationshilfen, automatische Terminerinnerungen, Feedbacksysteme oder Tools zur Berichterstellung. Ziel ist die Entlastung von administrativen Aufgaben sowie die Erhöhung der Prozessqualität.

Digitale Ethik in der KI-Anwendung Die Berücksichtigung ethischer Leitlinien bei der Nutzung von KI-Systemen in der Gesundheitsversorgung. In der Physiotherapie betrifft dies insbesondere den Umgang mit Patientendaten, die Rollenverantwortung von Therapeut*innen und die Transparenz KI-gestützter Entscheidungen. Das Buch betont: KI ist ein Werkzeug, nicht der Entscheidungsträger.

Digitale Kompetenz Die Fähigkeit, digitale Werkzeuge und Technologien sicher, reflektiert und zielgerichtet einzusetzen. In Bezug auf KI umfasst dies u. a. das Formulieren effektiver Prompts, das Erkennen von Fehlfunktionen und die Einschätzung der Grenzen automatisierter Systeme.

Dokumentationsunterstützung durch KI Der gezielte Einsatz von Tools wie Whisper (Sprache-zu-Text) oder ChatGPT (Textstrukturierung), um therapeutische Maßnahmen effizient zu protokollieren. Dies betrifft z. B. Tagesdokumentationen, Zielerreichungen oder Verlaufsbeurteilungen – immer mit nachträglicher fachlicher Prüfung durch Therapeut*innen.

Eigenreflexion mit KI-Unterstützung Die gezielte Selbstanalyse von therapeutischem Handeln mithilfe digitaler Assistenten. ChatGPT kann z. B. Gesprächsverläufe oder Entscheidungsprozesse strukturieren, Zusammenfassungen vorschlagen oder zum Hinterfragen therapeutischer Annahmen anregen. Besonders relevant im Kontext beruflicher Weiterentwicklung und Fortbildung.

Ergebnisorientierte Prompt-Gestaltung Eine Technik zur Entwicklung von Prompts, bei der das gewünschte Ergebnis (z. B. ein Bericht, ein Textabschnitt, eine Übungsanleitung) von Beginn an klar definiert wird. In der Praxis erhöht dies die Effizienz und Qualität der KI-Ausgabe deutlich.

Ethik Der Bereich, der sich mit den moralischen und sozialen Aspekten des KI-Einsatzes befasst. Dazu gehören Themen wie Fairness, Verantwortung und der Schutz der Privatsphäre von Patient*innen.

Ethische Verantwortung Die Verpflichtung, KI-Technologien verantwortungsvoll einzusetzen. In der Physiotherapie bedeutet dies, sicherzustellen, dass KI-Tools sicher, fair und transparent arbeiten.

Evaluation Die systematische Bewertung von Maßnahmen, Prozessen oder Ergebnissen anhand festgelegter Kriterien. In der Praxis kann dies z. B. die Wirksamkeit einer Therapie oder den Nutzen eines KI-Tools betreffen. Evaluation dient der Qualitätssicherung, Zielüberprüfung und Weiterentwicklung therapeutischer Angebote.

Evidenzbasierte Praxis (EBP) Die Integration von wissenschaftlicher Evidenz, klinischer Erfahrung und Patientenpräferenzen in die Entscheidungsfindung. In der Praxis bedeutet dies, dass therapeutische Maßnahmen nicht allein auf Erfahrungswerten oder Routinen beruhen, sondern regelmäßig mit aktueller Forschung und individuellen Patientenbedürfnissen abgeglichen werden. Das Buch betont, dass KI-Antworten stets kritisch überprüft und mit wissenschaftlich fundierten Quellen abgeglichen werden sollten.

Feedbacksystem Ein Instrument zur systematischen Rückmeldung, das dem Lernen, der Optimierung oder der Qualitätssicherung dient. In der Praxis kann dies ein interaktives System sein, in dem Patient*innen, Mitarbeitende oder Lehrkräfte gezielt Rückmeldungen zu KI-gestützten Prozessen oder Schulungen geben.

Fehlerquellen in der KI-Nutzung Typische Ursachen für unzureichende Ergebnisse bei der Arbeit mit Sprachmodellen, z. B. unklare Prompts, fehlender Kontext, unspezifische Ziele oder Überforderung des Modells. Das Buch zeigt Checklisten, wie man solche Fehler systematisch vermeidet oder korrigiert.

Fine-Tuning von Sprachmodellen Ein technischer Prozess, bei dem ein bestehendes KI-Modell mit eigenen Textdaten weitertrainiert wird, um es auf spezifische Anforderungen anzupassen. In der Physiotherapie kann dies genutzt werden, um praxisinterne Formulierungen oder fachspezifische Sprache gezielt zu integrieren. Fine-Tuning ist derzeit nur für fortgeschrittene Nutzer mit technischer Infrastruktur geeignet.

Flow-Prompts Eine Form mehrstufiger Prompts, bei denen die KI schrittweise durch ein Thema geleitet wird – z. B. zuerst Zielklärung, dann Maßnahmenvorschläge, dann Formulierung eines Patientenbriefs. Flow-Prompts eignen sich besonders für komplexe Prozesse wie Therapieplanung oder Dokumentation.

Formatierungsunterstützung mit Copilot Einsatz des KI-Tools Copilot in Microsoft Word zur einheitlichen Strukturierung, Formatierung und Gliederung von Texten. Typische Anwendungsbeispiele sind das Umwandeln von Rohtexten in Fließtext, die Erstellung einheitlicher Absätze oder die automatische Nummerierung von Berichtsabschnitten.

Gamification Die Anwendung spieltypischer Elemente in nicht-spielerischen Kontexten, z. B. in der Therapie, Schulung oder Selbstmotivation. In der Praxis kann dies bedeuten, dass Fortschritte visuell dargestellt, Belohnungssysteme integriert oder Herausforderungen geschaffen werden, um Motivation und Beteiligung zu fördern.

Gedächtnis (Memory) Die Fähigkeit, frühere Interaktionen zu speichern und daraus zu lernen. In einem therapeutischen Kontext könnte sich die KI z. B. merken, welche Übungen Patient*innen bereits erfolgreich durchgeführt hat oder welche Formulierungen bei Patient*innen besonders gut angekommen sind.

Generative KI Ein Teilbereich der Künstlichen Intelligenz, der in der Lage ist, neue Inhalte wie Texte, Bilder oder Audiodateien zu erstellen. In der Physiotherapie wird generative KI z. B. genutzt, um Therapiepläne, Verlaufsdokumentationen, Patienteninformationen oder Schulungsmaterialien zu erstellen – etwa durch Tools wie ChatGPT (Text) oder DALL·E (Bilder). Die Ergebnisse müssen stets durch Fachpersonen überprüft werden.

Gesprächsstrukturierung mit KI Der Einsatz von Sprachmodellen zur Analyse und Optimierung von Gesprächsverläufen. In der Praxis kann dies die Reflexion von Patientengesprächen, Supervisionen oder Teambesprechungen betreffen. ChatGPT hilft, zentrale Aussagen zu extrahieren, Argumentationslinien zu ordnen und Formulierungshilfen zu geben.

Glossar-Prompts Speziell entwickelte Prompts zur Erstellung oder Erweiterung eines Glossars. Diese strukturieren Fachbegriffe, Definitionen und Praxisbezüge und dienen der Standardisierung interner Wissensbestände. In der Praxis können sie genutzt werden, um Fortbildungsmaterialien oder patientenverständliche Begriffslisten zu erstellen.

Halluzinationen (von KI) Plausible, aber falsche Informationen, die von KI-Modellen generiert werden können. In der Praxis treten sie auf, wenn Sprachmodelle wie ChatGPT auf Lücken im Wissen mit erfundenen Inhalten reagieren. Besonders im Gesundheitswesen ist der reflektierte Umgang damit zentral, da Fehlinformationen zu falschen therapeutischen Entscheidungen führen können.

Handlungsfähigkeit (Agency) Die Fähigkeit eines KI-Systems, unabhängig zu agieren und selbst Entscheidungen zu treffen. In der Therapie bedeutet das: Eine KI kann z. B. erkennen, wann Patient*innen von einem Plan abweicht, und entsprechende Anpassungen vorschlagen – ohne dass ein manueller Eingriff nötig ist.

Handlungsleitende Prompts Eingaben an ein Sprachmodell, die nicht nur Informationen abfragen, sondern konkrete Handlungen oder Entscheidungen vorbereiten. Beispiele aus der Physiotherapie: „Erstelle drei Therapieoptionen für eine Patientin mit chronischer Schulterinstabilität." oder „Formuliere eine Verlaufskontrolle für einen orthopädischen Patienten im zweiten Behandlungsmonat."

Health Insurance Portability and Accountability Act (HIPAA) US-amerikanisches Bundesgesetz aus dem Jahr 1996, das den Schutz sensibler Gesundheitsdaten regelt. HIPAA schreibt vor, wie personenbezogene medizinische Informationen verarbeitet, gespeichert und weitergegeben werden dürfen. Besonders relevant ist das Gesetz im Zusammenhang mit der Nutzung digitaler Gesundheitsdienste, Cloud-Lösungen und KI-Anwendungen, da es klare Anforderungen an den Datenschutz und die Datensicherheit stellt. Für internationale Anbieter und Softwarelösungen gilt: Sobald Daten von US-Bürgern verarbeitet werden oder US-Dienste genutzt werden, muss die HIPAA-Konformität gewährleistet sein. In Europa vergleichbar mit der DSGVO, jedoch mit anderem Geltungsbereich und Schwerpunkt.

Hintergrunddaten für Prompt-Kontext Informationen, die einem Sprachmodell mitgegeben werden, um relevantere und passgenauere Antworten zu erzeugen. Dazu gehören u. a. Diagnosen, Therapieziele, bisherige Maßnahmen oder Patientenmerkmale. Je konkreter der Kontext, desto besser die Textqualität – z. B. in ChatGPT oder NotebookLM.

Human-in-the-Loop (HITL) Ein Prinzip, bei dem der Mensch bei KI-Anwendungen bewusst in den Entscheidungsprozess eingebunden bleibt. In der Physiotherapie bedeutet das: KI kann Vorschläge liefern – die finale Entscheidung, Bewertung und Dokumentation bleibt bei den Therapeut*innen. Dieses Prinzip zieht sich als ethischer Leitfaden durch das gesamte Buch.

Indikationsbezogene Prompt-Vorlagen Vorgefertigte Eingabeanweisungen für häufige physiotherapeutische Beschwerdebilder, z. B. Kreuzschmerz, postoperative Reha, Paresen oder Atemwegserkrankungen. Diese Vorlagen erleichtern es, standardisierte Inhalte effizient zu generieren und dennoch individuelle Anpassungen vorzunehmen.

Informationsverdichtung mit NotebookLM Der gezielte Einsatz des Tools NotebookLM zur Auswertung umfangreicher Texte wie Fachartikel, Studien oder interner QM-Handbücher. Die KI erkennt zentrale Aussagen, generiert Zusammenfassungen oder beantwortet gezielte Fragen – z. B. „Was sind die wichtigsten Empfehlungen aus Leitlinie XY zur Gonarthrose?"

Interaktive Übungen mit KI-Begleitung Therapie- oder Lernaktivitäten, die durch KI-Systeme unterstützt werden. In der Physiotherapie können z. B. digitale Übungsassistenten (via App oder Bildschirm) Rückmeldungen geben, Abläufe erklären oder Fortschritte speichern. ChatGPT kann zudem beim Erstellen solcher Übungen unterstützen – z. B. durch Simulation von Patientendialogen.

Intervention Eine gezielte therapeutische Maßnahme zur Verbesserung eines Gesundheitszustands oder zur Beeinflussung eines Verhaltens. In der Praxis umfasst der Begriff sowohl physische als auch edukative oder digitale Maßnahmen – einschließlich KI-gestützter Informationsangebote oder automatisierter Trainingspläne.

Iteration von Prompts Ein Arbeitsprinzip bei der Prompt-Gestaltung, bei dem Eingaben schrittweise verbessert, angepasst und erneut getestet werden, um bessere Resultate zu erzielen. Iterationen sind besonders wichtig bei komplexen Aufgaben wie Berichtserstellung oder Therapieplanung, bei denen Präzision erforderlich ist.

Journaling mit KI Eine Methode zur digitalen Selbstreflexion und Prozessbegleitung. Therapeut*innen dokumentieren Gedanken, Entscheidungen oder Lernprozesse in einem Textfeld, das durch ein Sprachmodell wie ChatGPT ergänzt oder strukturiert wird. Diese Form des KI-gestützten Journaling unterstützt u. a. berufliche Weiterentwicklung, Supervision oder Fallreflexion.

Just-in-Time-Prompts Situativ erstellte Eingaben, die unmittelbar im laufenden Arbeitsprozess formuliert und verwendet werden. Beispiel: Während einer Therapiesitzung wird ein kurzer Prompt formuliert, um eine Patienteninformation zu erstellen oder eine Übung zu visualisieren. Diese Praxisform erfordert Erfahrung und schnelle Formulierungsfähigkeit.

KI-Assistenzsysteme Digitale Systeme, die mithilfe Künstlicher Intelligenz physiotherapeutische Aufgaben unterstützen – z. B. bei der Dokumentation, dem Clinical Reasoning, der Trainingsplanung oder der Kommunikation. Beispiele aus dem Buch sind ChatGPT zur Texterstellung, Whisper zur Spracherkennung oder Copilot zur Formatierung. Solche Systeme sind Werkzeuge – die Verantwortung liegt weiterhin beim Menschen.

KI-basierte Berichtserstellung Der gezielte Einsatz von Sprachmodellen wie ChatGPT zur Erstellung physiotherapeutischer Berichte (Verlaufsberichte, Entlassberichte, Arztkommunikation). Durch strukturierte Prompts werden aus vorliegenden Informationen konsistente Texte generiert. Dabei ist die Validierung durch Fachpersonen zwingend erforderlich.

KI-gestützte Gesprächsvorbereitung Vorab generierte Textbausteine, Fragen oder Strukturhilfen zur systematischen Vorbereitung auf Patientengespräche. In der Physiotherapie umfasst dies u. a. Aufklärungsgespräche, Zielvereinbarungen oder Rücksprachen mit Angehörigen. ChatGPT wird genutzt, um sprachlich klare und verständliche Inhalte zu formulieren.

KI-optimierte Trainingsplanung Die Erstellung und Individualisierung von Übungsplänen mithilfe von KI. Dabei werden Informationen wie Diagnose, Belastbarkeit, Zielsetzung und Einschränkungen in Prompts eingebunden. ChatGPT kann daraus Vorschläge für strukturierte Trainingseinheiten ableiten – z. B. mit Übungsbeschreibung, Wiederholungsanzahl und Sicherheitsaspekten.

KI-Werkzeuge im Praxisalltag Spezifische Tools, die zur Anwendung von Künstlicher Intelligenz in der physiotherapeutischen Praxis eingesetzt werden. Im Buch exemplarisch genannt: ChatGPT (Textgenerierung), Whisper (Spracherkennung), NotebookLM (Dokumentenanalyse), Copilot (Formatierung), DALL·E (Bildgenerierung). Diese Tools werden je nach Anwendung kombiniert, z. B. in Workflows zur Dokumentation, Schulung oder Praxisorganisation.

Kompetenzaufbau Der Erwerb von Fähigkeiten und Wissen, um mit neuen Technologien, wie KI, umzugehen. Für Physiotherapeut*innen ist dies entscheidend, um KI-Systeme effektiv in der Praxis einzusetzen.

Kontextualisierte Prompts Eingaben an Sprachmodelle, die mit explizitem Fallkontext versehen sind – z. B. Zielgruppe, Diagnose, bisherige Maßnahmen und gewünschter Ausgabentyp. Je konkreter der Kontext, desto präziser die Antwort. Beispiel: „Du bist eine erfahrene Kinderphysiotherapeutin. Erstelle einen Übungsplan für ein 6-jähriges Kind mit Fußheberschwäche."

Künstliche Intelligenz (KI) Ein Bereich der Informatik, der Maschinen die Fähigkeit verleiht, Aufgaben zu übernehmen, die normalerweise menschliche Intelligenz erfordern, z. B. Lernen, Problemlösen und Entscheidungsfindung.

Kuratierte Prompt-Bibliothek Eine systematisch aufgebaute Sammlung geprüfter und einsatzfertiger Prompts für verschiedene Anwendungsbereiche in der Physiotherapie. Das Buch stellt solche Bibliotheken u. a. für die Befundung, Zieldefinition, Dokumentation und Patientenkommunikation vor. Sie dienen als Vorlagen zur Effizienzsteigerung und Qualitätssicherung.

Lebenslanges Lernen Ein Konzept, das darauf abzielt, kontinuierlich neue Fähigkeiten und Kenntnisse zu erwerben. Für Physiotherapeut*innen bedeutet dies, sich regelmäßig über technologische Fortschritte wie KI zu informieren.

Lernunterstützung durch KI Der Einsatz von Sprachmodellen zur individuellen Wissensvertiefung oder zum Üben klinischer Denkprozesse. In der Physiotherapie wird dies z. B. genutzt, um Fallbesprechungen zu simulieren, Multiple-Choice-Fragen zu generieren oder Therapiemethoden zu vergleichen. Lehrende können damit Materialien für Unterricht und Prüfungsvorbereitung erstellen.

Lexica.art Online-Plattform zur Recherche und Anzeige von KI-generierten Bildern auf Basis von „stable diffusion". Jedes Bild wird mit dem zugehörigen Prompt (Texteingabe) angezeigt. Die Plattform ermöglicht es, funktionierende Prompts zu analysieren, zu übernehmen oder anzupassen. Dadurch können Bildideen effizient entwickelt und eigene Bildgenerierungen (z. B. mit DALL·E) gezielt vorbereitet werden. Besonders hilfreich ist Lexica.art für die Erstellung von edukativen, therapeutischen oder illustrativen Bildinhalten – etwa in der Physiotherapie, im Unterricht oder in der Patientenaufklärung.

Maschinelles Lernen (ML) Ein Teilgebiet der KI, bei dem Algorithmen aus Daten lernen, ohne explizit programmiert zu sein. In der Physiotherapie wird ML verwendet, um Bewegungsmuster zu analysieren und Therapieempfehlungen zu geben.

Mega-Prompt Ein umfassender Prompt, der die KI in systematischen Schritten durch eine Analyse führt. In der Praxis können damit komplexe Themen wie Therapieplanungen, Schulungskonzepte oder Auswertungen strukturiert mit der KI bearbeitet werden – z. B. durch aufeinander aufbauende Fragestellungen oder durch Gliederungen.

Mehrstufige Prompt-Führung Ein Vorgehen, bei dem ein komplexes Thema in einzelne, aufeinanderfolgende Prompt-Eingaben unterteilt wird. Jede Antwort dient als Grundlage für die nächste. In der Praxis: Zunächst wird das Therapieziel definiert, dann die Maßnahmen geplant, zuletzt ein schriftlicher Bericht generiert. Diese Form eignet sich besonders für strukturierte Prozesse wie das Clinical Reasoning.

Mini-Prompts Sehr kurze, fokussierte Prompt-Eingaben für gezielte Teilaufgaben. Sie eignen sich für Situationen mit klar umrissener Fragestellung oder begrenztem Informationsbedarf – z. B. „Formuliere einen Satz zur Schulterprotraktion" oder „Nenne drei Vorteile von Adhärenztracking".

Mock-Prompts für Schulungszwecke Szenarien oder Eingaben, die zur Schulung von Teams, Auszubildenden oder Studierenden eingesetzt werden. Sie simulieren typische KI-Dialoge oder Fehlerquellen und helfen, die Arbeit mit Sprachmodellen kritisch zu reflektieren. Beispiele: unklare Prompts, widersprüchliche Rollenangaben oder missverständliche Formatvorgaben.

Modulare Prompt-Struktur Ein Vorgehen, bei dem Prompts in einzelne Bausteine zerlegt und bei Bedarf neu kombiniert werden – etwa Rolle, Ziel, Inhalt, Format. Dieses Vorgehen erleichtert es, bestehende Prompts zu variieren oder teamübergreifend einheitliche Standards zu entwickeln.

Neuronale Netze Ein grundlegendes Konzept in der KI, das den Aufbau des menschlichen Gehirns nachahmt. In der Physiotherapie werden neuronale Netze verwendet, um komplexe Bewegungsdaten zu analysieren und Muster zu erkennen.

Neuroplastizität Die Fähigkeit des Gehirns, sich durch Training oder Therapie neu zu organisieren. In der Physiotherapie wird Neuroplastizität durch gezielte Bewegungsübungen und KI-gestützte Programme gefördert.

NotebookLM Ein KI-Tool von Google zur Analyse und Zusammenfassung großer Dokumentenmengen. Es erlaubt das Hochladen eigener Inhalte (z. B. Leitlinien, Studien, QM-Dokumente) und beantwortet gezielte Fragen auf Basis dieser Daten. In der Physiotherapie kann NotebookLM genutzt werden, um evidenzbasierte Therapieentscheidungen vorzubereiten, komplexe Inhalte zu extrahieren oder interne Standards effizient zu analysieren.

Notizen Kurze, stichpunktartige oder ausformulierte Aufzeichnungen von Beobachtungen, Ideen oder Gesprächsinhalten. In der Praxis können KI-Systeme bei der Strukturierung, Zusammenfassung oder Umformulierung von Notizen unterstützen, etwa zur späteren Nutzung in Berichten oder Verlaufsdokumentationen.

Objektive Kompetenzbewertung durch KI-Systeme Die objektive Kompetenzbewertung durch KI-Systeme bezeichnet Verfahren, bei denen Künstliche Intelligenz eingesetzt wird, um die Fähigkeiten und Kompetenzen von Lernenden standardisiert und zuverlässig zu beurteilen. Dabei analysieren KI-Algorithmen die Leistung in simulierten klinischen Situationen oder theoretischen Prüfungen nach festgelegten Kriterien, wodurch subjektive Einflüsse reduziert werden. Lernende erhalten automatisiertes, unmittelbares Feedback zu Stärken und Entwicklungsfeldern, während Lehrende wertvolle Hinweise zur Optimierung von Ausbildungsinhalten gewinnen.

Output-Optimierung mit KI Strategien zur gezielten Beeinflussung der Ausgaben eines Sprachmodells, z. B. durch klare Formatangaben, Rollenbeschreibungen oder Referenzbeispiele. In der Praxis: Wenn ein Prompt eine strukturierte Liste statt eines Fließtexts liefern soll, kann dies im Prompt explizit gefordert werden. Diese Methode verbessert die Verlässlichkeit der Antworten.

Patientenzentrierte Prompt-Gestaltung Ein Vorgehen, bei dem Prompts gezielt auf die individuellen Merkmale, Bedürfnisse und Kontexte von Patient*innen ausgerichtet werden. Dazu gehören z. B. Alter, Diagnose, kognitive Fähigkeiten, Sprachverständnis oder kultureller Hintergrund. Diese Technik fördert eine bessere Verständlichkeit und Wirksamkeit von KI-generierten Texten im direkten Patientenkontakt.

Persona-Prompts Prompts, bei denen der KI eine klare Rolle zugewiesen wird, z. B. als „neurologisch spezialisierte Therapeut*in". In der Praxis führen solche Prompts zu spezifischeren, praxisnäheren Antworten, da das Sprachmodell seine Ausgaben stärker auf das jeweilige Rollenverständnis ausrichtet.

Persistenz Beschreibt die Fähigkeit eines Sprachmodells, eine Aufgabe vollständig und ausdauernd zu bearbeiten – sofern dies im Prompt explizit gefordert wird. Beispiel: „Beende die Antwort erst, wenn alle Fragen beantwortet sind". Die Persistenz lässt sich durch klare Formulierungen im Prompt steuern und trägt dazu bei, oberflächliche oder unvollständige Antworten zu vermeiden.

Personalisierte Therapieplanung Ein Ansatz, der Behandlungspläne individuell auf die Bedürfnisse von Patient*innen zuschneidet. KI-gestützte Systeme analysieren Daten, um personalisierte Empfehlungen zu geben, die den Therapieerfolg maximieren.

Planung Die Fähigkeit eines KI-Systems, Schritte zu definieren, um ein Ziel aktiv zu erreichen – statt nur auf Anfragen zu reagieren. In der Praxis bedeutet dies z. B., dass ein KI-gestützter Reha-Plan auf Zwischenziele hin optimiert werden kann, einschließlich Zeitpunkten für Evaluationen und Anpassungen.

Praxisassistenz durch KI Kombination aus organisatorischer und fachlicher Unterstützung durch digitale Systeme im Praxisalltag. Dazu zählen automatische Terminerinnerungen, strukturierte Verlaufsdokumentationen, Adhärenz-Tracking, Textbausteine für Arztbriefe oder digitale Übungspläne. Tools wie ChatGPT, Copilot oder Whisper bilden den technischen Rahmen.

Praxisbezogene Prompt-Bibliothek Eine Sammlung einsatzfertiger Prompts mit direktem Bezug zum physiotherapeutischen Alltag. Die Bibliothek ist im Buch in thematische Bereiche unterteilt (z. B. Anamnese, Therapieplanung, Elternkommunikation) und enthält Hinweise zur Anpassung, Umsetzung und Fehlervermeidung. Ziel ist es, zeitaufwendige Routineaufgaben zu vereinfachen.

Prompt Eine Eingabeaufforderung an ein Sprachmodell, die beschreibt, welche Antwort erzeugt werden soll. In der Physiotherapie umfassen Prompts z. B. Anweisungen zur Erstellung von Befunden, Übungsplänen oder Gesprächsleitfäden. Effektive Prompts bestehen aus vier Elementen: Rolle, Aufgabe, Kontext und gewünschtes Ausgabeformat.

Prompting Die Technik der gezielten Steuerung von Sprachmodellen durch strukturierte Spracheingaben. In der Praxis bedeutet Prompting, dass durch gut formulierte Eingaben relevante, präzise und handlungsorientierte Antworten generiert werden. Prompting gilt als Schlüsselkompetenz für die produktive Arbeit mit KI.

Prompt-Engineering Die gezielte Entwicklung, Formulierung und Optimierung von Prompts, um gewünschte Antworten von Sprachmodellen wie ChatGPT zu erhalten. In der physiotherapeutischen Anwendung bedeutet dies z. B.: präzise Zieldefinition, Verwendung therapeutischer Fachsprache, logische Struktur und iterative Verbesserung bei unklaren Ergebnissen.

Prompt-Gestaltung für den Therapieprozess Die spezifische Formulierung von Eingaben, die auf konkrete Schritte des physiotherapeutischen Ablaufs abgestimmt sind – z. B. Anamneseaufnahme, Zieldefinition, Maßnahmenplanung, Dokumentation. Das Buch bietet hierzu strukturierte Beispiele und Übungen für alle Prozessphasen.

Prompt-Validierung Der Prozess der Überprüfung, ob ein Prompt zu einem inhaltlich korrekten, fachlich stimmigen und ethisch vertretbaren Ergebnis führt. In der Praxis bedeutet das: KI-Antworten werden kritisch gegengeprüft, ggf. überarbeitet und bei Bedarf verworfen. Das Buch stellt hierzu eine mehrstufige Prüfliste vor.

QM-Handbuch (Qualitätsmanagement-Handbuch) Ein zentrales Dokumentationsinstrument im Qualitätsmanagement. In der Praxis enthält das QM-Handbuch alle relevanten Regelungen, Abläufe und Zuständigkeiten einer Einrichtung. Bei der KI-gestützten Auswertung mit NotebookLM können gezielt Fragen zu Inhalten gestellt oder neue Versionen erstellt werden.

RAG („retrieval augmented generation") Ein Verfahren, bei dem die KI während der Antwortgenerierung externe Informationen (z. B. aus Fachartikeln oder Leitlinien) abruft und einbindet. In der Therapie könnte ein Agent damit z. B. automatisch aktuelle wissenschaftliche Erkenntnisse zur Behandlung bestimmter Symptome berücksichtigen.

Reasoning (Argumentation) Ein Mechanismus, bei dem die KI logische Verbindungen zwischen Informationen herstellt, um daraus Schlussfolgerungen zu ziehen. In der therapeutischen Praxis könnte dies etwa bedeuten, dass aus Symptomen, Trainingsdaten und Verlaufsbeobachtungen auf mögliche Ursachen oder Behandlungsbedarfe geschlossen wird.

Reflexionsunterstützung durch KI Einsatz von Sprachmodellen zur Unterstützung therapeutischer Selbstreflexion oder Fallanalyse. KI kann durch gezielte Fragen, strukturierte Zusammenfassungen oder das Spiegeln von Gedankengängen helfen, die eigene Rolle, Hypothesen oder Entscheidungen zu reflektieren – z. B. in der Supervision oder bei der Nachbereitung schwieriger Gespräche.

Response Rules Regeln oder Vorgaben, die am Anfang eines Prompts formuliert werden, um das Antwortverhalten des Modells gezielt zu beeinflussen. Dazu zählen Hinweise zur Sprachebene, zum Stil, zur Struktur oder zur Tonalität der gewünschten Antwort. Beispiel: „Antworte im Fließtext, sachlich und mit Fokus auf den physiotherapeutischen Alltag."

Rollenvergabe im Prompt Die explizite Zuweisung einer fachlichen oder sozialen Rolle an das Sprachmodell, z. B. „Du bist eine erfahrene Geriatrie-Therapeut*in ..." oder „Du bist Supervisorin im neurologischen Reha-Zentrum ..." Diese Technik beeinflusst Wortwahl, Perspektive und Detailtiefe der KI-Antwort und erhöht die Kontexttreue.

Selbstreflexion („self-reflection") Die Fähigkeit eines KI-Systems, seine eigenen Entscheidungen zu überprüfen und daraus zu lernen – ohne menschliches

Zutun. In der praktischen Anwendung kann dies bedeuten, dass ein Agent erkennt, wenn frühere Empfehlungen suboptimal waren, und sein Verhalten entsprechend anpasst.

Selbstwirksamkeit Das Vertrauen in die eigene Fähigkeit, Herausforderungen zu bewältigen und Ziele zu erreichen. In der Praxis kann die Arbeit mit KI – z. B. durch strukturierte Reflexion, Automatisierung oder personalisierte Rückmeldungen, zur Stärkung der Selbstwirksamkeit von Fachkräften und Patient*innen beitragen.

Simulation therapeutischer Dialoge mit KI Einsatz von Sprachmodellen wie ChatGPT, um beispielhafte Gespräche zwischen Therapeut*in und Patient*in nachzustellen. Diese Methode wird u. a. zur Schulung, zur Reflexion kommunikativer Strategien oder zur Vorbereitung schwieriger Gesprächssituationen genutzt – etwa zur Zielvereinbarung oder beim Umgang mit „non-adherence".

Simulationsbasierte Ausbildung (SBE) Die simulationsbasierte Ausbildung (engl. „simulation-based education" [SBE]) bezeichnet Lehr- und Lernmethoden, bei denen realitätsnahe klinische Szenarien mithilfe von computergestützten Modellen, künstlicher Intelligenz (KI) oder Rollenspielen simuliert werden. Ziel der SBE ist es, praktische, kommunikative und klinische Kompetenzen von Studierenden und Therapeut*innen in einem sicheren, kontrollierten Umfeld zu trainieren. Dabei können Lernende klinische Entscheidungen treffen, ihre Fertigkeiten üben und unmittelbares Feedback erhalten, ohne Risiken für reale Patient*innen einzugehen.

SMART-Ziele Spezifische, messbare, attraktive, realistische und terminierte Ziele. In der Praxis unterstützt die KI die Formulierung solcher Ziele, z. B. bei der Therapieplanung oder der Verlaufskontrolle. Durch gezielte Prompts lassen sich SMART-Ziele standardisiert und patientenindividuell erarbeiten.

SOP („standard operating procedure"/Standardarbeitsanweisung) Eine schriftlich festgelegte Handlungsanweisung für standardisierte Abläufe in Einrichtungen. In der Praxis regeln SOP z. B. Hygienemaßnahmen, Dokumentationspflichten oder Notfallverfahren. Im Zusammenhang mit NotebookLM können solche Dokumente analysiert, erklärt oder zusammengefasst werden.

SORKC-Modell Ein Verhaltensanalysemodell aus der Verhaltenstherapie. Die Abkürzung steht für Stimulus, Organismus, Reaktion, Kontingenz und Konsequenz. In der Praxis kann dieses Modell zur systematischen Anamnese genutzt werden. Die KI kann hier helfen, strukturierte Fragen abzuleiten oder bestehende Verhaltensmuster zu analysieren.

Spracherkennung (Speech-to-Text) Technologie zur automatischen Umwandlung gesprochener Sprache in geschriebenen Text. In der Physiotherapie ermöglicht sie eine lückenlose Dokumentation während oder direkt nach der Behandlung. Das Buch stellt Whisper von OpenAI als Tool mit hoher Genauigkeit vor, z. B. zur Transkription von Befunden, Supervisionen oder Anamnesegesprächen.

Sprachmodell („large language model" [LLM]) Ein KI-System, das auf der Verarbeitung natürlicher Sprache basiert und menschenähnliche Texte generieren kann. In der Physiotherapie kommen Sprachmodelle wie ChatGPT zum Einsatz, um Texte zu erstellen, zu analysieren oder zu strukturieren – z. B. bei Dokumentation, Patientenkommunikation oder Fortbildung.

Strukturierte Prompt-Gestaltung Ein methodisches Vorgehen zur Erstellung präziser Eingaben an KI-Systeme. Der Aufbau erfolgt in vier Elementen: Rolle, Aufgabe, Kontext, Format. Diese Struktur erhöht die Genauigkeit und Relevanz der KI-Antworten im Therapiealltag.

Sturzrisiko Die Wahrscheinlichkeit, dass eine Person in einem bestimmten Zeitraum stürzt. In der Praxis wird zwischen intrinsischen, extrinsischen und situativen Risikofaktoren unterschieden. KI kann unterstützen, relevante Informationen zu erfassen, Risikoprofile zu erstellen oder präventive Maßnahmen vorzuschlagen.

Support-Prompts Hilfseingaben zur Steuerung der KI in Situationen mit unklaren Ergebnissen, Wiederholungen oder fehlerhaften Vorschlägen. Sie helfen, Antworten neu zu gliedern, unklare Aussagen zu konkretisieren oder Zwischenfragen einzubauen. Beispiel: „Bitte formuliere die Rückmeldung kindgerechter." oder „Was ist daran widersprüchlich?"

Tagesdokumentation mit KI-Unterstützung Die Nutzung von Tools wie Whisper (für Spracheingabe) und ChatGPT (für Strukturierung) zur täglichen Verlaufsdokumentation in der physiotherapeutischen Praxis. Mögliche Workflows: Therapieverlauf diktieren → automatisch transkribieren → strukturieren → als Word-Dokument formatieren. Dies spart Zeit und sichert die Konsistenz.

Teletherapie Eine Form der Behandlung, bei der therapeutische Maßnahmen über digitale Kommunikationsmittel stattfinden. In der Praxis kann dies z. B. Videotherapie, Fernberatung oder digitale Übungsanleitung umfassen. KI kann die Durchführung, Dokumentation und Evaluation von Teletherapie gezielt unterstützen.

Textklassifikation mit Sprachmodellen Die automatisierte Zuordnung von Textabschnitten zu Kategorien (z. B. Ziel, Maßnahme, Befund) durch KI. Diese Methode wird eingesetzt, um Dokumente nachträglich zu strukturieren, z. B. bei Praxisübernahmen oder der Evaluation interner Dokumentationen mithilfe von NotebookLM oder ChatGPT.

Therapieprozessanalyse mit KI Der Einsatz von KI-Systemen zur strukturierten Nachbereitung und Reflexion therapeutischer Abläufe. In der Praxis: Therapiedaten werden in strukturierter Form analysiert, typische Muster erkannt und Verbesserungsansätze generiert – z. B. mithilfe von Prompts zur Hypothesenprüfung oder zur Zielkontrolle.

Therapieziel-Formulierung mit KI Die Verwendung von Sprachmodellen zur Ableitung, Konkretisierung oder sprachlichen Glättung von Therapiezielen. Typischer Anwendungsfall: Rohdaten aus Anamnese und Erstbefund werden in den Prompt eingespeist, ChatGPT schlägt darauf basierend SMART-formulierte Ziele vor.

Überprüfung von KI-Ausgaben („fact checking") Manuelle oder automatisierte Prüfung von KI-generierten Texten auf fachliche Richtigkeit, logische Konsistenz und ethische Vertretbarkeit. Diese Prüfung erfolgt durch qualifizierte Fachpersonen und ist verpflichtend, da Sprachmodelle auch fehlerhafte oder nicht überprüfbare Aussagen erzeugen können („Halluzinationen").

Vergleichende und kontrastierende Prompts Prompts, die verschiedene Behandlungsoptionen systematisch gegenüberstellen. In der Praxis dienen sie der Entscheidungsunterstützung, etwa bei der Wahl geeigneter Therapiemaßnahmen oder bei der Patientenaufklärung zu Behandlungsalternativen.

Verlaufsdokumentation mit Prompt-Unterstützung Nutzung strukturierter Prompts zur Erstellung von standardisierten, prägnanten Verlaufsberichten. Die Prompts beinhalten z. B. aktuelle Ziele, beobachtete Fortschritte, Reaktionen auf Maßnahmen und geplante Anpassungen. ChatGPT hilft, diese Inhalte sprachlich klar zu formulieren und formal konsistent darzustellen.

Verlaufskontrolle Die systematische Überprüfung des Therapiefortschritts anhand definierter Parameter oder Beobachtungen. In der Praxis können KI-Tools dabei helfen, relevante Daten zu erfassen, Zwischenberichte zu erstellen oder Veränderungen im Therapieverlauf visuell darzustellen.

Visualisierung therapeutischer Inhalte mit DALL·E Einsatz des KI-Bildgenerators DALL·E zur Erstellung von Illustrationen für Übungen, Haltungsanleitungen oder Schulungsmaterialien. Die Eingabe erfolgt in Form eines detaillierten Prompts. Beispiel: „Zeige eine Frau mittleren Alters beim Dehnen des M. piriformis im Sitzen – mit erklärendem Pfeil für Bewegungsrichtung."

Wearables Tragbare digitale Geräte, die physiologische Daten erfassen, speichern und übertragen können. In der Praxis werden Wearables z. B. zur Aktivitätsmessung, Ganganalyse oder Pulskontrolle eingesetzt. Die Integration in KI-gestützte Systeme erlaubt eine kontinuierliche und datengestützte Therapiebegleitung.

Wenn-Dann-Bedingungen (in Prompts) Eine fortgeschrittene Technik, bei der Antworten an Bedingungen geknüpft werden. In der Praxis führen solche Prompts zu differenzierten Ausgaben, z. B.: „Wenn der Patient Gleichgewichtsstörungen zeigt, dann nenne drei geeignete Übungen." Die KI kann dadurch kontextsensitiv reagieren und präzisere Inhalte liefern.

Whisper Ein Open-Source-Spracherkennungssystem von OpenAI zur Transkription gesprochener Sprache. Es erkennt auch medizinisch-therapeutische Fachbegriffe zuverlässig und eignet sich für die Dokumentation, Supervision, interne Kommunikation oder Fortbildungsaufzeichnungen. In Kombination mit ChatGPT kann aus einem Transkript direkt ein Bericht entstehen.

Wissensdatenbank Eine strukturierte Sammlung von Informationen, Konzepten, Definitionen oder Erfahrungen zu einem bestimmten Themenbereich. In der Praxis kann eine KI auf eine solche Datenbank zugreifen, um kontextbezogene Antworten zu geben oder spezifische Informationen abzurufen – z. B. mit NotebookLM.

Zielgruppenspezifische Textgestaltung mit KI Anpassung der Sprache, Tonalität und Informationsdichte in KI-generierten Texten an die jeweilige Zielgruppe – z. B. Kind, Angehöriger, Laie, Fachkraft. Prompts beinhalten dazu klare Angaben wie „in kindgerechter Sprache" oder „für medizinische Laien verständlich".

Zukunftsorientierte KI-Kompetenz in der Physiotherapie Fähigkeit, aktuelle und sich entwickelnde KI-Technologien fachlich fundiert, verantwortungsvoll und reflektiert in den Praxisalltag zu integrieren. Dazu gehören Prompt-Wissen, Tool-Kenntnis, ethische Sensibilität, Dokumentationssicherheit und die Fähigkeit, KI-Ergebnisse kritisch zu prüfen und zu korrigieren.

Zukunftsperspektiven Die langfristigen Entwicklungen und Trends, die im Kontext dieses Buches den Einsatz von KI in der Physiotherapie prägen könnten. Beispiele sind die Integration von Quanten-Computing oder fortschrittlicher Robotik.

If you have any concerns about our products,
you can contact us on
ProductSafety@springernature.com

In case Publisher is established outside the EU,
the EU authorized representative is:
**Springer Nature Customer Service Center GmbH
Europaplatz 3, 69115 Heidelberg, Germany**

Printed by Libri Plureos GmbH
in Hamburg, Germany